FRAUEN HANDBUCH HEILKRÄUTER

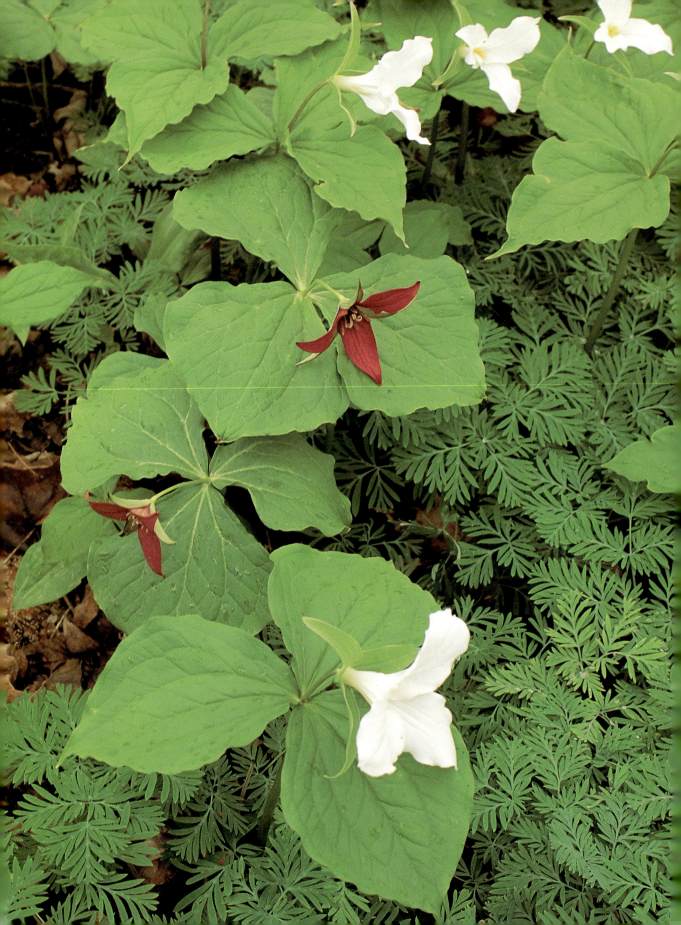

FRAUEN HANDBUCH HEILKRÄUTER

*Der umfassende Ratgeber
für Gesundheit und Wohlbefinden
in allen Lebensphasen*

ANNE McINTYRE

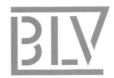

Die Deutsche Bibliothek – CIP-Einheitsaufnahme
McIntyre, Anne:
Frauen-Handbuch Heilkräuter : der umfassende Ratgeber
für Gesundheit und Wohlbefinden in allen Lebensphasen /
Anne McIntyre. [Ill. Richard Bonson ...
Übers. aus dem Engl.: Gabriele Graf]. –
München ; Wien ; Zürich : BLV, 1996
    Einheitssacht.: The complete woman's herbal <dt.>
    ISBN 3-405-14863-4

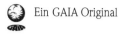 Ein GAIA Original

Lektoratsleitung	Joss Pearson
Lektorat und Recherchen	Caroline Sheldrick
	Kate Mincher
Graphik	Bridget Morley
Illustrationen	Richard Bonson, Tony Lodge, Sally Launder
Fotos	Philip Dowell, Camilla Jessel
Herstellung	Pip Morgan
Projektleitung	Joss Pearson, Patrick Nugent

BLV Verlagsgesellschaft mbH
München Wien Zürich
80797 München

Titel der englischen Originalausgabe:
THE COMPLETE WOMAN'S HERBAL
© 1994 Anne McIntyre

Deutschsprachige Ausgabe:
© 1996 BLV Verlagsgesellschaft mbH, München

Das Werk einschließlich aller seiner Teile ist urheberrechtlich geschützt. Jede Verwertung außerhalb der engen Grenzen des Urheberrechtsgesetzes ist ohne Zustimmung des Verlages unzulässig und strafbar. Das gilt insbesondere für Vervielfältigungen, Übersetzungen, Mikroverfilmungen und die Einspeicherung und Verarbeitung in elektronischen Systemen.

Übersetzung aus dem Englischen: Gabriele Graf
Lektorat: Inken Kloppenburg
Verlags-Service, München
Herstellung: Sylvia Hoffmann
Satz und DTP: Studio Pachlhofer, Tirol
Einbandgestaltung: Sander & Krause Werbeagentur, München

Printed in Hongkong · ISBN 3-405-14863-4

Weder Verlag noch Autor übernehmen die Verantwortung für Kräuterbestimmungen, die Leser dieses Buches vornehmen. Darüber hinaus übernehmen sie keine Verantwortung für Wirkungen, die durch den Genuß von Wildkräutern hervorgerufen werden können. Obwohl zahlreiche Arten für viele Menschen genießbar sind, ist es nicht möglich, die Reaktionen einer Einzelperson auf bestimmte Arten vorherzusagen. Daher können weder Verlag noch Autor die Verantwortung für persönliche Experimente mit Kräutern übernehmen.

Vorwort

Die Lektüre dieses wundervollen Buches ist eine reine Freude. Anne McIntyres Ratgeber ist von dem gleichen Mitgefühl und derselben Professionalität geprägt, die auch die Patienten während ihrer jahrelangen beruflichen Praxis erfahren haben. Der Leser kann sicher sein, daß die Ratschläge und Informationen in diesem Buch auf umfassenden Kenntnissen, klinischer Kompetenz und phytotherapeutischem Verständnis beruhen.

Frau McIntyre hat die erstaunliche Fähigkeit, dem Leser komplizierte Vorgänge in Medizin und Pflanzenheilkunde auf so verständliche Art und Weise zu vermitteln, daß die praktische Anwendung der Heilkräuter leicht nachvollziehbar ist. Im Gegensatz zu vielen anderen heilkundlichen Ratgebern informiert dieses Buch auf mehreren Ebenen, da es nicht nur therapeutische Vorschläge vermittelt, sondern auch die grundlegenden Zusammenhänge darstellt.

Je bewußter wir unser Verhältnis zur Umwelt betrachten, desto deutlicher werden wir uns unserer engen Verknüpfung mit der Natur bewußt. Dieses gegenseitige Verhältnis manifestiert sich in zahlreichen Erscheinungen, wobei das Können und das Wissen im Rahmen der Kräuterheilkunde für viele Menschen zu den unerwarteten Überraschungen gehört.

Die Kräuterheilkunde vermittelt dem Menschen die unmittelbare Erfahrung von der Ganzheit, die den Teil heilt. Die Erde beschenkt uns mit Kräutern, den Blättern des Lebens. Die mittelalterliche Kräuterheilkundige und christliche Mystikerin Hildegard von Bingen bezeichnet sie als Viriditas, als »grünende Kraft«. Diese grünende Kraft deute ich als vitale Lebensenergie, als Zauber unseres Planeten, als Erscheinungsform des Göttlichen, die der Menschheit Heilung bringt. Unter diesem Blickwinkel überrascht es nicht, daß die Natur üppige Schätze an heilkräftigen Pflanzen für Frauen birgt, vor allem bei so bedeutenden Vorgängen wie Zeugung und Geburt. Schließlich ist dieser Schöpfungsprozeß die Basis allen Lebens.

Die Kräuterkunde bietet grenzenlose Möglichkeiten, die Heilkraft der Natur zu erfahren – bei der Behandlung einer Krankheit genauso wie bei der Umarmung eines Baumes. Sie ist eine »Spielwiese« menschlichen Forschens, wo sich das Wunderbare mit dem Alltäglichen verbindet, ein Heilverfahren, das Abführmittel auf Anthrachinonbasis, die spirituelle Ekstase des Amazonas-Schamanen und die Schönheit einer Blume einschließt. Lediglich ein beschränkter Horizont und mangelnde Phantasie können dem Wirken eines Kräuterheilkundigen Grenzen setzen.

Allmählich entwickelt sich ein neues Gesundheitsverständnis, das sich auf eine ganzheitliche Medizin gründet. Die Weltgesundheitsorganisation (WHO) hat Gesundheit als einen Zustand definiert, der nicht nur Abwesenheit von Krankheit bedeutet. Gesundheit ist ein aktiver Zustand körperlichen, emotionalen, mentalen und sozialen Wohlbefindens. Präziser kann man die Ziele einer ganzheitlichen Medizin nicht zusammenfassen. Diese Einstellung zur Heilkunde geht von der Annahme aus, daß Gesundheit ein positiver Zustand ist und das grundlegende Charakteristikum eines heilen, in die Gesellschaft integrierten Menschen.

Vom ganzheitlichen Standpunkt aus ist ein kranker Mensch nicht nur ein Patient mit einem bestimmten Krankheitsbild, sondern ein ganzes Wesen. Deshalb muß der Therapeut neben den körperlichen auch die geistigen, emotionalen, sozialen und umweltbedingten Aspekte dieses Patienten berücksichtigen.

Die Kräuterheilkunde erfüllt die Vorstellung dieser Ganzheit in besonderem Maße. Als Heilmethode steht sie im Einklang mit der Natur und wird auch als »ökologische Heilkraft« bezeichnet, da sie Ökologie und Evolution mit der Pflanzenwelt vereint. Das vorliegende Buch ist ein praktischer und fundierter Ausdruck der ganzheitlichen Vision.

Ich möchte die Autorin zu ihrem hervorragenden Werk beglückwünschen. Der Leser hat mit diesem kompetenten und verläßlichen Ratgeber der Pflanzenheilkunde für Frauen gut gewählt.

Herzlichen Dank, Anne McIntyre!

David Hoffmann, B.Sc.
Mitglied des Nationalen Instituts Medizinischer Heilpraktiker
Santa Rosa, Kalifornien

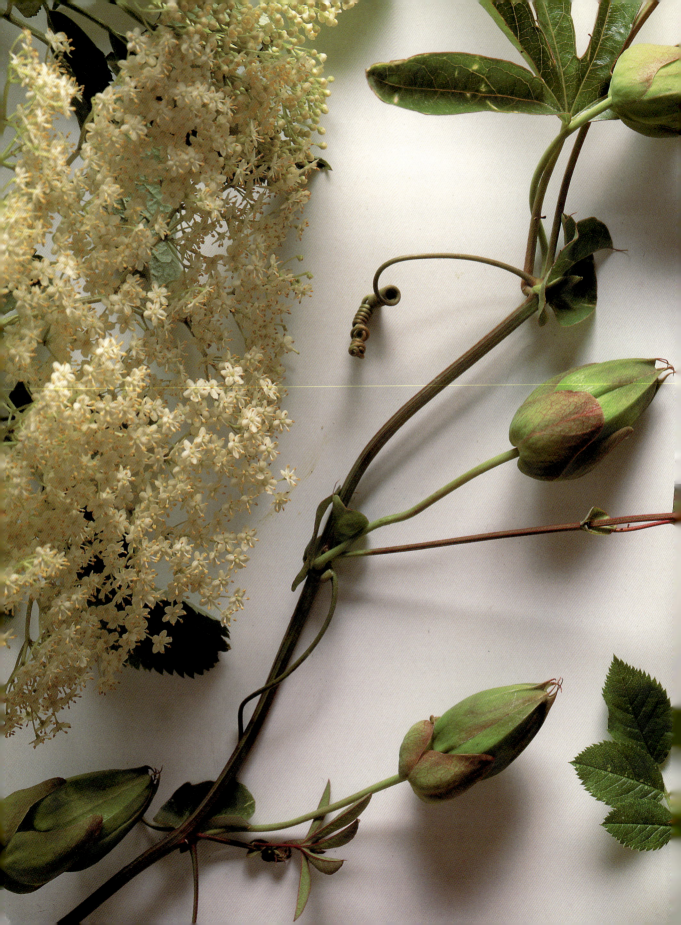

Inhalt

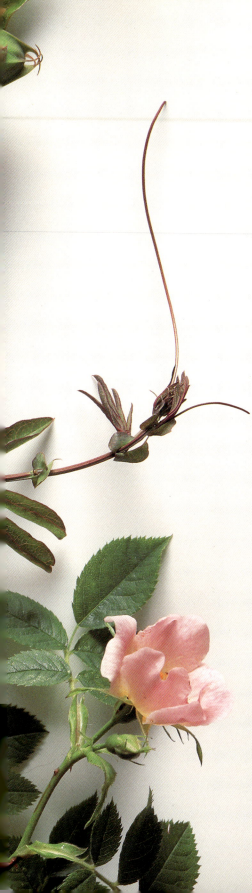

Einführung 8

ERSTER TEIL **Wohlbefinden durch Kräuter**
 1 *Über Kräuter* 14
 2 *Die gesunde Frau* 44

ZWEITER TEIL **Die Lebensabschnitte einer Frau**
 3 *Pubertät – vom Mädchen zur Frau* 76
 4 *Der Menstruationszyklus* 84
 5 *Empfängnis und Fruchtbarkeit* 100
 6 *Schwangerschaft und Geburt* 114
 7 *Kindbett und Mutterschaft* 152
 8 *Stillen und Säuglingspflege* 166
 9 *Erwachsenenalter und Wechseljahre* 184
10 *Der Lebensabend* 200

DRITTER TEIL **Probleme lösen in der Praxis**
11 *Erste Hilfe* 210
12 *Selbsthilfe bei Krankheiten* 218
13 *Kräuter für die Schönheit* 248
14 *Kräuter für den Haushalt* 262

Kräuter und Beschwerden (tabellarische Übersicht) 274
Glossar 278
Hilfreiche Adressen 280
Weiterführende Literatur 280
Stichwortverzeichnis 282

Einführung

Die meisten Frauen spielen in ihrem Leben mehrere Rollen. Eine Frau ist ein weibliches Wesen, sie kann Geliebte, Ehefrau und Mutter sein, sie bringt die Nachkommen zur Welt, ist Heilkundige, Gelehrte und Ratgeberin. Sie ist der Mittelpunkt jeder Familie. Zu ihrer Weiblichkeit gehören die Weisheit und die Kraft, sich selbst und andere zu pflegen. In früheren Zeiten waren es immer Frauen, die in der Kräuterheilkunde und im Sammeln von Wurzeln und heilkräftigen Pflanzen bewandert waren.

Die Anforderungen des modernen Alltags machen es den Frauen heute schwer, eine ausreichende Gesundheit und Vitalität zu bewahren, um solch wesentliche Rollen ausfüllen zu können. Die angeborene Weisheit und Stärke der Frau müssen von einem Lebensstil ergänzt werden, der diese Qualitäten stärkt, anstatt sie der Quellen ihrer vitalen Kraft zu berauben.

Frauen interessieren sich mehr und mehr für die Vorgänge in ihrem Körper und für die Veränderungen, die sich im Laufe ihres Lebens vollziehen. Sie wollen wissen, wie sie sich selbst am besten pflegen, um dann auch andere pflegen zu können.

Dieses Buch ist ein Ratgeber für Frauen, der über die Grundlagen einer gesunden Ernährung und eines gesunden Lebensstils informiert und den Umgang mit Heilkräutern erklärt. Es möchte eine gute Basis für ihre Rolle der Heilerin und Pflegerin schaffen sowie ihre Gesundheit und ihr Wohlbefinden stärken.

Ein umfangreiches Wissen über Ernährung, Lebensstil und Kräuter kann helfen, gesundheitliche Beschwerden zu verhindern und auftretende Leiden und Krankheiten zu behandeln. Das Befolgen der empfohlenen Praktiken verringert auch die Abhängigkeit von herkömmlichen Medikamenten. Richtige Ernährung und heilkräftige Pflanzen können zahlreiche Leiden erleichtern.

Frauen und Kräuter – die Kunst der Artemis

In Mythen und Legenden auf der ganzen Welt ist der Mond das Symbol der Frau. Der Mond ist das grundlegend weibliche Prinzip, während die Sonne die männlichen Eigenschaften verkörpert. Dies ist vermutlich darauf zurückzuführen, daß die Frau während der Schwangerschaft wie ein zunehmender Mond anschwillt und Frau und Mond einem monatlichen Zyklus unterworfen sind. In vielen Sprachen haben die Begriffe für Menstruation und Mond die gleiche Wurzel. Im Englischen bedeutet »menstruation« »Mondänderung«; in den ländlichen Gegenden Deutschlands bezeichnet man die Monatsblutung einfach als »Mond«; und in Frankreich ist »le moment de la lune« die Menstruation.

In der griechischen Mythologie ist Artemis die Göttin des Mondes, die Zwillingsschwester von Apoll, dem Sonnengott. In der römischen Mythologie heißt sie Diana. Von jeher gilt die Mondgöttin als die Beschützerin der Frauen. Der Mond soll die Fruchtbarkeit beeinflussen und für die Fähigkeit, Kinder zu gebären, verantwortlich sein.

In vielen alten Kulturen waren (und sind) die Frauen für die Ernährung verantwortlich. Sie suchten nach eßbaren Wurzeln und Früchten sowie nach heilkräftigen Pflanzen. Man glaubte, daß nur Frauen die Kraft haben, etwas wachsen zu lassen, da sie unter dem direkten Einfluß des Mondes stehen. Man nahm an, daß

Pflanzen und Samen ohne den Mond nicht gedeihen und Frauen und Tiere bei der Fortpflanzung seine energiespendende Kraft brauchen.
Artemis ist auch die Göttin der Keuschheit. Sie behütet die jungen Mädchen und straft jene, die sie beleidigen oder die Moral, die sie repräsentiert, verletzen. Sie ist eine heilende, reinigende Gottheit, eine Naturgöttin, die Seen, Flüsse und Quellen Fruchtbarkeit schenkt. Als Göttin der Landwirtschaft fördert sie das Wachstum der Feldfrüchte, schützt die Ernte und ist dem Landmann freundlich gesonnen. Sie ist die Göttin der Bäume und aller Vegetation. Sie ist auch die Göttin der Gebärenden und wacht über die Geburt eines jeden Kindes. Seit Jahrtausenden haben kreißende Frauen sie um Hilfe angefleht, Gebete und Geschenke für eine sichere Geburt dargeboten und ihr für gesunde Kinder gedankt. Nach Artemis benannte Kräuter wurden damals wie heute zur Geburtshilfe und bei vielen Frauenleiden eingesetzt. *Artemisia abrotanum* (Eberraute), *Artemisia vulgaris* (Beifuß) und *Artemisia absinthium* (Wermut) helfen bei der Geburt. Sie regulieren und verstärken die Kontraktionen und treiben die Nachgeburt aus. Das erste englische Handbuch der Gynäkologie, »A Medieval Woman's Guide to Health«, empfahl bei einer schwierigen Geburt:

> »Bereitet ihr ein Bad aus in Wasser gekochten Malven, Griechisch Heu, Leinsamen, Wermut, Eberraute, Glaskraut und Beifuß und laßt sie eine gute Weile darin baden.«

Die Eigenschaften der Artemis spiegeln unser weibliches Wesen, unsere Verbindung mit der Heilkunde und der Pflanzenwelt wider. Weiblichkeit ist eher subjektiv als objektiv, eher nach innen als nach außen gewandt, eher beschäftigt mit den inneren Geheimnissen von Schöpfung und Ernährung als mit den Gesetzen und Regeln der Außenwelt. Im Westen wird heute mehr Wert auf die Außenwelt, die objektivere männliche Lebenseinstellung gelegt. Aus reinem Selbsterhaltungstrieb hat die westliche Frau die maskulinen Züge in ihrem Wesen gefördert, so daß sie ihren Lebensunterhalt verdienen, einen Beruf oder ein Gewerbe ausüben kann. Dies bedeutet, daß sich die Frau von ihrem ursprünglichen weiblichen Wesen entfernt hat, was zu starken inneren Konflikten führen kann. Die Frau ist häufig hin- und hergerissen zwischen dem Bedürfnis, sich wie ein Mann in ihrem Beruf zu verhalten, und der inneren Notwendigkeit, im Einklang mit ihrem weiblichen Wesen zu leben. Auf der Suche nach ihren verlorenen weiblichen Eigenschaften stellen Frauen fest, daß Kräuter ihnen helfen können: Sie fördern die Gesundheit, mindern Beschwerden, regulieren den Menstruationszyklus, steigern die Fruchtbarkeit und erleichtern Schwangerschaft und Entbindung. Durch sie können wir unser Wissen um das Geheimnis von Frau und Pflanze zurückgewinnen. Mit der wiedergewonnenen Fähigkeit, uns selbst und unsere Familie zu heilen, können wir die »weise Frau« neu entdecken. Das Wissen von der therapeutischen Wirkung der Pflanzen, unsere Fähigkeit zu heilen, die Instinkte und klugen Fertigkeiten beim Einsatz von Heilkräutern sind nur verschüttet, nicht aber verloren.
Bis vor etwa einhundert Jahren stellte die Frau des Hauses aus den natürlichen Zutaten in ihrem Umfeld für die meisten gesundheitlichen Beschwerden der Familie Arzneien her. Sie verwendete dazu Kräuter aus dem Garten und Wildpflanzen, die in den Feldern und Hecken zu finden waren. Wenngleich viele Menschen solche »Hausmittel« abtun (und nur an Heilmittel glauben, deren Wirkung wissenschaftlich erwiesen ist), können die Kräuterheilkundigen weltweit der Wissenschaft heute selbstbewußt begegnen. Die Arzneimittelforschung hat in den meisten Fällen die Verwendung von Kräutern als angemessen bestätigt und der Kräuterheilkunde so den Weg ins zwanzigste Jahrhundert geebnet.

Gestützt auf diese wissenschaftliche Bestätigung und in dem Bemühen, wieder in Einklang mit ihrem weiblichen Wesen zu leben, wenden sich immer mehr Frauen der Heilkraft der Kräuter zu. Sie möchten einen gewichtigen Part ihrer eigenen Gesundheitsvorsorge übernehmen und Beschwerden und Krankheiten unter ganzheitlichen Aspekten verstehen lernen.

Die Philosophie der Kräuterheilkunde

Das Kernstück der ganzheitlichen Kräuterheilkunde liegt in der Erkenntnis, daß wir über heilende Kräfte verfügen, die in allen Zellen und allen unseren Energiespeichern vorhanden sind. Diese Heilkräfte manifestieren sich in den unglaublichen Leistungen, die unser Körper täglich vollbringt, während wir uns ständig schützen, heilen und ins Lot bringen. Wir erhalten ein Gleichgewicht aufrecht, das man »Homöostase« nennt. Das heißt, wir bewahren – trotz der zahllosen Einflüsse, die das Gleichgewicht stören – einen ausgewogenen Zustand von Blutzuckerspiegel, Körpertemperatur, Wasserhaushalt, Blutzusammensetzung, Herzschlag und Atmung. Ungesunde Ernährung, Umweltverschmutzung, Überarbeitung, Streß und Spannung bringen uns aus dem Gleichgewicht. Doch trotz dieser negativen Einwirkungen beweist unser Körper Anpassungsfähigkeit und Selbstheilungskräfte.

Die verschiedenen medizinischen Traditionen erkennen diese Kräfte und geben ihnen unterschiedliche Namen wie Lebenskraft, Qi oder Prana. Gelingt es einer Übermacht an pathogenen Faktoren, unsere Homöostase zu überwinden, kommt es zu einem Ungleichgewicht, Krankheiten können sich entwickeln. Tritt ein bestimmtes Symptom auf, ist dies häufig Ausdruck einer Disharmonie in unserem ganzen Wesen und nicht nur in einem Teil von uns. Um die Selbstheilungskräfte zu mobilisieren und die Harmonie wiederherzustellen, müssen wir den Zusammenhang zwischen der Fehlfunktion und den verschiedenen Aspekten unseres Wesens und Lebens – körperlich, geistig und emotional – untersuchen. Erst dann sind wir in der Lage, unsere Selbstheilungskräfte zu fördern, anstatt sie zu verschütten.

Wenn wir uns selbst, unsere Innen- und Außenwelt beobachten, werden wir erkennen, daß wir natürlichen Gesetzmäßigkeiten und Kräften unterworfen sind. Wer diesen Zusammenhang richtig versteht, ist in der Lage, im Einklang mit diesen Einflüssen zu leben – und dies nicht nur im Krankheitsfall, sondern auch im täglichen Leben.

Diese Beobachtung schließt zwangsläufig eine Erweiterung unseres Bewußtseins ein; wir erkennen unsere Verbindung mit der Umwelt, der Familie und der Gemeinschaft, unseren Platz in der Welt und der Natur um uns herum und schließlich mit dem ganzen Planeten. Wir wissen, daß alles Leben von der Existenz der Sonne, dem männlichen Lebensspender, abhängt. Pflanzen haben die einzigartige Fähigkeit, diese Sonnenenergie zu speichern. Durch Photosynthese verwenden sie Sonnenlicht, Kohlendioxid und Wasser zur Herstellung von Zucker, Proteinen, Enzymen, hormonähnlichen Substanzen, Ölen und vielen anderen Bestandteilen. Pflanzen bieten uns Nahrung und wertvolle Heilmittel. Aus dem Boden nehmen Pflanzen Elemente auf, die für unsere Ernährung lebenswichtig sind. In ihrer eigenen Nährstoffzufuhr setzen Pflanzen einen anderen Grundstoff frei, der für alles Leben unabdingbar ist: Sauerstoff. Pflanzen fangen die Sonnenenergie ein und machen sie den anderen Bewohnern der Erde zugänglich.

Es ist leicht zu verstehen, warum Heilpflanzen in der gesamten Menschheitsgeschichte eine so bedeutende Rolle gespielt haben. Die Verwendung von Kräutern zeigt unsere Abhängigkeit von der Pflanzenwelt; und ihre Rolle in der Heilkunde spiegelt die weitreichenden Aspekte der Ganzheit wider. Durch den Einsatz heilkräftiger Pflanzen zur Herstellung des Gleichgewichts im Körper können wir in uns selbst und in unserer Umwelt einen Zustand von Harmonie schaffen.

Zum Gebrauch dieses Buches

Viele gebräuchliche Kräuter haben mehrere Namen. Jedes Heilkraut, das in diesem Buch empfohlen wird, wird in einem einseitigen Pflanzenprofil beschrieben und ist im Stichwortverzeichnis, das auch die alternativen Bezeichnungen auflistet, zu finden. Die zwanzig bekanntesten Kräuter werden im ersten Teil vorgestellt. Wenngleich die Kräuter nur für eine angemessene Verwendung empfohlen werden, sollten Sie vor ihrem Einsatz das jeweilige Pflanzenprofil lesen und mögliche Warnungen und Kontraindikationen beachten.

Im gesamten Buch sind Empfehlungen für die richtige Ernährung und die Kräuterbehandlung von Erkrankungen zu finden. Eine Zusammenfassung finden Sie in der Übersicht »Kräuter und Beschwerden« auf Seite 274.

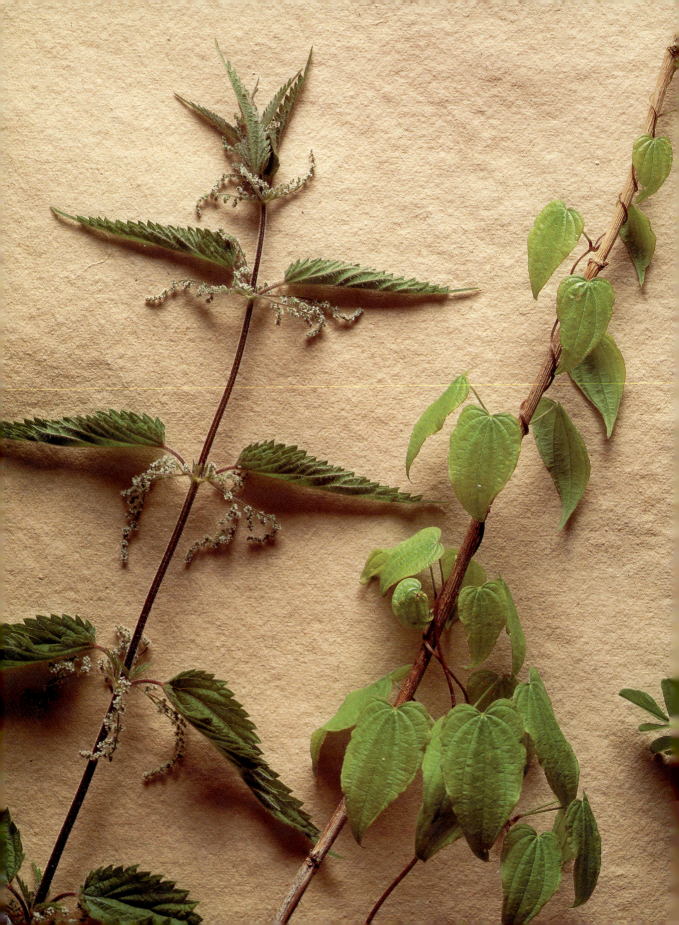

ERSTER TEIL

Wohlbefinden durch Kräuter

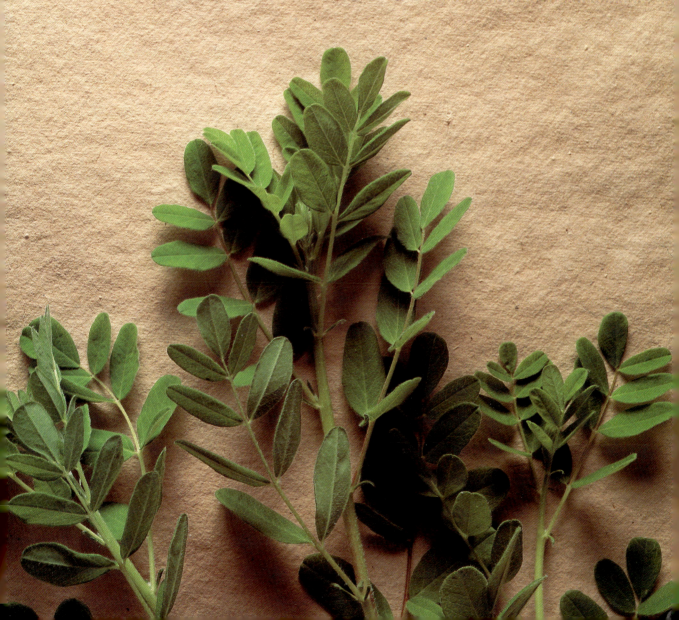

1 *Über Kräuter*

Die Kräuterheilkunde ist die am meisten geachtete althergebrachte Naturtherapie. Sie hat sich trotz des Siegeszuges der modernen Medizin behaupten können. Kräuter sind dem menschlichen Organismus, der im Laufe der Jahrtausende gelernt hat, diese Pflanzen zu assimilieren, angepaßt. Heute erlebt die Kräuterheilkunde eine unglaubliche Renaissance, die mit der Wiederentdeckung des traditionellen Gebrauchs heilkräftiger Pflanzen einhergeht. Die Behandlung mit Kräutern kann häufig eine sanfte und sichere Alternative oder Ergänzung zu modernen Arzneien und anderen gebräuchlichen Behandlungsmethoden sein.
Frauen suchen besonders während der Schwangerschaft nach natürlichen, sicheren Heilmitteln für Beschwerden wie Übelkeit am Morgen, Sodbrennen, Krampfadern und Verstopfung. Viele Mütter interessieren sich für wirksame Heilmittel gegen die üblichen Kinderkrankheiten, bei denen der Einsatz starker Medikamente häufig nicht gerechtfertigt ist.
Im Laufe der Jahrhunderte konnten umfangreiche Erfahrungen bezüglich der Verwendung und Wirksamkeit von Heilkräutern erworben und von einer Generation an die nächste weitergegeben werden. Nach einer Studie der Weltgesundheitsorganisation zählen Kräuter für 85 Prozent der Weltbevölkerung auch heute noch zur wichtigsten Form der medizinischen Therapie. Und das ist gut so. Nachdem internationale Gesundheitsorganisationen weltweite Studien durchgeführt hatten, verkündete der Generaldirektor der WHO Ende der 70er Jahre, daß nur dann bis zum Jahr 2000 eine angemessene gesundheitliche Versorgung der Weltbevölkerung gesichert werden könne, wenn der Einsatz traditioneller medizinischer Behandlungsmethoden gefördert und erhalten werde; denn die westliche Schulmedizin allein sei nicht in der Lage, die Bedürfnisse zu befriedigen. Selbst Industrieländer wie die USA und Japan beschäftigen sich mit Kräutern und ihrem Einsatz in der Gesundheitspflege.
Im Westen werden die Vorteile beider Systeme miteinander kombiniert, wird das Alte mit dem Neuen vereint – das von unseren Ahnen tradierte Wissen von der Heilkraft der Pflanzen wird durch moderne wissenschaftliche Forschungen bestätigt. Der moderne Heilpraktiker ersetzt das Kräuterweiblein und ist nicht nur mit der Tradition der Kräutermedizin, sondern auch mit Biochemie und Pharmazie vertraut. Außerdem sind diese Therapeuten auch in der Schulmedizin ausgebildet, die sie in die ganzheitliche Heilbehandlung integrieren.

Viele schöne traditionelle Gartenpflanzen sind auch nützliche Heilkräuter.

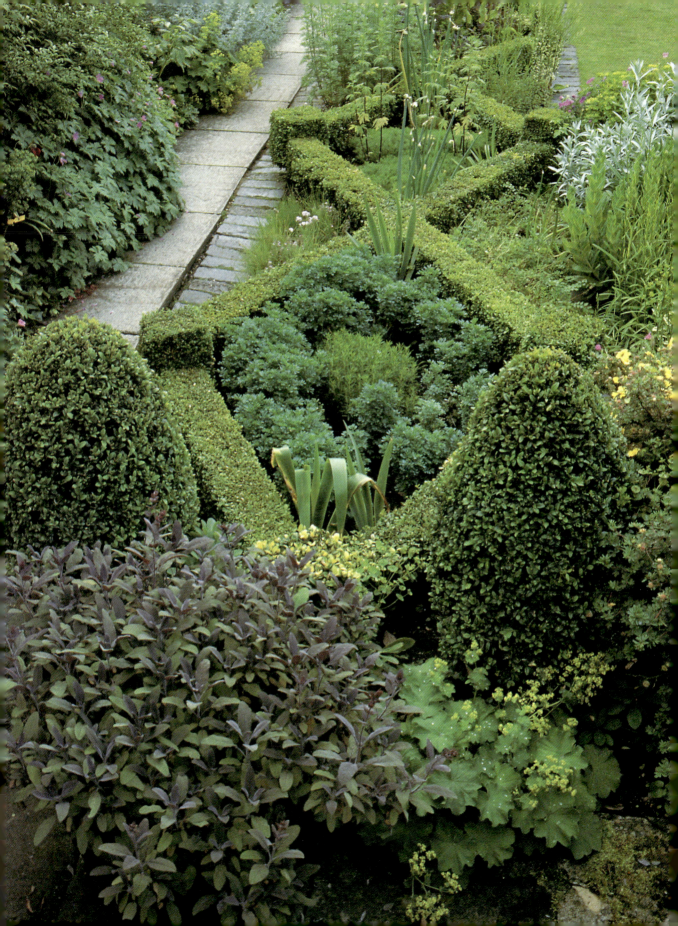

Die Chemie der Kräuter

Kräuter sind Nahrungsmitteln sehr ähnlich und in vielen Fällen nicht von ihnen abzugrenzen. Sie enthalten eine Vielzahl verschiedener Nährstoffe und therapeutischer Bestandteile – Vitamine, Mineralstoffe, Spurenelemente – sowie aktive Inhaltsstoffe mit unterschiedlicher medizinischer Wirkung. Dazu gehören ätherische Öle, Gerbsäuren, Pflanzenschleim, Alkaloide, Bitterstoffe und Flavonoide. Es ist unter Umständen hilfreich, mit der Wirkung dieser Inhaltsstoffe vertraut zu sein.

Ätherische Öle

Ätherische Öle verleihen den bekannten Küchenkräutern – Rosmarin, Majoran, Petersilie, Dill, Basilikum, Thymian, Minze und Salbei – ihr wunderbares Aroma und ihren köstlichen Geschmack. Beim Verzehr von Spaghetti mit frischem Basilikum, Fisch mit Petersiliensauce, Kartoffelsuppe mit frischen Korianderblättern oder Tomaten mit Oregano nehmen wir unbewußt Substanzen auf, die eine Vielzahl medizinischer Eigenschaften aufweisen.

Ätherische Öle setzen sich aus vielen verschiedenen chemischen Bestandteilen zusammen, deren zahllose Kombinationen für die Unterschiede in Duft, Geschmack und Wirkung verantwortlich sind. Alle ätherischen Öle haben antiseptische und antimikrobische Eigenschaften und unterstützen so die Fähigkeit des Körpers, mit allen möglichen Infektionen fertigzuwerden.

Viele Öle, wie die von Kamille und Schafgarbe, haben eine entzündungshemmende und krampflösende Wirkung; andere, wie die von Thymian und Ysop, sind schleimlösend; und die von Kamille und Petersilie wirken harntreibend. Manche ätherische Öle, wie die von Rosmarin, Fenchel und Majoran, sind stärkend. Auf Grund ihrer vorteilhaften Wirkung auf das gesamte Verdauungssystem verbessern sie Appetit, Verdauung und Verwertung der Nahrung. Die Öle von Ingwer, Rosmarin und Thymian stimulieren Herz und Kreislauf.

Wir können ätherische Öle auf verschiedene Arten aufnehmen: Mit der Nahrung erreichen sie die Blutbahn über den Darm. Als Kräuterarzneien, unter die Zunge gegeben, gelangen sie direkt ins Blut. Bei Massage oder Inhalation werden sie über die Poren aufgenommen. Über das Verdauungs-, Atmungs-, Kreislauf- und Harnwegsystem werden sie schnell im Körper verteilt. Und während der Schwangerschaft und Stillzeit werden die Öle über Plazenta und Muttermilch an das Baby weitergegeben.

Beim Inhalieren der wunderbaren Düfte ätherischer Öle werden die Nervenenden im oberen Teil der Nase stimuliert, Signale an das Gehirn auszusenden, insbesondere an das limbische System, das mit unseren Gedanken und Gefühlen in Beziehung steht. Werden die Öle mit dem Badewasser oder bei einer Massage über die Haut zugeführt, stimulieren sie die Nervenenden in der Haut, die Botschaften an die tieferliegenden Gewebe – Muskeln, Blut, Lymphe und Nerven – weiterzuleiten. Diese Wirkungen werden an die Hypophyse weitergegeben, die die Funktionen aller anderen Drüsen im Körper steuert. Auf diese Weise läßt sich ganz einfach der therapeutische Wert dieser Öle beim Abbau von Streß und der Verbesserung des Allgemeinbefindens erkennen.

Die Behandlung mit aromatischen Ölen heißt *Aromatherapie* und ist meist eine Massage mit Öl. Bei Frauen ist Rosenöl besonders wirkungsvoll. Es lindert Spannungen und Angst, hilft bei Problemen der Weiblichkeit und Sexualität sowie bei Beschwerden im Fortpflanzungssystem, etwa bei Menstruationsproblemen, Geburtsangst, postnataler Depression und Libidomangel. Düfte zählen zu den schönsten Geschenken der Natur. Die aromatischen Blüten, die in den Gärten und am Wiesenrand duften, und die schmackhaften, oft würzigen Kräuter und Gewürze, die unsere Speisen beleben, können gar nicht genug geschätzt werden. Wenn wir ihr herrliches Aroma einatmen, steigen Stimmung und Wohlbefinden in ungeahntem Maße.

Gerbsäuren

Gerbsäuren wirken in erster Linie adstringierend, da sie Albumin, einen Eiweißstoff in der Haut und den Schleimhäuten des Körpers, binden und zu einer unlöslichen Schutzschicht umformen, die den Körper vor Krankheiten bewahrt. Diese Schutzschicht kann Mikroorganismen wie Bakterien am Eindringen in den Körper hindern, indem sie eine Trennwand bildet zwischen den Organismen und ihrer Nahrungsquelle in der Haut, der Mundschleimhaut, im Verdauungs-, Harn- und Atmungssystem sowie in den Fortpflanzungsorganen. Gerbsäuren haben auch eine heilende Wirkung, schützen die behandelten Stellen vor Reizungen und lindern gleichzeitig die Entzündung. Sie sind die hauptsächlichen therapeutischen Bestandteile in adstringierenden Mitteln wie Eichenrinde, Zaubernuß und Waldlilie.

Diese Kräuter kann man für Kompressen bei Schnittverletzungen, Wunden, Hämorrhoiden und Krampfadern sowie für Arzneien bei Durchfall, Katarrh, starker Periodenblutung und Entzündungen im Verdauungstrakt verwenden.

Bitterstoffe

Viele Kräuterarzneien enthalten Bitterstoffe. Sie üben ihre heilsame Wirkung in erster Linie auf den Verdauungstrakt aus, stimulieren die Bildung von Verdauungssäften und Enzymen in Magen und Darm sowie den Gallenfluß aus der Leber. Sie fördern den Appetit, verbessern die Verdauung und die Nahrungsverwertung. Man verschreibt Bitterstoffe bei Appetitmangel, Darmträgheit, Verstopfung, Gallenblasen- und Leberbeschwerden, Gastritis, nervöser Erschöpfung und zur Rekonvaleszenz nach einer Grippe und anderen schwächenden Krankheiten.

Viele Bitterstoffe haben zusätzliche therapeutische Wirkungen. Einige stärken das Immunsystem und fungieren als natürliche antimikrobische und Anti-Tumor-Heilmittel. Andere wirken entspannend auf das Nervensystem; wieder andere hemmen Entzündungen. Wohlbekannte Bitterstoffe sind enthalten in Löwenzahn, Krausem Ampfer, Rosmarin, Klette und Ziest. Ihre wohltuende Wirkung auf das Verdauungssystem beginnt an den Bitterstoffrezeptoren im Mund. Aus diesem Grund sollte man sie schmecken, auch wenn der Gaumen etwas protestiert.

Pflanzenschleim

Pflanzenschleim ist eine süße, gelartige Substanz mit hygroskopischen Eigenschaften. Dies bedeutet, daß Pflanzenschleim Wasser anzieht und bei Wasseraufnahme zu einer zähen Flüssigkeit aufquillt. Pflanzenschleim hat eine herrlich beruhigende Wirkung und bildet eine Schutzschicht auf Schleimhaut und Haut. Er lindert Reizungen und Entzündungen.

Pflanzen mit einem hohen Anteil an Schleimstoffen wie Flachs- oder Psylliumsamen ziehen Wasser in den Darm, schwemmen auf diese Weise den Stuhl auf, wirken abführend und gleichzeitig beruhigend auf den Darm.

Saponine

Saponine sind Glykoside, die man in Heilkräutern häufig antrifft. Wenn man sie mit Wasser mischt, bilden sie wie Seife einen Schaum. Seifenkraut (*Saponaria officinalis*) hat einen hohen Saponingehalt und kann zur Herstellung von Naturseife verwendet werden. Saponine haben im Körper viele verschiedene therapeutische Wirkungen. Schlüsselblume und Königskerze wirken zum Beispiel schleimlösend, Ackerschachtelhalm und Spargel wirken diuretisch (harntreibend), die Roßkastanie stärkt den Kreislauf und kräftigt die Wände der Blutgefäße.

Für die Behandlung einer Vielzahl von Frauenproblemen sind Steroidsaponine sehr wichtig. Sie ähneln in Struktur und Funktion den menschlichen Geschlechtshormonen, die von den Eierstöcken, den Nebennieren und bei Männern von den Hoden produziert werden. Es gibt Steroidsaponine, die eine Ähnlichkeit mit Östrogen, Cortison, Cholesterin und Progesteron aufweisen. Die sogenannten Triterpen-Saponine regulieren die Tätigkeit der Steroidhormone im Körper und wirken streßlösend.

Heilmittel mit hormonregulierenden Eigenschaften werden auch »adaptogen« genannt, das heißt, sie passen sich dem Organismus in besonderer Weise an. Der bekannteste Vertreter ist Ginseng. Andere adaptogene Kräuter sind Falsches Einkorn, Rebhuhnbeere, Löwenblatt, Wanzenkraut, Wilde Yamswurzel und Süßholz.

Anthrachinone

Sie bilden die größte Gruppe der natürlich vorkommenden Chinone. Die gelben Glykoside wurden früher oft zur Herstellung von Färbemitteln verwendet. Sie stimulieren die Muskelkontraktionen des Dickdarms und wirken auf diese Weise abführend. Kräuter wie Krauser Ampfer, Amerikanischer Faulbaum, Kassie und Aloe enthalten Anthrachinone, die, allein eingenommen, Bauchgrimmen verursachen können. Aus diesem Grund werden sie am besten mit entblähenden Kräutern wie Ingwer oder Fenchel kombiniert. Solch abführende Heilpflanzen eignen sich zur kurzzeitigen Behandlung von Verstopfung, während gleichzeitig die Grundprobleme gelöst werden. Die Langzeitverwendung ist nicht ratsam, da es zu einer Verringerung der normalen Darmtätigkeit und zu Gewöhnung kommen kann.

Flavonoide

Flavonoide oder Flavonglykoside sind für die gelbe oder orange Färbung von Pflanzen wie Schlüsselblumen, von Früchten wie Orangen und Zitronen sowie Gemüsen wie Karotten verantwortlich. Manche Flavonoide, wie in Petersilie, haben eine harntreibende Wirkung; andere, wie in Süßholz, wirken krampflösend und entzündungshemmend; wieder andere sind antiseptisch.

Bioflavonoide sind bekannte Bestandteile mancher Pflanzen, die reich an Vitamin C sind, wie etwa Zitrusfrüchte, Hagebutten, Schwarze Johannisbeeren und Kirschen. In anderen Pflanzen führt das Zusammenwirken von Bioflavonoiden und Ascorbinsäure (Vitamin C) zu einer Verbesserung der Nahrungsverwertung und des Stoffwechsels.

Bioflavonoide kräftigen und heilen die Wände der Blutgefäße. Man verwendet sie zur Behandlung von Kapillarschwäche, Neigung zu blauen Flecken und Nasenbluten sowie Bluthochdruck.

Alkaloide

Die Bestandteile und Wirkungen von Alkaloiden unterscheiden sich von Pflanze zu Pflanze beträchtlich. Doch enthalten sie alle Stickstoff. Sie haben meist eine starke Wirkung und können in hohen Dosen toxisch sein. Man findet sie häufig in Kräutern, die nur von Heilpraktikern und Ärzten in bestimmten Dosen verabreicht werden dürfen und sich für den Hausgebrauch nicht eignen. Dazu gehören das Morphin des Schlafmohns, das Nikotin im Tabak, das Atropin in der Tollkirsche, das Koffein und Theobromin in Kaffee, schwarzem Tee und Kakao.

Alkaloide finden sich in manchen Heilkräutern auch in kleinen, nicht-toxischen Dosen, wo sie als Katalysator für andere Heilstoffe dienen, ohne selbst direkt an der Wirkung beteiligt zu sein. Gute Beispiele sind Pyrrolizidinalkaloide in Beinwell und Huflattich.

Die Zubereitung von Kräuterheilmitteln

Es gibt zahlreiche Möglichkeiten, die wohltuende Wirkung von Kräutern kennenzulernen. Schon beim Einatmen ihres Duftes in einem Kräutergarten oder beim Sammeln von Kräutern auf einer Sommerwiese wird ihre heilsame Wirkung spürbar. Die einfachste Art, Kräuter zu nutzen, ist natürlich der Verzehr – und die meisten von uns tun dies täglich. Wir essen Petersilie in Salaten, Dill zu Fisch, Majoran auf der Pizza, Minze mit Lammfleisch, Meerrettich mit Rindfleisch, Basilikum mit Nudeln und Knoblauch in zahlreichen anderen Gerichten. Die Kräuter gelangen über den Verdauungstrakt ins Blut und damit in den ganzen Körper.

Zubereitungen für die innere Anwendung

Neben dem kulinarischen Verzehr können Kräuter als Tee, Tinktur oder in Tablettenform verabreicht werden.

Aufguß

Ein Aufguß wird wie eine Tasse Tee zubereitet. Man verwendet die weichen Pflanzenteile – Blätter, Stengel und Blüten. Bei der Standarddosis gibt man 25 g getrocknete oder 50 g frische Kräuter auf 600 ml kochendes Wasser. Je nach Geschmack kann die Dosis variiert werden, wobei auf den Wohlgeschmack des Kräutertees zu achten ist, damit man ihn im Bedarfsfall auch regelmäßig trinkt. Geben Sie die Kräuter in einen angewärmten Topf, gießen Sie das kochende Wasser darüber, und lassen Sie das Gebräu bei geschlossenem Topf 10 Minuten ziehen, bevor Sie den Tee abseihen. Bei chronischen Leiden sollte man 3mal täglich 1 Tasse, bei akuten Krankheiten mindestens 6mal täglich 1 Tasse trinken. Ein Aufguß hält sich im Kühlschrank bis zu 2 Tage.

Einige Kräuter, vor allem solche mit einem hohen Schleimgehalt (wie Beinwell), werden auf die gleiche Art, aber mit kaltem Wasser zubereitet.

Meist wird der Aufguß heiß getrunken. Eine Ausnahme bilden Harnwegsleiden, bei denen man den Tee lauwarm oder kalt zu sich nimmt.

Bei der Herstellung eines Aufgusses kann man verschiedene Kräuter zu einem wohlschmeckenden Gebräu kombinieren. Vor allem bei Kindern sollte man bittere Heilmittel »versüßen«, indem man aromatische Kräuter wie Minze, Zitronenmelisse, Fenchel, Lavendel oder Süßholz beimengt.

Absud

Ein Absud ähnelt einem Aufguß, wird aber aus den holzigen Teilen der Pflanze – Rinde, Samen, Wurzeln, Rhizomen und Nüssen – hergestellt, die ihre Bestandteile erst bei großer Hitze an das Wasser abgeben. Brechen oder zerdrücken Sie die Pflanzenteile, oder hacken Sie die frischen Kräuter. Geben Sie sie in einen Topf, füllen Wasser dazu, bringen es zum Kochen und lassen Sie die Mischung 10 Minuten köcheln, bevor Sie die Flüssigkeit abgießen. Geben Sie auf 25 g Kräuter etwas mehr als 600 ml Wasser, um die beim Kochen verdampfende Flüssigkeit zu ersetzen. Man verwendet die gleiche Dosierung wie beim Aufguß.

Verwendung von Aufguß und Absud

Im allgemeinen kann man Aufguß und Absud für Augenspülungen, Gurgellösungen, Mundwasser und Lotionen verwenden. Solche Behandlungen werden bei chronischen Leiden 2- bis 3mal täglich, bei akuten Krankheiten alle 2 Stunden durchgeführt.

Sirup

Kinder ziehen häufig einen Sirup vor. Man verabreicht 2 Teelöffel (doppelte Dosis bei Erwachsenen) 3- bis 4mal täglich bei chronischen Leiden und verdoppelt die Dosis im akuten Stadium.

Aus einem Aufguß oder Absud läßt sich ein Sirup herstellen, indem man 325 g Zucker auf 600 ml Flüssigkeit gibt und diese erhitzt, bis der Zucker vollständig gelöst ist. Im Kühlschrank aufbewahren. Oder: Den Aufguß oder Absud wiegen, ein Viertel des Gewichts an Honig zufügen und langsam unter Rühren erhitzen, bis die Mischung eingedickt ist. Der auf der Oberfläche auftretende Schaum wird abgeschöpft.

Bei einer anderen Methode zur Herstellung von Sirup gießt man 600 ml kochendes Wasser über 1,25 kg weichen braunen Zucker, läßt die Flüssigkeit bei geringer Hitze köcheln, bis der Zucker sich aufgelöst hat und die Lösung anfängt zu kochen. Dann nimmt man die Flüssigkeit von der Kochstelle und gibt 1 Teil Kräutertinktur (siehe unten) auf 3 Teile Sirup. Dieser Sirup ist unbegrenzt haltbar.

Tinktur

Eine Tinktur ist ein konzentrierter Kräuterextrakt, bei dem der Pflanze die heilkräftigen Bestandteile durch eine Mischung aus Wasser und Alkohol entzogen und konserviert werden. Das Verhältnis von Alkohol zu Wasser variiert zwischen den einzelnen Heilmitteln; bei einfachen Glykosiden und Gerbsäuren werden 25 Prozent, bei Harzen und Gummisubstanzen 90 Prozent Alkohol benötigt.

Zur Herstellung einer Tinktur gilt: 1 Teil getrocknete Kräuter auf 5 Teile Flüssigkeit oder 1 Teil frische Kräuter auf 2 Teile Flüssigkeit. Man gibt die Kräuter in einen großen Krug, gießt die Wasser-Alkohol-Mischung darüber, läßt die Kräuter 2 Wochen ziehen und schüttelt das Gefäß jeden Tag. Dann preßt man die Flüssigkeit kräftig (am besten mit Hilfe einer

Die Zubereitung von Kräuterheilmitteln 19

Weinpresse) aus. Die Kräuter bilden einen guten Kompost. Die Tinktur wird in beschriftete, dunkle Flaschen oder Gläser gefüllt und kühl und lichtgeschützt aufbewahrt.

Wer Tinkturen selbst herstellt, kann dafür unverdünnten Alkohol wie Branntwein, Gin oder Wodka verwenden. Es eignet sich auch Glycerin, das den Extrakten einen angenehm süßen Geschmack verleiht. Bei getrockneten Kräutern verwendet man Wasser und Glycerin zu gleichen Teilen, bei wäßrigen, frischen Kräutern wie Boretsch nimmt man 80 Prozent Glycerin, um sicherzustellen, daß die Kräuter nicht verderben.

Eine Standarddosis besteht aus 1 Teelöffel Tinktur mit etwas Wasser und wird mit oder nach dem Essen eingenommen. Bei chronischen Leiden empfiehlt sich die Einnahme 3mal täglich, bei akuten Krankheiten sollte diese Dosis alle 2 Stunden verabreicht werden. Kinder nehmen halbe Dosen; Säuglingen gibt man ein Viertel der Erwachsenendosis.

Tinkturen halten sich im allgemeinen 2 Jahre. Wenngleich ihre Herstellung aufwendiger ist als die von Tee, haben sie doch zwei beachtliche Vorteile: Sie sind leicht zu lagern und müssen nur in kleinen Mengen eingenommen werden.

Tinkturen können zur Herstellung von Gurgellösungen und Mundwassern, Lotionen und Spülungen verwendet werden. Bei chronischen Leiden nimmt man 2- bis 3mal täglich 1/2 bis 1 Teelöffel mit einem Glas Wasser. Im akuten Stadium wird diese Dosis alle 2 Stunden verabreicht.

Zäpfchen

Sowohl lokale als auch systemische Probleme können mit dieser Methode schnell und einfach behandelt werden. Zäpfchen umgehen den Verdauungstrakt und werden schnell absorbiert. Das Kräuterheilmittel wird direkt durch die Schleimhaut des Mastdarms aufgenommen.

Zäpfchen lassen sich problemlos selbst herstellen, indem man pulverisierte getrocknete Kräuter mit einer Basis aus geschmolzener Kakaobutter mischt und in Formen aus Aluminiumfolie gießt. Die erkalteten Zäpfchen werden im Kühlschrank aufbewahrt. Es ist sinnvoll, gleich mehrere Zäpfchen in der Folie herzustellen.

Tabletten und Kapseln

Kräuter in Tabletten- und Kapselform sind in Kräuterfachgeschäften und Reformhäusern erhältlich. Zum Selbstherstellen werden Gelatinekapseln mit den gewünschten Kräutermischungen gefüllt. Das Verfahren wird durch die Verwendung eines Kapselgerätes erleichtert, mit dessen Hilfe man eine große Menge in einem Arbeitsgang produziert. Die beiden Standardgrößen für Kapseln sind 0 und 00. Die Größe 0 faßt etwa 0,35 g Pulver, so daß man mit 3 Kapseln 3mal täglich die Standarddosis erreicht. Die Größe 00 faßt etwa 0,5 g Pulver, so daß 2 Kapseln 3mal täglich eingenommen werden müssen.

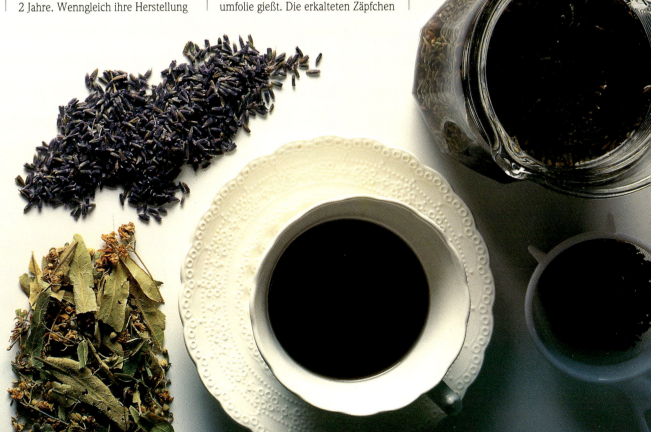

Zubereitungen für die äußere Anwendung

Heilkräuter können dem Körper auch über die Haut zugeführt werden. Die Bestandteile eines auf der Haut aufgebrachten Heilmittels werden durch die winzigen Kapillaren unter der Hautoberfläche in den Blutstrom absorbiert und im Körper verteilt. Es gibt verschiedene Möglichkeiten, diesen Weg in den Körper zu nutzen.

Kräuterbäder

Ein duftendes warmes Bad ist zugleich eine entspannende Methode, um eine Kräutermedizin zu verabreichen. Auch Säuglinge und Kinder können auf diese Weise behandelt werden. Einfach einen mit frischen oder getrockneten Kräutern gefüllten Beutel in das heiße Badewasser hängen oder einen starken Kräuteraufguß zusetzen und sich 15 bis 30 Minuten hineinlegen. Man kann auch einige Tropfen ätherisches Öl ins Badewasser geben; bei Säuglingen, Kindern oder Menschen mit empfindlicher Haut sollte das Öl vorher verdünnt werden. Bei einem Kräuterbad öffnen sich durch die Wärme des Badewassers die Hautporen und nehmen die pflanzlichen Bestandteile auf. Die im Dampf befindlichen ätherischen Öle werden durch Nase und Mund in die Lunge inhaliert und gelangen von dort in den Blutstrom. Von der Nase senden die Öle über die Nervenrezeptoren Botschaften ins Gehirn, eine entspannende und beruhigende Wirkung setzt ein und lindert geistige und emotionale Anspannung. Lavendel, Kamille und Ylang-Ylang bieten Entspannung und herrlichen Duft, Rosmarin entspannt und stimuliert zugleich, indem er die Durchblutung des Gehirns fördert und die Aufmerksamkeit steigert.

Hand- und Fußbäder

Unsere Hände und Füße sind empfindsame Regionen mit zahlreichen Nervenenden. Trotz einer gewissen Hautverdickung auf Grund der Beanspruchung gelangen die pflanzlichen Bestandteile über diese Gebiete rasch in den Blutstrom.
Senffußbäder sind ein altes Heilmittel für alle Leiden, die durch Kälte und Feuchtigkeit ausgelöst werden, beispielsweise Erkältung, Grippe, schlechte Durchblutung und Arthritis. Der berühmte französische Kräuterheilkundige Maurice Messegue beschreibt diese Therapie mehrfach in seinen Büchern über Kräuterheilkunde und empfiehlt 8-Minuten-Fußbäder am Abend und 8-Minuten-Handbäder am Morgen.
Hand- und Fußbäder eignen sich bestens für Säuglinge und Kinder. Sie müssen nur halb so viel Zeit im Wasser verbringen wie Erwachsene – es reichen also abends und morgens je 4 Minuten.

Salben und Cremes

Zur Herstellung einfacher Salben werden Kräuter in Öl ausgelaugt: 450 ml Olivenöl und 50 g Bienenwachs in eine feuerfeste Form füllen und so viele Kräuter hinzufügen, wie von der Flüssigkeit bedeckt werden, vorsichtig mehrere Stunden in einem Wasserbad erhitzen. Anschließend durch ein Seihtuch drücken, die Kräuter entfernen und das warme Öl in Gläser gießen, wo es schnell erhärtet.
Für Cremes werden Tinktur, Aufguß, Absud oder einige Tropfen ätherisches Öl in eine Creme auf Wasserbasis (Apotheke) eingerührt.

Umschläge

Ein Umschlag ist eine feuchte, weiche Mischung, die auf einen Körperteil aufgelegt wird. Frische oder getrocknete Kräuter werden zwischen zwei Gazestücke gelegt und als Umschlag verwendet. Frische Blätter, Stengel oder Wurzeln müssen zuvor zerdrückt werden. Getrocknete Kräuter werden pulverisiert oder gehackt und mit etwas heißem Wasser zu einer Paste verrührt, die auf die Gaze gestrichen werden kann. Der Gazeumschlag wird mit einer leichten Baumwollbinde auf dem betroffenen Körperteil befestigt und mit einem Heizkissen erwärmt. Umschläge mit Kohlblättern helfen bei schmerzenden arthritischen Gelenken oder wunder Brust, ein Kleieumschlag wird bei Brustdrüsenentzündung empfohlen.

Kompressen

Ein sauberes Tuch oder Handtuch wird in einen heißen oder kalten Aufguß oder Absud oder in Wasser, dem einige Tropfen ätherisches Öl zugesetzt wurden, getaucht, ausgedrückt und auf die betroffene Stelle gelegt. Kompressen helfen bei Kopf-, Perioden- und Kreuzschmerzen, entzündeten Gelenken und Krampfadern. Die Behandlung sollte mehrmals wiederholt werden.

Linimente

Linimente sind Einreibemittel, die in der Massage verwendet werden, um Muskeln und Sehnen zu entspannen oder zu stimulieren oder um Schmerzen auf Grund von Entzündungen und Verletzungen zu lindern. Sie bestehen aus Kräuterextrakten auf Öl- oder Alkoholbasis oder aus einer Mischung aus Kräuterölen und Alkoholtinkturen bestimmter Pflanzen. Sie sollen durch die Haut der betroffenen Stelle schnell absorbiert werden können und enthalten deshalb häufig stimulierende Öle oder Chili, um die örtliche Durchblutung zu verbessern.

Öle

Ätherische Öle werden durch Dampfdestillation aus aromatischen Pflanzen gewonnen und können nicht zu Hause zubereitet werden. Sie sind in Reformhäusern oder über Spezialversender erhältlich.
Kräuteröle kann man leicht selbst herstellen, indem man feingehackte Kräuter 2 Wochen lang in reines Pflanzenöl wie Mandel-, Sonnenblumen- oder Olivenöl einlegt. Dafür Kräuter in ein Glas mit festschließendem Deckel füllen, mit Öl bedecken, 14 Tage auf ein sonniges Fensterbrett stellen und

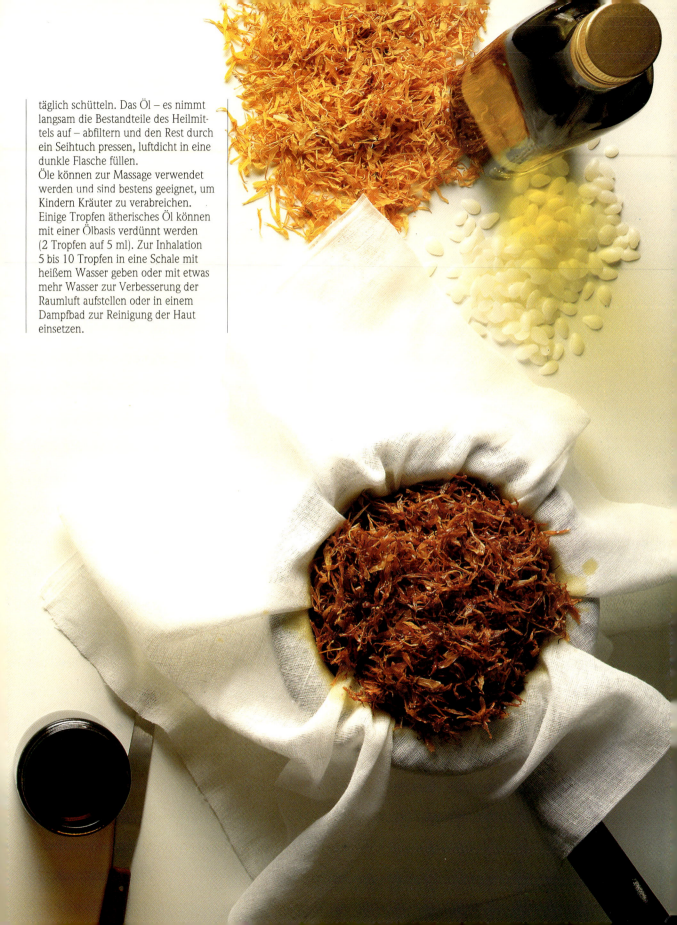

täglich schütteln. Das Öl – es nimmt langsam die Bestandteile des Heilmittels auf – abfiltern und den Rest durch ein Seihtuch pressen, luftdicht in eine dunkle Flasche füllen.

Öle können zur Massage verwendet werden und sind bestens geeignet, um Kindern Kräuter zu verabreichen. Einige Tropfen ätherisches Öl können mit einer Ölbasis verdünnt werden (2 Tropfen auf 5 ml). Zur Inhalation 5 bis 10 Tropfen in eine Schale mit heißem Wasser geben oder mit etwas mehr Wasser zur Verbesserung der Raumluft aufstellen oder in einem Dampfbad zur Reinigung der Haut einsetzen.

Mönchspfeffer

Vitex agnus-castus

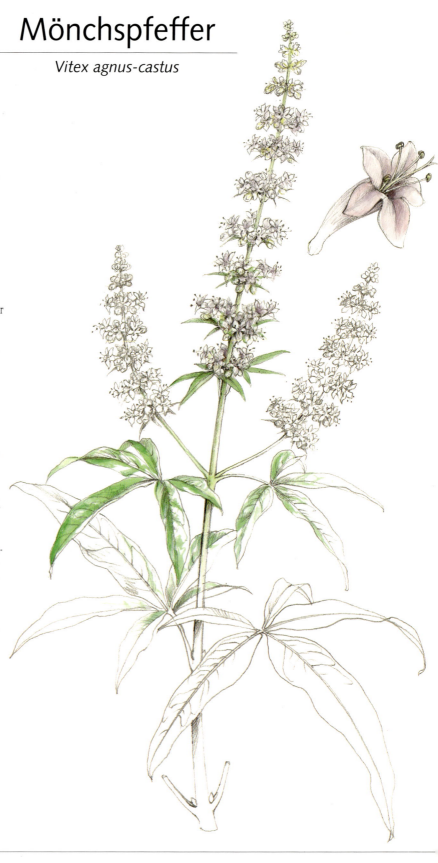

Auch bekannt als: Keuschlamm, Keuschstrauch, Abrahamsstrauch.

Verwendete Teile: Samen.

Enthält: Ätherisches Öl, Bitterstoff (Castin), Alkaloide, Iridoidglykoside (einschließlich Aucubin und Agnusid), Flavonoide (einschließlich Casticin, Isovitexin und Orientin).

Wirkung: Hormonregulierung; Stimulierung des Milchflusses; Frauenleiden.

Der Mönchspfeffer ist ein wunderschöner Mittelmeerstrauch, dem es gelingt, die Hypophysenfunktion, vor allem bezüglich der weiblichen Geschlechtshormone, zu regulieren. Durch seine Wirkung auf das follikelstimulierende Hormon (FSH) und das luteinisierende Hormon (LH), die vom Vorderlappen der Hypophyse produziert werden, übt er einen normalisierenden (oder amphoteren) Effekt auf den weiblichen Hormonhaushalt aus. Die Pflanze unterstützt den Gelbkörper des Eierstocks bei der Hormonproduktion während der zweiten Zyklushälfte. In der Praxis hat sie eher eine progesteronartige als eine östrogenähnliche Wirkung und eignet sich zur Behandlung des prämenstruellen Syndroms (PMS) und verschiedener anderer Menstruationsprobleme und Frauenleiden, die mit einem hormonellen Ungleichgewicht zusammenhängen. Der Mönchspfeffer hilft bei unregelmäßiger und schmerzhafter Menstruation, starker Blutung sowie Bindegewebsgeschwülsten und stellt das Hormongleichgewicht nach dem Absetzen von Ovulationshemmern wieder her. Er hilft auch bei Problemen der Wechseljahre und wirkt bei stillenden Müttern milchtreibend. Auf Grund seiner beruhigenden Wirkung kann er bei emotionalen Spannungen in Zusammenhang mit dem PMS oder bei Depressionen während der Menopause verordnet werden.

Falsches Einkorn

Chamaelirium luteum

Auch bekannt als: Funkelstern, Prachtscharte, Teufelsbißwurzel, Heloniaswurzel, *Veraticum luteum*, *Helonias dioica*, *Helonias lutea*.

Verwendete Teile: Wurzel und Rhizom.

Enthält: Gelben Bitterstoff, Steroidsaponine (einschließlich Chamelirin), Fettsäuren.

Wirkung: Beruhigend für Eierstöcke und Uterus, verdauungsfördernd, harntreibend, wurmvertreibend, brechreizfördernd.

Das Falsche Einkorn ist ein Heilmittel der Indianer. Es enthält hormonähnliche Saponine, die für seine lindernde Wirkung bei Eierstock- und Uterusleiden bekannt sind. Die Pflanze wurde vor allem bei Uterusschwäche eingesetzt, die sich durch Ziehen und Druck im Unterleib bemerkbar macht. Oft wird dieser Zustand mit Reizbarkeit und Depression in Zusammenhang gebracht. Man verwendete das Falsche Einkorn auch zur Behandlung von Unfruchtbarkeit bei Frauen und Impotenz bei Männern. Es übt einen starken Anpassungs- oder Ausgleichseffekt auf die Geschlechtshormone aus und lindert dadurch viele Leiden der Fortpflanzungsorgane sowie hormonell bedingte Menstruationsbeschwerden und prämenstruelles Syndrom. Die Pflanze verbessert die Sekretreaktion und zyklische Funktion der Eierstöcke und wird bei Unfruchtbarkeit auf Grund einer Dysfunktion der Follikelbildung im Eierstock eingesetzt.

Der Bitterstoff hat eine tonische Wirkung auf die Leber und den Verdauungstrakt, wodurch Appetit und Verdauung angeregt sowie Übelkeit und Brechreiz während der Schwangerschaft gelindert werden.

Das Falsche Einkorn wird auch verwendet, um drohende Fehlgeburten zu verhindern und Blutungen zu stillen.

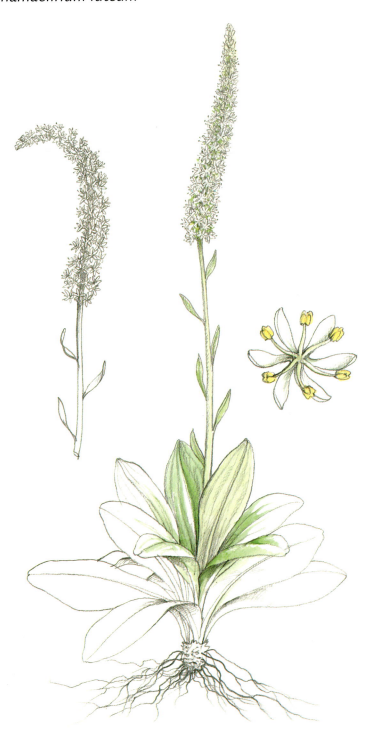

Rebhuhnbeere

Mitchella repens

AUCH BEKANNT ALS: Squawbeere.

VERWENDETE TEILE: Ganze Pflanze.

ENTHÄLT: Saponine, Schleim, Harz, Wachs, Dextrin, Gerbsäuren, Bitterstoffe.

WIRKUNG: Adstringierend, stärkend, harntreibend, verdauungs- und menstruationsfördernd, nervenberuhigend.

Die Rebhuhnbeere beruhigt und stärkt die Uterus- und Beckenmuskulatur und bereitet sie auf die Kontraktion vor. Sie entspannt auch den Uterus und lindert Krämpfe während der Schwangerschaft. Gleichzeitig hat die Pflanze auf das Nervensystem im allgemeinen eine tonische Wirkung.

Die Rebhuhnbeere sorgt für ein Gleichgewicht zwischen Entspannung und Kontraktion von Uterusmuskulatur und -gewebe. Sie lindert Kreuzschmerzen während der Schwangerschaft und empfiehlt sich bei Angst und Spannung während Schwangerschaft und Geburt. Auf diese Weise kann die Pflanze auch Scheinwehen verhindern helfen. Sie wirkt ferner beruhigend auf die Harnwege, reguliert die Darmfunktion und regt Appetit und Verdauung an.

Die Rebhuhnbeere kann als Tee getrunken werden. Während der letzten sechs Schwangerschaftswochen sollte die werdende Mutter 2- bis 3mal täglich 1 Tasse zu sich nehmen, um die Geburt zu erleichtern und zu beschleunigen. Es kann auch 2- bis 3mal täglich 1/2 Teelöffel Tinktur verabreicht werden.

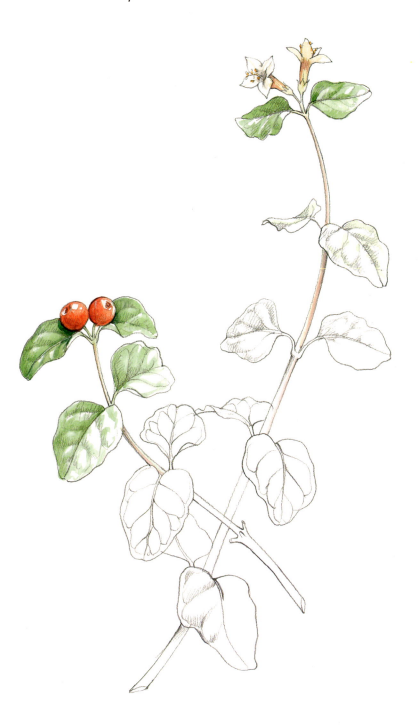

Himbeere

Rubus idaeus

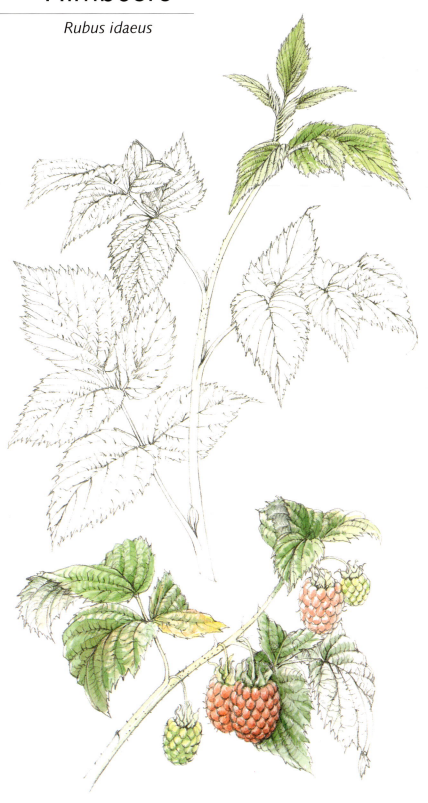

VERWENDETE TEILE: Blätter und Früchte.

ENTHÄLT: Fragarin, ätherische Öle, Gerbsäure, Fruchtsäuren, Mineralstoffe (einschließlich Kalium, Calcium, Magnesium, Zink).

WIRKUNG: Adstringierend, stärkend, entspannend für Becken und Uterus.

Die Himbeere zählt zu den bekanntesten Kräutern, die während der Schwangerschaft Anwendung finden. Sie hat sowohl eine adstringierend/tonische als auch eine entspannende Wirkung, die sie insbesondere auf den Uterus ausübt. Ihre adstringierenden und stimulierenden Eigenschaften stärken die Uterus- und Beckenmuskulatur, während ihre entspannenden und beruhigenden Eigenschaften gleichzeitig Verkrampfungen im Uterus lösen. Himbeere kräftigt auch die Schleimhaut im ganzen Körper, beruhigt Nieren und Harnwege, hilft bei Durchfall und stillt Blutungen. Ihre verdauungsfördernden Eigenschaften lindern Übelkeit während der Schwangerschaft und wirken beruhigend. Früher wurden Himbeerblätter hauptsächlich dazu verwendet, um eine sichere, leichte und schnelle Geburt zu fördern sowie die Milchproduktion und Rekonvaleszenz nach der Entbindung zu stimulieren. Ihre tonische und entspannende Wirkung auf die glatte Muskulatur des Uterus verringert die Schmerzen der Uteruskontraktionen bei der Geburt. Die Blätter bewirken auch effektivere und produktivere Kontraktionen, wodurch die Entbindung erleichtert und beschleunigt wird.

Himbeerblätter werden am besten als warmer Aufguß verabreicht. Ab dem dritten Monat kann man täglich 1 Tasse trinken, ab dem sechsten Monat 3mal täglich 1 Tasse und kurz vor der Geburt sollte man jeder Tasse Tee 1 Teelöffel der Essenz zusetzen. Sobald die Wehen einsetzen, sollte die werdende Mutter möglichst jede Stunde 1 Tasse trinken. Stellt das Verdauungssystem mal seine Arbeit ein, helfen kleine Schlucke Tee oder ein paar Tropfen, so oft wie möglich auf die Zunge gegeben. Nach der Entbindung ist diese Mischung 1- bis 3mal täglich zu empfehlen, um das Beckengewebe zu kräftigen und zu stärken.

Löwenblattwurzel

Caulophyllum thalictroides

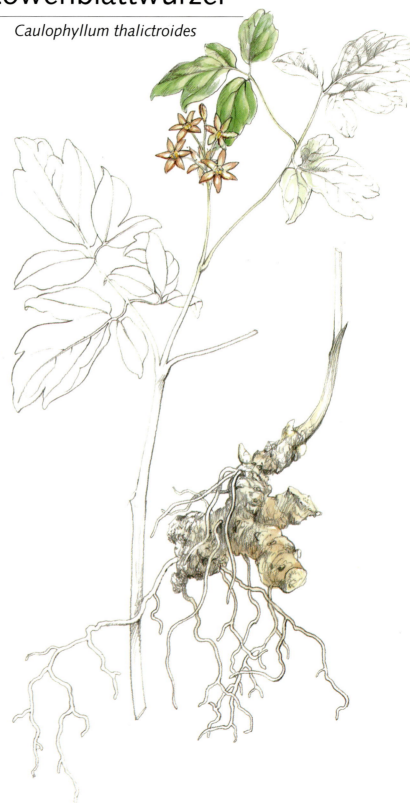

AUCH BEKANNT ALS: Frauenwurzel, Blauer Hahnenfuß, Bester Freund der Frau.

VERWENDETE TEILE: Wurzel und Rhizom.

ENTHÄLT: Methylcytisin (Caulophyllin), Baptifolin, Anagyrin, Magnoflorin, Gerbsäure, Steroidsaponine, Harze und Gummi, Laburnin.

WIRKUNG: Krampflösend, abführend, antirheumatisch, menstruationsfördernd, Uterustonikum, entbindungserleichternd.

Wie Himbeere und Wanzenkraut hat auch die Löwenblattwurzel anregende und entspannende Eigenschaften, die die Entbindung erleichtern. Sie stimuliert regelmäßige, wirkungsvolle Kontraktionen, die von erholsamen Entspannungsphasen unterbrochen werden.

Ihre tonischen Eigenschaften beschleunigen zögerliche Wehen und sind hilfreich, wenn eine Verzögerung der Geburt auf Schwäche, Erschöpfung oder Kraftmangel im Uterus zurückzuführen ist. Die relaxierende Wirkung dieser Pflanze kommt zum Tragen, wenn Spannungen eine Uterusreizung mit Krämpfen, Scheinwehen und übermäßig starke Braxton-Hicks-Kontraktionen verursachen. Die Indianerinnen setzten das Kraut bei Schein- und Nachwehen ein. Sie tranken den Tee regelmäßig einige Wochen vor dem Geburtstermin, um sich auf die Entbindung vorzubereiten und die Wehen zu erleichtern und zu beschleunigen. Die Pflanze wird zwar in erster Linie dazu verwendet, Frauen die Entbindung zu erleichtern, doch mildert sie auch Ruhelosigkeit, Spannung und Schmerz während der Schwangerschaft. Die krampflösende Wirkung stellt sicher, daß der Uterus das wachsende Kind hält, und verhindert so eine Frühgeburt; diese Wirkung wird auch bei Magen- und Menstruationskrämpfen genutzt. Die Löwenblattwurzel hilft, Fehlgeburten zu verhindern, besonders in Kombination mit Gemeinem oder Amerikanischem Schneeball.

Die Löwenblattwurzel kann allein oder zusammen mit anderen geeigneten Kräutern einige Wochen vor der Entbindung 3mal täglich eingenommen werden.

➪ Zu Beginn der Schwangerschaft meiden.

Wanzenkraut
Cimicifuga racemosa

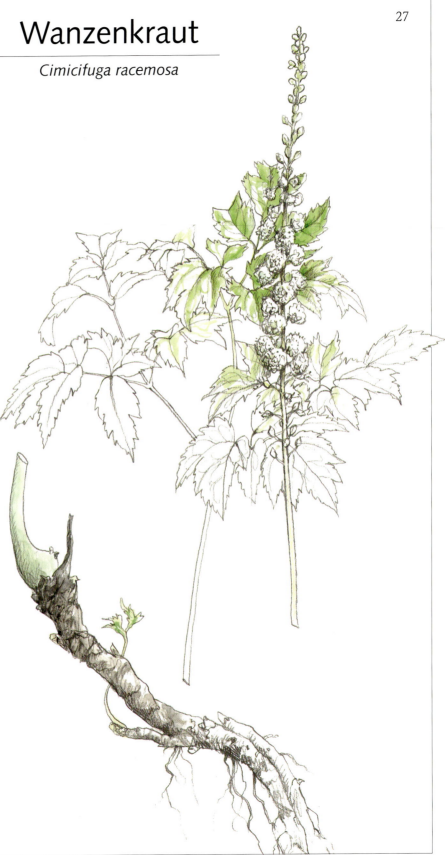

AUCH BEKANNT ALS: Schwarze Schlangenwurzel, Schlangenkraut, Silberkerze.

VERWENDETE TEILE: Getrocknete Wurzel und Rhizom.

ENTHÄLT: Triterpenglykoside (einschließlich Actaein und Cimicifugosid) Harze, ätherisches Öl, Gerbsäure, Salicylate, Ranunculin (wird in Anemonin umgewandelt).

WIRKUNG: Schmerzstillend, krampflösend, entzündungshemmend, senkt Blutzucker und Blutdruck, beruhigend (Herz), Uterustonikum, geburtserleichternd.

Wanzenkraut ist ein wirkungsvolles Schmerzmittel, das in der Geburtshilfe Einsatz findet. Es eignet sich besonders bei Nerven- und Muskelschmerzen und wurde von den Indianern vielfach zur Behandlung von Neuralgien verwendet. Seine schmerzstillenden und beruhigenden Eigenschaften helfen auch bei Kopfschmerzen und Ohrensausen. Es gehört zu den wirkungsvollsten Heilmitteln bei Brustschmerzen während der Schwangerschaft, bei Mastitis (Brustdrüsenentzündung) sowie bei Beschwerden an Eierstöcken und Uterus.

Seine krampflösende Wirkung lindert Verkrampfung und Muskelverspannung und wird bei Asthma, Keuchhusten, Menstruationsbeschwerden und Entbindung genutzt. Wanzenkraut reguliert die Uteruskontraktionen bei der Entbindung. Es löst regelmäßige natürliche Wehen aus und sollte einige Wochen vor dem Geburtstermin eingesetzt werden. Ebenso wichtig wie die krampflösende Wirkung der Pflanze ist ihre tonische Eigenschaft. Sie ist bekannt für ihre Fähigkeit, schwache und unregelmäßige Uteruskontraktionen zu regulieren und die Fortpflanzungsorgane zu beruhigen. Wanzenkraut wird bei schmerzhafter Periodenblutung, Entzündungen der Geschlechtsorgane, Infektionen und Funktionsmangel des Uterus mit resultierender Unfruchtbarkeit eingesetzt. Der harzhaltige Bestandteil der Pflanze erweitert die peripheren Blutgefäße und senkt den Blutdruck. Die Salicylate wirken entzündungshemmend.

➪ Zu Beginn der Schwangerschaft meiden.

Waldlilie

Trillium erectum

VERWENDETE TEILE: Rhizom und Wurzel.

ENTHÄLT: Steroidsaponine (einschließlich Diosgenin), fettes Öl, Gummi, ätherisches Öl, Gerbsäuren.

WIRKUNG: Adstringierend, antiseptisch, Uterustonikum, umstimmend, schleimlösend.

Die Waldlilie ist ein bekanntes Heilmittel der Indianer und wurde zur Schmerzlinderung bei der Geburt verwendet. Sie enthält natürliche Vorläufer oder Bausteine der weiblichen Sexualhormone und wird aus diesem Grund bei Menstruationsbeschwerden eingesetzt. Sie wirkt tonisch auf den Uterus, ihre adstringierenden Eigenschaften helfen besonders bei starken Blutungen und post-partum-Blutungen (nach der Geburt). Sie empfiehlt sich ebenfalls bei übermäßigen Blutungen während der Wechseljahre. Die Waldlilie kann auch bei Blutungen an anderen Körperstellen, etwa im Verdauungstrakt, in Blase, Nase und Mund, verwendet werden und Durchfall sowie Ruhr lindern. Während der Entbindung wirkt die Pflanze wehenanregend und bringt den Gebärvorgang auf den Weg. Aus diesem Grund sollte sie während der Schwangerschaft gemieden werden.

Äußerlich angewendet, helfen die antiseptischen Eigenschaften der Waldlilie bei Ausfluß und Infektionen wie Mundfäule und Trichonomaden. Sie beschleunigt die Heilung von Hautproblemen, Geschwüren, Blutungen, Hämorrhoiden sowie Krampfadern und lindert den Juckreiz nach Insektenbissen und -stichen.

↪ Während der Schwangerschaft meiden.

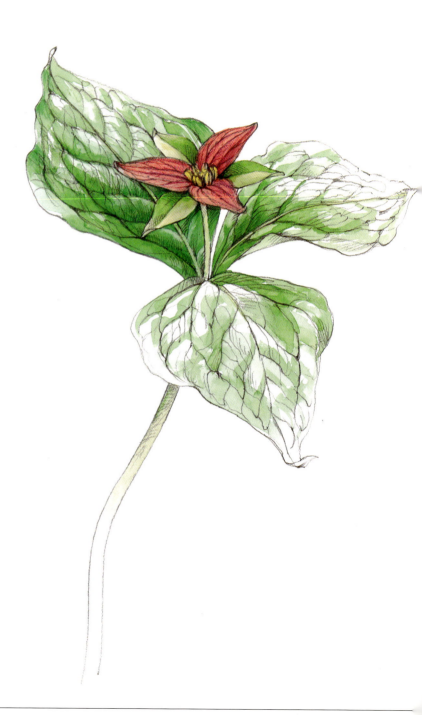

Wilde Yamswurzel

Dioscorea villosa

Auch bekannt als: Kolikwurzel, Rheumatismuswurzel.

Verwendete Teile: Rhizom und Wurzel.

Enthält: Steroidsaponine (einschließlich Dioscin und Trillin, das Diosgenin ergibt), Alkaloide, Gerbsäuren, Stärke.

Wirkung: Krampflösend, harntreibend, entzündungshemmend, galletreibend, entspannend, peripher gefäßerweiternd.

Bis 1970 war die Yamswurzel die einzige Quelle für den Hormonstoff Diosgenin, der bei Ovulationshemmern und anderen Steroidhormonen Verwendung findet. Dies läßt vermuten, daß die Wilde Yamswurzel eine beträchtliche Wirkung auf den weiblichen Hormonhaushalt hat. Sie wird seit langem zur Linderung von Menstruationskrämpfen eingesetzt. Auf Grund ihrer krampflösenden Wirkung kann die Pflanze für alle Arten von Muskelkrämpfen und Koliken wie Magen- und Gallenkoliken, Blähungen sowie Eierstock- und Uterusbeschwerden verwendet werden. Die Steroidsaponine wirken auch entzündungshemmend und machen die Yamswurzel zu einem wirkungsvollen Heilmittel bei rheumatischer Arthritis und Darmentzündungen. Die Kombination von harntreibender und krampflösender Wirkung lindert Schmerzen in den Harnwegen. In allen Körperregionen eignet sich die Pflanze bestens zur Behandlung von Reizungen. Bei Tonusmangel ist sie weniger wirkungsvoll. Dies gilt insbesondere bei Schwangerschaft und Geburt. Die Yamswurzel wird bei allen Krämpfen während der Schwangerschaft eingesetzt, vor allem wenn diese durch Streß und Spannung verursacht werden. Auch bei drohender Fehlgeburt wird die Pflanze verabreicht. Übelkeit während der Schwangerschaft kann ebenfalls mit der Yamswurzel bekämpft werden.

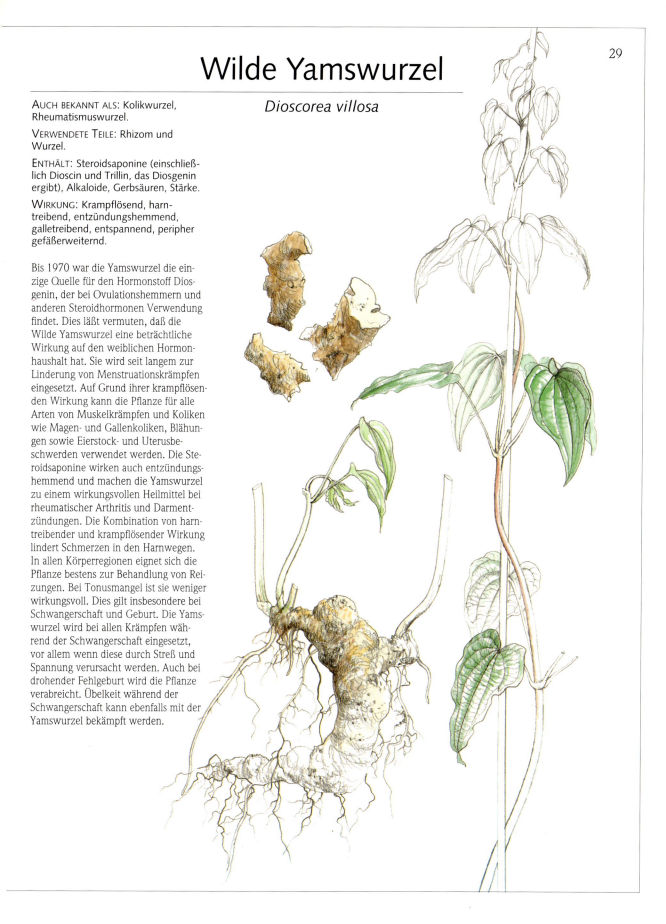

Ginseng

Panax ginseng

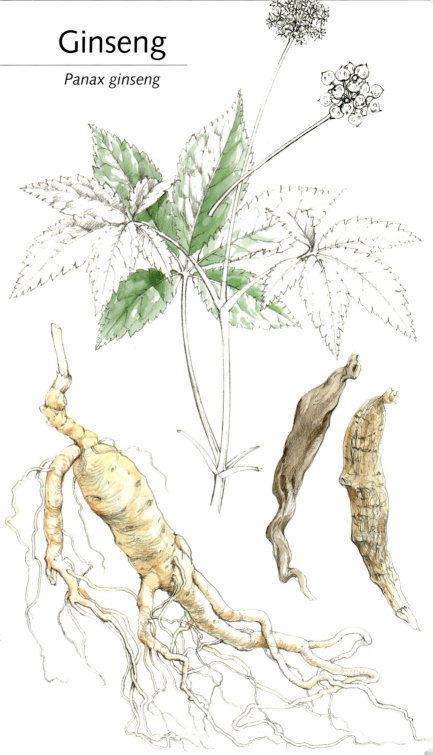

AUCH BEKANNT ALS: Orientalischer Ginseng, Chinesischer Ginseng, Koreanischer Ginseng, Japanischer Ginseng.

VERWENDETE TEILE: Wurzel.

ENTHÄLT: Hormonähnliche Saponine (genannt Ginsenoside oder Panaxoside), ätherisches Öl, Sterine, Stärke, Pektin, Vitamine B_1, B_2, B_{12}, Cholin, Fette, Mineralstoffe (Eisen, Calcium, Mangan, Vanadium, Magnesium, Kupfer, Zink), Antioxidantien.

WIRKUNG: Nervenmittel, Antidepressivum, anpassend, Aphrodisiakum.

Mit diesem berühmten Tonikum behandelt man in der traditionellen chinesischen Medizin Schwäche, Schlaflosigkeit, Atemlosigkeit auf Grund von Streß, ebenso Erschöpfungskrankheiten und Altersbeschwerden. Umfassende westliche Forschungen haben ergeben, daß Ginseng erstaunlicherweise die Abwehrkräfte gegenüber Streß stärkt. Die Pflanze wirkt auf die Hypophyse und stimuliert die Nebenniere. Durch die Verbesserung der Funktion des Nervensystems verbessert sie geistige Leistungsfähigkeit, Konzentration und Gedächtnis und verringert Erschöpfung. Ginseng eignet sich bestens für den Kurzzeitgebrauch vor Prüfungen oder während hektischer Phasen. Die Pflanze hat einen starken Anpassungseffekt und wirkt je nach Bedarf stimulierend oder beruhigend.

Ginseng gilt als lebensverlängerndes Verjüngungsmittel, das den Alterungsprozeß verzögert. Diese Wirkung wird durch die Antioxidationssubstanz verstärkt. Ginseng zeitigt die besten Resultate bei älteren Menschen und solchen, die durch Streß oder Krankheit erschöpft sind. Die Pflanze stimuliert die sexuelle Energie, vor allem wenn der Libidomangel auf Streß oder allgemeine Erschöpfung zurückzuführen ist. Sie kann auch nervöse Anspannung sowie Angst mindern und hilft bei nervöser Erschöpfung sowie Depression. Sie wird in den Wechseljahren eingesetzt, wenn Symptome wie Hitzewallungen durch Streß noch verstärkt werden. Ginseng kann auch in der zweiten Entbindungsphase gegeben werden, vor allem wenn sich die kreißende Frau erschöpft und ausgelaugt fühlt.

▷ Bei akuten Entzündungen und Bronchitis ist Ginseng nicht geeignet, da er die Krankheit noch weiter in den Körper treibt und die Symptome verschlimmert. Während der Einnahme sollten Koffein und andere anregende Stoffe vermieden werden. Junge, robuste und aktive Menschen sollten Ginseng nur über einen Zeitraum von höchstens 2 bis 3 Monaten einnehmen.

Gemeiner Schneeball

Viburnum opulus

Auch bekannt als: Krampfrinde.

Verwendete Teile: Rinde.

Enthält: Bitterstoff (Viburnin), Valeriansäure, Salicylate, Gerbsäure, Harz.

Wirkung: Krampflösend, geburtserleichternd.

Wie der Amerikanische Schneeball (Seite 33) wirkt auch der Gemeine Schneeball gleichzeitig beruhigend und tonisch auf den Uterus. Die Pflanze wurde schon immer bei Gefahr von Fehlgeburten und zur Geburtsvorbereitung verwendet. Doch ist sie auch ein potentes krampflösendes Heilmittel, das sich bei Krämpfen und krampfartigen Uterusschmerzen, bei Uterusreizung, übermäßigen Kontraktionen, Schein- und Nachwehen empfiehlt.
Der Gemeine Schneeball lindert besonders Schmerzen in den Schenkeln und im Kreuz sowie ziehende, austreibende Schmerzen im Uterus während Schwangerschaft, Entbindung und Menstruation. Er hilft bei schmerzhafter Periodenblutung und mindert Krämpfe in den Beinen und der Blase.

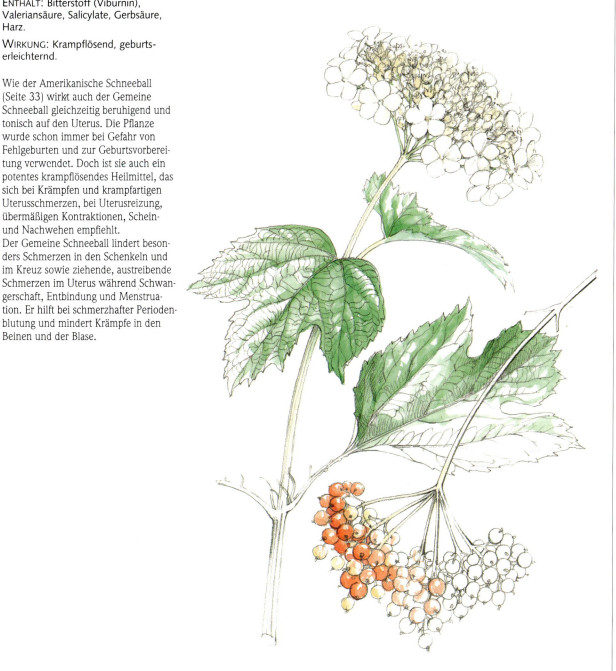

Chinesische Engelwurz

Angelica sinensis

AUCH BEKANNT ALS: Frauenginseng, Dang gui, Tong kuei, Dong quai.

VERWENDETE TEILE: Wurzel.

ENTHÄLT: Beta-Karotin, Vitamin B und E, ätherische Öle, Ferulasäure, Bernsteinsäure, Beta-Sitosterin, Angelicasäure, Myristinsäure, Angeol.

WIRKUNG: Beruhigend, krampflösend, gleicht den Hormonhaushalt aus, entgiftend, nährstoffreich, Bluttonikum, menstruationsfördernd, analgetisch.

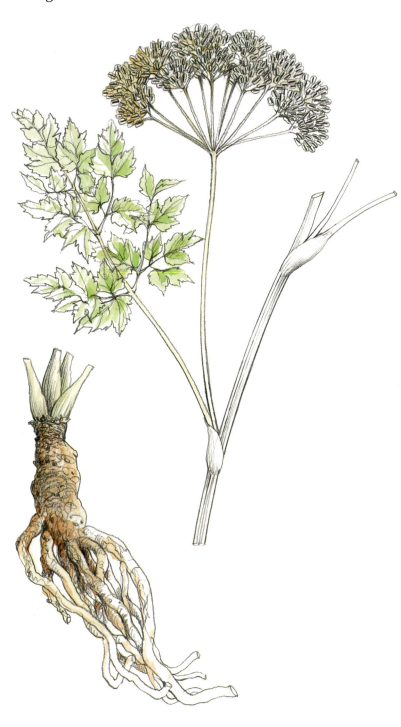

Dies ist die beste chinesische tonische Pflanze für Frauen, wenngleich sie auch bei Männern Anwendung findet. Im Osten gilt sie als das wichtigste Bluttonikum. Sie wird zur Beruhigung der Fortpflanzungsorgane und zur Wahrung ihrer normalen Funktion eingesetzt. Chinesische Engelwurz reguliert Hormonhaushalt und Menstruation, löst verzögerte oder unterdrückte Periodenblutungen aus, lindert Menstruationskrämpfe und kann auch während der Wechseljahre verabreicht werden. Roh verzehrt oder als Tinktur eingenommen, entspannt die Wurzel den Uterus; mit Wasser verwendet, kräftigt sie den Uterus und stimuliert Uteruskontraktionen, wobei die Durchblutung angeregt und ein Blutandrang im Beckenbereich vermindert wird. In gekochtem Zustand wirkt Chinesische Engelwurz stimulierend, krampflösend und wärmend. Sie verbessert die Durchblutung, beschleunigt die Gewebeheilung, senkt den Blutdruck, verlangsamt den Puls, verhindert Arteriosklerose sowie Blutgerinnsel und entspannt den Herzmuskel. Sie wirkt auch beruhigend. Die Pflanze ist nährstoffreich, enthält Vitamine und fördert die Absorption und Nutzung von Vitamin E. Sie wird bei Anämie und Angina eingesetzt.

Chinesische Engelwurz stabilisiert den Blutzuckerspiegel und stärkt die Immunabwehr. Sie hat antibakterielle, virusbekämpfende und fungizide Eigenschaften und eignet sich bestens zur Behandlung von Infektionen wie Erkältung und Grippe. Die Pflanze wirkt blutreinigend, feuchtigkeitsspendend und hilft bei Verstopfung. Sie hat verjüngende Eigenschaften und lindert Arthritis sowie rheumatische Beschwerden. Als Tonikum empfiehlt sie sich während der Rekonvaleszenz; sie beschleunigt die Erholung und steigert die Vitalität nach der Entbindung.

➪ Während der Schwangerschaft meiden.

Amerikanischer Schneeball

Viburnum prunifolium

VERWENDETE TEILE: Wurzelrinde.

ENTHÄLT: Scopoletin, Fruchtsäuren, Gerbsäure, Bitterharze, Arbutin.

WIRKUNG: Löst Uteruskrämpfe, harntreibend, adstringierend, beruhigend, stärkend, geburtsvorbereitend.

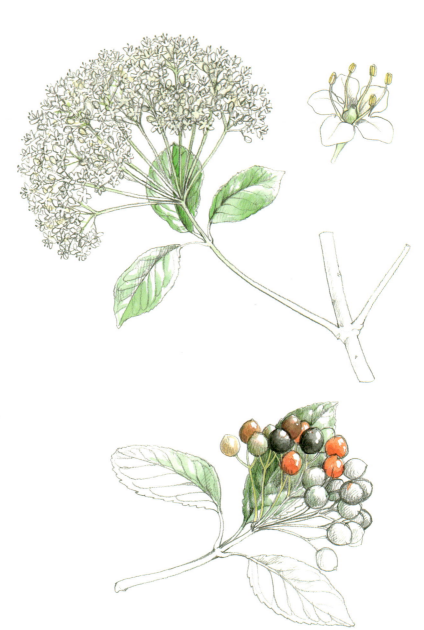

Der Amerikanische Schneeball ist ein Tonikum für die Fortpflanzungsorgane, stärkt übermäßig entspannte Muskeln und lindert gleichzeitig krampfartige Schmerzen im Uterus. Er verbessert die Durchblutung von Uterus und Eierstöcken und versorgt den Beckenbereich auf diese Weise mit Nährstoffen. Mehrere Bestandteile der Pflanze, allen voran das Scopoletin, entspannen den Uterus. Aus diesem Grund eignet sie sich besonders bei Uteruskoliken, drohendem Abgang, ziehenden Schmerzen im Kreuz und Beckenbereich, Schein- und Nachwehen. Während der Menstruation lindert der Amerikanische Schneeball schmerzhafte Blutungen, die mit Beckenkrämpfen und geringem Blutfluß einhergehen. Die Pflanze empfiehlt sich auch bei Uteruskrämpfen während der Schwangerschaft sowie bei nächtlichen Krämpfen in der Beinmuskulatur.

Bei Frauen, die Fehlgeburten erlitten haben, hat sich die Pflanze als gutes Stärkungsmittel für die Fortpflanzungsorgane bewährt. Auf Grund ihrer beruhigenden Wirkung auf den Uterus kann sie auch drohende Fehlgeburten abwenden. Es wird behauptet, daß eine Heilung auch nach dem Einsetzen der Blutungen noch möglich ist, sofern Bettruhe eingehalten wird und der Fötus keine Abnormitäten aufweist. Der Amerikanische Schneeball hat ferner eine heilsame Wirkung auf das Nervensystem und beruhigt bei Ängsten vor einer möglichen Fehlgeburt.

Wenn das Kraut in den späteren Schwangerschaftswochen eingenommen wird, fördert es normale und verhindert unnormale Uteruskontraktionen. Es lindert Nachwehen, post-partum Blutungen nach der Geburt und sichert die normale Rückbildung des Uterus. Ferner hilft die Pflanze bei morgendlicher Übelkeit und senkt den arteriellen Blutdruck.

Süßholz

Glycyrrhiza glabra

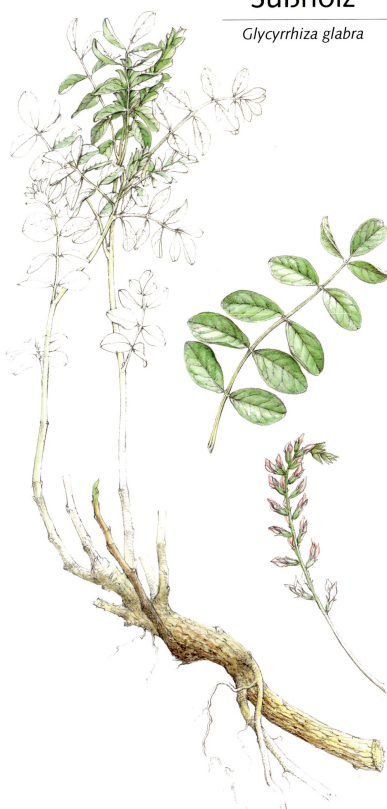

AUCH BEKANNT ALS: Lakritzenwurzel.

VERWENDETE TEILE: Wurzeln, Ausläufer.

ENTHÄLT: Glycyrrhizin (Calcium- und Kaliumsalze der Glycyrrhizinsäure), Triterpen-Saponine, Flavonoide, Bitterstoff (Glycymarin), östrogenhaltige Substanzen, Asparagin, ätherisches Öl, Cumarin, Gerbsäuren.

WIRKUNG: Entzündungshemmend, fiebersenkend, harntreibend, schleimlösend.

Süßholz ist ein bemerkenswertes Kraut, das seine Wirkung vor allem auf das endokrine System ausübt. Glycyrrhizin hat eine ähnliche Struktur wie die von den Nebennieren erzeugten Hormone. Auf diese Weise hat Süßholz entzündungshemmende, antiallergische und antiarthritische Wirkungen, die denen von Kortison ähneln, doch nicht die Nebenwirkungen dieser Substanz aufweisen. Die steroidähnlichen Bestandteile von Süßholz können sich in Estradiol und Estron umwandeln. Dies sind Östrogenvorläufer, die dem Süßholz leicht hormonelle Eigenschaften verleihen, die in den Wechseljahren hilfreich sind. Es eignet sich auch für Menschen, die gewöhnliche Steroidmedikamente abgesetzt haben.

Süßholz ist für seine heilsame Wirkung bei Magengeschwüren bestens bekannt. Es verringert den Säuregehalt im Magen und lindert Sodbrennen und Verdauungsbeschwerden. Es wirkt auch leicht abführend. Süßholz kann bei Reizung, Entzündung und Krämpfen im Verdauungstrakt verwendet werden. Durch seine heilsame Wirkung auf die Leber verbessert es den Gallenfluß und senkt den Cholesterinspiegel.

Die Pflanze hat eine ähnlich beruhigende und heilende Wirkung auf das Atemsystem. Sie lindert Reizungen und Entzündungen, wirkt schleimlösend und hilft bei Reizhusten, Asthma und Brustinfektionen. Auf Grund des aspirinähnlichen Effekts kann Süßholz auch bei Fieber und als Schmerzmittel bei Kopfschmerzen eingesetzt werden. Seine antiallergische Wirkung eignet sich zur Behandlung von Heuschnupfen, Bindehautentzündung und Bronchialasthma. Mit seinem Einfluß auf die Nebennieren stärkt Süßholz auch die Abwehrkräfte in Streßsituationen. Es sollte in Zeiten körperlicher oder seelischer Belastung, nach Operationen, während der Rekonvaleszenz und bei Müdigkeit sowie Erschöpfung Anwendung finden.

⇨ Während der Schwangerschaft meiden.

Sonnenhut

Echinacea angustifolia
Echinacea purpurea
Echinacea pallida

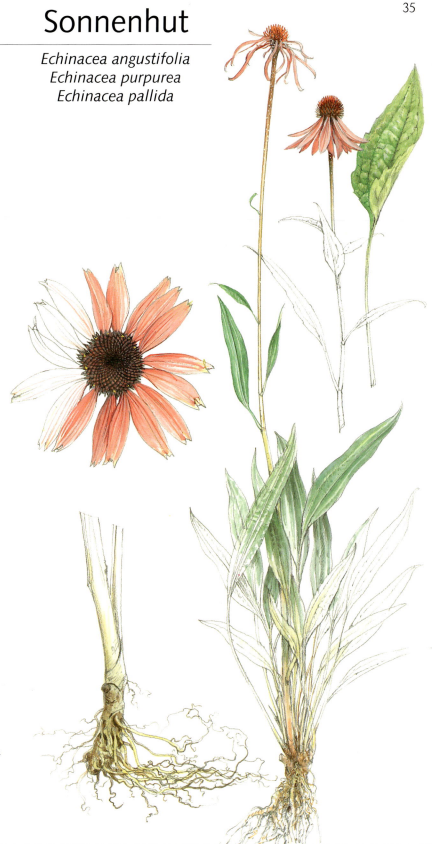

AUCH BEKANNT ALS: Kegelblume, kleine Sonnenblume, Missouri-Schlangenwurzel.

VERWENDETE TEILE: Wurzel und Rhizom.

ENTHÄLT: Ätherisches Öl, Polyacetylene, Polysaccharide, Glykoside, Isobutylalklamine, Harz, Betain, Inulin, Sesquiterpene, Vitamin C.

WIRKUNG: Stärkt die Immunabwehr, umstimmend, antimikrobisch, schweißtreibend, antiallergisch.

Es gibt zahlreiche Belege für den stärkenden Effekt des Sonnenhutes auf das Immunsystem. Er hat antibiotische und virustötende Wirkungen ähnlich dem Interferon. Ferner weist die Pflanze fungizide und antiallergische Eigenschaften auf. Auch wird ihr eine tumorbekämpfende Wirkung zugeschrieben. Die Indianer benutzten den Sonnenhut zur Wundheilung und Behandlung von Schlangenbissen, Infektionen, Halsschmerzen und Verbrennungen. Heute wird er als Blutreinigungsmittel bei Hautproblemen wie Furunkeln und Abszessen, bei Allergien wie Ekzemen und Nesselsucht, bei Infektionen wie Mandelentzündung, Erkältung, Grippe, Brustinfektionen, bei Virusinfekten wie Drüsenfieber sowie bei Candidiasis und postviralen Erschöpfungszuständen eingesetzt. Die heilsamen Wirkungen der Pflanze bei der Behandlung von HIV-Infizierten und AIDS-Patienten werden noch untersucht.

Der Sonnenhut regt den Kreislauf an, vor allem wenn er als heißer Aufguß verabreicht wird. Als schweißtreibendes Mittel senkt er Fieber und steigert die Abwehrkräfte gegen die Infektion, die das Fieber ausgelöst hat.

Die entzündungshemmende Wirkung der Pflanze kann auch bei der Behandlung von Arthritis, Gicht und Entzündungen der Fortpflanzungsorgane, etwa im Beckenbereich, genutzt werden. Da der Sonnenhut das Immunsystem stärkt, sollte er beim ersten Anzeichen einer Infektion verabreicht werden. Auch Menschen, deren Immunabwehr geschwächt ist und die immer wieder an Infektionen leiden, profitieren von der heilsamen Wirkung dieser stärkenden Pflanze.

Ingwer
Zingiber officinale

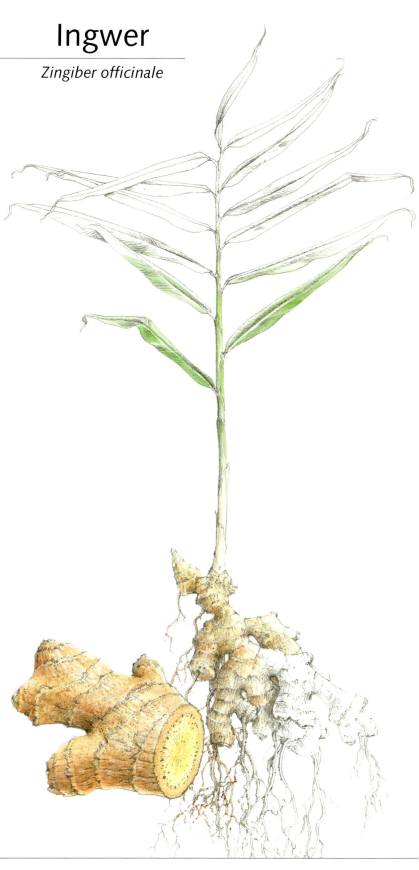

VERWENDETE TEILE: Wurzel.

ENTHÄLT: Ätherisches Öl (einschließlich Borneol, Cineol, Phellandren, Zingeron, Zingiberen) Stärke, Harz, Schleim.

WIRKUNG: Antiseptisch, schweißtreibend, schleimlösend, verdauungsfördernd, kreislaufanregend, blutdrucksenkend, reinigend, entblähend, hautrötend.

Ingwer hat scharfe und wärmende Eigenschaften, die ihn zu einem wichtigen Heilmittel machen. Er stimuliert Herz und Kreislauf und verschafft im Winter ein belebendes Gefühl von Wärme und Wohlbehagen. Heißer Ingwertee wirkt schweißtreibend, fiebersenkend und befreit von Schnupfen. Er wirkt belebend und schleimlösend auf die Lunge und bringt bei Katarrh, Husten und Brustinfektionen Erleichterung.

Die wärmende Wirkung von Ingwer ist auch bei Verdauungsbeschwerden hilfreich. Er belebt Magen und Darm, regt den Appetit an und fördert die Verdauung, indem er die Absonderung der Verdauungsenzyme anregt. Er bringt die stockende Nahrungspassage und die damit verbundenen Giftstoffe in Bewegung und hat somit eine weitreichende Wirkung auf den Körper. Ingwer verbessert den Gesundheitszustand sowie die Vitalität und stärkt die Immunabwehr.

Die Pflanze lindert Übelkeit und Brechreiz unterschiedlichster Herkunft. Sie beruhigt Magen und Verdauung und mildert Blähungen. Ihre schmerzstillende und entspannende Wirkung auf den Darm lindert Koliken und Krämpfe, Unterleibsschmerzen, Schwellung und Verdauungsstörungen mit Blähungen und besänftigt Bauchgrimmen auf Grund von Durchfall. Im Uterus fördert Ingwer die Menstruation und hilft bei verzögerter und geringer Periodenblutung sowie bei übermäßiger Verklumpung. Er wirkt krampflösend, lindert Schmerzen bei Eisprung und Periode und stärkt das Fortpflanzungssystem. Ingwer mindert auch die Gefahr von Blutgerinnseln, verdünnt das Blut, senkt Blutdruck und Cholesterinspiegel.

↪ Auf Grund seiner wärmenden Eigenschaften ist Ingwer bei Wärmeunverträglichkeit, Gastritis und Magengeschwüren nicht zu empfehlen.

Gelbwurz

Hydrastis canadensis

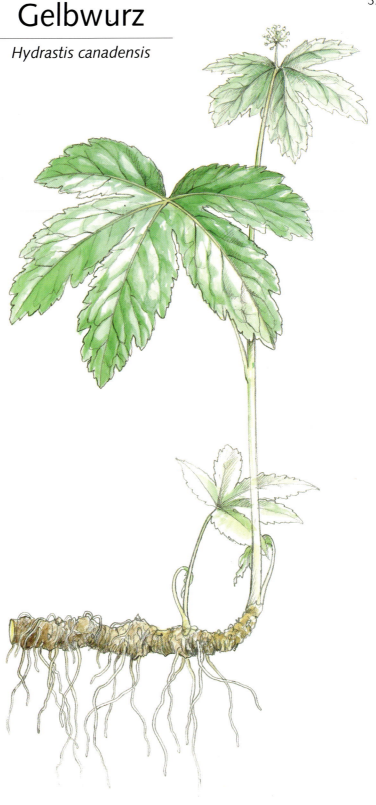

AUCH BEKANNT ALS: Kurkuma, Blutkrautwurzel, Goldsiegelwurzel.

VERWENDETE TEILE: Wurzel und Rhizom.

ENTHÄLT: Alkaloide (Hydrastin, Berberin, Canadin), Harz, ätherisches Öl.

WIRKUNG: Tonisch, umstimmend, abführend, magenberuhigend, adstringierend.

Gelbwurz ist ein bekanntes Heilmittel der Indianer, das anfangs zur Behandlung von Pfeilwunden und Geschwüren verwendet wurde. Es stärkt die Schleimhäute im ganzen Körper, lindert Entzündungen und löst Schleim. Im Atemsystem kann die Gelbwurz zur Behandlung von Katarrh, Nebenhöhlenentzündung, Erkältung und Grippe, Mandel-, Rachen- und Kehlkopfentzündung sowie Husten verwendet werden. Im Verdauungstrakt hilft die Pflanze bei Katarrh, Gastritis, Magengeschwüren und Entzündungen.
Die Bitterstoffe verbessern die Leberfunktion und regen Appetit sowie Verdauung an. Bei den Fortpflanzungsorganen eignet sich die tonische und adstringierende Wirkung zur Behandlung von starken Periodenblutungen und Blutsturz. Da Gelbwurz den Uterus stimuliert, kann sie auch bei der Geburtshilfe eingesetzt werden. Lokal angewendet, hilft die Pflanze als Lotion oder Spülung bei Vaginalinfektionen wie Soor oder Trichonomaden. In der Blase lindert sie Entzündungen und Infektionen; auf das Nervensystem wirkt sie stärkend und beruhigend. Wissenschaftliche Untersuchungen haben gezeigt, daß Gelbwurz den Blutdruck senkt, stark antibakterielle und antivirale Eigenschaften hat und sich somit für die Behandlung vieler Infektionen eignet. Da die Pflanze die Durchblutung fördert, ist sie auch bei unzureichender Venentätigkeit, Krampfadern und Hämorrhoiden zu empfehlen.
Äußerlich kann Gelbwurz bei Zahnfleischinfektionen, Mundgeschwüren und Halsschmerzen in Form eines Mundwassers oder einer Gurgellösung Verwendung finden. Zusammen mit Rosenwasser und Kamille lindert die Pflanze Augenentzündungen. In Ohrentropfen verabreicht, hilft sie bei Ohrenschmerzen. Als Lotion oder Absud beruhigt sie gereizte und infizierte Haut.

⇨ Während der Schwangerschaft meiden.

Helmkraut

Scutellaria laterifolia

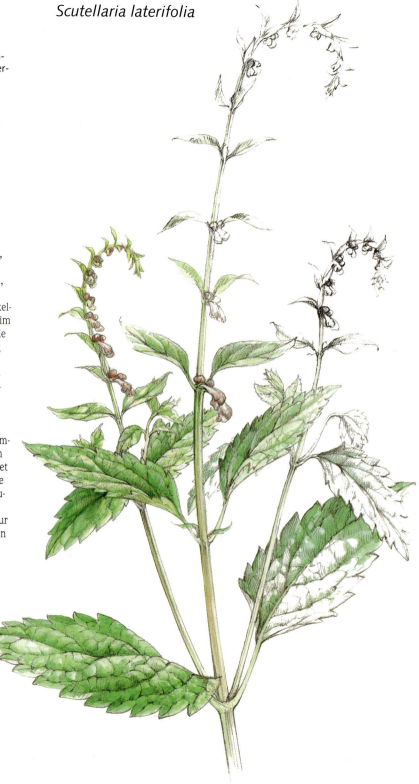

AUCH BEKANNT ALS: Seitenblütiges Helmkraut, Virginisches Helmkraut.

VERWENDETE TEILE: Sproßteile.

ENTHÄLT: Flavonglykoside (einschließlich Scutellarein), ätherisches Öl, Bitterstoffe, Gerbsäure, Eisen, Kieselerde, Calcium, Kalium, Magnesium.

WIRKUNG: Leicht adstringierend, tonisch, Nervenmittel, krampflösend, harntreibend.

Helmkraut gehört zu den besten Stärkungsmitteln für das Nervensystem. Es ist reich an Mineralstoffen, die ein gesundes Nervensystem braucht, und hat während hektischer Zeiten eine kräftigende und unterstützende Wirkung. Es ist ein hervorragendes Heilmittel für nervöse Spannungszustände, Kopfschmerzen, Erregung, Angst, Schlaflosigkeit, Hysterie, Neurasthenie, Erschöpfung und Depression. Seine krampflösende Wirkung hilft bei Muskelzucken, Zittern, Epilepsie – sowohl beim kleinen wie beim großen Anfall – sowie bei Herzklopfen. Es kann beim Entzug orthodoxer Beruhigungsmittel und Antidepressiva eingesetzt werden. Das Helmkraut eignet sich bestens in Kombination mit hormonregulierenden Kräutern wie Mönchspfeffer und Falsches Einkorn bei PMS.
Helmkraut wirkt auch entzündungshemmend und kann bei Arthritis, vor allem bei der streßbedingten Form, verwendet werden. Dank der Bitterstoffe senkt die Pflanze auch Fieber, fördert die Verdauung und stimuliert die Leberfunktion.
In Nordamerika wird sie seit langem zur Behandlung von Bissen giftiger Insekten und Schlangen, bei Tollwut, zur Verminderung übermäßiger sexueller Erregung und zur Linderung von Menstruationskrämpfen genutzt.

Brennessel

Urtica dioica
Urtica urens

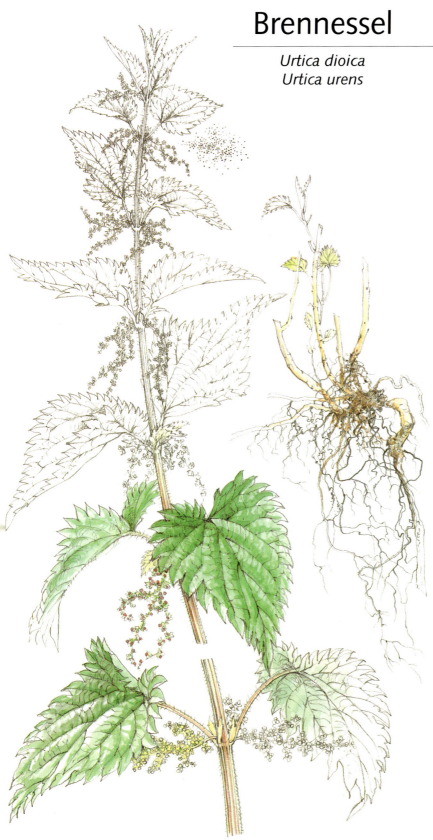

VERWENDETE TEILE: Sproßteile junger Pflanzen.

ENTHÄLT: Ameisensäure, Histamin, Acetylcholin, Vitamine A und C, 5-Hydroxytryptamin, Glucokinine, Chlorophyll, Mineralstoffe.

WIRKUNG: Nährstoffreich, harntreibend, entgiftend, adstringierend, milchtreibend, entstauend, blutzuckersenkend.

Brennesseln sind nährstoffreich und haben einen hohen Gehalt an Vitaminen und Mineralstoffen, vor allem Eisen, Kieselerde und Kalium. Sie werden schon seit Jahrhunderten als stärkendes Tonikum bei Schwäche, Erschöpfung, Genesung und Anämie eingesetzt. Durch ihre stimulierende Wirkung auf Blase und Nieren reinigen Brennesseln den Körper von Toxinen und Schlacken. Sie helfen bei Harnverhaltung, Blaseninfektion, Steinen und Grieß. Da sie die Ausscheidung von Harnsäure fördern, eignen sie sich bestens zur Behandlung von Gicht und Arthritis sowie von Hautproblemen.
Die adstringierende Eigenschaft stillt Blutungen. Man kann Aufguß, Tinktur oder frischen Saft äußerlich zur Behandlung von Schnitten und Wunden, Hämorrhoiden, Nasenbluten sowie zur Beruhigung und Heilung von Verbrennungen und Verbrühungen einsetzen. Brennesseln mindern starke Periodenblutungen und lösen interessanterweise auch verzögerte oder fehlende Blutungen aus. Sie wirken ferner milchtreibend und haben während der Menopause einen stärkenden Effekt.
Bei den Atemwegen lösen Brennesseln katarrhbedingte Verstopfung und lindern Allergien wie Heuschnupfen und Asthma. Im Verdauungstrakt helfen sie bei Durchfall, Blähungen, Entzündungen und Geschwüren. Sie senken den Blutzuckerspiegel, und eine Tinktur aus den Samen soll die Schilddrüsenfunktion anheben und die Kropfbildung mindern. Bei Bissen und Stichen sowie bei Nesselausschlag empfiehlt es sich, die Haut mit Nesselsaft zu benetzen. Die stechenden Haare frischer Brennesseln enthalten Ameisensäure und Histamin und werden schon seit langem zur Belebung des Kreislaufs und zur Linderung von Arthritis und Rheuma eingesetzt.

Knoblauch

Allium sativum

VERWENDETE TEILE: Knollen.

ENTHÄLT: Ätherisches Öl, Vitamine A, B und C, Fette, Aminosäuren, Schleim, Glucokinine, Germanium.

WIRKUNG: Antiseptisch, verdauungsfördernd, kreislaufanregend, schweißtreibend, schleimlösend, entstauend, Antioxidans, blutdruck- und cholesterinspiegelsenkend, gefäßerweiternd, blutzuckersenkend, galletreibend, krampflösend.

Knoblauch ist ein wirkungsvolles Heilmittel bei bakteriellen, pilzbedingten, viralen und parasitären Infektionen. Beim Pressen von rohem Knoblauch wird Allicin freigesetzt, das sich als potenteres Antibiotikum erwiesen hat als Penicillin und Tetracyclin. Knoblauch kann bei Halsschmerzen, Erkältung, Grippe, Bronchial-, Lungen- und Darminfektionen sowie zur Wiederherstellung der nützlichen Bakterienflora nach einer Infektion oder Behandlung mit orthodoxen Antibiotika verwendet werden. Er eignet sich auch zur lokalen Therapie bei Würmern, Candidiasis und Soor in Mund oder Vagina. Knoblauch fördert die Verdauung, mindert Blähungen sowie Schwellungen und verbessert die Absorption sowie Verarbeitung von Nahrung. Die Pflanze erhöht die Insulinproduktion in der Bauchspeicheldrüse und senkt den Blutzuckerspiegel bei Diabetes. Knoblauch wirkt entstauend. Er löst Schleim bei akuter und chronischer Bronchitis, Keuchhusten und Bronchialasthma sowie bei Nebenhöhlenentzündung, chronischem Katarrh, Heuschnupfen und Rhinitis. Auf Grund der schweißtreibenden Eigenschaften wirkt die Pflanze fiebersenkend. Sie kann auch den Cholesterinspiegel entscheidend herabsetzen. Knoblauch senkt den Blutdruck, verringert die Bildung von Blutgerinnseln und beugt dadurch Herz- und Schlaganfällen vor. Er erweitert die Blutgefäße, fördert die Durchblutung des Gewebes, unterstützt den Kreislauf und lindert Krämpfe sowie Kreislaufstörungen. Jüngste Untersuchungen haben ergeben, daß Knoblauch als starkes Antioxidans wirkt. Seine Schwefelbestandteile bekämpfen Tumorbildung. Ferner soll Knoblauch auch vor den Folgen von Luftverschmutzung und Nikotin schützen.

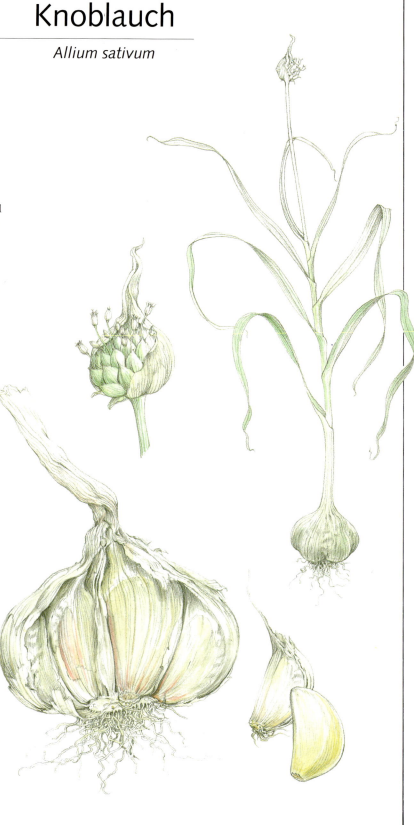

Kamille

Matricaria chamomilla
Anthemis nobilis

AUCH BEKANNT ALS: Kummerblume.

VERWENDETE TEILE: Blüten.

ENTHÄLT: Ätherisches Öl, Flavonoide, Cumarine, organische und Fettsäuren, Cyanglykoside, Salicylderivate, Cholin, Gerbsäure.

WIRKUNG: Entspannend, krampflösend, bitteres Tonikum, antiseptisch, schweißtreibend, harntreibend, analgetisch, Antihistaminikum, entstauend.

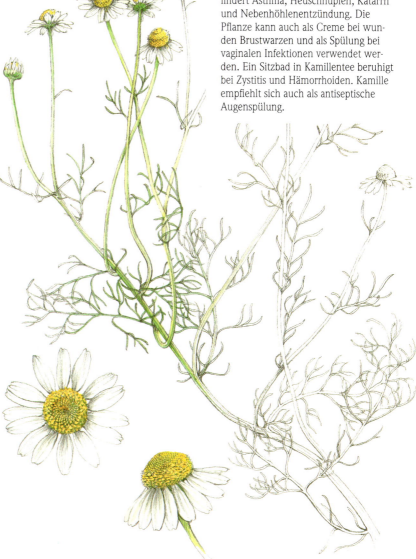

Kamille ist ein wunderbares Entspannungsmittel für das Nerven- und Verdauungssystem und ein ideales Heilmittel für Säuglinge und Kinder. Es entspannt die glatte Muskulatur im gesamten Körper. Im Verdauungstrakt lindert Kamille Spannungen und Krämpfe, Koliken, Bauchschmerzen, Blähungen und Schwellungen, hilft bei Durchfall und Verstopfung. Die Bitterstoffe stimulieren den Gallenfluß und die Absonderung der Verdauungssäfte, sie verbessern Appetit und Verdauung. Die äußere und innere Anwendung das ätherischen Öls verhindert die Bildung und beschleunigt die Heilung von Geschwüren, es eignet sich bestens zur Behandlung von Gastritis, Magengeschwüren und Krampfadergeschwüren an den Beinen.

Die Pflanze wirkt stark antiseptisch, sie bekämpft Bakterien und Pilzinfektionen wie Soor (*Candida albicans*). Kamillentee senkt das Fieber und kann bei Erkältung, Halsschmerzen, Husten sowie Infektionen im Verdauungstrakt verabreicht werden. Die antiseptischen Öle beruhigen bei Blasenentzündung.

Die Kamille vermindert Übelkeit und Brechreiz während der Schwangerschaft, entspannt bei Uteruskrämpfen, lindert schmerzhafte Periodenblutungen und Brustdrüsenentzündung, verringert die Symptome der Wechseljahre sowie prämenstruelle Kopfschmerzen und Migräne. Man kann die Pflanze auch verabreichen, wenn die Periodenblutung auf Grund von Streß ausbleibt. Kamillentee kann während der Entbindung getrunken werden, um Spannungen abzubauen und den Wehenschmerz zu mildern. Als allgemeines Schmerzmittel kann Kamille auch bei Kopfschmerzen, Migräne, Neuralgie, Zahnschmerzen, Ohrenschmerzen, grippebedingten Gliederschmerzen, Krämpfen sowie Schmerzen bei Rheuma oder Gicht verwendet werden. Die Pflanze lindert auch Entzündungen in arthritischen Gliedern. Jüngste Untersuchungen haben gezeigt, daß die Kamille als natürliches Antihistaminikum eingesetzt werden kann. Sie empfiehlt sich bei Asthma und Heuschnupfen sowie zur äußeren Anwendung bei Ekzemen.

Äußerlich verabreicht, ist Kamille ein hervorragendes antiseptisches Heilmittel für Wunden, Geschwüre, Abschürfungen, Verbrennungen, Verbrühungen, Hautentzündungen. Dampfinhalation lindert Asthma, Heuschnupfen, Katarrh und Nebenhöhlenentzündung. Die Pflanze kann auch als Creme bei wunden Brustwarzen und als Spülung bei vaginalen Infektionen verwendet werden. Ein Sitzbad in Kamillentee beruhigt bei Zystitis und Hämorrhoiden. Kamille empfiehlt sich auch als antiseptische Augenspülung.

Die Verwendung ätherischer Öle

Pflanzen enthalten als Teil ihrer »Essenz« ätherische Öle. Diese werden den Blättern oder Blüten entzogen und schon seit langem zur Verbesserung des psychischen und körperlichen Befindens verwendet. Heute macht sich die Aromatherapie ihre heilsame Wirkung zunutze. Ätherische Öle gibt es in Reformhäusern und vielen Naturkostläden. Dieses Buch bietet zahlreiche Anregungen, wie bestimmte Öle in die Kräutertherapie eingebaut werden können. Die beiden häufigsten Anwendungsgebiete sind Massage (verdünnt mit Pflanzenölen wie Soja- oder Traubenkernöl) und die unverdünnte Zugabe zum Badewasser. Viele der hier erwähnten Anwendungen gehen über den Rahmen dieses Buches hinaus.

⇨ Ätherische Öle dürfen niemals innerlich angewendet werden.

Basilikum: Migräne, Kopfschmerzen, Gliederschmerzen, Brustinfektionen, Verdauungsprobleme, Koliken, Erkältung, Katarrh, Fieber. Libidomangel, Depression, schmerzhafte oder geringe Periodenblutung, Spannung, vergrößerte Brüste, PMS.
⇨ Zu Beginn der Schwangerschaft meiden.

Bergamotte: Husten, Fieber, Harnwegsinfekte, Vaginalinfektion oder -ausfluß. Appetitmangel und Eßstörungen, Akne, Furunkel, Fieberbläschen, Windpocken, Gürtelrose. Schnitte und Wunden.
⇨ In der Sonne und auf der Sonnenbank meiden.

Eukalyptus: Erkältung, Grippe, Katarrh, Nebenhöhlenentzündung, Fieber, bakterielle und virale Infektionen, Bronchitis, Kinderkrankheiten wie Masern und Windpocken. Insektenabwehr. Harnwegsinfekte, Flüssigkeitsansammlung, Schnitte und Wunden, Hautinfektionen, Fieberbläschen, Verbrennungen, Gürtelrose. Arthritis, Rheumatismus, Muskelschmerz.

Fenchel: Gicht, Vergiftungen, Gelenksentzündungen, Alkoholismus, Blähungen, Kolik, Schluckauf, Übelkeit, Verdauungsstörungen, Verstopfung, übermäßiger Appetit. Nierensteine, Flüssigkeitsansammlung, Harnwegsinfekte, unregelmäßige oder schmerzhafte Periodenblutung, PMS, mangelnder Milchfluß, Leiden der Wechseljahre.
⇨ Zu Beginn der Schwangerschaft, bei Epilepsie und Kindern unter sechs Jahren meiden.

Ingwer: Katarrh, Nebenhöhlenentzündung, Erkältung, Grippe, Brustinfektion, Müdigkeit, Depression, Libidomangel. Durchfall, Rheumatismus, Arthritis, Durchblutungsstörungen, Verdauungsprobleme, Kolik, Übelkeit, Magenkrämpfe, Periodenschmerz, Muskelschmerz und -verspannung, Zerrungen.

Jasmin: Periodenschmerz, Entbindungsschmerz, Plazentaretention, Libidomangel, postnatale Schwäche oder Depression, Frigidität, Spannung, Beklemmung, vor allem bezüglich der Sexualität, Depression, Angst, Muskelverspannung. Empfindliche, trockene Haut.
⇨ Zu Beginn der Schwangerschaft meiden.

Kamille: Schlaflosigkeit, Reizbarkeit, Kolik, Gastritis, Verdauungsstörungen, Magengeschwür, Durchfall. PMS, Periodenschmerz, Blasenreizung, Flüssigkeitsansammlung, Blasenentzündung, Ekzem, Furunkel, Hautinfektionen, Allergien. Migräne, Kopfschmerzen, Fieber bei Kindern, Zahnen, Ohrenschmerzen. Leiden der Wechseljahre, Muskelschmerz, Gelenksentzündungen, Zerrungen, Verbrennungen.

Kiefer: Katarrh, Erkältung, Grippe, Halsschmerzen. Durchblutungsstörungen, Müdigkeit, rheumatische Schmerzen. Muskelschmerz und -verspannung. Blasen- und Niereninfektion, Flüssigkeitsansammlung.

Koriander: Müdigkeit, Schwäche, Durchblutungsstörungen, Appetitmangel. Verdauungsstörungen, Blähungen, Neuralgie, rheumatische Schmerzen, Grippe, Schmerz.

Lavendel: Depression, Angst, Nervosität, Schlaflosigkeit, Stimmungsschwankungen, PMS. Infektionen, Erkältung, Grippe, Husten, Katarrh, Nebenhöhlenentzündung, Verbrennungen, Hautinfektionen. Verletzungen, Schnitte, Wunden. Geschwüre, Migräne, Kopfschmerzen, Muskelschmerz und -verspannung. Rheumatismus, Ischias, Arthritis, Periodenschmerz, geringe Periodenblutung, Vaginalausfluß und -infektion. Schmerzen bei der Entbindung, schwache Kontraktionen, Plazentaretention. Bei Kindern: Kolik, Infektionen, Reizbarkeit, Schlaflosigkeit. Herzklopfen, Bluthochdruck. Insektenabwehr, Insektenstiche und -bisse. Übelkeit und Asthma.

Majoran: Brustinfektionen, Husten, Erkältung, Grippe, Asthma, Katarrh, Nebenhöhlenentzündung. Schlaflosigkeit, Kopfschmerzen, Nervenschmerzen. Bluthochdruck, Durchblutungsstörungen, Muskelverspannung und -schmerz. Rheumatismus, Arthritis, Zerrungen und Prellungen. Verdauungsprobleme, Kolik, Periodenschmerz, Krampf. Depression, übermäßige Libido, Schlaflosigkeit.
⇨ Zu Beginn der Schwangerschaft meiden.

Melisse: Hautprobleme, Allergien, Asthma, Husten. Unregelmäßige Menstruation, Periodenschmerz, Unfruchtbarkeit. Bluthochdruck, Hyperventilation, Herzklopfen. Schock, Depression, Angst, Lethargie, Schlaflosigkeit. Insektenabwehr. Streßbedingte Kopfschmerzen, Verdauungsstörungen, Kolik, Durchfall. Herpesinfektionen, bakterielle und Pilzinfektionen.

Muskatellersalbei: Muskelverspannung, PMS, Depression. Uterusverspannung bei Entbindung, Periodenschmerz, Asthma, Migräne, Verdauungsprobleme. Nachtschweiß, Akne, Libidomangel, Halsschmerzen, Schmerzen.
⇨ Zu Beginn der Schwangerschaft nicht in Kombination mit Alkohol.

Myrrhe: Brustinfektionen, Erkältung, Grippe, Katarrh, Nebenhöhlenentzündung. Halsschmerzen, Mundinfektionen, Geschwüre, Zahnfleischbluten. Verdauungsprobleme, Durchfall, Appetitmangel.

Die Verwendung ätherischer Öle 43

Schwache Kontraktionen, Vaginalinfektionen. Schnitte und Wunden, Fußpilz, Immunschwäche, Candidiasis.
➪ Zu Beginn der Schwangerschaft meiden.

Nelke: Zahnschmerzen, Kopfschmerzen, schwache Kontraktionen bei der Entbindung. Bronchitis, Erkältung, Grippe, Durchfall, Arthritis, Rheumatismus.
➪ Während der Schwangerschaft und bei empfindlicher Haut meiden.

Neroli: Depression, Schlaflosigkeit, Angst, Streß, Libidomangel, Schock, sexuelle Probleme. Narben, trockene Haut, Altershaut. Verdauungsprobleme, Koliken, Durchfall, Herzklopfen, Periodenschmerz, Leiden der Wechseljahre.

Oregano: Bronchitis, Virus-, Pilzinfektionen. Arthritis, Rheuma, Muskelschmerzen. Verdauungsstörungen. Unregelmäßige, geringe Periodenblutung.
➪ Zu Beginn der Schwangerschaft meiden.

Pfefferminze: Verdauungsstörungen, Kolik, Blähungen, Durchfall, Sodbrennen, Übelkeit, Erbrechen, Reisekrankheit. Erkältung, Grippe, Durchblutungsstörungen, Lethargie, Depression, Fieber, Katarrh, Nebenhöhlenentzündung, Hautprobleme. Migräne, Kopfschmerzen, Nervenschmerzen, geistige Erschöpfung, Müdigkeit, Schock, Arthritis.

Rosenpelargonie: Depression, Infektionen der Harn- und Atemwege, Halsschmerzen. Fettige Haut, Ekzem, Leiden der Wechseljahre, PMS, unregelmäßige Periodenblutung, Flüssigkeitsansammlung. Angst, Aufregung, Stimmungsschwankungen, Durchfall, Nierensteine, Neuralgie, Durchblutungsstörungen, Insektenabwehr.

Rose, Marokkanische oder Bulgarische: Unregelmäßige Periodenblutung, Periodenschmerz, PMS, Prolaps, Neigung zu Fehlgeburten, gynäkologische Leiden, starke Periodenblutung, Unfruchtbarkeit. Durchblutungsstörungen, Allergien, Müdigkeit, Schwäche. Trockene, empfindliche Haut, Altershaut.
➪ Zu Beginn der Schwangerschaft meiden.

Rosmarin: Konzentrationsschwäche, geistige Erschöpfung, Migräne, Ohnmacht, Kopfschmerzen, Angst. Erhöhtes Cholesterin, Leberleiden, Verstopfung. Erkältung, Grippe, Katarrh, Nebenhöhlenentzündung, Asthma. Gicht, Rheuma, Arthritis, Muskelverspannung und -schmerz, Zerrungen. Hautprobleme, Altershaut, Durchblutungsstörungen.

Sandelholz: Harnwegsinfekte, Vaginalinfektionen und Ausfluß; Brustinfektionen, Halsschmerzen, Katarrh. Empfindliche Haut, Akne, Ausschlag, Hautinfektionen, Pilzerkrankungen und bakterielle Infektionen. Libidomangel, Nervosität, Angst, Lethargie, Depression, Menstruationsbeschwerden.

Schwarzer Pfeffer: Verstopfung, Erkältung, Grippe, Schwäche. Schlechte Durchblutung, Verdauungsstörungen, Koliken, Blähungen, Bauch- und Muskelschmerzen, Steifheit, Erschöpfung, rheumatische/arthritische Schmerzen.
➪ Gut verdünnen, sonst kann es zu Hautreizungen kommen.

Teebaum: Immunschwäche, Erkältung, Grippe, Infektionskrankheiten im Kindesalter, Fieber, Fieberbläschen, Gürtelrose, Windpocken. Warzen, Akne, Pusteln und Furunkel, Hautflechte, Verbrennungen, Fußpilz, Soor, Candidiasis, Drüsenfieber.
➪ Gut verdünnen, sonst kann es zu Hautreizungen kommen.

Thymian: Verdauungsstörungen, Blähungen, Appetitmangel, Magen- und Darminfektionen, Durchfall, Würmer. Grippe, Erkältung, Husten, Katarrh, Nebenhöhlenentzündung, Halsschmerzen, Asthma. Brust-, Zahnfleisch- und Mundinfektionen. Immunschwäche, Soor, Harnwegsinfekte, Flüssigkeitsansammlung. Durchblutungsstörungen, Erschöpfung, Depression, Konzentrations- und Gedächtnisschwäche, Schlaflosigkeit. Schnitte und Wunden, Rheumatismus, Arthritis. Insektenbisse und -stiche.
➪ Zu Beginn der Schwangerschaft meiden.

Wacholder: Vergiftungen, Flüssigkeitsansammlung, Zystitis, Ausfluß, geringe oder unregelmäßige Periodenblutung, Hämorrhoiden, Akne, Appetitmangel, Rheuma, Gicht, Arthritis. Erschöpfung, Kater, Leberleiden, Fettsucht, Brustinfektionen.
➪ Zu Beginn der Schwangerschaft und bei Niereninfektionen meiden.

Weihrauch: Atemwegsinfektionen, Katarrh, Kehlkopfentzündung, Asthma, Fieber. Harnwegsinfekte, starke Periodenblutung, Angst, Spannung, Hyperventilation, Hautalterung. Ekzeme, Narben, Abschürfungen, Wunden.

Ylang-Ylang: Hyperventilation, Herzklopfen, Schock, Streß, Angst, Zorn, Depression, Bluthochdruck, Schlaflosigkeit, Libidomangel, Hautprobleme, Spannung, sexuelle Probleme.

Ysop: Virusinfektionen, Brustinfektionen, Katarrh, Nebenhöhlenentzündung, Halsschmerzen, Prellungen, Rheuma, Arthritis. Geistige Erschöpfung, Durchblutungsstörungen, nervöse Spannung, Asthma.
➪ Zu Beginn der Schwangerschaft, bei Epilepsie und Bluthochdruck meiden.

Zimt: Durchblutungsstörungen, Erkältung, Grippe. Rheumatismus, Arthritis, Muskelschmerz. Verdauungsbeschwerden, Koliken, Blähungen, Übelkeit.
➪ Zu Beginn der Schwangerschaft meiden.

Zitrone: Fieber, Immunschwäche, Erkältung, Grippe, Nebenhöhlenentzündung, Halsschmerzen, Ohreninfektionen und -schmerzen. Schnitte und Wunden, Nasenbluten. Magen- und Darminfektionen, Durchfall, saurer Magen, Gastritis, Magengeschwür, Gallensteine. Rheumatismus, Gicht, Arthritis, Krampfadern, Bluthochdruck, Arteriosklerose. Fettige Haut, Furunkel und Pusteln, Warzen. Lethargie, Müdigkeit, Altern, Angst.

Zitronella: Insektenabwehr, Schwäche, Erschöpfung.

Zypresse: Schmerzhafte und starke Periodenblutung. Schweißausbrüche (z.B. Nachtschweiß, Hitzewallungen, Schweißfüße), fettige Haut, Inkontinenz, Durchblutungsstörungen, Ödeme, Hämorrhoiden, Krampfadern. Asthma, Insektenabwehr, Schnitte und Wunden, Rheumatismus und Arthritis, Muskelschmerz, Erkältung, Brustinfektionen.
➪ Zu Beginn der Schwangerschaft meiden.

2 *Die gesunde Frau*

Frauen haben in Familie und Gemeinschaft schon immer eine bedeutende Rolle in der Gesundheitsbetreuung anderer Menschen gespielt. Krankenpflege gilt von alters her als unabdingbare häusliche Domäne und wurde von einer Frauengeneration an die nächste weitergegeben. Die Versorgung anderer Menschen ist eine dem weiblichen Geschlecht angeborene Fähigkeit. Jede Frau, die sich der emotionalen und körperlichen Betreuung ihrer Kinder angenommen hat, nimmt diese Fähigkeit bewußt wahr. Frauen schaffen neues Leben und beschützen es dann; und viele Frauen stellen ihre eigenen Bedürfnisse hinter die ihrer Familie zurück, was oft nur auf Kosten ihrer Energie und ihrer eigenen Gesundheit möglich ist. Vor allem in der heutigen Zeit muß die Betreuung anderer ausgewogen erfolgen. Die Frau muß auch für sich selbst Sorge tragen, um anderen mit anhaltender Fürsorge zur Seite stehen zu können.

In den verschiedenen Lebensphasen einer Frau ergeben sich typisch weibliche Probleme. Während der Pubertät kann die Entdeckung des eigenen Körpers und der Sexualität sowie die Suche nach der eigenen Identität und das Aufbegehren gegen Schule und Familie für Turbulenzen sorgen. Zwischen 20 und 40 widmet sich die Frau meist ihrer beruflichen Karriere in einer von Männern beherrschten, hektischen Welt, die vom Konkurrenzkampf geprägt ist. Während dieser Zeit entstehen vielfach langfristige emotionale Bindungen mit all den Schwierigkeiten, die die Beziehung zwischen Mann und Frau mit sich bringt. Es folgen Schwangerschaft und Geburt, die das Leben der Frau und ihres Partners gravierend verändern. Diese Zeit kann für eine Frau zutiefst befriedigend, gleichzeitig aber auch von starken Belastungen gekennzeichnet sein.

Das Aufziehen der Kinder ist eine sehr anspruchsvolle und außerordentlich zufriedenstellende Aufgabe. Um diese Herausforderung zu bestehen, braucht die Frau unglaubliche Energie, Geduld, Liebe, Weisheit und Verständnis. Gerade wenn Kinder im Pubertätsalter mit ihren eigenen Problemen bezüglich Sexualität und Identität zu kämpfen haben und besonders viel Verständnis und Geduld brauchen, durchlebt die Frau vielfach gerade die Schwierigkeiten der Wechseljahre. Haben die Kinder selbst Kinder und wenden sich mit ihren Fragen an die ältere, erfahrene Frau, ist weiterhin ihre Fürsorge gefragt, wenngleich ihre Energie und Gesundheit bereits nachlassen.

Viele Rollen im Leben einer Frau sind höchst lohnend und zugleich belastend.

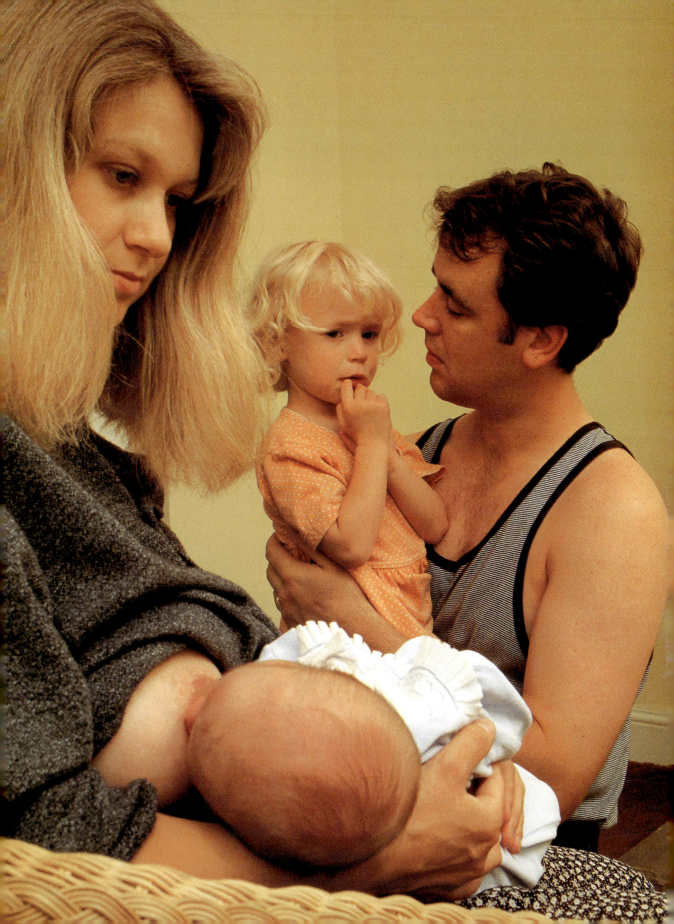

Ein ausgewogenes Leben

Ein wesentlicher Faktor im modernen Leben ist das Gleichgewicht zwischen Streß und Entspannung. Im hektischen Alltag vieler beschäftigter Frauen wird die Notwendigkeit von Ruhe und Entspannung vergessen, und der Streß fordert seinen Tribut.

Streß ist ein unvermeidbarer Bestandteil des Lebens, eine Facette des menschlichen Daseins. Der Streßexperte Hans Selye sagt: »Vollkommene Freiheit von Streß ist Tod.« Es heißt auch oft: »Streß ist nicht etwas, das dem Menschen widerfährt, sondern seine Reaktion darauf.« Wir halten Streß für eine ausschließlich negative Erscheinung, doch ist er ebenso ein gutes Motivationsmittel, vorausgesetzt, die Belastung nimmt nicht überhand. Der Streß eines Termins ist die Herausforderung, ein Projekt rechtzeitig fertigzustellen. Eine Depression (vorübergehend, nicht krankhaft) kann uns veranlassen, notwendige Änderungen in unserem Leben vorzunehmen. Streß kann ein Werkzeug sein, eine Anregung zum Handeln, ein Schlüssel zum Wandel.

Damit Streß zu einer positiven Kraft in unserem Leben werden kann, muß durch Ruhe, Entspannung und streßfreie Zeiten ein Ausgleich geschaffen werden. Dauerstreß erschöpft die Energiereserven und führt zu Ermattung oder Krankheit. Trotz der verrückten Außenwelt können wir Ruhe und Frieden in uns selbst finden. Wir brauchen dazu Unterstützung in Form von Entspannung, Meditation oder Streßabbau durch körperliche Anstrengung wie T'ai chi, Yoga, Sport oder Tanz. Wir brauchen einen Zufluchtsort, wo wir neue Kraft sammeln können, um den Aufgaben des täglichen Lebens gewachsen zu sein.

Was ist Streß?

Streß ist eine normale, gesunde Reaktion auf die körperlichen und geistigen Anforderungen, die das Leben täglich an uns stellt. Die körperliche Arbeit, die wir leisten, erfordert Energie, die durch andauernde biochemische Reaktionen (auch im Schlaf) in unserem Körper aufgebaut werden muß. Je größer die körperliche Belastung, desto mehr Energie ist nötig und desto mehr Streß muß der Körper bewältigen. In besonders anspruchsvollen oder bedrohlichen Situationen reagiert der Körper mit Veränderungen, die das Reaktionsvermögen beschleunigen und uns auf notwendige Aktivitäten vorbereiten.

Bei diesen Streßreaktionen spielen die Drüsen eine wesentliche Rolle – sie geben die Hormone Adrenalin (Epinephrin) oder Noradrenalin (Norepinephrin) oder beides in die Blutbahn. Dadurch kann es zu erhöhtem Herzschlag und Blutdruck kommen; das Blut wird aus den Hautregionen abgezogen und verstärkt in die Muskeln gepumpt. Aus diesem Grund werden wir oft blaß oder bekommen Gänsehaut in beängstigenden Situationen. Die Leber setzt Glukose frei und stellt damit die Energie bereit, die für erhöhte körperliche Aktivität notwendig ist. Beachtliche Energie ist erforderlich, um den Körper in Alarmbereitschaft zu halten.

Nach dieser anfänglichen Streßreaktion lassen die Symptome nach, vorausgesetzt, die Anforderungen, die ihr Erscheinen verursacht haben, wurden befriedigt. Bei extremem oder andauerndem Streß kann der Körper den Alarmzustand auch über längere Zeit aufrechterhalten. Dies geht jedoch zu Lasten von Gesundheit und Energie und kann zu Krankheit und nervösen Beschwerden führen. Um solche Folgen zu verhindern, muß die Frau einen Weg finden, um mit den Belastungen in ihrem Leben fertigzuwerden. Sie braucht eine Strategie, die ihr Einsicht in die positiven Aspekte von Streß als Mittel für Transformation und Lebensqualität gibt.

Die meisten Menschen betrachten Streß nicht als einen inneren Faktor, sondern als Einfluß von außen, der das emotionale Gleichgewicht erschüttert. Doch unsere Emotionen und unsere geistige Haltung bestimmen in einem beachtlichen Maße, wie wir auf unsere Umwelt reagieren. Was der einen Frau als furchteinflößende Bedrohung erscheint, wird von einer anderen häufig auf die leichte Schulter genommen.

Während einige Frauen dazu neigen, Vorgänge und Umstände als belastend oder schwierig zu sehen, lösen die gleichen Ereignisse bei anderen kaum Beunruhigung aus. Stoffwechsel und biochemische Vorgänge der Frauen reagieren unterschiedlich; die Gedanken und Gefühle haben einen starken Einfluß auf die physiologischen Abläufe.

Wir brauchen nicht Freisein von oder Flucht aus der Welt um uns herum, sondern wir müssen lernen, uns zu entspannen und abzuschalten. Wir müssen unser Bewußtsein ändern, damit wir mit uns selbst in Frieden leben können und möglichen belastenden Einflüssen unserer Umwelt gelassener gegenüberstehen.

Streß im Leben der Frau

Es gibt eine Vielzahl von Streßauslösern – zu Hause und draußen, in unserem Inneren und außerhalb unseres Körpers. Neben den ständigen Faktoren wie Armut, Gewalt und Mühsal stellen auch moderne Streßquellen wie Lärm und Umweltverschmutzung eine zunehmende Belastung dar.

Die Entwicklungen in unserer modernen Gesellschaft verschlimmern diese Belastungen noch weiter. Zur Zeit der Großfamilie standen die älteren Frauen den jüngeren mit Rat und Tat zur Seite. Die Versorgung der Familie war eine Gemeinschaftsaufgabe. Die Pflege und Erziehung von Säuglingen, Kindern und Jugendlichen wurden von den gewonnenen Erfahrungen geprägt; immer war ein Erwachsener da, der auf die Kinder aufpassen konnte; und die Kenntnisse in der häuslichen Pflege wurden von einer Generation an die nächste weitergegeben.

Die Familiensituation der heutigen Zeit stellt für die Eltern eine wachsende Belastung dar – Hausfrauen fühlen sich isoliert und leiden verstärkt unter Ängsten, die sie nicht mehr mit den Mitgliedern der weiteren Familie teilen können. Eine junge Familie allein nach oben zu bringen, kostet viel Kraft und bereitet Sorgen, vor allem wenn ein Kind krank ist und die Mutter keine Kenntnisse in der Krankenpflege hat. Auch die Einstellung zu Mutterschaft und Familie in einer Welt, in der die Karriere alles ist und Kinder entweder ignoriert werden oder als lästig gelten, kann eine zusätzliche Streßquelle darstellen.

In der Arbeitswelt kann der Versuch, Beruf, Karriere und Kinderversorgung unter einen Hut zu bringen, sehr belastend sein, vor allem wenn das staatliche Kindergartensystem den Bedürfnissen nicht gerecht wird. Meistens sind es die Frauen, die sich für die Kinderpflege verantwortlich fühlen. Frauen glauben, auch im Beruf härter arbeiten zu müssen, um zu beweisen, daß durchwachte Nächte und familiäre Belastungen ihre berufliche Leistung nicht beeinträchtigen und daß sie ebenso erfolgreich sein können wie Männer.

Frauen und ihre Gefühle

Frauen, die ihr Leben der Familie widmen, werden in dieser Rolle von unserer Gesellschaft nicht gerade feinfühlig getragen. Sie sind meist gefühlsbetonter als Männer und müssen Emotionen durchleben, die in der Männerwelt oft keine

Beachtung finden. Ihre Erfahrungen werden häufig mißverstanden oder unterbewertet, ihre Reaktionen als übermäßig anspruchsvoll oder unangemessen betrachtet. Dies hat zur Folge, daß Frauen bei der Versorgung der Angehörigen ihre eigenen Gefühle verleugnen müssen.

Für viele Frauen stellen Ohnmacht und Verletzlichkeit ein Problem dar. Die Gesellschaft erwartet von Frauen mit Kindern, daß sie die alleinige Verantwortung für die Kinderpflege übernehmen und ihr Leben dieser Aufgabe widmen. Dies kann zu finanzieller Abhängigkeit führen und die Frau zwingen, an einer unbefriedigenden oder unglücklichen Beziehung festzuhalten. Häufig kommt es auch zu Kontaktmangel – vor allem bei Transportproblemen – oder gar zu Isolation, Motivationsmangel, Spannung und Depression. In der Familie selbst ergeben sich Verstimmungen, und zwischen den Partnern kommt es zu Reibereien und anderen Emotionen, die viel zu oft unausgesprochen bleiben.

Frauen und ihr Körper

Weitere Streßauslöser im Leben der Frau hängen mit dem Rhythmus des Körpers zusammen: Menstruation, Schwangerschaft, Geburt, Stillzeit und Wechseljahre. Viele Frauen haben eine negative Einstellung zu ihrem äußeren Erscheinungsbild. Sie sind mit ihrer Figur unzufrieden, fühlen sich sexuell unzulänglich oder gar häßlich. Die Sorge um das Äußere verleitet manche Frauen dazu, wertvolle Zeit und viel Geld in die Veränderung oder Verbesserung ihres Aussehens zu investieren. Mit der Überbewertung des Äußeren schenken sie Weisheit und innerer Schönheit weniger Beachtung.

Neben den alltäglichen Anforderungen gibt es noch andere Belastungen im Leben, die eine Frau an den Rand ihrer Kraft bringen können: Fehlgeburt, Totgeburt oder Tod im Kindbett; Scheidung, Herzeleid oder Verlust; Alleinerziehung; Krankheit in der Familie. So ist es kein Wunder, daß Frauen die Belastungen manchmal nicht mehr bewältigen können und streßbedingten Leiden wie chronischer Angst, Spannung, Depression, nervöser Erschöpfung oder Schlaflosigkeit anheimfallen. Sie neigen zu Verdauungsproblemen, Kopfschmerzen, Infektionskrankheiten und Frauenleiden.

Fürsorge, Gesundheitspflege und Erziehung der Kinder sind für eine Mutter Glück und Streß zugleich. Größtenteils muß die Frau diese Aufgabe allein bewältigen. Ohne ausreichende Energie, innere Ruhe und eine gute Gesundheit wird sie die täglichen Belastungen nicht bestehen können.

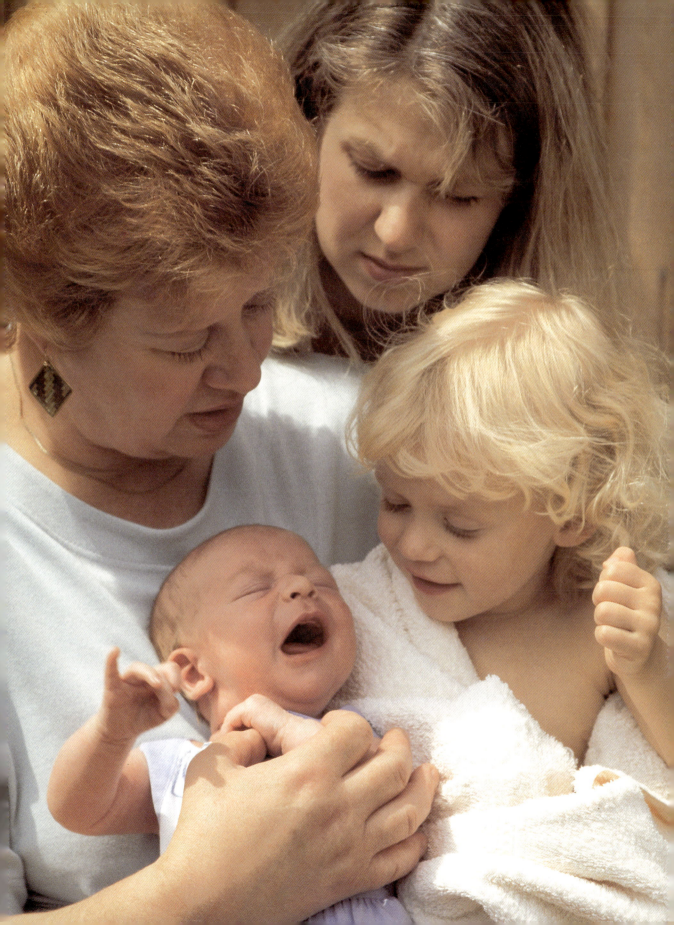

Körper und Geist

Es ist allgemein erwiesen, daß sowohl Körper als auch Geist auf Grund ihrer engen Verknüpfung der Ausgangspunkt einer Krankheit sein können. Gefühlsmäßige Probleme manifestieren sich häufig in körperlichen Symptomen, während körperliches Leiden das Gefühlsleben beeinflußt.

Gedanken und Gefühle lösen im Gehirn Vorgänge aus, die die Botschaften beeinflussen, die an den übrigen Körper weitergehen werden. Die Gehirnzentren, die die Sinne, die Kreativität, die Gedanken und das Gedächtnis steuern, stehen mit einem anderen Teil der Gehirns, dem Hypothalamus, in ständiger Verbindung (siehe Seite 187). Wenn wir unter Streß stehen, Bedrohung oder Ängsten ausgesetzt sind, werden Botschaften an die Nebennieren geschickt, die »Flucht- oder Kampfmechanismen« auslösen.

Die Nebennieren schütten Adrenalin und Noradrenalin aus, Hormone, die im Körper zu einer Vielzahl von Veränderungen führen. Zu diesen Veränderungen gehören insbesondere:

- Steigerung der Herztätigkeit oder Herzklopfen
- Erhöhte Schweißproduktion
- Anspannung der einsatzbereiten Muskeln
- Erhöhung des Blutdrucks
- Gänsehaut und Blässe, da die Blutversorgung der Haut zugunsten der Muskeln gedrosselt wird
- Abzug des Blutflusses vom Verdauungstrakt, so daß das Verdauungssystem die Arbeit vorübergehend einstellt
- Austrocknen des Mundes, da die Speichelproduktion eingestellt wird
- Vergrößerung der Pupillen
- Mobilisation der Leberenergie und Ausschüttung von Glukose in die Blutbahn
- Verringerung der Urinproduktion, da die Blutversorgung der Nieren eingeschränkt ist
- Beeinträchtigung des Immunsystems

Halten die durch Adrenalin- und Noradrenalinausschüttung verursachten Veränderungen über einen längeren Zeitraum an, können die folgenden Symptome auftreten:

- Bluthochdruck
- Herzleiden
- Übersäuerung des Magens
- Gastritis und Magengeschwür
- Darmprobleme wie Reizdarm, Divertikulitis und Kolitis
- Infektionskrankheiten, Candidiasis
- Kopfschmerzen oder Migräne
- Hautprobleme
- Menstruationsschmerz und unregelmäßige Blutungen
- Muskelverspannung und Rückenschmerzen
- Schlaflosigkeit
- Depression, Erschöpfung, unzureichende geistige Leistungsfähigkeit
- Durchblutungsstörungen
- Sexuelle Probleme

Es überrascht also nicht, daß unsere Gedanken und Gefühle einen tiefgreifenden Einfluß auf Stoffwechsel, Hormonhaushalt und Fruchtbarkeit (siehe auch Seite 88) ausüben.

Da manche Frauen offenbar mehr zu diesen Leiden neigen als andere, ist Streß eher auf unsere Reaktion auf eine bestimmte Situation zurückzuführen als auf die Situation selbst. Wenn man häufig unter Streß leidet, kann man einiges tun, um die eigene Widerstandsfähigkeit gegenüber Vorgängen zu steigern, die zu gefühlsmäßigen Problemen und körperlicher Krankheit führen.

Regelmäßige Mahlzeiten sind wichtig, um einem Absinken des Blutzuckerspiegels vorzubeugen, was Streßgefühle noch verstärken würde. Lassen Sie sich nicht von Schuldgefühlen quälen, wenn Sie schlechten Gewohnheiten wie dem Verzehr von Süßigkeiten oder Kaffee frönen. Veränderungen in der Ernährung müssen allmählich vorgenommen und in den allgemeinen Gesundheitsplan eingebaut werden. Sie sollten mit anderen Veränderungen im Lebensstil wie sportlicher Betätigung und Entspannung, Einsatz von Kräuterheilmitteln und, falls notwendig, einer Beratung abgestimmt werden. Innerer und äußerer Wandel müssen Hand in Hand gehen.

Schlaf ist ein wunderbares Heilmittel und ein idealer Energiespender. Für einen erholsamen Schlaf sollten stimulierende Mittel wie Koffein vermieden werden. Einige Stunden Entspannung vor dem Schlafengehen sind eine gute Empfehlung. Ginseng und Bestandteile des Vitamin-B-Komplexes sollten vor dem Einschlafen gemieden werden, da sie die Munterkeit steigern. Bei Schlaflosigkeit helfen Magnesium, Vitamin B_6 und Zink.

Nahrungsmittelallergie oder -unverträglichkeit und chronische Infektionen wie Candidiasis (siehe Seite 226) beeinträchtigen Körper und Geist und lösen emotionale Reaktionen wie Reizbarkeit, Depression, Stimmungsschwankungen, Angst und Lethargie sowie körperliche Symptome aus. Milchprodukte und Weizen sind die häufigsten Allergene.

Frische Luft und körperliche Betätigung sind für das Wohlbefinden unverzichtbar. Ein schneller halbstündiger Spaziergang ein- bis zweimal täglich kann ausreichen, um Spannungen und Depressionen zu mindern und erholsamen Schlaf zu bringen. Versuchen Sie, den alltäglichen Streß auch in den kleinen Dingen des Lebens abzubauen. Aufräumen zu Hause oder am Arbeitsplatz vermittelt ein Gefühl von Ordnung und Befriedigung. Das Abschließen angefangener Arbeiten wie ein unbeantworteter Brief, ein telefonischer Rückruf oder das Bezahlen von Rechnungen verringert das ungute Gefühl, »überfällig« zu sein, und trägt zur Entspannung bei.

Man braucht zusammenhängende Zeit für sich selbst, um die Energiereserven wieder zu füllen. Wir alle benötigen Zeit zum Nachdenken, Abstand von den täglichen Belastungen und der Verantwortung. Entspannung, Atem- oder Meditationstechniken, Gebete oder einfach eine Ruhepause geben uns Gelegenheit, den Blick auf uns selbst zu richten. In uns liegen die Selbstheilungskräfte – in der angeborenen Weisheit, die uns durchs Leben führt und in schwieriger Zeit Kraft gibt. Innere Klarheit und Ruhe bieten Ausgleich zu Streß, schaffen das angemessene Verhältnis von Spannung und Entspannung und verhindern, daß die Belastungen überhandnehmen.

Oft hat man das Gefühl, nicht einmal ein paar Minuten für sich selbst zu haben. In solchen Fällen müssen Sie sich durchsetzen und den Partner oder ein anderes Familienmitglied bitten, sich regelmäßig eine Weile um die Kinder zu kümmern; etwa eine halbe oder ganze Stunde. Stellen Sie sicher, daß die Zeit, in der die Kinder schlafen, Ihnen gehört.

Ist Ihre Arbeit belastend oder unbefriedigend, sollten Sie sich lohnende Freizeitaktivitäten suchen, die Ihrem inneren Gleichgewicht und Ihrer Lebensfreude zuträglich sind. Wenn sich die Beziehung zu Ehemann oder Partner problematisch gestaltet, helfen vertrauensvolle Freundschaften, vor allem mit Frauen, da diese mitfühlender sind und die Belastungen des weiblichen Lebens meist besser verstehen. Es ist wichtig, die Probleme mit dem Ehemann oder Partner auszudrücken und zu verarbeiten. Falls Ihnen die Gelegenheit dazu fehlt, sollten Sie unter Umständen eine Beratungsstelle aufsuchen.

Halten Sie sich für unzulänglich, sei es körperlich oder sonstwie – als Ehefrau, Mutter, Köchin oder berufstätige Frau –, sollten Sie sich nicht selbst bestrafen und nicht zulassen, daß Sie dieses negative Selbstbild ständig antreibt. Bemühen Sie sich, Ihre Einstellung zu sich selbst zu verbessern. Sprechen Sie mit anderen Frauen über ihre Gefühle. Gemeinsam können Sie dann die Einstellungen untersuchen, die zu Selbstablehnung und Unzufriedenheit führen. Wenn Sie sich selbst mögen, können Sie die Gegebenheiten besser annehmen oder Veränderungen in die Wege leiten.

Es heißt, daß der Schlüssel zur Selbstheilung im Mitgefühl liege, und zwar im Mitgefühl mit sich selbst, in der Stärkung der Lebenskraft, die uns wie auch alle anderen Lebewesen durchströmt. Eine neue Sicht der Gegebenheiten, wie sie wirklich sind, und nicht, wie sie uns erscheinen, kann durch Zeiten der Meditation und Ruhe, in denen wir uns selbst finden, gefördert werden.

Selbstbehandlung mit Kräutern

Kräuter können das Gleichgewicht in unserem Leben wiederherstellen und unsere Leistungsfähigkeit steigern. Verschiedene Kräuter wie Brennesseln, Seetang, Hafer, Ackerschachtelhalm, Boretsch und Löwenzahn sind voller Nährstoffe, sie ergänzen unsere Ernährung mit wichtigen Vitaminen, Mineralstoffen und Spurenelementen. Wer zu Leiden wie Durchblutungsstörungen, Atemwegsproblemen, Verdauungsstörungen oder Gelenkschmerzen neigt, dem bietet die Welt der Kräuter zahlreiche Medikamente, die die inneren Heilkräfte stärken, Gesundheit und Wohlbehagen fördern und auf diese Weise mit anderen notwendigen Veränderungen in der Lebensführung Hand in Hand gehen. Wenn Streß das Gleichgewicht im Körper beeinträchtigt, können Kräuter für das Nervensystem Hilfe bringen.

Kräuter für das Nervensystem

Kräuter beeinflussen das Nervensystem auf verschiedene Weise. Nervenkräuter stärken und beruhigen die Nerven und verbessern ihre Funktionen. Wenn man von anhaltendem oder starkem Streß erschöpft und ausgelaugt ist, bringt ein Nerventonikum das Nervensystem wieder ins Gleichgewicht, verringert Angstgefühle, fördert gesunden Schlaf, mindert Spannungen, Depressionen und ersetzt Beruhigungsmittel sowie Antidepressiva.

Hafer ist ein wunderbares Tonikum für das Nervensystem und bringt viele notwendige Nährstoffe mit. Sie sind Nahrung für die Nerven und besonders bei nervöser Erschöpfung, Depression, Lethargie und Schwäche zu empfehlen. Hafer kann in schwierigen Zeiten vorbeugen und als Schutz eingesetzt werden, um die Widerstandskraft gegen Streß zu erhöhen.

Helmkraut ist mein liebstes Nervenmittel. Es stärkt das Nervensystem, lindert Streß und Angst, Spannung und Krämpfe, mildert Depressionen und erhöht Energie und Lebensfreude bei Menschen, die unter Erschöpfung und Mattigkeit leiden. Helmkraut schafft bei allen streßbedingten Problemen Abhilfe.

Eisenkraut wirkt ebenfalls beruhigend, lindert Spannung und Angst, mildert Depressionen und schenkt neue Energie. Es stärkt darüber hinaus die Leberfunktion.

Ginseng hat die erstaunliche Fähigkeit, die Widerstandskraft des Körpers gegen Streß zu stärken. Junge Menschen, die unter Prüfungsstreß stehen oder durch Krankheit oder gefühlsbedingte Probleme geschwächt sind, können Ginseng über einen Zeitraum von zwei bis drei Monaten einnehmen. Die Pflanze eignet sich besonders für ältere Menschen, die sich matt und erschöpft fühlen oder von Streß oder Krankheit ausgelaugt sind. Ginseng wirkt schützend und stärkend zugleich, lindert Verspannungen und Angst, stimuliert bei Müdigkeit und Schwäche und bewahrt streßgeplagte Menschen vor Mattigkeit und nervöser Erschöpfung.

Echter Ziest hat sowohl kräftigende als auch entspannende Wirkung. Er empfiehlt sich bei nervöser Erschöpfung, Angst, Spannung und eignet sich besonders bei streßbedingten Kopfschmerzen und Migräne.

Salbei hilft bei nervöser Erschöpfung. Er kann zur Stärkung des Nervensystems sowie zur Verbesserung der Widerstandskraft gegen Streß verwendet werden. Während der Wechseljahre hat Salbei eine wohltuende Wirkung.

Kräuter zur Entspannung

Manche Kräuter eignen sich besonders für Menschen, die Ruhe und Frieden suchen, die unter Anspannung, Angst, Nervosität, Ruhelosigkeit, Aufregung und Schlafstörungen leiden. Sie können gefahrlos anstelle orthodoxer Beruhigungsmittel eingesetzt werden, es besteht keinerlei Suchtgefahr.

Kräuter mit entspannenden oder beruhigenden Eigenschaften sind:

Lavendel
Benediktendistel
Küchenschelle
Passionsblume
Rosmarin
Johanniskraut
Helmkraut
Katzenminze
Herzgespann
Gemeiner Schneeball
Kamille
Zitronenmelisse
Wanzenkraut
Hopfen
Lindenblüte

Alle diese Kräuter entspannen Körper und Geist. Sie weisen darüber hinaus Eigenschaften auf, die entsprechend ihrer Affinität zu den jeweiligen Körpersystemen und je nach der Art der streßbedingten Symptome eingesetzt werden. So haben Kamille, Zitronenmelisse und Hopfen eine Affinität zu Verdauungsstörungen auf Grund von Streß, da sie die Darmmuskulatur entspannen, Appetit und Verdauung anregen, Koliken und Krämpfe lösen und eine Vielzahl von Verdauungsproblemen lindern.
Zitronenmelisse und Herzgespann helfen bei Herzbeschwerden und verringern Herzklopfen.
Wanzenkraut, Gemeiner Schneeball, Küchenschelle und Herzgespann entspannen die Uterusmuskulatur und wirken hervorragend bei streßbedingtem Periodenschmerz.
Rosmarin, Lavendel, Wanzenkraut und Johanniskraut lindern Kopfschmerzen, während Lindenblüten den Bluthochdruck senken.
Zitronenmelisse hilft Menschen, deren Aufregung bereits an Hysterie grenzt oder die unter Depressionen leiden. Sie hat eine beruhigende Wirkung und entspannt Körper und Seele. Bei Erschöpfung verleiht die Pflanze neue Energie. Sie ergibt einen wohlschmeckenden Tee. In der Nacht löst der Tee Spannungen und fördert den Schlaf, morgens wirkt er erfrischend und belebend.

Kräuter gegen Depressionen

Einige Kräuter haben stimmungsaufhellende Eigenschaften; als »Gute-Laune-Kräuter« helfen sie bei Depression, Schwäche und Lethargie.

Zu den Kräutern gegen Depressionen gehören:

Hafer
Rosmarin
Helmkraut
Zitronenmelisse
Lindenblüten
Ginseng
Benediktendistel
Boretsch
Johanniskraut
Eisenkraut
Lavendel

Kräuter für die Leber

Die Leber filtert das Blut und befreit den Körper von Schlacken- und Giftstoffen, die zu Krankheit führen oder die normalen Funktionen beeinträchtigen können. Bei gestörter Leberfunktion bleiben die Toxine im Körper und können das Nervensystem angreifen, indem sie die Funktionen von Gehirn und Zentralnervensystem einschränken. Dies führt häufig zu Apathie, Lethargie und vor allem zu Depression. Wer Kräuter für das Nervensystem einsetzt zur Unterstützung gefühlsbedingter Krisen, sollte immer auch Leberheilmittel einschließen. Die Bandbreite reicht von Rosmarin über Ringelblume, Löwenzahn, Krausem Ampfer bis zur Klette.

Tonische Kräuter

Einige wärmende, aromatische Kräuter stärken ganz allgemein Energie und Vitalität und haben eine heilsame, kräftigende Wirkung auf das Nervensystem. Zu diesen Kräutern gehören Ingwer, Zimt, Nelke und Kardamom. Sie heben die Stimmung, vertreiben Lethargie, Depression und Frühjahrsmüdigkeit und verbessern das Wohlbefinden. Das Alkaloid in Chillies stimuliert – ähnlich wie bei aerobischen Übungen – die Ausschüttung von Endorphinen (opiatähnlichen Substanzen im Gehirn), es vermittelt Optimismus und bewirkt ein Gefühl von Vitalität und Behagen.

Die Körpersysteme

Um seinen Körper und die Auswirkungen der Lebensweise zu wissen, sie zu verstehen und die Folgen eines Ungleichgewichts zu kennen – das sind grundlegende Voraussetzungen für Gesundheit und Wohlergehen. Dieses Wissen gibt Vertrauen zum eigenen Körper und verstärkt die Selbstheilungskräfte. Es hilft, die Körpersprache und Symptome, die Ungleichgewicht signalisieren, zu deuten. Wir sollten für diese Symptome dankbar sein, da sie einen notwendigen Handlungsbedarf anzeigen.

Das Verdauungssystem

Im Zuge des Verdauungssystem werden die natürlichen Ressourcen unserer Umwelt in Energie umgewandelt. Diese brauchen wir zur Aufrechterhaltung unseres täglichen Lebens und der biochemischen Reaktionen, die ständig in unserem Körper ablaufen.

Der Verdauungstrakt ist ein etwa elf Meter langer Schlauch, der vom Mund zum Anus führt. Er öffnet sich an beiden Enden zur Außenwelt und verläuft gleichzeitig mitten durch den Körper; damit sorgt er für eine ständige Wechselwirkung zwischen der Innen- und der Außenwelt.

Es heißt: »Wir sind, was wir essen.« und »Wir sind, was wir verdauen und aufnehmen.« Gesundheit und Vitalität hängen auf jeden Fall davon ab, ob es der Verdauung gelingt, die lebenswichtigen Nährstoffe aus der Nahrung zu verwerten. Der Verdauungstrakt ist mit einer Schleimhaut ausgekleidet, die eine Schutzfunktion ausübt. Sie sondert Verdauungssäfte ab, die mit ihren Enzymen die Nahrungsmittel so umwandeln, daß der Organismus sie absorbieren kann. Leber, Bauchspeicheldrüse und Gallenblase versorgen den Verdauungstrakt mit diesen Enzymen.

Der Verdauungstrakt benötigt selbst Energie, um seine Aufgaben zu erfüllen. Ist diese Verdauungsenergie verbraucht, kommt es zu Störungen, die sich in Symptomen wie Magenschmerzen, Durchfall oder Verstopfung äußern. Eine gestörte Verdauung beeinflußt Gesundheit und Energie und führt zu Lethargie, Reizbarkeit, Konzentrationsschwäche und Schlafstörungen, Mangelernährung und Allergien. Aromatische Kräuter wie Ingwer, Zimt, Thymian, Rosmarin, Knoblauch sowie Fenchel stärken und verbessern die Verdauung und die Nahrungsverwertung.

Um den Verdauungstrakt gesund zu erhalten, müssen Nahrungsreste und Schlackenstoffe des Stoffwechsels aus dem Darm abgeführt werden; andernfalls kann es zu einer Vergiftung kommen. Dann neigt der Darm zu Infektionen, die Giftstoffe breiten sich über den ganzen Körper aus. Ein regelmäßiger Stuhlgang erfordert genug Flüssigkeit und Ballaststoffe, mit deren Hilfe die Nahrung im Darm weitertransportiert werden kann. Die Gesundheit des Darmes und regelmäßiger Stuhlgang hängen auch von den Bakterien in der Darmflora ab. Eine an Fleisch und Kohlenhydraten reiche Ernährung fördert die Entwicklung von Fäulnisbakterien zu Lasten der gesunden Bakterien, die sich durch den Verzehr von frischem Obst und Gemüse entwickeln. Joghurt, Olivenöl und Knoblauch sichern eine gesunde Darmflora, während Gelbwurz, Krauser Ampfer, Löwenzahn, Süßholz und Klette für regelmäßigen Stuhlgang sorgen.

Die Körpersysteme 55

Die Durchblutung des Verdauungstraktes und die Absonderung der Verdauungssäfte werden vom autonomen Nervensystem gesteuert. Streß kann die Verdauung beeinträchtigen; er führt unter Umständen zu einer Übersäuerung des Magens, die Reizung, Entzündung oder gar ein Magen- oder Darmgeschwür verursachen kann. Die Absorption der Nahrung hängt von ihrem Abbau durch die Verdauungsenzyme ab. Dieser Vorgang wird von Geist und Gefühl, Persönlichkeit und Konstitution beeinflußt. Kräuter wie Kamille, Zitronenmelisse, Rosmarin, Katzenminze und Lavendel entspannen Geist und Körper, sie lindern streßbedingte Verdauungsstörungen.

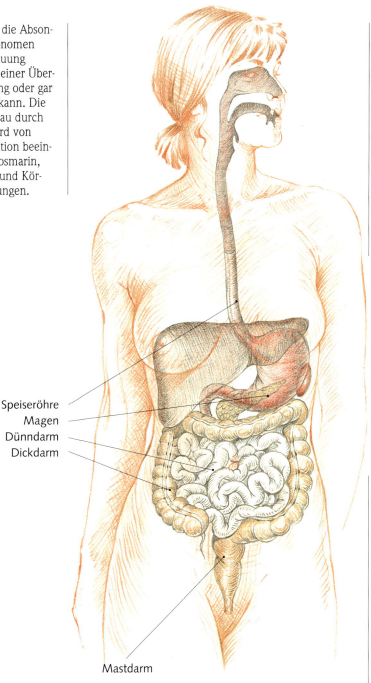

Speiseröhre
Magen
Dünndarm
Dickdarm

Mastdarm

Die Verdauung beginnt im Mund, wo die Nahrung durch Kauen und Vermischen mit den Verdauungsenzymen im Speichel zerkleinert wird. Über die Speiseröhre gelangt die Nahrung in den Magen, wo sie mit Hilfe der Verdauungssäfte, einschließlich Salzsäure, völlig zerkleinert und passagefähig wird. Im Dünndarm vermischt sie sich mit weiteren Verdauungsenzymen sowie der Galle aus der Gallenblase. Die meisten Nährstoffe gelangen von hier aus in die Blutbahn und werden zur Leber befördert. Die unverdauten und unverdaulichen Bestandteile der Nahrung wandern in den Dickdarm, wo der Großteil des Wassers und einige Nährstoffe in die Blutbahn absorbiert werden, während der Rest in den Mastdarm (Rektum) gelangt und ausgeschieden wird.

Rosmarin

Rosmarinus officinalis

VERWENDETE TEILE: Sproßteile.

ENTHÄLT: Ätherisches Öl, Flavonoide, Phenolsäure, Carnosolsäure (Rosmaricin), Triterpensäuren, Gerbsäuren, Bitterstoffe, Harze.

WIRKUNG: Harntreibend, antiseptisch, durchblutungsfördernd, verjüngend, antioxidativ, schleimlösend, entstauend, verdauungsfördernd, bitteres Tonikum, adstringierend, entspannend, entblähend, krampflösend, Antidepressivum.

Rosmarin enthält ätherische Öle mit antiseptischen, antibakteriellen und pilztötenden Eigenschaften, die das Immunsystem stärken. Durch die verbesserte Hautdurchblutung wirkt Rosmarin schweißtreibend und fiebersenkend. Seine wärmenden und stimulierenden Eigenschaften lösen Schleim im Kopf und in der Brust, helfen bei Erkältung, Katarrh, Husten, Pfeifatmung, Bronchitis und Keuchhusten. Die entspannende Wirkung lindert Krämpfe in den Bronchien, wie sie bei Asthma auftreten. Rosmarin ist ein wundervolles Tonikum für Herz, Gehirn und Nervensystem. Durch eine Verbesserung der Durchblutung des Kopfes stimuliert die Pflanze das Gehirn und fördert die Konzentration. Sie wird bei Angst, Spannung, Erschöpfung, Lethargie, Depression, Schlaflosigkeit und als Tonikum während der Rekonvaleszenz und für ältere Menschen eingesetzt. Rosmarin eignet sich auch zur Prävention und Behandlung von Migräne und Kopfschmerz. Er erhöht die Vitalität, regt die Verdauung an, lindert Blähungen und Schwellungen, er regt den Appetit und die Sekretion der Verdauungssäfte an. Rosmarin beschleunigt den Transport von Nahrung und Schlackenstoffen durch den Verdauungstrakt, räumt stockende Nahrungsrückstände ab, regt die Verdauung an und verbessert die Aufnahme von Nährstoffen. Seine Bitterstoffe stimulieren Leber- und Gallenblasenfunktion sowie die Verdauung von Fetten. Rosmarin ist ein bekanntes Verjüngungsmittel, er soll den Alterungsprozeß verlangsamen. Als wirkungsvolles Antioxidationsmittel soll er Schäden durch freie Radikale verhindern.

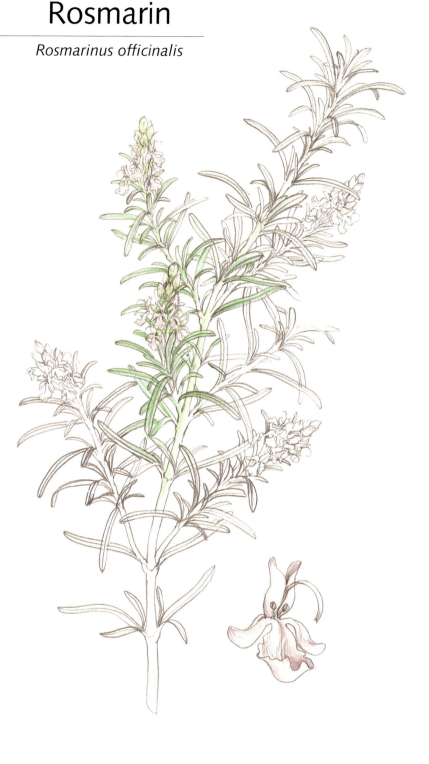

Die Harnwege

Das Harnsystem ist für die Produktion und Ausscheidung von Urin verantwortlich und reinigt den Körper von Schlacken- und Giftstoffen. Es trägt zur Wahrung eines konstanten Körperklimas bei, indem es die Wassermenge samt der chemischen Zusammensetzung sowie das Säure-Basen-Verhältnis des Körpers reguliert.

Die beiden Nieren nehmen aus dem Blut, das sie durchfließt, chemische Substanzen (Salze und Mineralstoffe) und Flüssigkeit auf. Sie regulieren die Flüssigkeitsmenge und bestimmen die Substanzen, die als Urin ausgeschieden werden, sowie jene, die dem Blutstrom zur Erfüllung der Körperfunktion wieder zugeführt werden. Geht viel Wasser über andere Kanäle verloren, beispielsweise über die Haut durch erhöhte Schweißproduktion bei Sport oder Hitze, wird weniger Urin ausgeschieden. Bei Kälte und geringer Schweißproduktion entsteht mehr Urin. Wenn wir große Mengen Wasser trinken, scheiden die Nieren entsprechend mehr Flüssigkeit aus.

Neben dem Wasser sammeln die Nieren auch die Abfallprodukte des Stoffwechsels. Dazu gehören Harnstoff, der durch den Proteinabbau entsteht, sowie Salze, einschließlich Natriumchlorid, und stickstoffhaltige Substanzen wie Harnsäure. Wertvolle Stoffe wie Glukose und Aminosäuren werden wieder absorbiert, während die Substanzen, die der Körper nicht benötigt, mit dem Urin ausgeschieden werden. Deshalb ist es wichtig, ausreichende Mengen zu trinken – mindestens 2 Liter täglich –, um die Abfallstoffe auszuschwemmen; andernfalls kommt es zu einer Anreicherung in den Nieren und möglicher Reizung. Dies kann wiederum zu Infektionen der Harnblase und zur Bildung von Steinen und Grieß führen.

Gesunde Erwachsene scheiden täglich 1,5 Liter Flüssigkeit aus, während ein weiterer Liter von Lungen, Haut und Darm verbraucht wird. Kräuter mit diuretischer (harntreibender) Wirkung sind ein wichtiger Bestandteil jedes Reinigungsvorgangs. Sanfte harntreibende Kräuter sind Mais, Mädesüß, Kletten-Labkraut, Kamille, Gemeiner Wegerich und Löwenzahn.

Renin ist ein Hormon, das in den Nieren produziert wird; es kann bei Blutdruckabfall durch Zusammenziehen der Arterienmuskulatur (wird über das Nervensystem gesteuert) einen Blutdruckanstieg auslösen. Ein Ungleichgewicht in den Nieren könnte der Grund für hartnäckigen Bluthochdruck sein. Die Nieren produzieren auch Erythropoetin, ebenfalls ein Gewebshormon, das die Bildung der roten Blutkörperchen im Knochenmark stimuliert.

Nierentonika wie Zimt, Boretsch, Ackerschachtelhalm, Gemeiner Wegerich, Chinesische Engelwurz, Mais und Sabal tragen zur Wahrung der Nierenenergie bei.

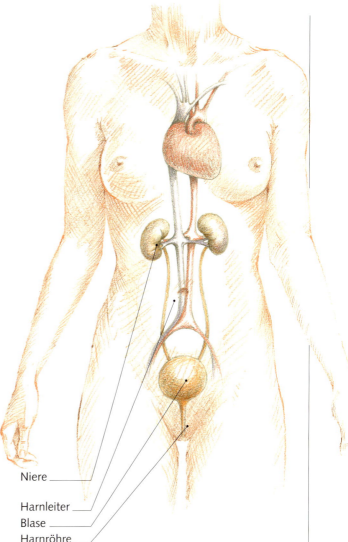

Niere
Harnleiter
Blase
Harnröhre

Der Urin sammelt sich im Nierenbecken und gelangt von dort über eine schmale Tube (Röhre), den Harnleiter, in die Blase. Die Blase ähnelt einer Muskeltasche, die sich ausdehnt, während sie sich langsam bis zum Blasenrand, der mit der Harnröhre verbunden ist, füllt. Die Blase wird normalerweise durch feste Muskelringe verschlossen, deren Kontrolle wir im frühen Kindesalter erlernen. Ist die Blase voll, wird ein Impuls an das Gehirn geschickt, der uns sagt, daß es Zeit für eine Entleerung ist. Beim Wasserlassen wird der Urin durch die Harnröhre aus der Blase ausgeschieden.

Das Atmungssystem

Während das Verdauungssystem die von uns verzehrten Nahrungsmittel abbaut, leitet das Atmungssystem Energie aus der Luft her, die wir einatmen. Durch die Atmung nehmen wir Sauerstoff aus der Atmosphäre auf, der für den Stoffwechsel jeder einzelnen Körperzelle unabdingbar ist.

Wir können einige Tage ohne Nahrung und Wasser auskommen, doch ohne Luft überleben wir nur wenige Minuten. In vielen Kulturen und Religionen ist der Atem Mittelpunkt der spirituellen Praktiken (Yoga und Meditation) und der traditionellen Bewegungen (T'ai chi und Qi Gong). Richtige Atmung ist auch für die Entspannung von Nerven und Muskeln äußerst wichtig, schafft einen klaren Kopf und steigert die Aufmerksamkeit. Die tiefe Atmung wird zur Streßbekämpfung und Schlafförderung eingesetzt. Während der Entbindung fördert bewußtes Atmen die Wehen und lindert die Schmerzen. Kräuter wie Lavendel, Kamille und Rosmarin sowie ätherische Öle von Weihrauch, Bitterorange und Muskatellersalbei beruhigen die Nerven und entspannen die Muskeln, sie verlangsamen und vertiefen die Atmung.

Die meisten Erwachsenen atmen jede Minute zwischen zehn- und fünfzehnmal. Eine Steigerung um weitere fünfzehn Atemzüge erfolgt bei körperlicher Anstrengung die eine größere Sauerstoffzufuhr erfordert. Die Luftmenge, die mit jedem Atemzug eingeatmet wird, ist für die Gesundheit von großer Wichtigkeit. Bei flacher Atmung und wenig Bewegung muß der Körper mit einer unzureichenden Sauerstoffmenge auskommen.

Der Grund für Atmungsprobleme kann in den Atemwegen selbst liegen. Sie stehen durch Mund und Nase mit der Außenwelt in Verbindung und sind für Infektionen entsprechend anfällig. Es kann auch zu Problemen kommen, wenn die Atemwege mit Giftstoffen überlastet werden. Neben Haut, Darm und Harnwegen fungieren die Atemwege als Ausscheidungsorgan. Eine übermäßige toxische Belastung des Körpers kann die Atemwege zusätzlich belasten.

Solange das Blut die Körperzellen ausreichend mit Nährstoffen und Sauerstoff versorgt und die Schlackenstoffe entfernt, können die Gewebe ihre Funktion aufrechterhalten. Um genügend Sauerstoff zu erhalten, benötigen wir viel frische Luft, Bewegung und die richtige Atmung. Ist die Luft, die wir atmen, wirklich frisch? Selbst wenn wir richtig atmen, kann die Luft rauchig und durch Kohlenmonoxid sowie Blei von Autoabgasen verunreinigt sein. Die Verunreinigung der Lungen wird dann über das Blut im ganzen Körper verteilt.

Eine ungesunde Ernährung, vor allem ein übermäßiger Konsum von Fleisch, raffinierten Kohlenhydraten und Milchprodukten, verschlimmert den toxischen Zustand des Körpers durch Darmverstopfung und Mangelernährung. Dies kann zu Stauungen, Allergien und Infektionen führen, die auch das Atmungssystem beeinträchtigen. Kräuter wie Knoblauch, Thymian, Salbei, Kamille, Rosmarin, Ingwer, Zimt und Zitronenmelisse beugen Katarrh und Infektionen vor.

Die Lungen werden von einer dünnen Membran, der Pleura pulmonalis, überzogen. Das Brustfell – Pleura – kleidet die inneren Wände des Brustkorbes aus und bildet eine luftdichte Höhle, den Thorax, in dem die Lungen untergebracht sind. Auf beiden Seiten der Lungen liegen die Rippen, die Zwischenrippenmuskulatur und das Zwerchfell. Beim Einatmen hebt sich der Brustkorb nach oben und außen. Das Zwerchfell wird zusammengedrückt, und die Luft dringt durch Nase und Luftröhre ein und füllt den Lungenraum. Beim Ausatmen sinken Zwischenrippenmuskulatur und Zwerchfell wieder an ihren ursprünglichen Platz zurück, die Lungen leeren sich, Kohlenmonoxid und Wasser werden ausgestoßen.

Das Atmungssystem besteht aus Nase, Rachen, Kehlkopf, Luftröhre, Bronchien und Lunge. Die Luft wird durch Nase und Mund eingeatmet. Sie gelangt durch die Luftröhre, die sich in zwei Arme teilt, in die Bronchien, die zur rechten beziehungsweise linken Lunge ziehen. Jeder Bronchus verzweigt sich in immer kleinere Röhren, die sogenannten Bronchiolen. Diese erweitern sich schließlich zu Luftsäckchen oder Alveolen, deren elastisches Gewebe die Ausdehnung beim Einatmen zuläßt. Die Alveolen sind von einem Netz aus kapillaren Blutgefäßen umgeben. Zwischen diesen und den Alveolen findet der Austausch der lebenswichtigen Gase statt.

Hämoglobin im Blut hat eine große Affinität zu Sauerstoff, der von den Alveolen in die Blutbahn gelangt. Gleichzeitig gibt das Blut das durch Gewebeatmung und Stoffwechsel entstandene Kohlendioxid an die Alveolen und damit schließlich an die Atmosphäre ab.

Die Körpersysteme 59

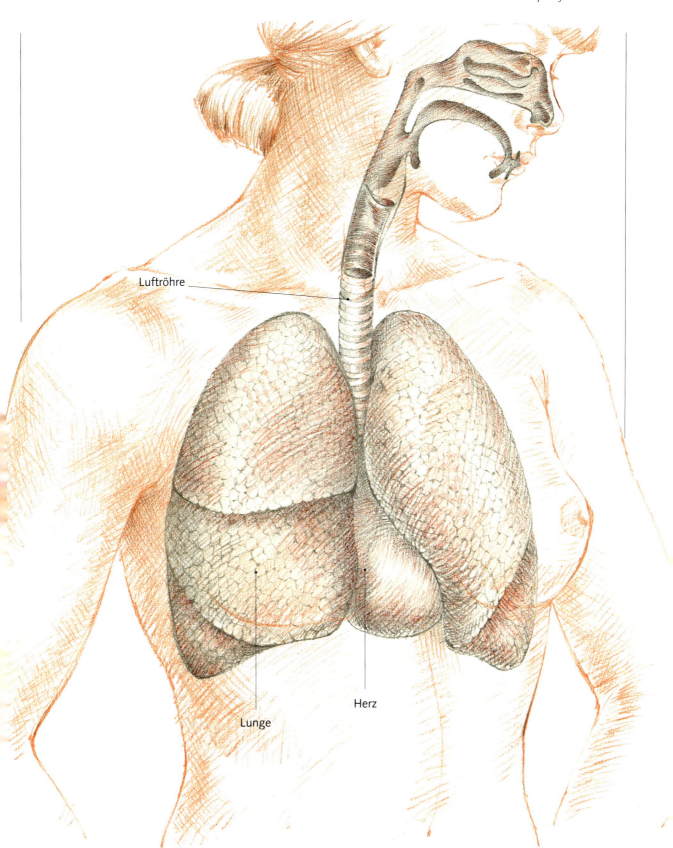

Die gesunde Frau

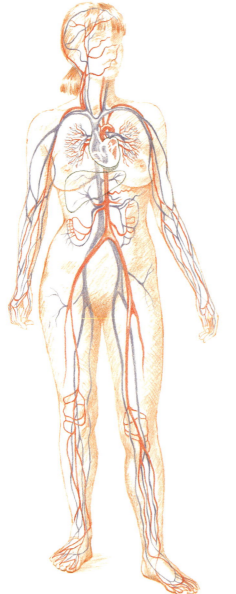

Das Kreislaufsystem

Herz und Blutgefäße bilden das wesentliche Transportsystem des Körpers. Sie bringen notwendige Nährstoffe in jede Körperzelle und beseitigen die Abfallprodukte des Stoffwechsels. Der Körper eines Erwachsenen enthält 4 bis 6 Liter Blut, das aus einer klaren gelben Flüssigkeit – dem Plasma – besteht, in der Millionen roter und weißer Blutkörperchen und Blutplättchen schweben. Die roten Blutkörperchen enthalten Hämoglobin, das Sauerstoff aus den Lungen aufnimmt und im Körper verteilt. Die weißen Blutkörperchen bilden den wichtigsten Teil des Immunsystems, denn sie produzieren Antikörper und verschlingen Krankheitserreger, um diese Erreger und ihre Giftstoffe zu neutralisieren. Die Blutplättchen spielen bei der Blutsenkung eine wesentliche Rolle. Das Plasma macht die Hälfte des Blutvolumens aus; es enthält Proteine, Salze, Glukose und Substanzen (Nähr- oder Schlackenstoffe), die von einem Körperteil zum anderen übergehen.

Damit dieses Transportsystem reibungslos funktionieren kann, müssen Herz und Blutgefäße gut gepflegt werden. Im Westen sind mehr als die Hälfte der Todesfälle auf Herz-Kreislauf-Erkrankungen wie Verengung der Herzkranzgefäße, Bluthochdruck, Herzinfarkt und Schlaganfall zurückzuführen. Diese Leiden stehen in engem Zusammenhang mit mangelnder Bewegung, Streß, Rauchen und falscher Ernährung, also mit Faktoren, die man ändern kann.

Kräuter wie Weißdorn, Lindenblüte und Schafgarbe senken den Blutdruck. Weißdorn ist ein hervorragendes Tonikum für das Herz; Ackerschachtelhalm stärkt die Blutgefäße und verhindert die Fettablagerung in den Arterien, während Chili und Ingwer die Durchblutung fördern und Menschen, die zu Durchblutungsstörungen und Kältegefühl neigen, aufwärmen. Ginkgo schützt die Arterien vor vorzeitiger Alterung.

Das Blut wird durch rhythmische Kontraktionen oder Schläge des Herzens durch den Körper gepumpt. Normalerweise schlägt das Herz 72mal pro Minute; bei Anstrengung auch öfter. Das Herz besteht aus einem Muskel, der nie ermüdet. Von den Lungen gelangt mit Sauerstoff angereichertes Blut durch die Lungenvene in die linke Herzkammer, von wo es in die Aorta, die Hauptschlagader des Körpers, gepumpt wird. Durch die Arterien wird das Blut im ganzen Körper verteilt. Die Arterien verzweigen sich in immer kleiner werdende Arterien und schließlich in Arteriolen sowie Kapillaren, die das Blut direkt in die Zellen bringen, wo der Sauerstoff zur Atmung benötigt wird. Dann vereinen sich die Kapillaren zu kleinen Venen, die sich wiederum zu größeren verbinden und das sauerstofflose Blut von den Zellen in die rechte Herzkammer befördern. Dort wird es in die Lungen gepumpt, wo es Kohlendioxid sowie Wasser abgibt und Sauerstoff aufnimmt. Auf dem Weg durch den Körper nimmt das Blut in Leber und Darm Nährstoffe aus der Nahrung auf und scheidet Wasser sowie Abfallstoffe über die Nieren aus.

Eisenkraut

Verbena officinalis

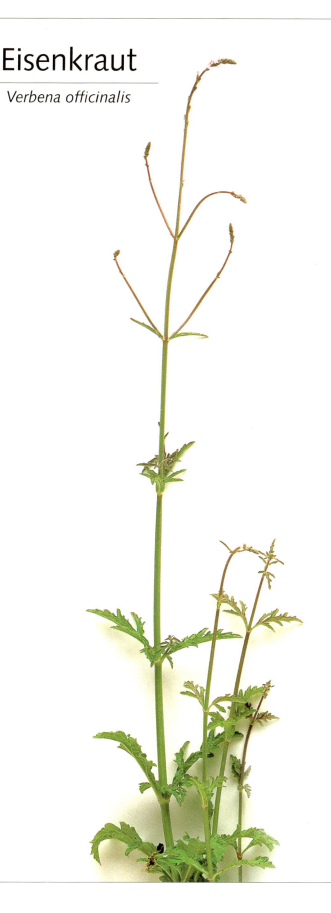

VERWENDETE TEILE: Sproßteile.

ENTHÄLT: Glykoside (Verbenalin, Verbenin), Alkaloid, Bitterstoff, ätherisches Öl, Gerbsäure.

WIRKUNG: Nervenstärkend, tonisch, krampflösend, schweißtreibend, milchtreibend, leberwirksam, beruhigend, adstringierend.

Eisenkraut ist ein gutes Tonikum für das Nervensystem, es beruhigt die Nerven und lindert Spannungen. Früher wurde es als heiliges Kraut bei Opferriten verwendet und von den Druiden so hoch verehrt wie der Mistelzweig. Eisenkraut war Isis, der Göttin der Geburt, geweiht und bildete einen wichtigen Bestandteil jedes Liebestranks. Es empfiehlt sich zur Verringerung von Angst und Depressionen, für streßbedingte Leiden wie Kopfschmerzen und Migräne sowie bei nervöser Erschöpfung. Die Bitterstoffe stimulieren Leber und Verdauung, so daß Eisenkraut bei Problemen auf Grund von Leberträgheit, einschließlich Lethargie, Depression, Kopfschmerz und Reizbarkeit Einsatz findet. Es wird auch bei direkten Leberleiden und Gallensteinen sowie zur Stärkung der Energie während der Rekonvaleszenz verwendet. Als heißer Aufguß wirkt die Pflanze schweißtreibend und damit fiebersenkend.
Während der Stillzeit stimuliert Eisenkraut den Milchfluß. Da es die Menstruation fördert und Uteruskontraktionen anregt, sollte die Pflanze während der Schwangerschaft gemieden werden. Während der Geburt kann Eisenkraut zur Verbesserung der Kontraktionen eingesetzt werden. Seine harntreibenden Eigenschaften helfen bei Flüssigkeitsansammlung und Gicht.
Die Gerbsäuren machen Eisenkraut zu einer wirkungsvollen adstringierenden Mundspülung bei Zahnfleischbluten und Mundgeschwüren; als Hautlotion hilft es bei Abschürfungen, Wunden und Insektenstichen.

➪ Während der Schwangerschaft meiden.

Ringelblume

Calendula officinalis

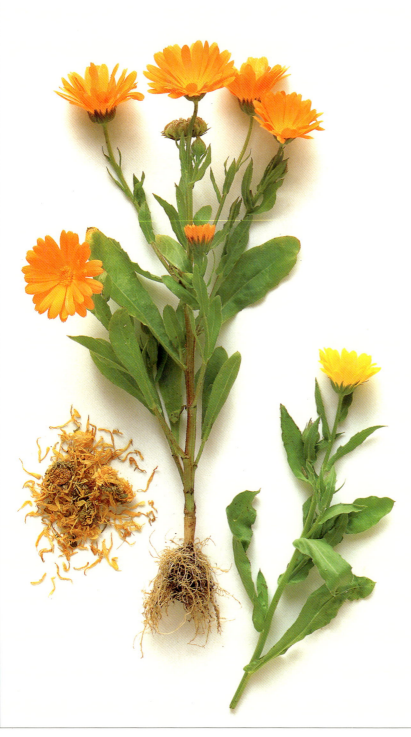

AUCH BEKANNT ALS: Studentenblume, Goldblume, Ringelrose.

VERWENDETE TEILE: Blüten.

ENTHÄLT: Carotinoide, Harz, ätherisches Öl, Flavonoide, Sterine, Bitterstoff (Calendulin), Saponine, Schleim.

WIRKUNG: Antiseptisch, adstringierend, gegen Viren wirksam, schweißtreibend, entgiftend, krampflösend, östrogenähnlich, entzündungshemmend, bitteres Tonikum, harntreibend.

Die Ringelblume hat antiseptische und adstringierende Eigenschaften, stärkt die Immunabwehr und unterstützt den Körper beim Kampf gegen Infektionen wie Grippe und Herpes. Sie verringert den Lymphstau und wirkt abschwellend auf die Lymphknoten. Auf Grund ihrer antibakteriellen Eigenschaften gehört die Pflanze zu den wirkungsvollsten Heilkräutern bei der Behandlung von Pilzinfektionen wie Soor. Sie wird auch bei Becken- und Darminfektionen einschließlich Enteritis, Ruhr, Würmern und Amöben sowie bei durch Virusinfektion ausgelöster Hepatitis eingesetzt.

Als heißer Aufguß stimuliert die Ringelblume den Kreislauf, wirkt schweißtreibend und hilft dem Körper, mit Giftstoffen und Hautausschlägen wie Masern und Windpocken fertigzuwerden.

Die Ringelblume hat eine Affinität zum weiblichen Fortpflanzungssystem, reguliert die Menstruation und lindert Menstruationskrämpfe. Ihre östrogenartigen Eigenschaften helfen während der Wechseljahre und verringern Brustschwellungen. Ihre adstringierende Wirkung hilft bei übermäßiger Blutung und Harnstau. Auch bei der Behandlung von Tumoren und Zysten hat sie sich bewährt. Während der Entbindung fördert sie die Kontraktionen und das Abstoßen der Plazenta. Im Verdauungstrakt entfaltet die Ringelblume ihre Heilkraft bei Gastritis und Magengeschwüren sowie bei Entzündungen und Reizungen von Magenschleimhaut und Darm. Sie lindert Durchfall und stillt Blutungen. Durch die Stimulierung der Leberfunktion reinigt sie den Körper von Giftstoffen.
Die Ringelblume ist ein hervorragendes Notfallmittel bei Schnittwunden und Abschürfungen und wirkt antiseptisch bei Geschwüren.

➪ Während der Schwangerschaft nicht innerlich anwenden.

Das weibliche Fortpflanzungssystem

Die weiblichen Fortpflanzungsorgane sind bestens gerüstet, um ihre wichtigste Aufgabe – Kinder auszutragen – zu erfüllen. Der Uterus oder die Gebärmutter ist wohl das wichtigste Fortpflanzungsorgan, da hier das befruchtete Ei entwickelt, ernährt und geschützt wird, bis es in die Welt entlassen werden und eine eigene Existenz führen kann.

Die Eileiter verbinden die Eierstöcke mit dem Uterus. Jeden Monat nimmt ein reifes Ei diesen Weg, auf dem es dann befruchtet werden kann. Die Enden zum Uterus hin sind sehr eng, doch haben die Tuben an der Öffnung zu den Eierstöcken fingerähnliche Verzweigungen, die sich über die Eierstöcke stülpen, um den Eintritt des Eies bei der Ovulation zu erleichtern.

Die beiden Eierstöcke (Ovarien) bestehen aus einer Vielzahl von Eizellen, die auf hormonelle Botschaften der Hypophyse hin einzeln reifen und einmal im Monat in der Mitte des Menstruationszyklus abgestoßen werden – reif zur Befruchtung durch ein männliches Spermium.

Das gesunde Funktionieren des Fortpflanzungssystems wird vor allem durch die hormonellen Botschaften geregelt (auf Seite 86 werden diese Hormone beschrieben). Die Ausgewogenheit des weiblichen Hormonhaushalts sichert die Fruchtbarkeit und einen reibungslosen Ablauf des Zyklus. Das hormonelle Gleichgewicht erfordert psychische und physische Gesundheit. Ist die Ernährung mangelhaft, die Durchblutung unzureichend, sind die Muskeln auf Grund von Streß angespannt, oder führen Angst oder andere emotionale Probleme zu Beeinträchtigungen, kommt es zu Störungen im Hormonhaushalt und im Menstruationszyklus. Es gibt zahlreiche Informationen über die Auswirkungen der Ernährung auf Fortpflanzungsorgane und Menstruation – eine gesunde Ernährung kann zusammen mit ergänzenden Nährstoffen viele solcher Unausgewogenheiten ausgleichen. Seit alters her bieten Heilkräuter zahlreiche Mittel, die den Hormonhaushalt regulieren und eine gesunde Funktion des gesamten Fortpflanzungssystems sichern.

Die Gebärmutter (Uterus) hat die Form einer flachen Birne und wird durch ein schlingenähnliches Band, das breite Mutterband, im Unterleib eingebunden. Am oberen Teil des Uterus schließen die beiden Eileiter an; unten mündet die Gebärmutter in die Vagina. Der Gebärmutterhals heißt Cervix. Der Uterus besteht hauptsächlich aus einem Muskel, der sich so enorm dehnen kann, das ein ausgewachsenes Baby (oder zwei oder drei) Platz darin hat. Er kann sich heftig kontrahieren, um das Kind während der Geburt auszutreiben.

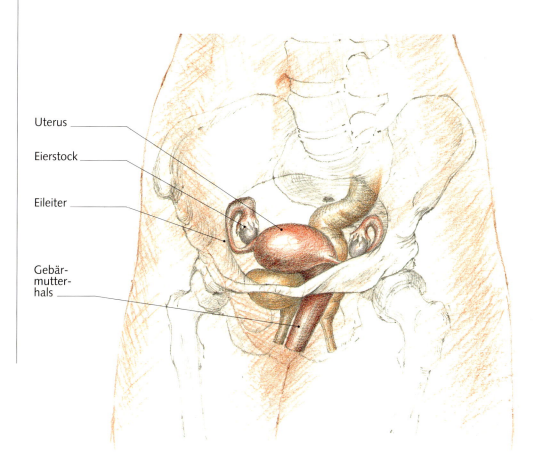

- Uterus
- Eierstock
- Eileiter
- Gebärmutterhals

64 *Die gesunde Frau*

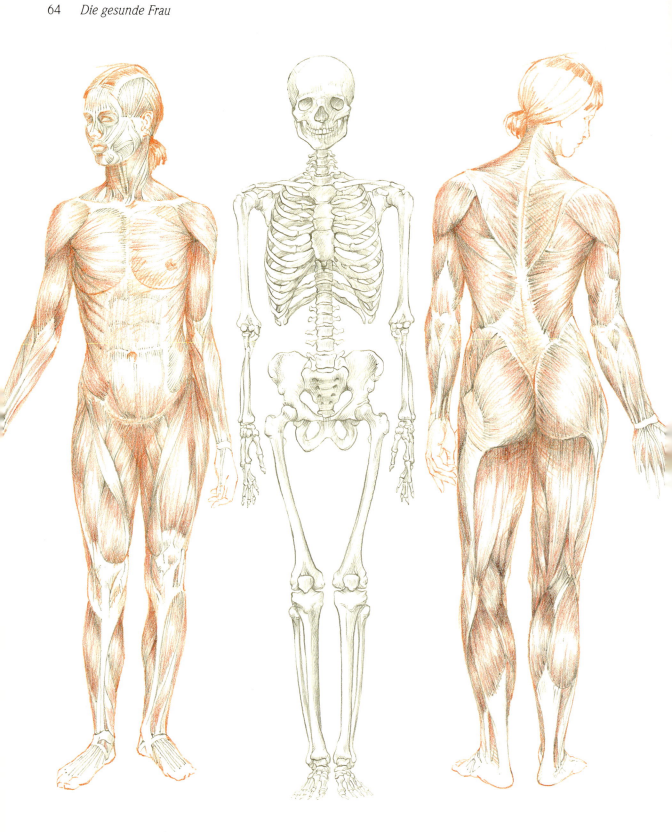

Muskulatur und Knochengerüst

Muskulatur und Nerven steuern zusammen die Bewegungen des Körpers, sie ermöglichen die Ausführung sehr geschickter Bewegungsabläufe, wie sie für den Menschen typisch sind. Zu diesem Zweck verfügt der Körper über ein zusammenhängendes Knochengerüst, das Skelett, ohne das der Körper zu einer weichen, formlosen Masse zusammenfallen würde.

Die wichtigste Säule des Skeletts ist die Wirbelsäule, auch Rückgrat genannt, an der alle anderen Knochen direkt oder indirekt befestigt sind. Wo Knochen aufeinandertreffen, werden sie durch Gelenke verbunden, von denen einige beweglich sind. Jedes bewegliche Gelenk besteht aus einer glatten Aushöhlung, die mit Knorpeln ausgekleidet ist. Gelenksflüssigkeit erlaubt ein reibungsloses Gleiten der Knochen.

Die ausreichende Stabilität der Knochen wird durch einen hohen Calciumgehalt gesichert. Die Knochen werden von Blutgefäßen durchzogen, und das Blut versorgt sie mit Substanzen für die Gerüstbildung, das Wachstum und die Erhaltung. Zu diesen Substanzen gehören Calcium, Phospor und Natrium. Die Vitamine A, D und C sind für die Festigkeit des Knochengerüstes unabdingbar.

Knochen sind in der Mitte hohl. Der Hohlraum ist mit einer fettreichen Substanz, dem Knochenmark, gefüllt, das in manchen Knochen für die Bildung neuer roter Blutkörperchen verantwortlich ist. Die Tatsache, daß die Knochen hohl sind, macht sie leichter, ohne sie in ihrer Festigkeit zu beeinträchtigen. Die Stärke der Knochen hängt hauptsächlich vom Ausmaß der Beanspruchung ab. Die Ausübung bestimmter Sportarten wie Wandern, Joggen oder Tanzen aktiviert die knochenbildenden Zellen und beschert ein starkes Knochenwachstum.

Die Muskeln, die unsere Fortbewegung ermöglichen, bestehen aus Faserbündeln, die sich zusammenziehen können. Es gibt drei Arten von Muskeln: Skelettmuskulatur, glatte Muskulatur und Herzmuskulatur. Die Skelettmuskulatur ist durch starke Bänder mit dem Knochengerüst verbunden. Sie wird bewußt gesteuert und deshalb auch als Willkürmuskulatur bezeichnet. Im Gegensatz dazu wird die glatte Muskulatur, die die Hohlorgane wie Blutgefäße, Gebärmutter und Verdauungstrakt auskleidet, unwillkürlich gesteuert. Der Herzmuskel, ebenfalls unwillkürlich gesteuert, macht den Großteil der Herzwand aus.

Die Funktion eines Muskels besteht darin, Kraft auszuüben und Arbeit zu leisten. Die notwendige Energie wird durch das »Verbrennen« von Zucker im Körper erzeugt, wodurch Wärme und Kohlendioxid entstehen. So wirken die Muskeln an der wichtigen Aufgabe mit, eine angemessene Körpertemperatur zu wahren.

Wie bei den Knochen sind die Größe und Kraft der Muskeln von ihrer Beanspruchung abhängig. Regelmäßige Bewegung ist wichtig, denn untätige Muskeln sind ungesund und werden von Fett durchsetzt. Der Verlust der Muskelkraft ist auch im Alter vermeidbar, denn die Muskulatur kann durch gezielte Betätigung in jedem Lebensabschnitt gestählt werden. Dies wirkt sich gleichzeitig beträchtlich auf die Stärke und Dichte der Knochen aus. Angemessene Muskelbetätigung kann vor Osteoporose (Knochenbrüchigkeit) schützen.

Die Gesundheit der Muskulatur wird in gleichem Maß von Ernährung und Stoffwechsel, Aufnahme und Ausscheidung, Körperhaltung und körperlicher Beanspruchung beeinflußt. Eine gesunde Ernährung mit viel Vitamin B, Calcium, Magnesium und Kalium ist für eine angemessene Entspannung der Muskeln unabdingbar. Streß und negative Gefühle beeinträchtigen den Gebrauch der Muskulatur. Nicht ausgedrückte Emotionen können zu chronischer Muskelverspannung führen. Negative Gefühle finden ihren Ausdruck in Haltung, Bewegungsspielraum, Gesichtsausdruck und Körpersprache. Entspannung ist deshalb für die Gesundheit der Muskulatur und des ganzen Körpers von größter Wichtigkeit.

Heilmittel wie Gemeiner Schneeball, Helmkraut, Passionsblume, Lavendel und Lindenblüte entspannen Nerven und Muskeln. Nährstoffreiche Kräuter wie Hafer, Ackerschachtelhalm und Brennessel bieten wertvolle Nährstoffe zur Knochenbildung und -ausbesserung, für Knorpelelastizität und Muskelentspannung.

Anregende Mittel wie Chili, Ingwer, Zimt und Knoblauch verbessern die Durchblutung von Muskeln und Knochen und sorgen damit für ihr angemessenes Funktionieren, für Knochenaufbau und -ausbesserung.

Löst eine Ansammlung von Giftstoffen im Gewebe Gelenkleiden wie Arthritis und Gicht oder einen Muskelrheumatismus aus, haben umstimmende Kräuter wie Klette, Krauser Ampfer, Brennessel, Sonnenhut oder Kermesbeere eine reinigende Wirkung.

Harntreibende Pflanzen wie Boretsch, Mädesüß und Selleriesamen bringen ebenfalls Linderung. Manche Kräuter mit entzündungshemmenden Eigenschaften empfehlen sich bei schmerzhaften Gelenkentzündungen – Sonnenhut, Mädesüß, Süßholz, Wilde Yamswurzel und Mutterkraut.

Zusätze aus Nachtkerzenöl sowie die Antioxidantien Selen, Vitamin A, C und E unterstützen die Kräutertherapie.

Das Immunsystem

Das Schutzsystem des Körpers sorgt dafür, daß wir trotz der Millionen von Krankheitserregern wie Bakterien, Viren, Pilzen und Parasiten, die uns umgeben und bewohnen, nur gelegentlich Opfer einer Infektion werden.

Der menschliche Organismus verfügt über mehrere komplizierte Mechanismen, die verhindern, daß Krankheitserreger in unseren Körper gelangen. Dazu gehören:

Augen mit antiseptischen Tränen
Nase mit klebrigem Schleim und Härchen, die Mikroben abfangen
Niesen, wobei Schmutzstoffe und Mikroben mit großer Kraft ausgestoßen werden
Mund mit antiseptischem Speichel
Brust mit Schleim und Härchen, die Organismen und Schmutzstoffe am Eindringen in die Lunge hindern
Husten, wobei solche Substanzen mit großer Kraft ausgestoßen werden
Magen mit Säure, die Organismen zerstört
Darm mit Bakterien, die die Entwicklung unerwünschter Organismen verhindern
Eingeweide, die diese Organismen zusammen mit Giftstoffen ausscheiden
Blase, die Erreger und Toxine mit dem Urin ausscheidet
Scheide mit Säure, die unerwünschte Organismen zerstört
Haut, die Talg und antiseptische Öle absondert
Säureschutzmantel der Haut, der die Entwicklung schädlicher Organismen verhindert
Wasserdichte Außenhaut, die tieferliegende Gewebe schützt

Versagt eines dieser Schutzsysteme und dringen Mikroben in den Körper ein, ruft das Immunsystem zwei verschiedene »Truppen« auf den Plan: die eine stürzt sich auf alle Arten von Eindringlingen, die andere reagiert gezielt auf bestimmte Organismen.

Wenn Krankheitserreger in den Körper gelangen, beispielsweise durch eine Schnittwunde, kommt es zu einer Entzündungsreaktion, die die Eindringlinge vertreibt und das geschädigte Gewebe heilt. Eine kräftige Durchblutung versorgt das Gebiet mit weißen Blutkörperchen, bestimmten chemischen Substanzen und Plasmaproteinen. Wird die Infektion dadurch noch nicht behoben, treten potentere weiße Blutkörperchen (Monozyten) auf den Plan und zerstören die Mikroben. Falls dies immer noch nicht ausreicht, greift das Lymphsystem ein. Die Lymphe nimmt Schlackenstoffe und Krankheitserreger auf und transportiert sie in die Lymphknoten, wo weiße Blutkörperchen geballt versammelt sind und, einschließlich Makrophagen, die Mikroben verschlingen. Dort sind auch Lymphozyten, die Antikörper gegen die Eindringlinge produzieren. Reichen alle diese Aktionen nicht aus, um die Infektion zu bekämpfen, kommen bestimmte Immunreaktionen zum Einsatz. Moleküle auf der Oberfläche der infizierenden Organismen (Antigene) stimulieren die Lymphozyten zur Produktion von Antikörpern, die sich auf die Antigene stürzen. Diese Antikörper haben auch ein Gedächtnis. Sollte die gleiche Infektion nochmals auftreten, werden die Antigene so schnell erkannt, daß der Körper mit diesen Organismen in Lymphsystem und Blut so rasch zurecht kommt, daß sich die Infektion erst gar nicht entwickelt. Dieser Vorgang ist gemeint, wenn man sagt, daß ein Mensch gegen bestimmte Substanzen immun ist.

Sobald Bakterien und Viren auf diese Weise zerstört sind, müssen die »Trümmer« aus dem Körper entfernt werden; hier tritt die Leber auf den Plan. Mit ihrem komplizierten System winziger Blutgefäße, die mit weißen Blutkörperchen durchsetzt sind, beseitigt sie unerwünschte Substanzen, die in das Blut gelangt sind. Andere Stoffe wie tote Zellen, Medikamente, Hormone, Toxine sowie Pestizide und Nahrungsmittelzusätze werden durch verschiedene Enzymreaktionen unschädlich gemacht.

Damit das Immunsystem wirkungsvoll arbeiten kann, benötigt es bestimmte Nährstoffe wie ausreichend Proteine, essentielle Fettsäuren, Vitamine, Mineralstoffe und Spurenelemente; dazu gehören vor allem die Vitamine A, B, C und E, Kupfer, Eisen, Magnesium, Selen und Zink. Einige Nahrungsmittel wie Zucker, Salz, gesättigte Fette, raffinierte Öle, konservierte oder gefrorene Nahrungsmittel und Koffein sind schädlich für das Immunsystem.

Streß hat weitreichende Auswirkungen auf das Immunsystem. Er treibt den Körper, wertvolle Nährstoffe, die für die normale Funktion der Immunabwehr notwendig sind, übermäßig in Anspruch zu nehmen. Außerdem senkt Streß die Antikörperfunktion, während beruhigende Gedanken und Meditation die Wirkung der weißen Blutkörperchen im Blut erhöhen. Bestimmte Kräuter stärken das Immunsystem. Zu diesen Pflanzen gehören Knoblauch, Tragant, Chinesische Engelwurz, Süßholz, Boretsch, Wilde Yamswurzel, Sonnenhut, Ginseng und Myrrhe.

Die Körpersysteme 67

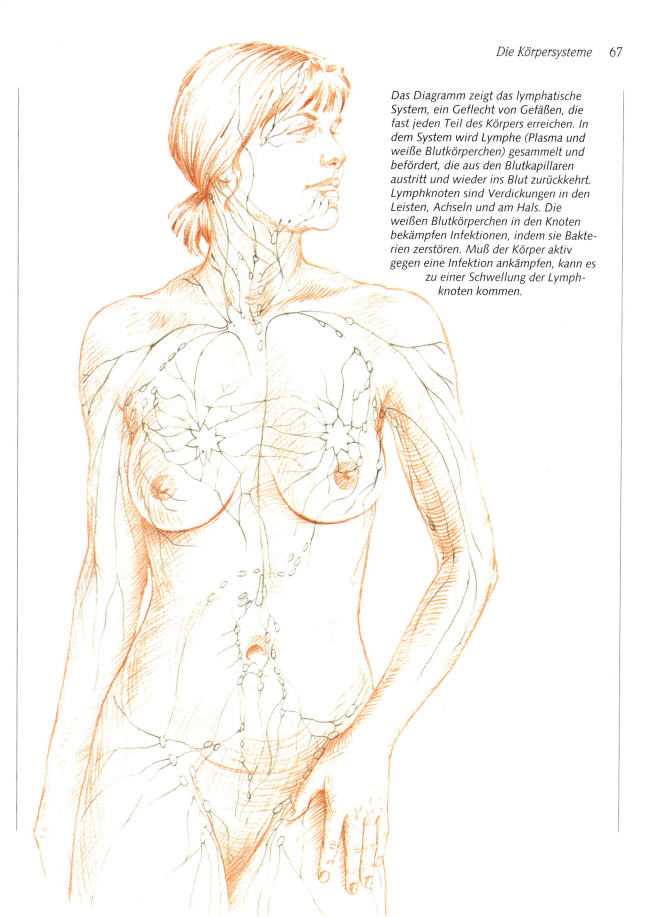

Das Diagramm zeigt das lymphatische System, ein Geflecht von Gefäßen, die fast jeden Teil des Körpers erreichen. In dem System wird Lymphe (Plasma und weiße Blutkörperchen) gesammelt und befördert, die aus den Blutkapillaren austritt und wieder ins Blut zurückkehrt. Lymphknoten sind Verdickungen in den Leisten, Achseln und am Hals. Die weißen Blutkörperchen in den Knoten bekämpfen Infektionen, indem sie Bakterien zerstören. Muß der Körper aktiv gegen eine Infektion ankämpfen, kann es zu einer Schwellung der Lymphknoten kommen.

Gesunde Ernährung

Ernährung, Geist und Gefühle sind eng miteinander verbunden. Unsere seelische Verfassung beeinflußt die Art unserer Ernährung, ihre Verdauung und ihre Verwertung. Die Nahrung hat wiederum Auswirkungen auf die Gesundheit der Seele.

Die psychologische Struktur der Menschen weist große Unterschiede auf, dies gilt entsprechend für die Anforderungen an ihre Ernährung. Untersuchungen haben ergeben, daß schwere psychologische Traumen den Bedarf an bestimmten Nährstoffen wie Vitamin B und C stark erhöhen. Wird das entstandene seelische Ungleichgewicht nicht behoben, kann dieser Zustand auf unbestimmte Zeit anhalten. Werden jedoch die notwendigen Nährstoffe zugeführt, steigert dies die Fähigkeit, mit Konflikten und Streß fertigzuwerden. Geschieht dies nicht, kommt es zu Mangelerscheinungen und einer beträchtlichen Verringerung der vitalen Energie und Widerstandskraft gegen Streß.

Eine gesunde Ernährung mit viel Obst und Gemüse, Nüssen und Samen sowie Vollkorn bietet die meisten notwendigen Nährstoffe. Während Zeiten der Anspannung sollten jedoch zusätzliche Substanzen zugeführt werden. Dies kann prophylaktisch oder als Teil der Behandlung streßbedingter Probleme wie Anspannung, Angst, Depression, Schwäche und Schlaflosigkeit geschehen.

Zucker

Streß löst häufig Lust auf Zucker aus, was die Belastung leider noch weiter erhöht. Dies liegt daran, daß Zuckerverzehr den Blutzuckerspiegel aus dem Gleichgewicht bringt: Beim Anstieg des Blutzuckers wächst dem Körper kurzzeitig Energie zu, die aber abrupt wieder abfällt und zu Schwäche, Angst oder Reizbarkeit sowie zu erneuter Lust auf Zucker führt.

Die Leber sollte die Zuckermenge, die in den Blutstrom gelangt, regulieren. Doch wenn die Leber nicht richtig arbeitet, kann es zu großen Schwankungen im Blutzuckerspiegel kommen. Alkohol beeinträchtigt die Funktion der Leber. Auch eine proteinreiche Ernährung, Arzneimittelkonsum und Giftstoffe in der Nahrung mindern die Fähigkeit der Leber, ihre Aufgaben zu erfüllen. Ein niedriger Blutzuckerspiegel (Hypoglykämie) führt im Körper zu einer Streßreaktion, da das Nervensystem nicht angemessen arbeiten kann, wenn der Blutzucker zu stark absinkt. Der Körper interpretiert einen niedrigen Blutzuckerspiegel als Warnsignal, und die Nebennieren reagieren mit verstärkter Adrenalinausschüttung, was zu »Flucht- oder Kampfmechanismen« führt (siehe Seite 50).

Dadurch werden die Glukosevorräte der Leber mobilisiert, um den Blutzuckerspiegel zu erhöhen, aber es werden auch Angst, Herzklopfen, Zittern, kalte und feuchte Hände sowie Atemlosigkeit ausgelöst – Symptome, die häufig als verfehlte Angstreaktionen verstanden werden. Diese Stimmungsschwankungen, die auf Veränderungen im Blutzuckerspiegel hinweisen, scheinen bestehende Streßsituationen noch zu verstärken und die Fähigkeit, den Belastungen standzuhalten, weiter zu schwächen. Dies veranlaßt die Nebennieren, noch mehr Adrenalin auszuschütten, was die Energie zusätzlich erschöpft und zu streßbedingter Krankheit beiträgt.

Wer verstehen will, warum manche Menschen verstärkt zu Hypoglykämie neigen, darf die Bauchspeicheldrüse (Pankreas) nicht außer acht lassen. Sie sondert Insulin ab, das dazu beiträgt, daß der Blutzucker in die Zellen gelangt, sowie das Glukagon, welches die Ausschüttung von Zuckervorräten aus der Leber in die Blutbahn reguliert.

Streß kann die Absonderung von Insulin und Glukagon aus der Bauchspeicheldrüse beeinflussen und zu Schwankungen im Blutzuckerspiegel führen. Auch der regelmäßige Genuß von raffiniertem Zucker kann Unregelmäßigkeiten in der Pankreasfunktion bewirken. Dadurch kommt es zu einer schlechten Blutzuckerregulierung, die sich unter Belastung noch verschlechtert. So entsteht ein Teufelskreis, und wir verlieren schon bei der geringsten Belastung die Nerven, sind überempfindlich und reagieren unangemessen stark auf Streß.

Vitamine und Mineralstoffe

Mit den Ansprüchen, die Streß an Energie und körperliche Abläufe stellt, steigt auch der Bedarf an Nährstoffen zu deren Aufrechterhaltung. Bestimmte Nährstoffe sind für die Funktion des Nervensystems unabdingbar. Wir benötigen sie zu allen Zeiten in ausreichender Menge. Sind die Vorräte nicht hinreichend gefüllt, kommt es bei Belastung zu einem Mangel, der mögliche streßbedingte Probleme noch verstärkt.

Es ist verständlich, daß manche Menschen bestimmte Nährstoffe für das Nervensystem in größeren Mengen benötigen als andere; sie leiden auch schneller unter Mangelerscheinungen und neigen eher zu Streß, Angst, Depression und zu psychischen Problemen. Die wichtigsten Vitamine und Mineralstoffe, ihr Vorkommen und ihre Aufgaben im Körper werden in der Nährwerttabelle auf den Seiten 70 bis 73 erläutert. Vitamine und Mineralstoffe sind beteiligt bei der Herstellung von Neurotransmittern und bei der Versorgung des Gehirns mit wesentlichen Blutbestandteilen, so daß das Nervensystem völlig ungestört arbeiten kann.

Die Vitamine B und C gelten als die wichtigsten Vitamine im Kampf gegen Streß. Eine Ernährung, die reich ist an Zucker, raffinierten Kohlenhydraten, Fetten sowie kohlensäurehaltigen Getränken, kann einen Mangel an Vitamin B auslösen. Dies führt zu einer Beeinträchtigung des Nervensystems und löst Symptome aus wie Schlaflosigkeit, Angst, Erregung, Alpträume, Erschöpfung, Nachtschweiß, Appetitmangel, Verdauungsstörungen, Depression und wiederholt auftretende Infektionen.

Niacin fehlt häufig bei Menschen mit proteinarmer Ernährung, vor allem bei übermäßigem Alkoholgenuß. Dies führt zu Reizbarkeit, Erschöpfung, Angst, Kopfschmerzen, Schlaflosigkeit, Gedächtnisschwäche, Gefühlsschwankungen und Hautleiden. Manchmal leiden solche Leute auch unter Durchfall oder im Extremfall unter einer wunden Zunge.

Vitamin-B_6-Mangel kann Angst, Depression und Persönlichkeitsveränderungen auslösen. Er manifestiert sich vor der Periodenblutung häufig als prämenstruelles Syndrom. Der Mangel kann durch unzureichende Ernährung oder Einnahme von Ovulationshemmern verursacht werden.

Vitamin-B_{12}-Mangel führt häufig zu Depression, Erschöpfung, Nervosität und Angst. Streß kann diese Symptome auslösen, da die Magensäure, die für die Absorption von B_{12} notwendig ist, bei manchen Menschen mit gefühlsbedingten Problemen reduziert ist.

Vitamin C (Ascorbinsäure) stärkt die Widerstandskraft gegen Streß und empfiehlt sich zur Behandlung nervöser und psychischer Leiden – das haben Untersuchungen bewiesen. Menschen, die unter Schizophrenie leiden, benötigen zum Beispiel 70 000 mg Vitamin C, bevor ihr Körper ausreichend versorgt ist. Bei anderen reichen bereits 4 000 mg. Emotionale Belastung und Streß führen zu einer beträchtlichen Erhöhung des Bedarfs an Ascorbinsäure.

Essentielle Fettsäuren sind für eine normale Funktion des Nervensystems unabdingbar. Stellen Sie sicher, daß Ihre Nahrung genügend unraffinierte Pflanzenöle enthält. Ergänzen Sie Ihren Speiseplan durch Nüsse, Samen und fetten Fisch.

Zinkmangel kann Depressionen, Reizbarkeit, Stimmungsschwankungen, Tränenneigung, Trotz sowie schizoides Verhalten verursachen. Während Schwangerschaft und Stillzeit ist der Zinkbedarf besonders hoch; ein Mangel kann nach der Geburt zu postnataler Depression und Hormonstörungen führen. Zink ist für das hormonelle Gleichgewicht von großer Bedeutung. Ein hoher Kupferspiegel – der sich oft bei Frauen findet, die die Antibabypille einnehmen – führt im Körper zu einem Zinkungleichgewicht, das mit Reizbarkeit, Stimmungsschwankungen und Altersschwachsinn einhergeht.

Kaliummangel kann auf übermäßigen Kaliumverlust im Urin zurückzuführen sein. Dies wird häufig durch Einnahme von Diuretika, übermäßigen Genuß von Tee, Kaffee oder Alkohol sowie durch Diabetes verursacht. Kaliummangel wird mit Lethargie, Schwäche, Depression und geistiger Apathie in Verbindung gebracht.

Calcium und **Magnesium** sind für die angemessene Entspannung des Nervensystems von größter Wichtigkeit. Ein Mangel kann Krämpfe, Muskelverspannung und -zuckungen, Kopfschmerzen, PMS, Appetitmangel, Apathie, Schwäche, Müdigkeit, Angst, Panikanfälle, Hyperaktivität, Schlaflosigkeit und Depression auslösen.

Eisenmangel trägt zu Lethargie, Müdigkeit, Depression, Angst, Herzklopfen, Konzentrationsschwäche bei.

Raffinierte Kohlenhydrate – Weißbrot und Nudeln, weißer Zucker, geschälter Reis und Fast-food-Produkte – sollten vermieden werden. Sie verursachen Verstopfung und führen dadurch zu einer Anreicherung von Toxinen, die für viele Krankheiten verantwortlich sind. Darüber hinaus kommt es zu einem Mangel an wichtigen Nährstoffen wie Magnesium, Calcium und Vitamin B sowie zu einem unausgewogenen Zuckerspiegel. Wenngleich Alkohol eine entspannende Wirkung hat, sollte sein Genuß auf ein Minimum reduziert oder ganz vermieden werden. Alkohol führt zu einer erhöhten Ausscheidung von Magnesium im Urin, er zerstört die Vitamine B und C sowie Zink und Kalium.

Koffeinhaltige Getränke wie Coca Cola, Kakao, Tee und Kaffee sollten vermieden werden, da Koffein die Auswirkungen von Streß durch die Ausschüttung von Adrenalin noch verstärkt. Es führt auch zu einem Verlust an den Vitaminen B und C. Der Ersatz von Tee und Kaffee durch Löwenzahnkaffee, Zichoriepulver und Kräutertees ist zu empfehlen. Dabei ist zu bedenken, daß Koffeinentzug anfangs zu Lethargie und Kopfschmerzen führen kann.

Rauchen zerstört Vitamin C, setzt den Körper zusätzlichem Streß aus und sollte am besten eingestellt werden. Doch wenn Sie Raucher sind und Zigaretten zum Abbau von Streß brauchen, müssen Sie einen Ausgleich in Form von Nervenmitteln und Tonika schaffen. Sie sollten aber auf jeden Fall versuchen, diese Gewohnheit aufzugeben, und ihrem Körper weiteren Schaden ersparen.

Nährwerttabelle

Diese Tabelle faßt die wichtigsten Nährstoffe, ihr Vorkommen in der Nahrung und ihre Funktionen im Körper zusammen. Die Folgen von Nährstoffmangel sind auf Seite 69 beschrieben.

Nährstoffe / Vorkommen — *Funktionen*

EIWEISS / PROTEIN

Vollständige Proteine: Fleisch, Geflügel, Fisch, Eier, Milch, Joghurt, Käse, Sojaprodukte.

Unvollständige Proteine: Nüsse und Samen, Bohnen und Hülsenfrüchte, Getreide.

Proteine bestehen aus 25 Aminosäuren; die meisten werden im Körper selbst hergestellt; 8 (bei Kindern 9) werden aus der Nahrung bezogen.
Vollständige oder einfache Proteine enthalten nur Aminosäuren. Darüber hinaus gibt es drei Gruppen von unvollständigen oder zusammengesetzten Proteinen, die auch Nichtproteinanteile enthalten. Man kann sie kombinieren, um eine Ernährung mit vollständigen Eiweißstoffen zu erhalten; das heißt, die biologische Wertigkeit wird erhöht.

Proteine sind die grundlegenden Bausteine aller Körpergewebe. Sie und ihre Bestandteile, die Aminosäuren, sind für Wachstum und Heilung unabdingbar. Sie sind aus diesem Grund für die Ernährung von Säuglingen und Kindern besonders wichtig. Antikörper, Enzyme und Hormone sind ebenfalls Proteine, so daß Schutz gegen Infektionen, Stoffwechsel und Koordination der Gewebsfunktion von vollständiger und regelmäßiger Versorgung mit allen Aminosäuren abhängen.

Während Schwangerschaft und Stillzeit, nach Krankheit und bei schwerer körperlicher Arbeit oder Sport sollten zusätzliche Proteine zugeführt werden.
Der Körper kann bei einem Protein-Überschuß keine Depots bilden.

FETTE

Mehrfach ungesättigte Fettsäuren: Fisch und Fischöle, Nüsse und Nußöle, Pflanzenöle.

Der Körper benötigt sie, um Spurenelemente und die fettlöslichen Vitamine A, D, E und K aus der Nahrung zu absorbieren. Sie sind beteiligt an der Herstellung der Nebennieren- und Sexualhormone und sorgen für eine gesunde Bakterienbesiedlung im Darm, gesunde Haut und Durchblutung.

Einfach ungesättigte Fettsäuren: Nüsse, Samen, Olivenöl.

Sie sind gute Ersatzstoffe für gesättigte Fette.

Gesättigte Fettsäuren: Milchprodukte, Fleisch, verarbeitete Fette, raffinierte Öle, Kokosnußöl, Palmöl.

Sie bieten konzentrierte Energie, Isolierung und Schutz. Ihr Verzehr sollte auf ein Minimum beschränkt sein, da eine übermäßige Menge zu Herz-Kreislauf-Erkrankungen, Fettsucht und anderen Leiden führen kann.

Essentielle Fettsäuren (in mehrfach ungesättigten Fetten): Samen, Nüsse, Hülsenfrüchte, Bohnen, unraffinierte Pflanzenöle, öliger Fisch, Lebertran.

Unabdingbar für den Aufbau von Nerven- und Immunsystem. Mit den Proteinen bilden sie das wichtigste Strukturelement der Zellwand jeder Körperzelle.

Nährstoffe / Vorkommen	Funktionen
KOHLENHYDRATE	
Stärke: Vollkorn, Reis, Nudeln, Brot, Kartoffeln, Nüsse, Samen, Hülsenfrüchte, Bohnen.	Stärke oder komplexe Kohlenhydrate sind die Hauptenergielieferanten. Unraffinierte Kohlenhydrate sind gute Quellen für Proteine, Vitamine und Mineralstoffe.
Zucker: Obst, Milch.	Zucker ist ein einfaches Kohlenhydrat und ebenfalls ein Energielieferant. Raffinierter Zucker enthält lediglich Energie, aber keine Nährstoffe.
Fasern: Gemüse, Samen, Hülsenfrüchte, Bohnen.	Fasern (Ballaststoffe) sind für eine gesunde Darmfunktion unabdingbar, schützen vor Darmerkrankungen sowie Gallensteinen und senken den Cholesterinspiegel.
VITAMINE	
Vitamin A (fettlöslich): Fischöle, Milchprodukte, Leber, Eigelb, Möhren. **Karotin** ist eine Vorstufe von Vitamin A (Provitamin A). Es kommt vor in grünem, gelbem und orangem Gemüse, orangen und gelben Früchten, Löwenzahnblättern, Petersilie und Wasserkresse.	Erhöht die Widerstandskraft gegen Infektionen, fördert Wachstum, Gesundheit von Zähnen, Haut und Zahnfleisch und heilt geschädigtes Gewebe. Notwendig für gesunde Augen, Knochenbildung, Produktion roter und weißer Blutkörperchen und die Bildung von Hormonen, die für die Fortpflanzung und den Milchfluß notwendig sind.
Vitamin B$_1$ (Thiamin, wasserlöslich): Vollkorn, Hafermehl, Leber, Gemüse, Hefe, Milch, Nüsse, Linsen, Samen, Eier.	Für die Umwandlung komplexer Kohlenhydrate in Glukose oder Fett sowie für die Bereitstellung von Energie.
Vitamin B$_2$ (Riboflavin): Milch, Käse, Butter, Joghurt, Getreide, Fleisch, Bierhefe, grünblättriges Gemüse, Erbsen, Bohnen, Eier, Weizenkeime.	Für die Bildung von Leberenzymen und die Verwendung von Sauerstoff im Stoffwechsel von in der Leber gelagerten Kohlenhydraten, Fetten und Proteinen.
Niacin: Vollkorn, Milch, Milchprodukte, Fleisch, Fisch, Bierhefe, grüne Gemüse, Nüsse, Eier.	Für die Bildung der Enzyme, die für den Stoffwechsel der Kohlenhydrate notwendig sind. Beeinflußt den Cholesterinstoffwechsel und verringert den Fettspiegel im Blut.
Pantothensäure: Kuhmilch, Muttermilch, Eier, Getreide, Fleisch, Bierhefe, grünes Gemüse, Pilze.	Für den Stoffwechsel der Kohlenhydrate, Fette und Aminosäuren. Wesentlich für die normale Funktion der Nebennieren. Stärkt das Immunsystem.
Vitamin B$_6$: Fisch, Fleisch, Eigelb, Vollkorn, Nüsse, Samen, grünes Gemüse, Bierhefe, Bananen, Avocados, Melasse, Pilze.	Für den Stoffwechsel von Proteinen und Aminosäuren, Zucker, Fettsäuren und einiger Mineralstoffe. Trägt zur Produktion der roten Blutkörperchen, der Antikörper, Hormone und Enzyme bei.

Nährstoffe / Vorkommen	Funktionen
VITAMINE (Fortsetzung)	
Vitamin B_{12}: Fleisch, Leber, Nieren, Fisch, Eier, Milch, Milchprodukte, Bohnensprossen. Wird auch von Darmbakterien produziert.	Für die Entwicklung der roten Blutkörperchen, den Eisenstoffwechsel und ein gesundes Nervensystem.
Folsäure: Bierhefe, grünes Gemüse, Eier, Vollkorn, Fleisch, Nüsse, Milch.	Baustein der roten Blutkörperchen im Knochenmark. Wichtig für den Stoffwechsel von Zucker und Aminosäuren und die Herstellung von Antikörpern. Unabdingbar für das Funktionieren des Nervensystems und den Aufbau genetischen Materials.
Vitamin C (Ascorbinsäure): Frisches Obst, frisches Gemüse, Kartoffeln, blättrige Kräuter, Beeren.	Wichtig für gesunde Haut, Knochen und Muskeln, da es am Aufbau des Proteins Collagen beteiligt ist. Bietet Heilung und Schutz vor den negativen Auswirkungen von Viren, Toxinen, Arzneimitteln, Allergien und Fremdkörpern. Wesentlich für den Cholesterinstoffwechsel und die Herstellung von Cortison durch die Nebennieren. Verbessert die Widerstandskraft gegen Infektionen und die Eisenabsorption, ist eine wirkungsvolle Antioxidans.
Vitamin D: Milch, Milchprodukte, Eier, fetter Fisch, Fischöl. Sonnenlicht löst seine Synthese in der Haut aus.	Für die Calciumbildung sowie das Wachstum und die Gesundheit von Knochen und Zähnen. Fördert die Absorption von Calcium und Phosphaten aus der Nahrung.
Vitamin E: Nüsse, Samen, Eier, Milch, Milchprodukte, Vollkorn, Weizenkeime, unraffinierte Öle, Blattgemüse, Avocados, Seetang, Sojabohnen, Muttermilch.	Für den Stoffwechsel essentieller Fettsäuren, die Absorption von Eisen und die Produktion der roten Blutkörperchen. Als Antioxidans schützt es Kreislauf, Zellen und Zellmembranen und verlangsamt den Alterungsprozeß. Steigert die Fruchtbarkeit und schützt vor fötalen Abnormitäten und Fehlgeburt.
Vitamin K: Grünes Gemüse, Milch, Milchprodukte, Melasse, Aprikosen, Vollkorn, Lebertran, Sonnenblumenöl.	Für den Aufbau der Blutgerinnungsfaktoren, vor allem Prothrombin. (Synthese im Darm.)
MINERALSTOFFE	
Natrium: Die meisten Gemüsesorten, Salz.	Für einen ausgeglichenen Flüssigkeitshaushalt und Blutdruck und für gesunde Nerven- und Muskelfunktionen.
Calcium: Milch, Milchprodukte, grünes Gemüse, Eier, Nüsse, Samen, getrocknete Früchte, Sojabohnen, Fisch mit Gräten, Getreide.	Für gesunde Knochen und Zähne, das Funktionieren des Herzmuskels, die Blutgerinnung, Leitung von Nervenimpulsen und Muskelfunktionen.
Eisen: Eigelb, Leber, Fleisch, Melasse, Sojabohnen, Vollkorn, grünes Gemüse, Fisch, getrocknete Früchte, Kakao, Wein.	Wird zur Herstellung von Hämoglobin, das für den Transport von Sauerstoff im Blut verantwortlich ist, gebraucht. Wichtig als Energielieferant und für die Zellatmung.

Nährstoffe/Vorkommen	Funktionen
MINERALSTOFFE	
Magnesium: Grünes Gemüse, Nüsse, Samen, Vollkorn, Milch, Milchprodukte, Eier, Meerestiere, »hartes« Wasser.	Für Energiezufuhr, Proteinstoffwechsel, Aufbau von Enzymen, Nerven- und Muskelfunktion sowie Knochen- und Zahnbildung.
Phosphor: Vollkorn, Samen, Nüsse, Fleisch, Fisch, Eier.	Für gesunde Knochenbildung, sowie für die Herz- und Nierenfunktion. Wesentlich für die Reizleitung und den Vitaminstoffwechsel.
Kalium: Frisches Obst, frisches Gemüse, Vollkorn, Nüsse, Sojabohnen, Meerestiere.	Für Reizleitung und Muskelfunktion; reguliert den Säure-Basen-Haushalt im Blut sowie den Wasserhaushalt.
Kupfer: Grünes Gemüse, Leber, Meerestiere, Vollkorn.	Für den Aufbau der Myelinhülle um die Nerven, die Eisenabsorption, Enzymproduktion, Entwicklung von Gehirn, Knochen und (zusammen mit Vitamin B_6) das Bindegewebe. Wirkt als Antioxidans. Wesentlich für die Funktion von Vitamin C.
Zink: Austern, Heringe, Hefe, Leber, Eier, Rindfleisch, Erbsen, Samen, Obst, Gemüse, Nüsse, Geflügel, Krustentiere.	Bestandteil von etwa 100 Enzymen. Wichtig für den Proteinstoffwechsel, die Immunstärke und Hormonproduktion sowie für gesunde Knochen und Gelenke. Schützt vor Schäden durch freie Radikale an Augen, Prostata, Samenflüssigkeit und Sperma. Notwendig für die Mobilisierung von Vitamin-A-Vorräten aus der Leber.
Kobalt: Bierhefe, Obst, Gemüse, Vollkorn, Nüsse.	Bestandteil von Vitamin B_{12}. Verbessert die Kupferabsorption sowie den Magnesium- und Zuckerstoffwechsel.
Mangan: Grünes Gemüse, Samen, Vollkorn, Hülsenfrüchte, Bierhefe, Eier, Obst, Tee.	Für Energiestoffwechsel, gesunde Knochen, Schilddrüsenfunktion sowie Nerven- und Fortpflanzungssystem.
Jod: Gemüse, das auf jodhaltigem Boden angebaut wird, Obst, Meerestiere, Knoblauch, Petersilie, Jodsalz.	Für die Produktion der Schilddrüsenhormone, die für die Regulierung des Stoffwechsels sowie die körperliche und geistige Entwicklung verantwortlich sind.
Chrom: Obst, Gemüse, Fleisch, Melasse, Vollkorn, Weizenkeime, Bierhefe, biologische Nahrungsmittel.	Wichtig für den Fett- und Kohlenhydratstoffwechsel und für die Bereitstellung von Energie.
Selen: Knoblauch, Vollkorn, Eier, Fleisch, Bierhefe.	Antioxidans, wichtig für die Funktion von Leber und Bindegewebe sowie für die Bildung der Sexualhormone.

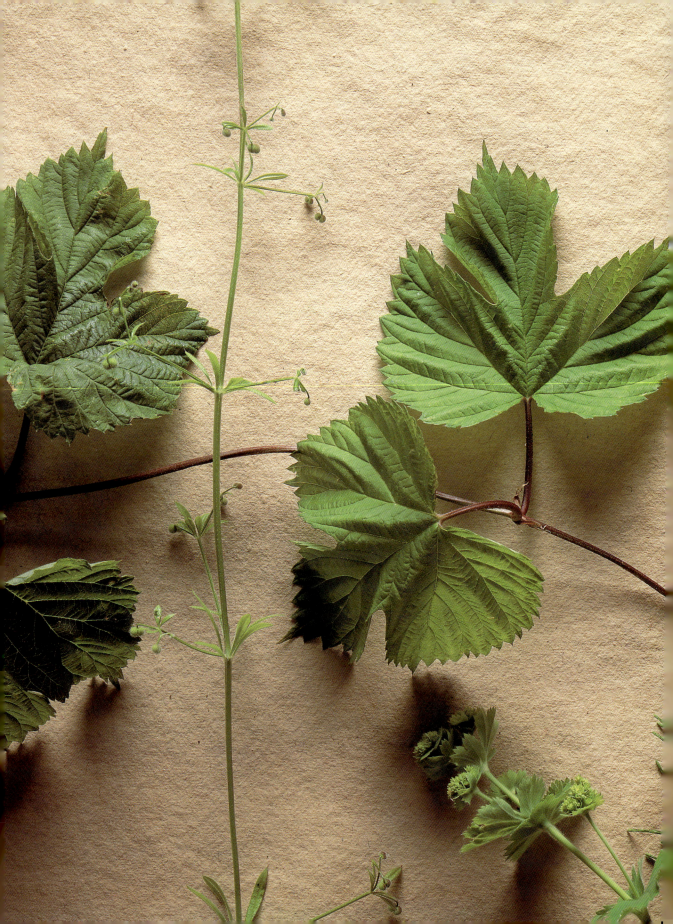

ZWEITER TEIL

Die Lebensabschnitte einer Frau

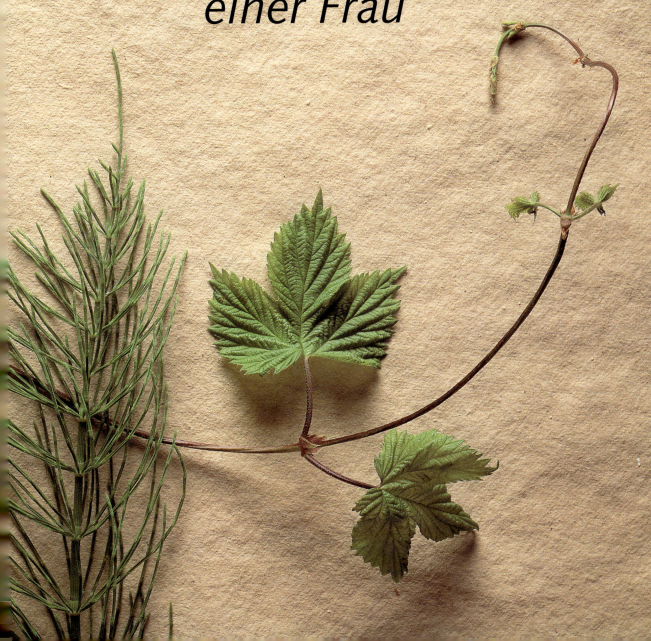

3 *Pubertät – vom Mädchen zur Frau*

Die Veränderungen, die den Übergang vom Kind zur Frau markieren, setzen etwa im Alter von zehn oder elf Jahren ein. Der Körper des Mädchens nimmt Rundungen an. Die Brüste beginnen sich zu entwickeln, die Vulva nimmt eine deutlichere Form an, und in der Schamgegend und den Achselhöhlen sprießen die ersten Haare. Die erste Periodenblutung, die zeigt, daß der Körper reif für die Mutterschaft ist, wird Menarche genannt und tritt meist im Alter von zwölf bis dreizehn Jahren ein. Dieser Vorgang ist abhängig von der körperlichen Entwicklung, vor allem von der im Körper eingelagerten Fettmenge. Es ist ganz normal, wenn die erste Periodenblutung irgendwann zwischen dem elften und vierzehnten Lebensjahr eintritt – der zeitliche Ablauf der Entwicklung eines Mädchens ähnelt häufig dem seiner Mutter.
Der Übergang zum Erwachsenenalter bringt nicht nur beträchtliche körperliche Veränderungen, sondern auch einen geistigen und emotionalen Wandel mit sich. Die Metamorphose vom Mädchen zur Frau führt häufig zu inneren und äußeren Konflikten, die durch das Streben nach einem Gleichgewicht zwischen Unabhängigkeit und Abhängigkeit bedingt sind. Das heranwachsende Mädchen möchte sich von der elterlichen Aufsicht befreien und ist doch noch von der Fürsorge und der Orientierung durch die Eltern abhängig. Es wird hin- und hergerissen zwischen den Werten der Eltern und denen der Gleichaltrigen, zwischen romantischen Gefühlen, sexuellen Empfindungen und den Moralvorstellungen von Eltern und Lehrern.
Wenn zwischen dem jungen Mädchen und seinen Eltern keine offene Beziehung besteht, kann die Pubertät eine schmerzvolle, einsame Zeit sein, die zu Generationskonflikten und zunehmenden Mißverständnissen auf beiden Seiten führt. Teenager an der Schwelle zum Erwachsenenalter sind oft launisch, trotzig, schwierig und rebellisch. Bei dem Versuch, sich selbst zu behaupten, neigen sie zu Tränenausbrüchen, fühlen sich – zu Recht – mißverstanden und setzen Rebellion, Feindseligkeit und Geheimniskrämerei ein, um ein eigenes Selbstverständnis zu entwickeln.
Man sollte in der heutigen Zeit davon ausgehen dürfen, daß ein Mädchen im Elternhaus oder in der Schule erfahren hat, welche Veränderungen ihm bevorstehen. Doch auch heute noch werden vollkommen unaufgeklärte Mädchen von der ersten Periodenblutung überrascht und eine leichte Beute für Mythen und Aberglauben, die offenbar nie aussterben. Das Mädchen mag von dem unerwarteten Blutverlust erschreckt sein und diesen Vorgang als Grund zur Heimlichkeit und Scham verstehen. Solche Gefühle führen dazu, daß das Mädchen seine entstehende Weiblichkeit leugnet. Das ist ein schlechter Einstieg in das Leben einer erwachsenen Frau.

Kletten-Labkraut

Galium aparine

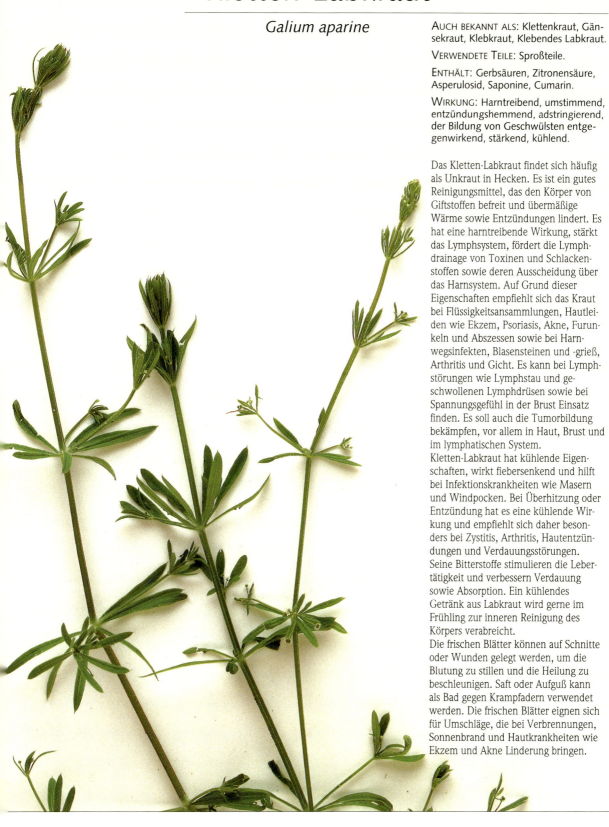

AUCH BEKANNT ALS: Klettenkraut, Gänsekraut, Klebkraut, Klebendes Labkraut.

VERWENDETE TEILE: Sproßteile.

ENTHÄLT: Gerbsäuren, Zitronensäure, Asperulosid, Saponine, Cumarin.

WIRKUNG: Harntreibend, umstimmend, entzündungshemmend, adstringierend, der Bildung von Geschwülsten entgegenwirkend, stärkend, kühlend.

Das Kletten-Labkraut findet sich häufig als Unkraut in Hecken. Es ist ein gutes Reinigungsmittel, das den Körper von Giftstoffen befreit und übermäßige Wärme sowie Entzündungen lindert. Es hat eine harntreibende Wirkung, stärkt das Lymphsystem, fördert die Lymphdrainage von Toxinen und Schlackenstoffen sowie deren Ausscheidung über das Harnsystem. Auf Grund dieser Eigenschaften empfiehlt sich das Kraut bei Flüssigkeitsansammlungen, Hautleiden wie Ekzem, Psoriasis, Akne, Furunkeln und Abszessen sowie bei Harnwegsinfekten, Blasensteinen und -grieß, Arthritis und Gicht. Es kann bei Lymphstörungen wie Lymphstau und geschwollenen Lymphdrüsen sowie bei Spannungsgefühl in der Brust Einsatz finden. Es soll auch die Tumorbildung bekämpfen, vor allem in Haut, Brust und im lymphatischen System.
Kletten-Labkraut hat kühlende Eigenschaften, wirkt fiebersenkend und hilft bei Infektionskrankheiten wie Masern und Windpocken. Bei Überhitzung oder Entzündung hat es eine kühlende Wirkung und empfiehlt sich daher besonders bei Zystitis, Arthritis, Hautentzündungen und Verdauungsstörungen. Seine Bitterstoffe stimulieren die Lebertätigkeit und verbessern Verdauung sowie Absorption. Ein kühlendes Getränk aus Labkraut wird gerne im Frühling zur inneren Reinigung des Körpers verabreicht.
Die frischen Blätter können auf Schnitte oder Wunden gelegt werden, um die Blutung zu stillen und die Heilung zu beschleunigen. Saft oder Aufguß kann als Bad gegen Krampfadern verwendet werden. Die frischen Blätter eignen sich für Umschläge, die bei Verbrennungen, Sonnenbrand und Hautkrankheiten wie Ekzem und Akne Linderung bringen.

Zaubernuß

Hamamelis virginiana

AUCH BEKANNT ALS: Virginischer Zauberstrauch, Hamamelis, Zauberhasel.

VERWENDETE TEILE: Blätter und Rinde; als destilliertes Zaubernußwasser.

ENTHÄLT: Gerbsäuren (einschließlich Gallotannine, kondensierte Catechine, Proanthocyanidine), Saponine, Harze, Flavonoide, Cholin, ätherische Öle (in der Rinde).

WIRKUNG: Adstringierend.

Die Zaubernuß ist als Heilmittel für Verbrühungen und Verbrennungen, Schwellungen und Entzündungen der Haut sowie zur Blutstillung bekannt. Ihre Wirkung ist auf Grund des hohen Gerbsäuregehalts vorwiegend adstringierend, wodurch sich die Pflanze bestens zur Behandlung innerer und äußerer Blutungen eignet. Sie wird schon seit langem bei Blutungen in Lunge, Magen, Uterus und Darm eingesetzt. Die Zaubernuß hilft auch bei übermäßiger Menstruationsblutung und Blutstau im Uterus, wodurch es zur Zeit der Periode zu Völle- sowie Druckgefühl und Unbehagen kommt.

Als Absud, Tinktur oder destillierte Lösung kann die Zaubernuß äußerlich auf Schnitte und Wunden angebracht werden. Sie eignet sich als Mundwasser bei Zahnfleischbluten und als Lotion oder Salbe bei blutenden Hämorrhoiden. Die Gerbsäuren beschleunigen die Heilung, lindern Schmerz, Entzündung sowie Schwellung und schützen Wunden vor Infektionen.

Zaubernuß ist ein hervorragendes Heilmittel bei Durchfall, Ruhr, Kolitis mit Schleimabsonderung und Katarrh. Sie wird bei Gebärmuttervorfall sowie Schwäche nach einer Fehlgeburt oder Entbindung verabreicht, um die Uterusmuskulatur zu stärken.

Äußerlich als Lotion oder Salbe verabreicht, lindert die Zaubernuß Schmerzen und Schwellungen bei Krampfadern und Venenentzündung, lindert den Juckreiz bei Hämorrhoiden und beschleunigt die Heilung von Krampfadergeschwüren. Umschlag und Kompresse sind gut bei Verbrennungen, Schwellungen oder Entzündungen der Haut, bei Spannungsgefühl in der Brust, Wundliegen, Prellungen und Verstauchungen. Als Lotion empfiehlt sich die Pflanze bei Moskitostichen, Muskelkater und als Hauttonikum zur Straffung des Gewebes und Verringerung von geplatzten Äderchen. Zusammen mit Rosenwasser ergibt sie ein erfrischendes Augenbad. Lotion, Absud und Tinktur können auch als Spülung bei vaginalem Ausfluß und Reizung sowie als Gurgellösung bei Halsschmerzen und Infektionen verwendet werden.

Die Einstellung zum weiblichen Körper

Die Gefühle, mit denen ein heranwachsendes Mädchen konfrontiert wird, haben einen starken Einfluß auf die Einstellung zu seiner sexuellen Entwicklung und wirken sich auf den Hormonhaushalt und die Menstruation aus. Wenn die Mutter des Mädchens die Menstruation als monatliche Feuerprobe, ungerechte Belastung, Plage und Unterbrechung des gewöhnlichen Lebensablaufs betrachtet, wird auch das Mädchen Periode und körperliche Veränderungen als Last empfinden und dem unvermeidlichen Monatszyklus mit Ablehnung begegnen. Dies kann Menstruationsprobleme fördern und zu Unregelmäßigkeit, Schmerz, starker Blutung oder PMS (prämenstruellem Syndrom) führen.

In vielen Kulturen wird die Menarche gefeiert und das Mädchen fröhlich in seine Rolle als Frau eingeführt. Diese Veränderungen sind normal und gesund; es ist aufregend, die Schwelle zur Weiblichkeit und möglichen Mutterschaft zu überschreiten.

In anderen Kulturen findet man häufiger auch die negative Einstellung zur Menstruation. Den Juden zum Beispiel galten früher menstruierende Frauen sowie gebärende Mütter als »unrein«. Nach der Monatsblutung mußten sich jüdische Frauen einer rituellen Reinigung unterziehen. In manchen Teilen der Welt glaubt man immer noch, daß die Gegenwart einer menstruierenden Frau Milch oder Wein sauer werden lasse, eine schlechte Ernte bringe, Spiegel erblinden lasse, Feuer lösche, Uhren zerbreche, Obst am Baum verfaulen lasse und das Auskeimen von Samen verhindere.

Man erwartet oft, daß menstruierende Frauen das Bett hüten, sich von der übrigen Gemeinschaft zurückziehen und nur mit anderen Frauen zusammenkommen. In Indien werden die Frauen zu dieser Zeit durch einen Vorhang, die sogenannte Purdah, von der Außenwelt abgetrennt. Während des Mittelalters verkündete die katholische Kirche, daß die Monatsblutung ein Zeichen für die Sündhaftigkeit und Minderwertigkeit der Frau sei. Während der Menstruation durften die Frauen nicht in die Kirche gehen und nicht die Kommunion empfangen. Doch es gibt auch positivere Ansichten. In einigen primitiven Kulturen verstanden die Männer nicht, warum eine blutende Frau nicht verblutete. Die Tatsache, daß sie die Feuerprobe so stoisch bestand, galt als Zeichen für übernatürliche Kräfte. Man glaubte, daß sie auch Wirbelstürmen, Donner, Blitz und Hagelschlag Einhalt gebieten könne. Das Menstruationsblut selbst wurde hoch geschätzt und stand in dem Ruf, Männer in der Schlacht zu schützen, Feuer zu löschen und Kopfschmerzen zu vertreiben.

Ob Segen oder Fluch – die Menstruation ist sicherlich ein deutlicher Beweis für das Wesen der Frau. Wie zahlreiche andere kulturelle Tabus ist auch die Periodenblutung ein Phänomen, das wir nicht verstehen und deshalb fürchten.

Menstruierende Frauen sondern sich schon immer ab, vielleicht nur deshalb, um sich während dieser empfindsamen Zeit von den alltäglichen Anforderungen und Aufgaben zurückzuziehen. Ein solcher Rückzug gibt ihnen Gelegenheit zu Ruhe und Nachdenken. Dieses Absondern hat in einigen Gesellschaften zur Entstehung strenger Verbote für die Zeit der Monatsblutung geführt: Menstruierende Frauen dürfen den Liebesakt nicht vollziehen, die Sonne nicht sehen, keine Nahrung zubereiten oder berühren und auch ihr Haar nicht waschen.

Das Menstruationsblut ist nichts weiter als eine harmlose Mischung aus Blut, Zellen und Schleim – also ganz normale Bestandteile jedes männlichen und weiblichen Körpers. Doch scheint der Mythos, daß das Menstruationsblut unrein sei, fortzubestehen, und der Gedanke, mit einer menstruierenden Frau den Geschlechtsakt durchzuführen, ist für viele Männer immer noch abstoßend.

Viele Frauen schämen sich ihrer Blutung, sorgen sich wegen des Blutgeruchs oder fürchten, daß ein Fleck Bettzeug oder Kleidung verunreinigen könnte. Die Frau fühlt sich veranlaßt, die Menstruation sogar vor sich selbst zu verbergen. Die Welt der Werbung versorgt uns mit immer besserem, hygienischerem »Schutz«, so daß wir uns in einer mechanischen, hektischen und unnachgiebigen Zeit verhalten können, als sei nichts geschehen. Wenn Frauen unter sich über ihre Periode sprechen, vermeiden sie deutliche Worte. Sie bevorzugen Umschreibungen wie »meine Tage« oder »Tante Erna«. Diese gegensätzlichen Einstellungen zur Menstruation stellen für pubertierende Mädchen ein weiteres Problem dar. Der sich entwickelnde Körper und vor allem der Teil, der Blut ausscheidet, mag als beängstigend oder abstoßend empfunden werden. Der Körper wird mit Unreinheit, Geheimnistuerei und Fluch in Verbindung gebracht. Gleichzeitig beginnt das Mädchen, sinnliche Gefühle sowie sexuelle Erregung zu empfinden, und wird sich seiner Anziehungskraft auf das andere Geschlecht bewußt.

Wenn Mädchen in ihrer Pubertät widersprüchliche Signale zukommen, erscheinen ihnen ihre sinnlichen Gefühle schmutzig. Dann neigen sie dazu, ihre Emotionen vor den Eltern und anderen älteren Menschen zu verbergen, was die Beziehung belastet. Dies kann zu einem Ableugnen der Weiblichkeit und Sexualität führen und Menstruationsstörungen wie Dysmenorrhö oder Eßstörungen wie Magersucht auslösen. Wenn der Körper aushungert, sinkt das Körpergewicht unter die Grenze, bei der es zu einer Menstruation kommt, und die Periode bleibt aus. Trotz all der Mythen und Tabus ist es von großer Wichtigkeit, alle Gedanken zu verdrängen, die Unglück und Scham über den weiblichen Körper und seine natürlichen Funktionen auslösen. Die Erziehung und das Wissen über den weiblichen Körper und seine Vorgänge sowie über die Veränderungen in der Pubertät können unsinnigen Mythen das Wasser abgraben.

Die Veränderungen des Körpers

Ab dem zehnten bis zwölften Lebensjahr entwickelt ein Mädchen sekundäre Geschlechtsmerkmale. Diese Veränderungen erstrecken sich über einen Zeitraum von etwa zwei Jahren und umfassen Brustwachstum, Haut- und Kreislaufveränderungen, Haarwuchs im Genitalbereich und in den Achselhöhlen sowie die Ausbildung von Körperrundungen. Ovulation und Menstruation (Menarche) setzen gegen Ende der Pubertät ein, meist im Alter von zwölf bis dreizehn Jahren, wenn das Körpergewicht des Mädchens bei etwa 47,5 kg liegt, wobei ein Viertel aus Fett besteht. Die Periodenblutung hält etwa bis zum 48. Lebensjahr an, manche Frauen verlieren die Menstruation auch erst Mitte fünfzig. Dann beginnen die Wechseljahre.

Die Entwicklung der sekundären Geschlechtsmerkmale sowie Ovulation, Menstruation und Menopause werden von den Hormonen gesteuert. Diese chemischen Boten lösen viele verschiedene Körperreaktionen aus. Der Körper eines Kindes verfügt nur über wenige Geschlechtshormone, sie nehmen erst während der Pubertät zu. In den Jahren mit einer regelmäßigen Menstruation schwanken die Hormone während jedes Monatszyklus auf eine Art und Weise, die bei entsprechender Planung den Vorgang der Zeugung zuläßt.

Um die Menstruation zu verstehen, sollten Sie sich mit der Anatomie und Physiologie des Fortpflanzungssystems vertraut machen (siehe Seite 63) und Ihren Körper kennenlernen, indem Sie sich selbst vor dem Spiegel erforschen und dabei die Öffnungen und Falten vorsichtig und mit sauberen Fingern erkunden.

Bei der Geburt eines Mädchens sind die Eierstöcke mit etwa 400 000 Follikeln ausgestattet, die Zellbeuteln ähneln und je ein Ei enthalten. Von diesen unreifen Eiern reifen 300 bis 500 Stück heran, die sich bei der Befruchtung mit einem männlichen Sperma vereinigen.

Zu Beginn des Zyklus sendet die Hypophyse (auch Hirnanhangdrüse genannt) jeden Monat über follikelstimulierende Hormone Botschaften an die Eierstöcke, die die Entwicklung mehrerer Follikel auslösen. Aus einem dieser Follikel entsteht ein reifes Ei sowie das Hormon Östrogen.

Zur Mitte des Zyklus bewegt sich der Follikel zur Oberfläche des Eierstocks. Bei der Ovulation wird das Ei aus dem Eierstock in einen der beiden Eileiter entlassen. Bei diesem Eisprung verspüren manche Frauen stechende Schmerzen oder Krämpfe im Unterleib. Während der nächsten paar Tage wandert das Ei mit Hilfe von Muskelkontraktionen den Eileiter hinab. Trifft es innerhalb von 24 Stunden nach dem Eisprung im Eileiter auf Sperma, kann es zur Befruchtung kommen. Nach der Vereinigung wandern Ei und Sperma gemeinsam in die Gebärmutter und nisten sich dort ein.

Nach der Ovulation heißt der leere Follikel Gelbkörper und stellt gemäß den Instruktionen des luteinisierenden Hormons aus der Hypophyse Progesteron und Östrogen her. Im Falle einer Befruchtung unterhalten diese beiden Hormone gemeinsam die Schwangerschaft, indem sie im Uterus die angemessenen Bedingungen schaffen. Bleibt eine Zeugung aus, zerfällt der Follikel.

Während der ersten Zyklushälfte verstärkt das Östrogen die Durchblutung des Uterus und verdickt die Gebärmutterschleimhaut, das Endometrium. In der zweiten Zyklushälfte veranlaßt das Progesteron eine weitere Verstärkung des Endometriums und die Absonderung von Nährstoffen für den entstehenden Embryo im Falle einer Schwangerschaft. Hat keine Befruchtung stattgefunden, fallen der Östrogen- und Progesteronspiegel im Eierstock, die Gebärmutterschleimhaut zerfällt und wird abgestoßen. Dieser Vorgang löst die Menstruation aus. Die Blutung tritt gewöhnlich einmal im Monat ein und dauert im Durchschnitt vier bis sechs Tage. Die normale Blutmenge, die verloren wird, würde etwa einen Eierbecher oder vier bis sechs Eßlöffel füllen. Während der Periode setzt der Blutfluß immer wieder aus und nimmt gegen Ende zunehmend ab.

Die Menstruationsflüssigkeit besteht aus Schleim, Scheidensekret, Zellen und Blut. Der Geruch entwickelt sich erst beim Kontakt mit der Luft, wenn der bakterielle Zerfall einsetzt. Die Menstruation ist keineswegs unsauber, da es sich lediglich um die Ablösung der Gebärmutterschleimhaut handelt. Das Blut sollte hellrot sein. Eines der ersten Zeichen der herannahenden Pubertät ist eine verstärkte Produktion von Scheidensekret. Dies ist ganz normal und tritt gewöhnlich vor der Menarche auf. Es handelt sich dabei um ein weißes, cremiges Sekret, das für eine gesunde und leicht saure Scheidenflora sorgt. Nach Einsetzen der Menstruation ist die Ausscheidung von der jeweiligen Zyklusphase abhängig und verstärkt sich bei sexueller Erregung und zur fruchtbaren Zeit der Ovulation.

Die ersten Periodenblutungen bei Mädchen sind häufig unregelmäßig. Zwischen den einzelnen Blutungen können drei bis sieben Wochen liegen. Dies ist darauf zurückzuführen, daß sich der Hormonzyklus erst langsam entwickeln muß. Es kann bis zu zwei Jahre dauern, bis der Zyklus regelmäßig abläuft. Anfängliche unregelmäßige Blutungen sind also kein Anlaß zur Sorge; sie pendeln sich meistens bald ein. Die Menstruation wird manchmal von Schmerzen begleitet und kann stark sein. (Weitere Informationen finden Sie auf Seite 88.)

Der Schlüssel zu problemlosen Periodenblutungen liegt in der Entwicklung einer positiven Haltung zu Weiblichkeit und ihren monatlichen Abläufen. Vergessen Sie die Vorurteile über die Menstruation. Wenn Ihnen die Periode Sorgen macht, sollten Sie einfach mit Ihrer Mutter, einer älteren Schwester oder anderen Verwandten oder Freundinnen darüber sprechen, die mit ähnlichen Gefühlen zu kämpfen hatten. Die Einstellung zur Periode und die Wahrung eines gesunden Hormonhaushalts werden den Ablauf der Periode bestimmen. Ernährung, Lebensstil, Sport und ein ausgewogenes Verhältnis zwischen Arbeit und Entspannung sind für den Hormonhaushalt ausschlaggebend. Wer sorgsam mit sich selbst umgeht, wird eine problemlose Periode haben. (Weitere Informationen über einen gesunden Hormonhaushalt finden Sie auf Seite 86.)

Hautveränderungen

Durch die hormonellen Veränderungen während der Pubertät werden die Hautdrüsen aktiver. Die Talgdrüsen produzieren mehr Hautfett und die Schweißdrüsen mehr Schweiß. Hautpflege und die Verwendung von Körpersprays werden jetzt wichtig.

Überaktive Talgdrüsen lassen die Haut, vor allem im Gesicht, auf dem Rücken und der Brust, fettiger werden. Diese Produktion von öligem Hautfett sowie das verstärkte Zellwachstum der Gesichtshaut können zur Verstopfung von Hautfollikeln, die Talgdrüsen enthalten, führen. Dann kommt es zu Entzündung oder gar Infektion und zur Entstehung von roten Flecken oder Eiterpickeln. Talgdrüsen können auch durch übermäßigen Talg verstopft werden, und es entstehen schwarze Verdickungen, die wir Mitesser nennen. Ein Hautleiden, das durch Mitesser und rote Flecken gekennzeichnet ist, nennt man Akne vulgaris. In schweren Fällen kann sich ein Talgdrüsenfollikel so stark entzünden, daß eine Zyste entsteht, die oftmals eine Narbe hinterläßt.

Körperliche Entwicklung
Das Diagramm zeigt die Veränderung in Körperform und -größe, wenn ein Mädchen zur jungen Frau heranwächst. Die horizontalen Linien verlaufen in Abständen von 15 cm. Zwischen dem 11. und 18. Lebensjahr wächst das Mädchen um bis zu 15 cm (oft noch mehr). Andere Körperveränderungen fallen mehr auf: Es nimmt 22 bis 25 kg an Gewicht zu; das Gesicht wird voller; es entwickeln sich Hüften und Brust. Im Schambereich und in den Achselhöhlen sprießen Haare, und die Stimme wird tiefer, wenngleich nicht so tief wie bei Jungen. Die Menstruation setzt gewöhnlich zwischen dem 12. und 13. Lebensjahr ein (eventuell früher).

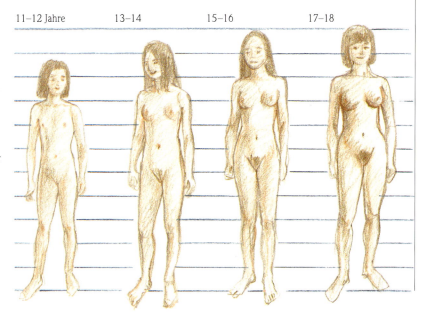

11–12 Jahre   13–14   15–16   17–18

Klette

Arctium lappa

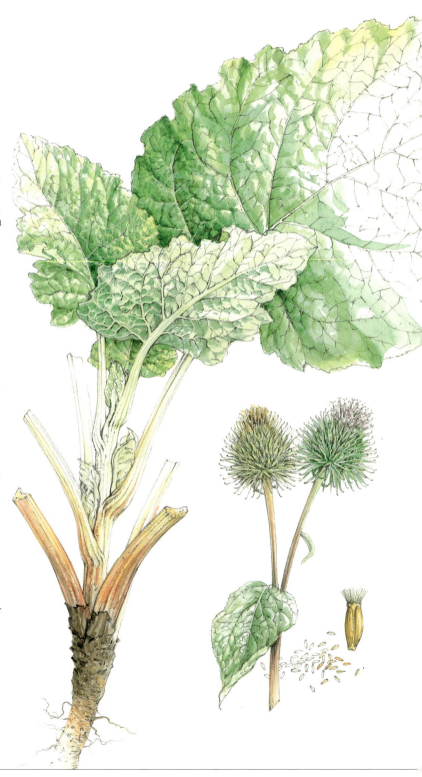

AUCH BEKANNT ALS: Große Klette, Roßklettenwurz, Haarballe.

VERWENDETE TEILE: Wurzeln, Samen, Blätter.

ENTHÄLT: Wurzeln: Bis zu 70 % Inulin, ätherische Öle, Gerbsäure, Polyphenolsäure.
Samen: Bis zu 30 % fette Öle, Bitterglykosid (Arctiin), Chlorogensäure.
Blätter: Arctiol, Fulcinon, Taraxasterol.

WIRKUNG: Umstimmend, harntreibend, bitteres Tonikum, verdauungsfördernd, leicht abführend, antibiotisch, schweißtreibend, blutzuckersenkend.

Die Klette ist ein wundervolles Mittel zur Reinigung und Entgiftung, da sie Toxine aus dem Körper ausschwemmt. Wurzeln, Blätter und Samen sind bitter, stimulieren Verdauung und Lebertätigkeit und aktivieren die Bauchspeicheldrüse. Ihre kräftigenden Eigenschaften helfen bei Verdauungsschwäche, lindern Blähungen, Schwellung und Verstopfung. Die Klette wirkt leicht abführend. Sie ist ein wirkungsvolles Heilmittel bei Bakterien- und Pilzinfektionen und stellt die normale Bakterienkultur im Darm wieder her. Mit ihrer leicht harntreibenden Wirkung fördert sie die Ausscheidung von Giftstoffen über den Urin. Die Klette empfiehlt sich bei Zystitis, Wasseransammlung, Steinen und Grieß. Als heißer Absud wirkt die Pflanze schweißtreibend und fördert so die Ausscheidung von Toxinen auch über die Haut. Sie eignet sich zur Fiebersenkung und kann im Anfangsstadium einer fiebrigen Erkältung eingesetzt werden. Die Samen helfen bei Halsschmerzen, Mandelentzündung, Erkältung und Husten.

Die Klette lindert Ausschläge und beschleunigt so die Genesung von Infektionskrankheiten wie Masern und Windpocken. Da die Pflanze Giftstoffe in die Blutbahn befördert, ist sie ein wirkungsvolles Heilmittel bei chronischen Entzündungen wie Gicht, Arthritis und Rheumatismus. Sie empfiehlt sich zur Behandlung von Hauterkrankungen, da sie die Tätigkeit der Talgdrüsen anregt. Klette hilft auch, den Blutzuckerspiegel bei Diabetes zu senken. Die Wurzel stimuliert den Uterus und reguliert die Periodenblutung. Sie wird seit langem bei Gebärmuttervorfall sowie zur Stärkung vor und nach der Geburt verwendet.

Akne vulgaris

Sie tritt am häufigsten zwischen dem 12. und dem 20. Lebensjahr auf. Dann hat sich der Hormonhaushalt in der Regel eingespielt. Neben den Hormonen gibt es jedoch weitere Faktoren, die Akne verstärken und nach Heilung verlangen, falls die Akne zum Problem wird.
Die Ernährung ist wichtig. Auf eine gesunde Kost mit grünem Gemüse, Möhren, Kohl und Obst ist zu achten. Fette, vor allem Milchprodukte und tierische Fette, sowie Zucker, Koffein, Alkohol, raffinierte Kohlenhydrate und Fast food sollten weitestgehend vermieden werden.
Mögliche Mängel in der Ernährung können den Hormonhaushalt nachteilig beeinflussen. Aus diesem Grund sollte die Nahrung durch Nachtkerzenöl, Zink, Vitamin-B-Komplex und die Vitamine C, E und A ergänzt werden. Nehmen Sie ausreichend Flüssigkeit zu sich, um eine angemessene Funktion von Nieren und Darm sicherzustellen. Auf gesüßte oder kohlensäurehaltige Getränke muß verzichtet werden – halten Sie sich an reines Quellwasser, das auf Wunsch mit etwas Zitronensaft ergänzt werden kann. Trinken Sie täglich 2 Liter.
Manchmal spielen Nahrungsmittelallergien eine Rolle, vor allem Allergien gegen Milchprodukte, Weizen und Hefe. Auch Candidiasis kann einen Einfluß haben (siehe Seite 226). Diese Infektion kann dazu führen, daß Giftstoffe aus dem Darm in den Organismus eindringen. Bei derartigen Beschwerden ist ärztliche Behandlung erforderlich.
Übermäßig heiße Bäder und Duschen können die Hautfunktion beeinträchtigen und die Durchblutung der Haut auf Grund erweiterter Blutgefäße einschränken. Zum Waschen sollte nur warmes Wasser verwendet werden.
Manche Medikamente wie Steroide und Arzneimittel für Epileptiker, aber auch übermäßiges Jod aus Jodsalz können die Akne verstärken und sollten möglichst vermieden werden.
Bewegungsmangel führt zu schlechter Durchblutung; die Haut muß aber schwitzen, um die Giftstoffe auszuscheiden. Regelmäßige, schweißtreibende körperliche Betätigung wie Joggen, Radfahren oder Tanzen ist wichtig.
Streß führt zu einer Ansammlung von Toxinen im Körper, er erhöht den Bedarf an Nährstoffen, die die alltägliche Nahrung unter Umständen nicht bietet. Streß stört auch das Gleichgewicht im Hormonhaushalt. All diese Faktoren erhöhen das Aknerisiko. Frische Luft, Sonnenschein und Baden im Meer kurieren Akne und lindern Streß.
Wie ausgeführt, kann die Pubertät eine schwierige Zeit sein, in der das äußere Erscheinungsbild bewußt beobachtet wird. Scham angesichts körperlicher Veränderungen, Sexualität, Hemmungen gegenüber dem anderen Geschlecht und Scheu werden durch ein paar Hautflecken im Gesicht noch verstärkt.
Wenngleich sich Akne auf der Haut manifestiert, wird sie doch durch ein inneres und nicht durch ein äußeres Ungleichgewicht ausgelöst. Die Heilung muß von innen kommen. Lassen Sie das Gesicht möglichst in Ruhe; kein Wässerchen kann die Akne beseitigen. Cremes, Lotionen und Schminke sollten vermieden werden. Das Gesicht wird am besten mit kaltem oder lauwarmem Wasser gewaschen oder mit Rosenwasser statt Seife.

Kräuterbehandlung von Akne

Es empfehlen sich Kräuter zur Hormonregulierung, da die Ursache häufig in einem Überschuß an Progesteron und einem Mangel an Östrogen liegt.

Diese Kräuter kommen in Frage:

- Mönchspfeffer
- Wilde Yamswurzel
- Falsches Einkorn
- Ringelblume
- Herzgespann

Diese Kräuter sollten durch Heilmittel für Leber und Darm ergänzt werden, um die Ausscheidung zu verbessern. Es eignen sich Klette, Löwenzahnwurzel, Krauser Ampfer oder Rosmarin.
Warme Tees aus Schafgarbe, Gemeinem Wegerich, Ringelblume, Kermesbeere oder Kletten-Labkraut tragen zur Verbesserung der Hautfunktion bei und lösen Verstopfungen in den Poren.
Zur Sicherung einer ausreichenden Ausscheidung über die Nieren eignen sich harntreibende Kräuter wie Mais, Löwenzahnblätter, Brennessel und Kletten-Labkraut.
Antiseptische Kräuter zur Stärkung des Immunsystems verringern eine Entzündung der Talgdrüsen. Sonnenhut, Myrrhe, Thymian und Salbei sind hilfreich.
Bei streßbedingter Akne helfen entspannende Heilkräuter wie Kamille, Eisenkraut oder Helmkraut.

Äußere Anwendung: Ein lauwarmer oder kalter Aufguß aus Wegerich, Ringelblume, Holunder, Kamille oder destillierter Zaubernuß verringert übermäßige Talgbildung und lindert Entzündungen.
In Hautbereichen, wo die Pickel narbig abgeheilt sind, helfen Beinwell, Sternmiere, Ringelblume, Aloe-vera-Gel, Lavendel oder Vitamin-E-Öl.
Ein wöchentliches Dampfbad für das Gesicht reinigt verstopfte Talgdrüsen. Verwenden Sie Holunder, Kamille, Lavendel oder Ringelblume. (Siehe auch Kräuter für die Schönheit, Seite 248.)

4 Der Menstruations-zyklus

Viele natürliche Vorgänge auf der Erde wie Jahreszeiten, Klima, Fels- und Wasserzyklen zeichnen sich durch einen periodischen Ablauf aus. Der weibliche Körper spiegelt dies im Hormonzyklus wider, der mit zunehmender und abnehmender Energie, Gefühlen und Sehnsüchten einhergeht. Dies mag auch eine Reflexion der zyklischen Mondphasen und Gezeiten sein. Ein hormonelles Ungleichgewicht führt häufig zu unerfreulichen Veränderungen wie Stimmungsschwankungen, Lethargie, Kopfschmerzen oder Unbeholfenheit. Doch müssen diese Entwicklungen als Teil des Lebens verstanden werden. Ein gesunder Hormonhaushalt schließt zyklische Schwankungen ein – Ebbe und Flut, Aktivität und Passivität. Solche Veränderungen sind natürlich und notwendig. Wir müssen mit ihnen in Harmonie und Einklang leben. Wir sind keine Maschinen und können uns auch nicht als solche verhalten. Die Hormone machen unsere Weiblichkeit, die Nachgiebigkeit und Flexibilität unseres Wesens aus. Die Fähigkeit, mit anderen zu fühlen, ihnen Beistand sowie Fürsorge zu gewähren und die Welt auf eine bestimmte Art zu sehen, sind wertvolle Attribute, die keineswegs vernachlässigt werden dürfen.

Ereignisse im Leben einer Frau beeinflussen ihren Hormonhaushalt und umgekehrt. Das hormonelle Gleichgewicht kann körperliche Energiereserven und Wohlbehagen, den Gefühlszustand, die Leistungsfähigkeit, Konzentrationsfähigkeit sowie den Umgang mit den Kindern und vieles mehr beeinflussen. Der Hormonhaushalt wiederum hängt ab von der Ernährung, den täglichen Anforderungen an Energie und Ressourcen, der Verschmutzung von Luft, Wasser und Nahrung sowie der Hektik unseres Lebens.

Hormonstörungen verursachen Probleme wie unregelmäßige, schmerzhafte oder starke Periodenblutungen, prämenstruelles Syndrom (PMS), mangelnde Fruchtbarkeit und eventuelle Beschwerden der Wechseljahre. Solche Schwierigkeiten sind so weit verbreitet, daß viele Frauen sie für normal halten. Ein Ungleichgewicht des Hormonspiegels kann durch Kräuter und einen gesünderen Lebensstil gefahrlos behoben werden, wodurch langfristig die allgemeine Lebensqualität steigt.

Anstatt unsere Hormone zu verfluchen, sollten wir sie verstehen lernen und erkennen, was für ihr Gleichgewicht notwendig ist. Auf diese Weise können wir unsere Weiblichkeit genießen und uns von Problemen, den sogenannten »Frauenleiden«, befreien, ohne uns dabei einer medizinischen Intervention auszusetzen.

Küchenschelle

Anemone pulsatilla

AUCH BEKANNT ALS: Kuhschelle, Windblume, Wiesenanemone, Osterblume.

VERWENDETE TEILE: Getrocknete Sproßteile.

ENTHÄLT: Wurzeln: Glykoside (giftiges Ranunculin in der frischen Pflanze, das beim Trocknen Anemonin produziert), Gerbsäure, Saponine, Harz.

WIRKUNG: Schmerzstillend, krampflösend, milchtreibend, nervenstärkend, entspannend, beruhigend.

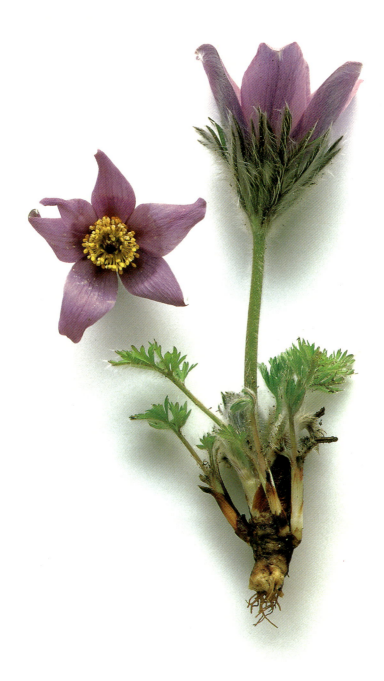

Die Küchenschelle ist eine schöne Blume mit seidigen lila Blüten. Als Nerventonikum eignet sie sich bei nervöser Erschöpfung, Depression, Schlaflosigkeit, Neuralgie und Spannungskopfschmerz. Geschwächte Frauen sowie deprimierte, reizbare und weinerliche Kinder erfahren durch diese Pflanze Linderung. Sie fördert Schlaf und Ruhe, wodurch sie die Verschwendung nervöser Energie bei Menschen verhindert, deren Nervenzustand ohnehin beeinträchtigt ist.

Die Küchenschelle findet vor allem bei Krampf, Schmerz und Entzündungen des Fortpflanzungssystems bei Mann und Frau Anwendung. Sie lindert prämenstruelle Spannung, Periodenschmerz, hilft bei geringer oder ausbleibender Blutung, Uteruskoliken sowie bei Entzündung und Schmerzen der Eierstöcke.

Die schmerzstillenden Eigenschaften sind bei der Entbindung hilfreich. Andere Eigenschaften der Pflanze fördern und erleichtern die Geburt. Sie empfiehlt sich bei trägen, uneffektiven und schwachen Wehen sowie bei Reizbarkeit der werdenden Mutter.

Nach der Geburt eignet sich die Pflanze bei jeder Art von Übererregung, postnataler Depression und Angst vor der Geburt oder vor dem Säugling.

Die Küchenschelle ist bereits in kleinen Dosen wirkungsvoll. Es reichen 1 bis 2 ml Tinktur oder 1/2 Teelöffel des Krauts auf eine Tasse heißes Wasser als Tee. Die Einnahme sollte bei Bedarf 3mal täglich erfolgen. Während der Entbindung sollte der Tee regelmäßig in kleinen Schlucken getrunken oder Tropfen der Tinktur verabreicht werden.

⇨ Die Pflanze nie frisch verwenden, sie ist giftig. Nicht länger als 1 Jahr aufbewahren.

Der gesunde Zyklus

Jeder Menstruationszyklus wird durch die Wirkung verschiedener Hormone bestimmt. Um diesen Ablauf zu verstehen, muß man etwas über die Hormone wissen.

Die Geschlechtshormone

Wie alle anderen Hormone im Körper werden auch die Geschlechtshormone von der Hypophyse oder Hirnanhangdrüse kontrolliert. Dies ist eine kleine Drüse im Gehirn, die mit dem Hypothalamus direkt verbunden ist, also mit dem Teil des Gehirns, der Gefühle, Körpertemperatur, Gewicht, Wasserhaushalt, Schlaf, Blutdruck, Atmung, Hunger und Sättigung reguliert. Die Regionen des Gehirns, die mit den Sinnen, Kreativität, Gedanken und Gedächtnis zusammenhängen, sind eng mit dem Hypothalamus verbunden. So ist es nicht verwunderlich, daß unser Denken und Fühlen das Gleichgewicht unserer Sexualhormone und das monatliche Geschehen beeinflussen.

Der Hypophysenvorderlappen reagiert auf Botschaften des Hypothalamus und bildet zwei Hormone, die die Herstellung der Sexualhormone beeinflussen: das follikelstimulierende Hormon (FSH) und das luteinisierende Hormon (LH). Während der ersten Hälfte des Menstruationszyklus veranlaßt das FSH in den Eierstöcken, daß aus den vorgebildeten Follikeln, die bereits seit der Geburt vorhanden sind, östrogenhaltige Graaf-Follikel heranreifen.

Während eines jeden Zyklus reift ein Graaf-Follikel heran. Nach seiner vollständigen Entwicklung erreicht er die Oberfläche des Eierstocks, wo er sich öffnet und das Ei (Ovum) in die Bauchhöhle entläßt. Das Ei wird von den Zotten, den fingerähnlichen Ausstülpungen, eines der Eileiter aufgefangen und in die Tube (Röhre) geführt. Durch die Bewegung kleiner Flimmerhärchen, der sogenannten Zilien, an den Wandungen des Eileiters wird das Ei in Richtung Uterus weiterbewegt.

Das Aufspringen des Graaf-Follikels wird Ovulation genannt und tritt 14 Tage vor der Menstruation ein. Der Follikel fällt anschließend zusammen, und das kleine Loch im Eierstock wird durch einen winzigen Blutpfropfen, der beim Eisprung entsteht, verschlossen.

Das Hormon LH, das von der Hypophyse abgesondert wird, erreicht über den Blutstrom den Eierstock und führt zu einer Vermehrung der Zellen, die den zusammengefallenen Follikel umgeben. Dieser sogenannte Gelbkörper wird zu einer hormonabsondernden Drüse. Sie gibt das Östrogen und Progesteron ins Blut ab.

Wird das Ei zur Zeit des Eisprungs von Sperma befruchtet, wächst der Gelbkörper. Wenn nicht, löst er sich auf. In der Zwischenzeit wirken Östrogen und Progesteron aus dem Eierstock auf die Gebärmutterschleimhaut, das Endometrium. Während der ersten Hälfte des Zyklus führt das Östrogen zu einer Verdickung des Endometriums und zu einem Wachstum der Drüsen. Das Stützgewebe zwischen den Drüsen, das Stroma, wird größer, lockerer und von wesentlich mehr Blutgefäßen durchzogen. Nach dem Eisprung setzen Progesteron und Östrogen den Vorgang fort und bereiten die Gebärmutterschleimhaut auf die Einnistung des Eies vor, falls es zur Befruchtung kommt. Die Schleimhaut wird dicker, und die Drüsen wachsen so in die Länge, daß sie anfangen, im Zickzack zu verlaufen. Die Zellen, die den Uterus auskleiden, geben eine glykogenhaltige Substanz ab, das Stroma wird lockerer, und die Blutgefäße werden länger und gewundener.

Wird das Ei nicht befruchtet, degeneriert der Gelbkörper. Es wird kein Progesteron mehr ausgeschüttet, und die Blutgefäße, die die oberen Schichten des Endometriums versorgen, verkrampfen sich. Dies unterbricht die Blutversorgung der Region, die Zellen sterben an Mangeldurchblutung, und die Blutgefäße zerfallen. Allmählich löst sich die gesamte neu gebildete Oberfläche des Endometriums, und die Menstruationsblutung setzt ein.

Die Zeit zwischen dem ersten Tag der Blutung bis zur Ovulation wird als erste Zyklushälfte bezeichnet, in der das FSH den Follikel mit dem Ei entwickelt. Dies dauert etwa 14 Tage. Die Phase zwischen Eisprung und Menstruation dauert immer 14 Tage.

Die Hypophyse sondert noch ein drittes Hormon ab, das Prolaktin, welches das Brustdrüsenwachstum stimuliert. Es beeinflußt die Menge von Östrogen und Progesteron, die während des Monats ausgeschüttet wird.

Ernährung und Hormone

Eine gesunde Ernährung, die alle notwendigen Nährstoffe – Proteine, Kohlenhydrate, essentielle Fettsäuren, Vitamine, Mineralstoffe und Spurenelemente – enthält, ist für einen geregelten Hormonhaushalt unabdingbar. Einige Nährstoffe sind besonders wichtig, und Sie sollten sicherstellen, daß Ihre Ernährung diese Substanzen in ausreichender Menge enthält.

- Die Vitamine des B-Komplexes sind wesentlich für einen normalen Stoffwechsel und die Energieversorgung. Vitamin B_6 ist für eine normale Funktion des Nervensystems wichtig. Ein Mangel kann zu Angst, Depression, Schlaflosigkeit und PMS führen. Einnahme der Antibabypille, Alkoholkonsum sowie Rauchen erhöhen den Tagesbedarf.

Der gesunde Zyklus 87

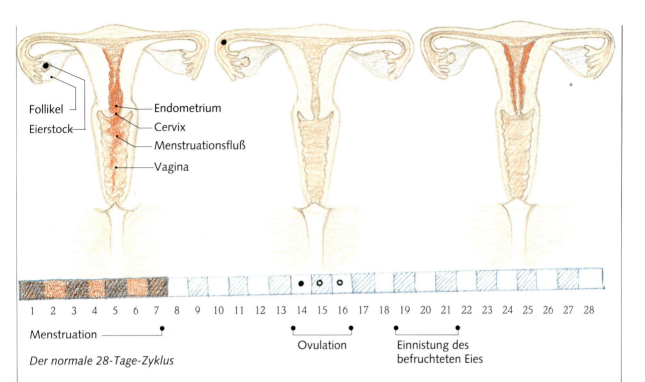

Der normale 28-Tage-Zyklus

- Vitamin C spielt bei der Produktion der Sexualhormone eine Rolle. Es hilft Frauen mit starker Monatsblutung. Rauchen, Infektionen und Umweltverschmutzung erhöhen den Bedarf. Vitamin E ist für die Fruchtbarkeit und den Hormonausgleich von Bedeutung.
- Magnesium empfiehlt sich bei PMS, empfindlichen Brüsten und schmerzhafter Periodenblutung. Es ist wichtig für die Energieversorgung, den Vitamin-B_6-Stoffwechsel und das hormonelle Gleichgewicht. Die modernen Anbaumethoden in der Landwirtschaft haben dazu geführt, daß es vielen Nahrungsmitteln an natürlichem Magnesium fehlt. Der Verzehr organischer Produkte kann hier Abhilfe schaffen.
- Kalium ist für das Funktionieren des Nervensystems und die Erhaltung des Flüssigkeitsgleichgewichts im Körper wichtig. Eine Erhöhung des Kaliumgehalts der Nahrung empfiehlt sich bei Wasseransammlung. Kalium steht in engem Zusammenhang mit Natrium, das wir in übermäßigen Mengen zu uns nehmen. Je mehr Natrium die Nahrung enthält, desto weniger Kalium erhält der Körper. Durch Kochen und Verarbeiten verlieren viele Gemüse und Früchte ihren Kaliumgehalt.
- Chrom ist für einen ausgewogenen Blutzuckerspiegel wichtig. Es hilft Frauen, die vor der Periode an Unterzucker leiden, was zu Lust auf Süßigkeiten, Müdigkeit und Reizbarkeit führt. Durch den verstärkten Verzehr von Zucker sinkt der Chromspiegel jedoch weiter, so daß die Zuckerzufuhr eigentlich gedrosselt werden muß.
- Während der Periodenblutung verlieren Frauen regelmäßig Eisen, das im Blut enthalten ist. Frauen mit starker Periodenblutung sind natürlich besonders betroffen. Interessanterweise wird Eisenmangel nicht nur durch starke Blutungen verursacht, sondern kann diese auch auslösen.
- Zink ist für den Hormonhaushalt bei Männern und Frauen von größter Bedeutung. Es ist auch für Wachstum, Zellteilung, Gewebeheilung, gesunde Haut und Knochen sowie zur Osteoporoseprophylaxe wichtig.
- Jod stimuliert die Schilddrüse zur Bildung ihrer Hormone, vor allem des Thyroxin. Das Gleichgewicht der Schilddrüsenhormone ist für einen ausgeglichenen Haushalt der Sexualhormone wesentlich. Eine Unterfunktion der Schilddrüse kann zu einer Östrogenanreicherung im Körper führen, die für PMS sowie Krebs in Brust oder Endometrium verantwortlich sein kann.
- Essentielle Fettsäuren beeinflussen die Produktion der Prostaglandine, die die Wirkungen der Sexualhormone regulieren. Ein Mangel verursacht Periodenschmerz, Überempfindlichkeit der Brüste und PMS. Die Symptome verbessern sich häufig dramatisch, wenn die Zufuhr an essentiellen Fettsäuren steigt oder Nachtkerzenöl, das Gamma-Linolsäure (GLS) enthält, eingenommen wird.

Durch den Verzehr von Nüssen und Samen, Vollkorn und Weizenkeimen, frischem Obst und Gemüse aus organischem Anbau sowie Meeresfrüchten können Sie sicherstellen, daß Ihre Ernährung die meisten der oben genannten Nährstoffe enthält. Auf Grund von Streß, hoher Aktivität, Stoffwechsel- und individueller biochemischer Abläufe benötigen manche Frauen ungewöhnlich hohe Mengen dieser Nährstoffe. Unter Umständen ist es für einen ausgeglichenen Hormonspiegel notwendig, Ergänzungspräparate einzusetzen. Oft reicht es aus, die Ernährung durch Weizenkeime, Seetangtabletten und Nachtkerzenöl zu ergänzen. Auch Multimineral- und Vitaminpräparate sind geeignet.

Störungen im normalen Zyklus

Der Menstruationszyklus kann durch viele Faktoren, die meist mit der Hormonversorgung zusammenhängen, beeinflußt werden. Dieser Abschnitt beschäftigt sich mit Ursachen und Symptomen der häufigsten Störungen im Menstruationszyklus und erteilt Ratschläge zur Selbsthilfe und Kräutertherapie.
Wie bereits ausgeführt, beeinflußt eine gesunde Ernährung den Hormonhaushalt positiv. Es gibt weitere Faktoren, die sich auf die Hormone auswirken und ihr Gleichgewicht stören können.
Übermäßiger Verzehr gesättigter Tierfette – sie sind in ihrer Konsistenz hart, zum Beispiel Rindertalg – kann den Stoffwechsel der essentiellen Fettsäuren beeinträchtigen. Wenn wir unraffinierte, kaltgepreßte Pflanzenöle, Nüsse und Samen, fetten Fisch, Bohnen und Hülsenfrüchte verzehren, werden deren essentielle Fettsäuren in eine verwendbare Form, die Gamma-Linolsäure (GLS), umgewandelt. Gesättigte Fettsäuren und behandelte Öle blockieren diese Umwandlung. Mäßiger bis hoher Genuß von Alkohol sowie Mangel an Zink, Magnesium und Vitamin B_6 verringern die GLS-Bildung. Auch Diabetes, bestimmte Virusinfektionen, Strahlung und Alterung können die GLS blockieren.
Koffein in Tee, Kaffee, Kakao und Schokolade beeinflußt den Hormonspiegel, indem es die Leber hindert, die Hormone nach getaner Arbeit abzubauen. Tee beeinträchtigt die Absorption von Eisen und Zink, vor allem wenn er zum Essen getrunken wird. Ebenso wie Kaffee erhöht Tee die Neigung zu PMS und Brustbeschwerden, einschließlich der zystisch-fibrotischen Veränderungen der Brust (schmerzende, knotige Brust).

Streß beeinflußt die Hormonbildung über die Hypophyse durch deren Verbindung zum Hypothalamus. Belastungen veranlassen den Körper auch, eine Reihe von anderen Hormonen abzusondern, die sich auf unsere Sexualhormone auswirken. Koffein steigert die Wirkung des Adrenalin, erhöht so die Auswirkungen von Streß und verstärkt Symptome wie Angst, Spannung, Reizbarkeit und Hypoglykämie. Alkohol erhöht den Bedarf an Vitaminen des B-Komplexes, Magnesium, Zink und Calcium und verursacht Mangel an diesen Nährstoffen, was wiederum zu einer Störung des Hormonhaushaltes führt. Darüber hinaus schädigt Alkohol die Leber, was ebenfalls Auswirkungen auf den Hormonstoffwechsel hat. Chemische Substanzen wie Phosphate und Polyphosphate (E544, E545, E450 in Europa) in Nahrungsmitteln, wie etwa in alkoholfreien Getränken, behandeltem Fleisch und Käse, können die Absorption der Nährstoffe einschränken.
Zucker beutet die Nährstoffe im Körper aus, vor allem die Vitamine des B-Komplexes, und schränkt den Hormontransport ein. Frauen, die viel Zucker zu sich nehmen, neigen zu mehr Hormonstörungen als solche mit geringem Zuckerverzehr. Zuckergenuß erhöht auch die Neigung zu Hypoglykämie (Unterzucker), besonders vor der Menstruation. Dies wiederum löst Lust auf Süßes, Lethargie, Schwäche, Reizbarkeit, Kopfschmerzen aus.
Rauchen kann Hormonstörungen verstärken, da es den Bedarf an Vitaminen und Mineralstoffen, die zur Entgiftung der verschiedenen Toxine im Tabakrauch notwendig sind, beträchtlich erhöht. Dies vermindert die Nährstoffmenge, die für die Hormonbildung verfügbar ist.
Auch das Gewicht wirkt sich auf den Hormonspiegel aus. Das Verhältnis zwischen Fett- und Muskelmasse im Körper ist wesentlich für das Einsetzen und den Ablauf des Zyklus. Sinkt das Körpergewicht unter eine gewisse Grenze, stellt die Hypophyse ihre Botschaften an die Eierstöcke ein, und Eisprung sowie Menstruation setzen aus. Auch sportliche Betätigung spielt eine Rolle. Athletinnen und Frauen, die regelmäßig hart trainieren, neigen zu Hormonstörungen und Ausbleiben der Periodenblutung. Dies hat mit Gewicht und Ernährung zu tun. Die körperlichen Anforderungen des Trainings verbrauchen zuweilen solche Mengen an Vitaminen und Mineralstoffen, daß die Hormonproduktion nicht mehr aufrechterhalten bleiben kann.
Nahrungsmittelüberempfindlichkeit und Allergie können den Hormonhaushalt beeinträchtigen. Dieses Problem kann behoben werden, indem man bestimmte Allergene meidet oder die Nahrungszufuhr steigert, um den Mangel, den die Allergie verursacht, auszugleichen. Auch eine Kombination beider Optionen ist möglich.

Chronische Krankheiten stören das hormonelle Gleichgewicht. Chronische Candida und Candidiasis führt zum Beispiel häufig zu Hormonstörungen, die eine Vielzahl von Menstruations- und Frauenleiden auslösen können. Arzneimittel wie Steroide oder Ovulationshemmer verursachen besonders bei Langzeiteinnahme eine ernsthafte Störung des Vitamin- und Mineralstoffgleichgewichts im Körper. Die Sexualhormone sind zwangsläufig betroffen. Synthetische Hormone in der Pille verstärken den Bedarf an Nährstoffen wie Vitamin B; durch das Unterdrücken der natürlichen Hormonbildung im Körper stiften sie Verwirrung. Nach dem Absetzen der Pille kann es eine Weile dauern, bis die Hormone ihren natürlichen Rhythmus wiederfinden. Die Pille erhöht auch die Neigung zu Allergien und Leberleiden, die ebenfalls Auswirkungen auf das Hormongleichgewicht haben.

Eine Unterfunktion der Schilddrüse wird mit einem übermäßigen Östrogenspiegel in Verbindung gebracht, der wiederum für viele Menstruations- und Frauenleiden, einschließlich PMS und Endometriose (Gebärmutterschleimhautgewebe außerhalb der Gebärmutter), verantwortlich ist.

Prämenstruelles Syndrom (PMS)

Der Begriff »prämenstruelles Syndrom« bezeichnet eine Vielzahl von Symptomen, die etwa 14 Tage vor dem Einsetzen der Periode auftreten und mit Beginn der Blutung abklingen. Diese Symptome, die physischer wie psychischer Natur sein können, treten vor allem im Alter zwischen 30 und 40 häufig auf. Etwa 75 Prozent der Frauen dieser Altersgruppe sind vom PMS betroffen.

PMS Symptome:
- Wasseransammlung: Gewichtszunahme, Schwellungen
- Geschwollene und empfindliche Brüste
- Kopfschmerzen und Migräne
- Libidomangel
- Allgemeine Schmerzen, Kreuzschmerzen
- Hypoglykämie: Lust auf Süßes und Schokolade
- Verstopfung oder Durchfall, Übelkeit oder Erbrechen
- Erschöpfung, Schwindel, Ohnmacht, Lethargie
- Herzklopfen
- Schlaflosigkeit
- Mangelnde Koordination, Unbeholfenheit, körperliche Spannung
- Nervöse Spannung, Angst, Stimmungsschwankungen, Panikanfälle
- Reizbarkeit, Aggression, Selbsthaß, Verletzbarkeit
- Depression, Weinen, Verzweiflung
- Verwirrung, Vergeßlichkeit, Konzentrationsmangel
- Periodenschmerz, Ziehen im Unterleib
- Neigung zu Halsschmerzen, Furunkeln, Gerstenkörnern, Herpes
- Verschlimmerung chronischer Leiden oder Allergien wie Asthma, Epilepsie, Zystitis, Rhinitis

Manche Frauen sind vom PMS so stark betroffen, daß sie unter Agoraphobie leiden und bereits bei der Ausführung alltäglicher Verrichtungen, beispielsweise Abholen der Kinder von der Schule, Autofahren oder Kommunikation mit anderen Menschen, in Panik geraten und lieber zu Hause bleiben, wo sie dann unter Isolation leiden. Reizbarkeit und schlechte Laune können extreme Formen annehmen und sich sogar in körperlicher Aggression entladen. Wenn diese Aggressionen gegen die Familie gerichtet sind, lösen sie häufig Schuldgefühle und Depressionen aus. In Extremfällen kann es zu Selbstmordgedanken kommen.

FAKTOREN, DIE ZUM PMS BEITRAGEN

Das PMS wird vorwiegend durch ein hormonelles Ungleichgewicht ausgelöst. In der Regel handelt es sich um einen Östrogenüberschuß im Verhältnis zum Progesteron.

Auslöser von PMS:
- Erbliche Belastung
- Alter – vor allem betroffen sind Frauen über 30
- Streß und gefühlsmäßige Probleme
- Schilddrüsenunterfunktion
- Leberträgheit
- Mangel an essentiellen Fettsäuren und Vitaminen des B-Komplexes
- Mangel an Magnesium, Zink, Vitamin C, Chrom, Calcium
- Hoher Salzkonsum
- Verstopfung
- Übermäßiger Genuß von Koffein und Alkohol
- Übermäßiger Genuß von Zucker und raffinierten Kohlenhydraten
- Bewegungsmangel

Das PMS wird häufig durch Hormonveränderungen während der Pubertät, nach Schwangerschaft, Absetzen der Pille, Wiedereinsetzen der Periode nach Krankheit oder Gewichtsverlust sowie nach Sterilisation ausgelöst.

SELBSTHILFE BEI PMS

• Vollkommener Verzicht auf oder drastische Verringerung des Konsums von Zucker, Alkohol, Salz, Kaffee, Tee und Schokolade, um den Blutzucker-, Flüssigkeits- und

Hormonspiegel auszugleichen. Rauchen Sie nicht. Stellen Sie sicher, daß Ihre Ernährung optimal zusammengesetzt ist und frisches Obst und Gemüse (vorzugsweise aus organischem Anbau), Vollkorn, Nüsse und Samen, Bohnen und Hülsenfrüchte sowie unraffinierte, kaltgepreßte Pflanzen- oder Samenöle enthält.
• Eine Umstellung der Ernährung auf Vollkorn, Obst und Gemüse fördert die Verdauung. Vermeiden Sie möglichst fettes Fleisch, verarbeitete Fette und tiefgefrorene Lebensmittel, ebenso Zusatz- und Konservierungsstoffe sowie andere Lebensmittelzusätze.
• Systemische Probleme wie Candida albicans (siehe Seite 226) müssen behandelt werden. Wenn Sie glauben, unter Nahrungsmittelallergie zu leiden, sollten Sie medizinischen Rat einholen. Die Einnahme von Steroiden und der Pille sollte vermieden werden.
• Sorgen Sie für ausreichende Bewegung an der frischen Luft. Nehmen Sie sich Zeit für Ruhe und Entspannung. Spezielle Entspannungsübungen, Musik, Meditation, regelmäßige Massage und Aromatherapie, T'ai chi oder Yoga können hier unterstützende Wirkung zeigen. Falls spezifische gefühlsmäßige Probleme für Streß verantwortlich sind, sollten Sie unter Umständen einen Berater oder Psychotherapeuten aufsuchen.
• Sprechen Sie mit Ihrer Familie oder Ihrem Lebensgefährten über Ihr PMS, und erklären Sie die Gründe, warum Sie zu bestimmten Zeiten reizbar, deprimiert oder »schwierig« sind. Lassen Sie vor allem während der zwei Wochen vor der Periode keine Mahlzeiten aus, da dies häufig zu Unterzucker führt. Wenn Sie vor dem Essen an den Symptomen von Unterzucker – Lust auf Süßes, gesteigerter Appetit, Schwindel, Reizbarkeit oder Kopfschmerzen – leiden, sollten Sie ungefähr alle zwei Stunden unraffinierte Kohlenhydrate zu sich nehmen.
• Nehmen Sie während einiger Zyklen ergänzende Nährstoffe ein, um Mangelerscheinungen auszugleichen. Schlucken Sie in der zweiten Zyklushälfte 1- bis 2mal täglich 50 mg Vitamin B_6. Beim Eintritt einer Schwangerschaft muß das Präparat abgesetzt werden. Nehmen Sie 1- bis 2mal täglich 500 mg Nachtkerzenöl sowie 100 bis 300 mg Vitamin E und 200 mg Magnesium ein. Eine Multimineral- und Vitamintablette bietet zusätzlich wichtige Substanzen wie Chrom und Zink.

Kräuterbehandlung bei PMS

Setzen Sie Kräuter zum Hormonausgleich ein, um den Östrogen- und Progesteronausgleich wiederherzustellen. Mönchspfeffer hat direkte Auswirkungen auf die Hypophyse und reguliert die Hormonproduktion. Durch das Herabsetzen des follikelstimulierenden Hormons (FSH) und die Erhöhung des luteinstimulierenden Hormons (LSH) wird das relative Übergewicht von Östrogen gegenüber Progesteron ausgeglichen. Mönchspfeffer empfiehlt sich auch bei Ungleichgewicht im Schilddrüsenhormon. Das Falsche Einkorn hat ebenfalls eine ausgleichende Wirkung auf das Verhältnis zwischen Östrogen und Progesteron und stärkt die Eierstöcke. Auch Wilde Yamswurzel und Amerikanischer Schneeball gleichen den Hormonhaushalt aus. Manche Kräuter haben östrogenähnliche Eigenschaften. Weist Ihr Bluttest auf einen Östrogenmangel hin, können östrogenhaltige Pflanzen wie Salbei, Herzgespann, Hopfen und Wanzenkraut hilfreich sein. Abgestimmt auf die jeweiligen Symptome, kann Ihr »Kräuterfahrplan« noch ergänzt werden.

Bei Spannung, Angst oder Depression empfehlen sich:

Helmkraut	Wilder Hafer
Echter Ziest	Eisenkraut
Kamille	

Stimmungshebend wirken:

Rosmarin	Zimt
Hafer	Johanniskraut
Ingwer	Zitronenmelisse

Bei starker Anspannung eignen sich:

Baldrian	Passionsblume

Bei Wasseransammlung, Aufgedunsensein, Schwellung und Brustschmerzen helfen Diuretika wie:

Mais	Klette
Löwenzahnblätter	

Brustschwellungen und -überempfindlichkeit lindern:

Kletten-Labkraut	Kermesbeere
Ringelblume	

Alle Verschreibungen zur PMS-Behandlung sollten Heilmittel zur Stimulierung der Leber beinhalten, um den Entgiftungsprozeß zu stimulieren. Auch Kräuter zur Regulierung des Blutzuckerspiegels sind wichtig. Es eignen sich Klette, Löwenzahnwurzel, Wermut, Krauser Ampfer, Rosmarin und Ringelblume.
Bei Verstopfung oder Verdauungsproblemen regulieren Krauser Ampfer, Klettenwurzel oder Süßholz die Darmtätigkeit. Bei Übelkeit oder Erbrechen helfen Kamillie, Zitronenmelisse, Zimt, Ingwer und Pfefferminze. Süßholz wirkt auf die Nebennieren und minimiert die Auswirkungen von Streß auf den Körper.
Die ätherischen Öle von Lavendel, Rosmarin, Melisse, Rose und Bergamotte können bei der Massage oder als Zusatz für ein Entspannungsbad verwendet werden.

Löwenzahn

Taraxacum officinale

Auch bekannt als: Kuhblume.

Verwendete Teile: Wurzel, Blätter.

Enthält: Wurzel: Inulin, Sterine, Triterpene, Bitterstoff Taraxin, Zucker, Pektin, Glykoside, Cholin, Phenolsäuren, Asparagin, Kalium.
Blätter: Lutein, Violaxanthin und andere Carotinoide, Bitterstoffe, Vitamine A, B, C, D, Kalium, Eisen.

Wirkung: Galle- und harntreibend, antirheumatisch, abführend, stärkend, nährstoffreich, entgiftend.

Die ganze Pflanze kann als Heilmittel eingesetzt werden und ist äußerst nährstoffreich. Die Wurzeln werden am besten am Anfang des Frühlings oder im Spätherbst geerntet. Die jungen Blätter sollten im Frühling und Frühsommer gesammelt werden. Sie ergeben ein bitteres Tonikum, das den Körper von Schlackenstoffen, schwerer Nahrung und den Folgen eines bewegungsarmen Winters befreit. Löwenzahn ist als sanftes, entgiftendes Tonikum bekannt; es verstärkt den Abbau von Toxinen, Abfall- und Schmutzstoffen in Leber und Niere, es reinigt Blut und Gewebe. Die Bitterstoffe in Wurzeln und Blättern aktivieren den gesamten Verdauungstrakt und die Leberfunktion, erhöhen die Absonderung der Verdauungssäfte, fördern den Appetit, erleichtern die Verdauung und reinigen die Leber. Löwenzahn wird schon seit langem zur Behandlung von Leberleiden, Gelbsucht, Hepatitis, Infektionen der Gallenblase sowie zur Auflösung von Gallensteinen und zur Therapie von Leiden, die auf Leberträgheit zurückzuführen sind (Müdigkeit, Reizbarkeit, Hautprobleme und Kopfschmerzen), verwendet. Seine stimulierenden Eigenschaften beeinflussen auch die Bauchspeicheldrüse, wo sie die Insulinausschüttung (wichtig bei Diabetes) fördern. Die Wurzel wirkt leicht abführend. Vor allem Löwenzahnblätter ergeben ein wirkungsvolles Diuretikum, das bei Wasseransammlung, Cellulitis, Harnwegsinfekten und Prostataleiden Linderung verschafft. Ein Absud aus Wurzeln und Blättern wird zur Auflösung von Harnsteinen und -grieß eingesetzt. Während harntreibende Mittel dem Körper Kalium entziehen, gleicht der Löwenzahn auf Grund seines hohen Kaliumgehalts den Verlust (über den Urin) wieder aus.

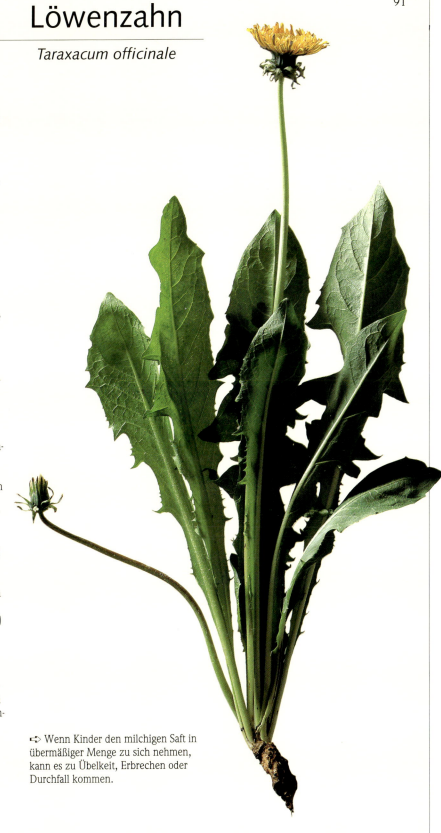

▷ Wenn Kinder den milchigen Saft in übermäßiger Menge zu sich nehmen, kann es zu Übelkeit, Erbrechen oder Durchfall kommen.

Bach-Blüten helfen bei negativer Einstellung zur Menstruation, die das PMS häufig noch verstärkt.
Gönnen Sie sich Ruhe und Entspannung. Seien Sie ruhig, blicken Sie nach innen, oder widmen Sie sich einer kreativen Tätigkeit. Hören Sie auf die Botschaften, die unsere Weiblichkeit aussendet – sie sagen uns häufig, daß ein Großteil der inneren Spannung auf eine Unterdrückung unseres wahren Wesens zurückzuführen ist.
Die Menstruation und die Tage, die dieser Zeit vorausgehen, können eine besonders kreative und positive Zeit sein, wenn wir ihre Möglichkeiten ausschöpfen.

Schmerzhafte Periodenblutung (Dysmenorrhö)

Das Unbehagen, das Frauen mit schmerzhafter Periodenblutung durchleben, kann von heftigen, ziehenden Schmerzen im Unterleib oder Kreuz bis zu starken Krämpfen, die bis zu drei Tage andauern können und Schmerzmittel erfordern, reichen.

PRIMÄRE DYSMENORRHÖ

Die primäre Dysmenorrhö zeichnet sich durch stechende, krampfende oder ziehende Schmerzen im Unterleib, Kreuz oder beidem aus. Die Schmerzen setzen gewöhnlich gegen Beginn der Periode ein, dauern zwei bis drei Tage und können sich bis in die Schenkel ziehen. Sie gehen zuweilen mit Kopfschmerzen, Durchfall, Harndrang, Übelkeit, Erbrechen oder Ohnmacht (bei heftigen Schmerzen) einher. Die Schmerzen beginnen in der Regel nach den ersten vier Blutungen oder innerhalb der ersten drei Jahre der Menstruation. Im Alter zwischen 20 und 30 Jahren läßt der Schmerz oft nach oder verschwindet völlig.
Die Neigung zu schmerzhaften Blutungen wird oft durch die Geburt eines Kindes geheilt. Junge Frauen mit derartigen Menstruationsbeschwerden leiden unter Uteruskontraktionen, die bei der Ablösung der Gebärmutterschleimhaut zu heftig und häufig auftreten. Die entstehende Spannung im Uterus beeinträchtigt seine Durchblutung, was zu zusätzlichen Krämpfen führt.

Gründe für primäre Dysmenorrhö:

- Erbliche Veranlagung
- Gefühlsmäßige Probleme, die häufig mit Sexualität und Weiblichkeit zusammenhängen
- Scham angesichts der Periodenblutung
- Angst vor Schwangerschaft
- Durchblutungsstörungen
- Muskelverspannung
- Rauchen und Bewegungsmangel
- Enge Kleidung, die die Durchblutung der Gebärmutter einschränkt
- Streß, Überarbeitung, Müdigkeit, die Muskelverspannungen auslösen
- Koffein in Tee, Kaffee, Kakao und Schokolade, das die Spannung zusätzlich verstärkt
- Schlechte Haltung und flache Atmung, eingeschränkte Blutversorgung des Uterus
- Hormonstörungen
- Mangel an essentiellen Fettsäuren, Magnesium, Vitamin B_6, Zink, Vitamin C und Niacin
- Eisenmangel

SEKUNDÄRE DYSMENORRHÖ

Die sekundäre Dysmenorrhö setzt später als die primäre im Leben der Frau ein. Gewöhnlich manifestiert sie sich im Alter von 20 bis 30 Jahren. Wenn die Symptome bei einer jungen Frau auftreten, die mehr als drei Jahre lang eine normale Menstruation hatte, muß eine sekundäre Dysmenorrhö angenommen werden.
Sie zeichnet sich durch Symptome aus, die drei oder vier Tage – manchmal bis zu einer Woche – vor der Menstruation einsetzen und nach Beginn der Blutung nachlassen oder anhalten. Die Schmerzen können mit starker Blutung zusammenhängen – zuweilen werden ganze Blutpfropfen ausgeschieden. Sie reichen von leicht bis stark, sind aber meist weniger kolikartig als bei der primären Dysmenorrhö. Die Frau verspürt oft ziehende, dumpfe Schmerzen im Unterleib, die ins Kreuz und in die Oberschenkel ausstrahlen. Die Schmerzen sind eher auf den Stau im Uterus als auf Spannung und Krämpfe zurückzuführen.

Gründe für sekundäre Dysmenorrhö:

- Hormonstörungen
- Infektion oder Entzündung im Becken
- Verklebungen auf Grund von Endometriose
- Bindegewebsschwäche
- Ein Intrauterinpessar, das den Stau auslöst
- Eine jüngst erfolgte Operation oder explorative Untersuchung des Unterleibs
- Bewegungsmangel
- Streß und Spannung
- Schlechte Haltung, Kreuzleiden
- Enge Kleidung, Schuhe mit hohen Absätzen
- Verstopfung
- Erbliche Veranlagung

Bevor Sie Ihre Periodenschmerzen selbst behandeln, sollten Sie den Arzt aufsuchen. Es können strukturelle Abnormitäten oder Probleme vorliegen, die eine spezifische Behandlung erfordern.

Störungen im normalen Zyklus 93

SELBSTHILFE BEI DYSMENORRHÖ

• Befolgen Sie die Ratschläge bezüglich Ernährung, ergänzende Nährstoffe und Übungen, die beim PMS auf Seite 89 beschrieben wurden.

• Führen Sie diese Übungen, die die Durchblutung des Beckens anregen, regelmäßig und vor allem bei Schmerzen durch.

1 Legen Sie sich flach auf den Rücken, ziehen Sie die Knie zur Brust, und falten Sie die Hände über den Unterschenkeln. Halten Sie diese Position einige Minuten lang. Sie können auch ein Bein ausgestreckt auf dem Boden lassen und das andere zur Brust ziehen, falls Ihnen diese Variante angenehmer ist.

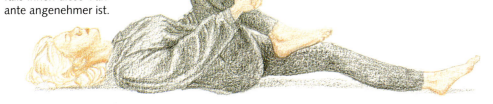

2 Knien Sie sich auf den Boden, und strecken Sie die Arme vor sich auf dem Boden aus, wobei der Kopf zwischen den Armen liegt. Ellbogen und Stirn berühren den Boden. Bleiben Sie einige Minuten in dieser Stellung.

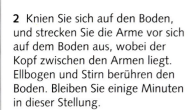

3 Legen Sie sich auf den Rücken, und strecken Sie die Beine einige Minuten in die Luft. Wenn Sie die Beine gegen eine Wand lehnen können, ist es bequemer.

- Wenn Ihr Darm träge ist oder Sie zu Verstopfung neigen, sollten Sie sich gesund ernähren und viel trinken (siehe Seite 121). Auch regelmäßige sportliche Betätigung fördert die Verdauung.
- Halten Sie sich warm, da Kälte die Spannung in den Muskeln erhöht. Packen Sie sich bei kaltem Wetter gut ein. Bei Schmerzen sollten Sie eine Wärmflasche auf den Unterleib legen, um Krämpfe zu lösen und die Durchblutung zu fördern.
- Entspannen Sie sich! In unserem hektischen Leben ist es wichtig, sich Zeit für erfreuliche Dinge zu nehmen und Spannung abzubauen.
- Wenn Sie mit emotionalen Problemen nicht allein fertigwerden, sollten Sie eine Therapie bei einer Beratungsstelle oder einem Psychotherapeuten in Anspruch nehmen.
- Bei Kreuzschmerzen und schlechter Körperhaltung mag sanfte Manipulation notwendig sein. Die Alexander-Methode kann hier hilfreich sein.
- Bei zu flacher Atmung aus dem oberen Bereich des Brustkorbs, sollten Sie jeden Tag einige Minuten Zwerchfellübungen durchführen, um die Beckendurchblutung zu fördern und Spannungen abzubauen.

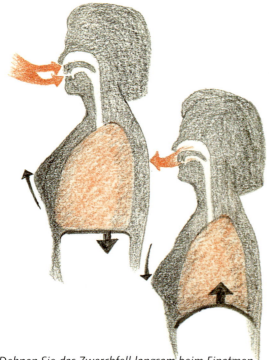

Dehnen Sie das Zwerchfell langsam beim Einatmen, und entspannen Sie es beim Ausatmen.

- Wenn Sie ein Intrauterinpessar tragen, wäre es sinnvoll, die Verhütungsmethode zu wechseln. Die Pille sollte jedoch gemieden werden.
- Es empfehlen sich ergänzende Gaben von Calcium, Magnesium, essentiellen Fettsäuren in Nachtkerzenöl, Leinsamenöl, Boretsch- oder schwarzem Johannisbeeröl, Vitamin-B-Komplex, Vitamine C und E sowie Zink.
- Nehmen Sie jeden Morgen einige Minuten lang ein Sitzbad. Das klingt zwar nicht besonders verlockend – vor allem im Winter –, doch es verbessert die Beckendurchblutung.

KRÄUTERBEHANDLUNG BEI SCHMERZHAFTER PERIODENBLUTUNG

Es gibt verschiedene Kräuter, die Spannungen in Uterus (Gebärmutter) und Cervix (Gebärmutterhals) lösen: Küchenschelle, Wilde Yamswurzel, Löwenblattwurzel, Gemeiner und Amerikanischer Schneeball, Rebhuhnbeere sowie Herzgespann. Starke Schmerzen lindert Wanzenkraut.

Ergänzen Sie diese Kräuter mit durchblutungsfördernden Pflanzen, die Krämpfe und Stauungen lösen: Chili, Ingwer, Chinesische Engelwurz und Rosmarin.

Da es sich bei sekundärer Dysmenorrhö um eine Stauung und Stagnation des Blutes handelt, helfen: Falsches Einkorn, Frauenmantel, Ringelblume, Chinesische Engelwurz sowie Himbeerblätter.

Bei allgemeiner Anspannung und Streß helfen entspannende Kräuter: Helmkraut, Zitronenmelisse, Kamille, Lavendel und Eisenkraut. Bei starker Spannung: Baldrian. Auch hormonausgleichende Kräuter wie Shatavari, Mönchspfeffer und Falsches Einkorn bringen Linderung. Heilmittel für die Leber entgiften den Organismus und sind besonders bei sekundärer Dysmenorrhö zu empfehlen. Sie regulieren auch den Hormonhaushalt. Geeignet sind Klette, Krauser Ampfer, Löwenzahnwurzel, Rosmarin, Ringelblume sowie Gelbwurz.

Jede Rezeptur kann während des ganzen Monats 3mal täglich eingenommen werden. Wenn die Periode näherrückt, sollten Sie vor dem Eintritt der Schmerzen heiße Tees aus Ingwer oder Zimt trinken, um die Durchblutung zu fördern, und auch Ihr Essen stärker würzen. Aus den oben genannten Kräutern können Aufgüsse hergestellt und dem Badewasser oder heißen/kalten Sitzbädern zugesetzt werden.

Rücken und Unterleib können mit verdünnten ätherischen Ölen massiert werden, um Spannungen und Schmerzen zu lindern. Besonders empfehlen sich die ätherischen Öle von Lavendel, Rosenpelargonie, Muskatellersalbei, Ylang-Ylang, Kamille, Zitronenmelisse, Ingwer und Rosmarin.

Starke Blutungen

Frauen verlieren während der Periode unterschiedliche Mengen Blut. Was bei einer Frau normal ist, mag bei einer anderen stark sein. Wenn Ihre Periodenblutung so heftig ist, daß sie Ihren Alltag stört, Sie am Ausgehen hindert, oder wenn die Blutung sich ungewöhnlich verstärkt, sollten Sie einen Arzt aufsuchen.

Der Blutverlust ist häufig während der ersten 24 bis 48 Stunden am höchsten und läßt dann nach. Wenn Sie Ihren Schutz (Tampon oder Binde) alle zwei Stunden oder öfter wechseln müssen, haben Sie eine starke Blutung. Wenn Sie große Blutklumpen ausscheiden, das Blut regelrecht fließt und Sie doppelte Binden verwenden oder die Binden während der Nacht wechseln müssen, ist die Blutung mit Sicherheit übermäßig stark. Ist der Blutverlust zwar geringer, dauert aber mehr als fünf Tage an, handelt es sich ebenfalls um eine starke Periode, da der Blutverlust durch das längere Anhalten insgesamt unverhältnismäßig hoch ist.

Gründe für starke Blutungen:
- Erbliche Veranlagung
- Gestörter Hormonhaushalt, vor allem vor der Menopause
- Selten Probleme mit der Blutgerinnung
- Bindegewebsschwäche
- Polypen, Entzündung der Gebärmutterschleimhaut
- Streß
- Infektionen und Entzündungen in den Fortpflanzungsorganen
- Intrauterinpessar
- Unzureichende Schilddrüsenhormone
- Fettsucht
- Gebärmutterkrebs
- Mangelernährung

Um die Blutung zu regeln und einem Blutsturz vorzubeugen, bedarf es einer angemessenen Kontraktion der Uterusarterien, eines ausgeglichenen Hormonhaushalts und verschiedener Stoffe, die für die Heilung der Gebärmutterschleimhaut notwendig sind.

Bei heftigen Blutungen und insbesondere, wenn Ihre Periode stärker ist als gewöhnlich, müssen die Ursache geklärt und eventuell eine Behandlung durchgeführt werden. Oft gibt es keine klare Ursache; den Zustand nennt man »dysfunktionelle Uterusblutung«. Diese Art von starker Blutung wird oft von anovulatorischen Zyklen (bei denen kein Ei entsteht) begleitet. Sie tritt während der ersten Jahre der Menstruation und nach dem 35. Lebensjahr am häufigsten auf.

SELBSTHILFE BEI STARKEN BLUTUNGEN

Eine gesunde Ernährung ist für normale Kontraktionen in den winzigen, für die Blutungskontrolle und Uterusheilung verantwortlichen Arterien des Uterus unabdingbar. Protein, essentielle Fettsäuren, Vitamin-B-Komplex, Bioflavonoide, Zink, Vitamin E, Kalium, Calcium und Magnesium sind von größter Bedeutung.

Mangelernährung, Streß, Nierenleiden, chronischer Durchfall, Einnahme von Medikamenten wie Kortison und Diuretika sowie mangelnde Absorption können zu Mangelerscheinungen führen. Koffein, Alkohol, Nikotin und fettes Essen sollten vermieden werden.

Frauen mit Schilddrüsenunterfunktion leiden häufig an starken Blutungen. Lethargie, trockene Haut, Kältegefühl und niedrige Körpertemperatur (36,6 Grad Celsius unter dem Arm) sind Hinweise auf eine Unterfunktion. Jodreiche Ernährung sichert eine ausgeglichene Schilddrüsenfunktion.

Zwischen Fett und Östrogen besteht ein Zusammenhang. Übergewichtige Frauen neigen zu einem Übermaß an Östrogen, das im Fettgewebe eingelagert ist. Dies stört den normalen Hormonhaushalt. Regelmäßige Bewegung und ausreichend Ruhe sowie Entspannung sind wichtig. Lernen Sie, mit Streß umzugehen (siehe Seite 51). Nehmen Sie sich trotz Arbeit und Familie Zeit für sich selbst und Ihre Bedürfnisse. Während der Periode sollten Sie sich Ruhe gönnen, da übermäßige sportliche Betätigung die Blutungen zusätzlich stimuliert.

KRÄUTERBEHANDLUNG BEI STARKEN BLUTUNGEN

Mönchspfeffer oder Falsches Einkorn regulieren den Hormonhaushalt. Ergänzen Sie diese durch adstringierende Pflanzen wie Waldlilie oder Eichenrinde. Uterustonika kräftigen die Gebärmutter, sie verbessern Tonus und Funktion. Geeignet sind Falsches Einkorn, Himbeerblätter oder Rebhuhnbeere. Der Hormonstoffwechsel kann durch Leberheilmittel gefördert werden. Es empfehlen sich Ringelblume, Rosmarin, Löwenzahnwurzel, Gelbwurz oder Krauser Ampfer.

Tonika für die Schleimhaut regulieren die Ablösung der Uterusschleimhaut; hierfür empfiehlt sich besonders Gelbwurz. Bei zu viel Blut im Uterus wird die normale Blutungskontrolle vereitelt, da sich die Muskeln nicht angemessen zusammenziehen können. Es helfen staulösende Kräuter wie Kletten-Labkraut, Ringelblume, Gelbwurz, Himbeere oder Frauenmantel. Bei streßbedingten Hormonstörungen empfehlen sich nervenstärkende Kräuter wie Helmkraut, Zitronenmelisse oder Eisenkraut.

Amenorrhö – ausbleibende Blutungen

Während der Schwangerschaft oder Stillzeit ist es völlig normal, daß Blutungen ausbleiben. Wenn Sie auf das 40. Lebensjahr zugehen, könnte dies der Beginn der Menopause sein, vor allem wenn die Menarche spät eingetreten ist. Es gibt zwei Arten von Amenorrhö: Primäre Amenorrhö, wenn die Periode überhaupt nicht eingesetzt hat, sowie sekundäre Amenorrhö, wenn die Blutungen plötzlich ausbleiben.

Gründe für primäre Amenorrhö:

- Späte Menarche (Einsetzen der Periode) nach dem 16. Lebensjahr
- Untergewicht
- Erbliche Veranlagung
- Krankheit, Streß, gefühlsmäßige Aufregungen
- Mangelernährung
- Hormonstörungen
- Mangelnde Vitalenergie
- Selten angeborene Abnormitäten
- Schilddrüsenunterfunktion
- Fehlen einer Öffnung im Hymen (Jungfernhäutchen)

Gründe für sekundäre Amenorrhö:

- Untergewicht, vor allem bei extremer Diät
- Mangelernährung, Anämie
- Schilddrüsenüber- oder -unterfunktion
- Andere Hormonstörungen
- Fettsucht – Störung des Östrogengleichgewichts im Körper
- Absetzen der Pille
- Diabetes, Leberleiden oder chronische Krankheit
- Medikamente wie Morphine sowie Arzneimittel gegen Bluthochdruck und Krebs
- Streß, Überarbeitung, Erschöpfung
- Strahlentherapie
- Schlechte Durchblutung
- Schock oder Aufregung
- Körperliche Umstellung, etwa auf Grund von Reisen
- In seltenen Fällen Tumor der Hypophyse, Nebennieren oder Eierstöcke

↪ Bei Ausbleiben der Periode unbedingt einen Arzt aufsuchen, um eine klare Diagnose zu erhalten.

SELBSTHILFE BEI AMENORRHÖ

Sobald Schwangerschaft, Menopause und andere Krankheiten als mögliche Ursachen ausgeschlossen wurden, kann man den Hormonhaushalt folgendermaßen ausgleichen:

- Verbesserung der Ernährung: Stellen Sie sicher, daß die Ernährung alle Stoffe enthält, die für den Hormonausgleich notwendig sind (siehe Seite 86). Dazu gehören: Vitamin-B-Komplex, vor allem B_6, Folsäure, Vitamin E, Zink, Magnesium, Calcium sowie essentielle Fettsäuren. Ein häufiger Grund für Amenorrhö ist ein Mangel an Vitamin B_6 und Zink, der sich auch in weißen Flecken auf den Fingernägeln, schlechter Wundheilung, mangelnder Widerstandskraft und Bindegewebsschwäche manifestiert. Sie müssen unter Umständen einige Monate ergänzende Stoffe zuführen wie Nachtkerzenöl, Vitamin-B-Komplex, Multimineral- und Multivitamintabletten.
- Lassen Sie das Gewicht nicht unter 50 kg sinken. Wenn Sie zu Untergewicht neigen, sollten Sie regelmäßig und ausreichend essen. Vermeiden Sie extreme Diäten zur Gewichtsreduktion. Stellen Sie sicher, daß Ihre Ernährung genügend Protein und unraffinierte Kohlenhydrate sowie essentielle Fettsäuren enthält. Bei Eßstörungen wie Anorexia nervosa (psychisch bedingte Appetitlosigkeit) muß ein Arzt aufgesucht werden. Verdauungsstörungen können zu einem Mangel an vitalen Nährstoffen führen und müssen umgehend behandelt werden.
- Regelmäßige Bewegung ist vor allem bei sitzender Tätigkeit wichtig. Extreme Belastungen sollten jedoch vermieden werden. Körperliche Übungen sind vor allem dann wichtig, wenn Sie leicht frieren. Bei schlechter Durchblutung sollten die Nahrung stärker gewürzt und kalte Speisen sowie Getränke vermieden werden. Ist Ihr Kältegefühl auf eine Schilddrüsenunterfunktion (kann durch eine Blutuntersuchung festgestellt werden) zurückzuführen, hilft Seetang.
- Bei streßbedingter Amenorrhö müssen Sie Ihre Verpflichtungen verringern und sich mehr Zeit für sich selbst nehmen. Bei bestimmten emotionalen Problemen kann professionelle Hilfe vonnöten sein. Massage, Yoga, Entspannung und Meditation sind ebenfalls hilfreich. Auch eine falsche Einstellung zu Körper, Weiblichkeit oder Sexualität sowie unbewußte Ängste können das Hormongleichgewicht stören.
- Bei Verdacht auf Anämie (Müdigkeit, Atemlosigkeit, Herzklopfen, Blässe) sollten Sie sich einem einfachen Bluttest unterziehen. Sie müssen möglicherweise Eisen einnehmen und sollten dem Körper vermehrt eisenhaltige Nährstoffe sowie Vitamin C zur Eisenabsorption zuführen.

Wenn die Amenorrhö über mehrere Monate anhält, ist eine Behandlung notwendig, da sie langfristig die Osteoporoseneigung erhöht. Die Behandlung bis zum Wiedereintritt der Menstruation dauert oft mehrere Monate.

↪ Amenorrhö geht nicht unbedingt mit Unfruchtbarkeit einher. Zur Vermeidung einer Schwangerschaft sind Verhütungsmittel notwendig.

Herzgespann

Leonurus cardiaca

AUCH BEKANNT ALS: Löwenschwanz, Herzgold.

VERWENDETE TEILE: Sproßteile.

ENTHÄLT: Alkaloide, einschließlich Leonurin und Stachydrin, Bitterglykoside, einschließlich Leonurin und Leonuridin, Gerbsäuren, Harze, Vitamin A.

WIRKUNG: Krampflösend, entblähend, herzstärkend, menstruationsfördernd, entspannend, Nervenmittel, sanftes Stimulationsmittel für den Uterus.

Herzgespann eignet sich vor allem zur Behandlung von Unterleibsbeschwerden, bei schmerzhaften, verspäteten oder ausbleibenden Periodenblutungen sowie zur Vorbereitung auf die Entbindung. Wird die Pflanze in den letzten Schwangerschaftswochen 2- bis 3mal täglich eingenommen, fördert sie gleichmäßige Uteruskontraktionen, wenn diese andernfalls schmerzhaft, verkrampft oder unzureichend sind. Der englische Name »motherwort« (Mutterwurz) weist auf die traditionelle Verwendung der Pflanze zur Linderung von Streß und Spannungen während Schwangerschaft, Entbindung und Mutterschaft hin.

Die Alkaloide im Herzgespann lösen Uteruskontraktionen aus; dies gilt insbesondere für das Stachydrin, eingesetzt gegen Ende der Schwangerschaft, wenn sich die Uterusmuskulatur verändert und die Braxton-Hicks-Kontraktionen zur Vorbereitung auf die Wehentätigkeit einsetzen. Diese stimulierende Wirkung verbindet sich mit angenehm beruhigenden und entspannenden Eigenschaften, die durch die Bitterglykoside noch verstärkt werden. Aus diesem Grund hilft Herzgespann bei Angst oder Spannung vor der Entbindung. Die Kombination aus beruhigenden und uterusstärkenden Eigenschaften verleiht dem Herzgespann seine wichtige Rolle bei der Geburtsvorbereitung und während der Wehen zur Erleichterung der Entbindung. Es soll Fehlgeburten sowie Scheinwehen verhindern.

Wie ihr Name schon andeutet, stärkt die Pflanze das Herz. Dies ist vor allem während Schwangerschaft und Geburt, wenn das Herz verstärkter Belastung ausgesetzt ist, von großer Bedeutung. Das Herzgespann kann auch zur Behandlung von Arrhythmien (unregelmäßige Herzschlagfolge) und Herzklopfen auf Grund von Angst oder Spannung eingesetzt werden. Die Glykoside senken kurzfristig den Blutdruck.

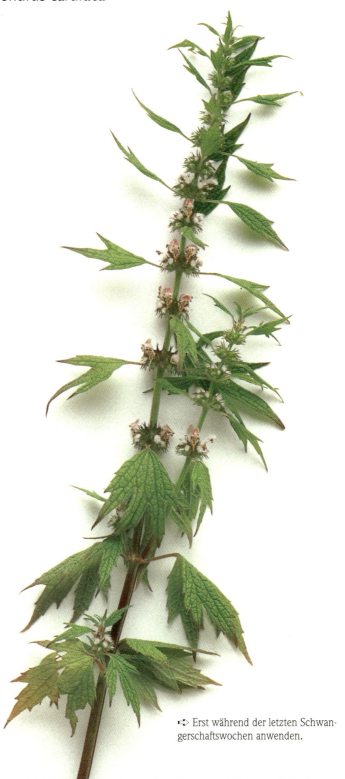

⇨ Erst während der letzten Schwangerschaftswochen anwenden.

Kräuterbehandlung bei Amenorrhö

Hierzu eignen sich die hormonregulierenden Kräuter Mönchspfeffer und Falsches Einkorn. Shatavari ist ein Stärkungsmittel für das Fortpflanzungssystem und enthält wichtige Bestandteile für die Hormonbildung, es eignet sich besonders bei Mangelerscheinungen und Erschöpfung. Tonika für Uterus und Eierstöcke fördern die Durchblutung der betroffenen Region und stimulieren die normale Funktion. Falsches Einkorn, Salbei, Herzgespann, Chinesische Engelwurz, Ringelblume, Löwenblattwurzel, Schafgarbe und Wermut sind hilfreich. Wenn Sie leicht frieren und an schlechter Durchblutung leiden, empfehlen sich wärmende Kräuter wie Ingwer und Zimt. Lebermittel sichern einen normalen Hormonstoffwechsel in der Leber. Es eignen sich Wermut, Rosmarin, Ringelblume, Löwenzahnwurzel oder Krauser-Ampfer-Wurzel.

Bei streßbedingter Amenorrhö helfen stärkende Kräuter wie Rosmarin, Lavendel, Kamille, Helmkraut, Eisenkraut und Wilder Hafer. Bei emotionalen Problemen empfehlen sich bestimmte Bach-Blüten (siehe Seite 246). Ätherische Öle wie Muskatellersalbei, Rose, Melisse und Lavendel können als Badezusatz oder Massageöl Streß und Spannung lindern und das Hormongleichgewicht wiederherstellen.

Unregelmäßige Periode und anomale Blutung

Eine gesunde Frau hat im allgemeinen einen regelmäßigen Zyklus von etwa 28 Tagen. Die Blutung ist jeden Monat ungefähr gleich stark. Wenn Sie nie wissen, wie lang Ihr Zyklus dauert, da er von Periode zu Periode stark schwankt, oder wenn die Periode in manchen Monaten völlig ausbleibt, kann man mit Sicherheit von unregelmäßigen Blutungen sprechen.

Gründe für Hormonstörungen, die zu unregelmäßigen Perioden beitragen:

- Unregelmäßige Ovulation
- Nahende Menopause
- Schilddrüsenunterfunktion
- Medikamente wie Antibiotika
- Mangelernährung, insbesondere Mangel an Jod, Vitamine B$_6$, C und E, Mangan, essentiellen Fettsäuren, Zink, Calcium, Eisen und Magnesium
- Über- oder Untergewicht
- Trauma, Streß, Müdigkeit
- Chronische Krankheit wie Candidiasis
- Veränderungen im Lebensstil, Reisen
- Allergie

Blutung und Schmierblutung zwischen den Perioden

Ein leichter Blutverlust zwischen den Perioden wird häufig durch Hormonveränderungen ausgelöst, die bei jungen Mädchen zu Beginn der Menstruation und bei Frauen vor der Menopause auftreten. Viele Frauen um die 30 haben beim Eisprung eine leichte Schmierblutung, da der Östrogenspiegel zu diesem Zeitpunkt fällt.

Andere Gründe für Schmierblutung:

- Pille
- Intrauterinpessar
- Beckenentzündung
- Extrauterinschwangerschaft
- Schleimhautschädigung am Gebärmutterhals (Cervix)
- Krebs an Cervix oder Uterus
- Chronische Gebärmutterhalsentzündung
- Entzündung der Gebärmutterschleimhaut (Endometrium)

Nach der Menopause können außergewöhnliche Blutungen durch Vaginitis, Polypen oder Krebs im Endometrium ausgelöst werden. Bei anomalen Uterusblutungen muß ein Arzt aufgesucht werden, um die Ursache zu klären und zu behandeln. Falls kein pathologischer Befund diagnostiziert werden kann, empfiehlt sich eine hormonregulierende Behandlung. Folgen Sie den Vorschlägen zur Selbsthilfe und Kräuterbehandlung, um das Hormongleichgewicht bei Amenorrhö und PMS (siehe Seite 89) wiederherzustellen.

Kräuter sollten zur Hormonregulierung sowie zur Erhöhung von Energie und Durchblutung im Fortpflanzungssystem eingesetzt werden. Mönchspfeffer, Falsches Einkorn, Rebhuhnbeere, Herzgespann, Ringelblume, Frauenmantel und Himbeere sind hilfreich.

Kopfschmerzen und Migräne während der Menstruation

Sie treten in der prämenstruellen Phase und während der Periode auf. Starke Kopfschmerzen lassen sich oft kaum von Migräne unterscheiden, obgleich der Migräne meist Signale vorausgehen – Sehstörungen wie Tunnelsehen, Ausbildung einer Aura um Gegenstände, Übelkeit und Erbrechen. Kopfschmerzen und Migräne können einige Stunden oder sogar Tage andauern. Sie begleiten häufig das prämenstruelle Syndrom, das meist hormonelle Ursachen hat. Alle Ratschläge für das PMS treffen auch hier zu (siehe Seite 89). Die Hormonstörungen können – zusammen mit anderen »Auslösern« – für Kopfschmerzen und Migräne verantwortlich sein.

Zu diesen Auslösern können gehören:

- Körperlicher oder geistiger Streß
- Müdigkeit, Überarbeitung, angestrengte Augen
- Wirbelsäulenprobleme, vor allem im Nacken
- Muskelverspannungen im Nacken- oder Schulterbereich
- Nebenwirkungen von Pille oder anderen Medikamenten
- Mangel oder Übermaß an Schlaf
- Starke Temperaturschwankungen
- Koffein und Koffeinentzug
- Ernährungsbedingte Auslöser: Alkohol, vor allem Rotwein, Sherry, Portwein, Käse und andere Milchprodukte, Zitrusfrüchte, eingelegtes Gemüse, Schokolade, Bananen, gefrorene oder fette Lebensmittel, Schweinefleisch und rotes Fleisch, Hefeextrakt, Bierhefe, Erdnüsse, Zwiebeln, Meeresfrüchte, Zucker
- Schlechte Durchblutung, Bewegungsmangel
- Nahrungsmittelallergie, vor allem auf die genannten Auslöser
- Niedriger Blutzuckerspiegel (Hypoglykämie), Auslassen von Mahlzeiten
- Verdauungsstörungen, Leberträgheit, Verstopfung
- Rauchen und Umweltverschmutzung, etwa durch defekte Gasleitungen

Selbsthilfe bei Kopfschmerzen

• Lassen Sie keine Mahlzeiten aus, und vermeiden Sie raffinierte Kohlenhydrate und Zucker, insbesondere vor der Periode. Essen Sie nur Vollkorn und unraffinierte Lebensmittel. Um den Blutzuckerspiegel vor der Periode oben zu halten, sollten Sie häufig kleine Portionen zu sich nehmen.
• Vermeiden Sie Koffein, Alkohol und Zigaretten. Gehen Sie den häufigen Auslösern von Migräne und Kopfschmerzen, insbesondere während der zweiten Zyklushälfte, aus dem Weg.
• Wirbelsäulenleiden oder Muskelverspannungen im Nacken- oder Schulterbereich können von einem Chiropraktiker, Osteopathen oder Masseur behandelt werden. Auch die Alexander-Methode kann Linderung bringen.
• Folgen Sie den Empfehlungen, die unter dem Stichwort PMS auf den Seiten 89 und 90 zu den Themen Entspannung, Bewegung, Streß und Ernährung erteilt werden.
• Vermeiden Sie die Einnahme der Antibabypille.

Kräuterbehandlung bei Kopfschmerzen

Es gibt viele Kräuter, die schon seit Jahrhunderten zur Behandlung von Kopfschmerzen und Migräne eingesetzt werden.

Dazu gehören:

Küchenschelle	Echter Ziest
Zitronenmelisse	Lavendel
Pfefferminze	Helmkraut
Rosmarin	Kamille
Löwenzahnwurzel	Mutterkraut
Ingwer	Baldrian

Nehmen Sie das Kräuterheilmittel über mehrere Zyklen hinweg und nicht nur beim Auftreten der Schmerzen ein.

Wenn die Kopfschmerzen durch Spannung oder Streß ausgelöst werden, empfehlen sich:

Küchenschelle	Lindenblüte
Helmkraut	Lavendel
Passionsblume	Kamille
Eisenkraut	Echter Ziest
Rosmarin	Hopfen

Wenn Sie leicht frieren und unter Durchblutungsstörungen leiden, können folgende Kräuter den Blutfluß, vor allem in den Kopf, verbessern:

Ingwer	Rosmarin
Echter Ziest	Pfefferminze
Chili	Thymian
Mutterkraut	

Zuweilen helfen Heilmittel für die Leber, vor allem bei Verdauungsstörungen oder Darmträgheit, wie:

Löwenzahnwurzel	Klette
Rosmarin	Krauser Ampfer
Wermut	Mutterkraut

Es sollten auch immer Kräuter zur Hormonregulierung Anwendung finden. Nehmen Sie Mönchspfeffer, Falsches Einkorn oder beides. Einige Kräuter enthalten natürliche Salicylate (wie auch in Aspirin), die Kopfschmerzen lindern. Dazu gehören Wanzenkraut und Mädesüß. Zahlreiche Untersuchungen belegen die heilsame Wirkung von Mutterkraut bei Migräne; seine regelmäßige Einnahme kann Migräne verhindern. Pflücken Sie ein Blatt direkt von der Pflanze, und essen Sie es jeden Tag auf einem Brot. Das Kauen der Blätter allein kann zur Bildung von Mundgeschwüren führen.
Ätherische Öle können zur Linderung von Kopfschmerzen direkt auf den Kopf aufgetragen werden – am besten eignet sich Rosmarinöl. Man kann auch Kamillen-, Zitronenmelissen-, Lavendel- oder Pfefferminzöl verwenden. Einige Tropfen ätherisches Öl im Badewasser oder zur Massage lösen Spannungen in Nacken und Schultern.

5 Empfängnis und Fruchtbarkeit

Die Anlage für die gesundheitliche Entwicklung eines Kindes wird durch die Eltern weitergegeben und beginnt mit der Empfängnis. Voraussetzung ist die Gesundheit von Spermium und Ei, die die genetischen Informationen für das Kind enthalten. Je kräftiger und fitter die Eltern, desto gesünder ist der Fötus. Es ist wichtig, daß sich die Eltern gut auf ihre neue Rolle vorbereiten, um ihrem Kind die beste Basis für Gesundheit und Vitalität mit auf den Weg zu geben. Die Verantwortung für ein Kind beginnt bereits einige Zeit vor der Empfängnis und nicht erst, wenn der Säugling geboren ist. In den Monaten vor der Empfängnis ist Präventivmedizin von größter Bedeutung.

Die letzten vier Monate vor der Zeugung sind für eine normale Entwicklung von Sperma und Ei und somit für das Baby, das aus deren Verschmelzung entsteht, ausschlaggebend. Ei und Spermien leiden unter den Auswirkungen von schlechter Ernährung, giftigen Metallen, umweltbelastenden Chemikalien, Viren und einigen Arzneimitteln. Diese ungünstigen Faktoren führen in manchen Fällen zu Unfruchtbarkeit, Fehlbildungen am Fötus, Fehl- oder Totgeburt, Abgang oder untergewichtigen Säuglingen. Sie können auch die Entwicklung des Babys beeinträchtigen.

Aus diesem Grund sollten die Eltern vor der Zeugung bei bester Gesundheit sein. Eine Untersuchung des allgemeinen Gesundheitszustands ist angesagt, um mögliches Ungleichgewicht, Allergien oder Krankheiten, die einen Risikofaktor darstellen, zu behandeln. Bevor Sie eine Empfängnis planen, sollten Sie mögliche Infektionsneigungen auskurieren und das Immunsystem durch gesunde Ernährung und Kräuter stärken.

Sie sollten einer gesunden Ernährung bereits einige Monate vor der geplanten Empfängnis und nicht erst nach Eintritt der Schwangerschaft Aufmerksamkeit schenken und mögliche Ernährungsfehler korrigieren. Die meisten Schwangeren bemerken diesen Zustand erst sechs bis acht Wochen nach der Empfängnis, also zu einem recht späten Zeitpunkt für eine Änderung der Ernährungsgewohnheiten. Ein Großteil der wichtigsten Entwicklungen des Babys findet bereits in den ersten acht Wochen statt, wenn der Ernährungszustand und die toxische Belastung der Mutter die Entwicklung des Kindes entscheidend bestimmen. Ein unausgewogener Mineralstoff- oder Vitaminhaushalt, der bei einem Erwachsenen oder Kind unbemerkt bleibt, kann für den Fötus verheerende Folgen haben, da Embryonenzellen auf Grund ihres raschen Wachstums äußerst stark auf pathogene Faktoren reagieren. Wenn das Ungleichgewicht in das Wachstum oder den Stoffwechsel der sich entwickelnden Zellen eingreift, kann es zu Fehlbildungen oder Fehlfunktionen von Organen oder Geweben kommen.

Das Ei und eine einzige Samenzelle schaffen neues Leben.

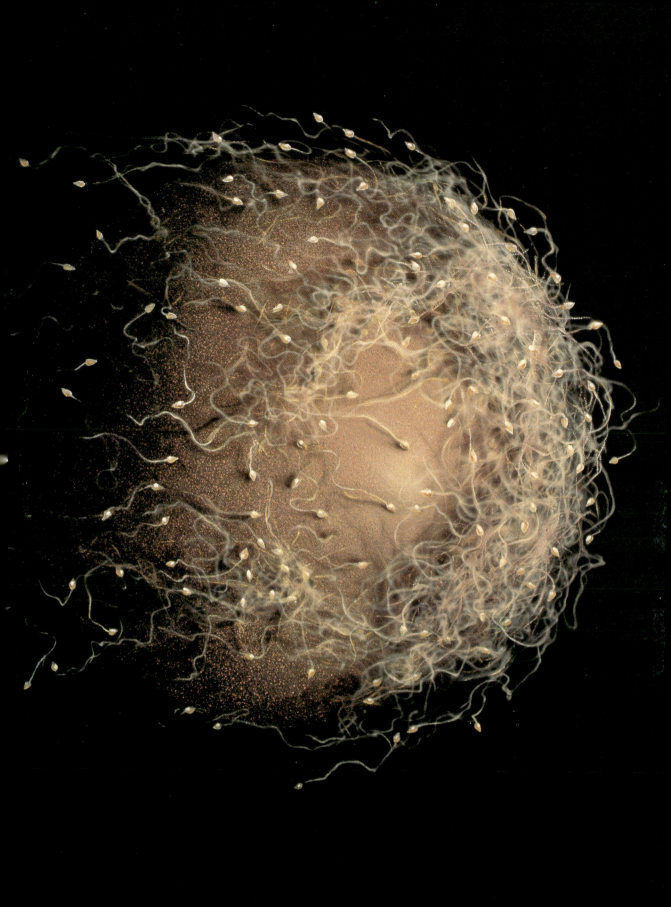

Empfängnis

Jeden Monat wird während des Eisprungs ein Ei aus einem der beiden Eierstöcke entlassen und von den fingerähnlichen Ausstülpungen eines der Eileiter aufgefangen. Dort beginnt es seine Reise in den Uterus. Zur Empfängnis kommt es, wenn sich ein Samen des Mannes mit dem Ei im Eileiter vereinigt.

Während des Geschlechtsverkehrs gelangen bei der Ejakulation des Mannes bis zu fünfzig Millionen Spermien in die weibliche Vagina. Sie bewegen sich mit einer Geschwindigkeit von etwa 0,6 cm pro Minute über den Gebärmutterhals und den Uterus in die Eileiter. Beim Eisprung der Frau wird der Gebärmutterhals weicher und weiter und erleichtert den Spermien den Eintritt in den Uterus. Die Scheidensekrete, die normalerweise sauer sind, werden stärker alkalisch und damit »einladender« für die Spermien. Durch Muskelkontraktionen und mit natürlicher hormoneller und chemischer Unterstützung mag ein Spermium den Eileiter erreichen und kann das Ei innerhalb weniger Minuten nach dem Geschlechtsverkehr befruchten. Doch in der Regel dauert dieser Vorgang ein bis vier Stunden.

Die Empfängnis kann zu jeder Zeit während mehrerer Tage stattfinden. Nachdem das Ei den Eileiter erreicht hat, kann es dort bis zu 48 Stunden überleben, doch ist die Wahrscheinlichkeit einer Befruchtung während der ersten 24 Stunden höher. Spermien leben bis zu drei Tage, wenngleich die meisten nur während der ersten zwei Tage bis zum Ei vordringen und es befruchten können.

Am höchsten ist die Wahrscheinlichkeit, wenn man zum Zeitpunkt des Eisprungs, also etwa 14 Tage vor der Periode, Verkehr hat. Eine Schwangerschaft kann jedoch bis zu drei Tage vor und drei Tage nach der Ovulation eintreten.

Etwa zur Zeit des Eisprungs fließt mehr und dünneres Scheidensekret. Ein Zeichen für die Ovulation ist dann eine vermehrte Schleimabsonderung in das Scheidensekret, welches sich dann zwischen den Fingern richtiggehend ziehen läßt. Diese Veränderung macht es den Spermien leichter, im Schleim zu schwimmen und über den Gebärmutterhals in den Uterus zu gelangen.

Nach einer erfolgreichen Vereinigung von Spermium und Ei steigt das befruchtete Ei drei Tage lang den Eileiter hinunter und gelangt in den Uterus. Es vergehen noch ein paar Tage, bis sich das Ei in der Uteruswand eingenistet hat. Wenn das Spermium in das Ei eindringt, vereinen sich die Zellkerne von Spermium und Ei, und der Prozeß der Zellteilung beginnt. Die vereinigten Zellkerne teilen sich zuerst in 2, dann in 4, dann in 8 Zellen und so weiter, wobei jede Zelle die 46 Chromosomen enthält, die für einen gesunden Menschen notwendig sind.

Fruchtbarkeit und Unfruchtbarkeit

Damit es zur Empfängnis kommt, müssen die richtigen Bedingungen herrschen, damit ein Spermium ein Ei befruchten und sich das Ei in der Gebärmutterwand einnisten kann. Mann und Frau müssen in einem guten Gesundheitszustand sein, um die Rahmenbedingungen zu schaffen. Zunächst muß man die Voraussetzungen kennen, die für die Fruchtbarkeit wichtig sind, dann erst können auftretende Schwierigkeiten überwunden werden.

Voraussetzungen für die Fruchtbarkeit

Der Mann muß eine ausreichende Anzahl gesunder Spermien produzieren.

Der Schleim in der Vagina der Frau, der auch den Gebärmutterhals schützt, muß so dünn sein, daß die Spermien vordringen können. Während der meisten Zeit des Zyklus ist er dick und verhindert das Aufsteigen der Spermien. Erst zur Zeit der Ovulation sollte der Schleim in größerer Menge und wäßriger abgesondert werden, damit das Spermium über den Gebärmutterhals in den Uterus gelangen kann.

Die Frau muß ein gesundes, voll entwickeltes Ei produzieren, das vom Eierstock in den Eileiter gelangt, wo es mit dem Spermium zusammentrifft. Nach dem Zusammentreffen muß das Spermium in der Lage sein, die Oberfläche des Eies zu durchdringen, um es dann zu befruchten.

Nach der Vereinigung muß das befruchtete Ei über den Eileiter in den Uterus gelangen.

Die Gebärmutterschleimhaut sollte sich unter dem Einfluß von Östrogen und Progesteron so stark entwickelt haben, daß sich das befruchtete Ei einnisten und wachsen kann. Ein hoher Prozentsatz der Eier nistet sich nicht richtig ein, da die Schleimhaut nur unzureichend entwickelt ist.

Es gibt verschiedene Faktoren, die diese Voraussetzungen und damit die Fruchtbarkeit beeinflussen können. Da sie bei Frauen und Männern unterschiedlich sind, müssen bei der Zeugung eines Kindes beide Seiten berücksichtigt werden.

Faktoren, die die weibliche Fruchtbarkeit beeinflussen

Die Fruchtbarkeit einer Frau sinkt mit zunehmendem Alter und ganz entscheidend nach dem 35. Lebensjahr. Der Cervixschleim kann zu dick sein oder so reichlich produziert werden, daß die Spermien nicht vordringen können. Der Schleim kann auch Antikörper gegen die Spermien enthalten und diese abtöten. Scheideninfektionen können sich nachteilig auf die Spermien auswirken. Das Scheidenmilieu kann zu sauer sein, so daß die Spermien nicht überleben. Künstliche Gleitmittel, Gels oder Cremes können dem Sperma schaden.

Ein oder beide Eileiter können durch Entzündungen, Narben auf Grund von Operationen oder Abtreibung, Entzündung der Gebärmutterschleimhaut oder Geschlechtskrankheiten verstopft sein. (Siehe Kapitel 12.)

Ein durch Infektionen oder Geschwülste geschädigter Uterus kann das Ei an der Einnistung hindern. Ein Eierstock oder beide könnten auf Grund von Zysten oder Entzündung nicht in der Lage sein, das Hormongleichgewicht herzustellen, das für das Heranreifen des Eifollikels und für die Entwicklung der Gebärmutterschleimhaut notwendig ist. Ein geschädigter Eierstock ist möglicherweise unfähig, seine reifen Eier erfolgreich in die Eileiter zu entlassen.

Hormonstörungen (siehe Seite 86) durch Krankheit, Streß, Mangelernährung oder Gewichtsverlust können Eierstöcke, Uterusschleimhaut und Cervixschleim beeinflussen und die Ovulation unterbinden.

Die Antibabypille beeinflußt das natürliche Hormongleichgewicht. Nach Absetzen der Pille kann der Menstruationszyklus einige Monate lang unregelmäßig sein. Die Verwendung eines Intrauterinpessars führt vielfach zu Infektionen und Entzündungen in Uterus oder Eileiter. Das entstehende Narbengewebe kann blockieren.

Rauchen kann die normale Funktion des Fortpflanzungssystems einschränken, da es die Beckendurchblutung verringert und die Bewegungen der fingerähnlichen Ausstülpungen im Eileiter, der sogenannten Zilien, verlangsamt. Sie transportieren das Ei in Richtung Uterus.

Schäden im Gebärmutterhals auf Grund von Infektionen, Schleimhautschäden, Polypen, Abtreibungen oder chirurgischen Eingriffen zur Entfernung potentieller Krebszellen können die Zusammensetzung des Schleims beeinträchtigen und die Spermien am Eintritt in den Uterus hindern. Auch eine Rückwärtsneigung der Gebärmutter oder ein angeborener Defekt sind bisweilen für Unfruchtbarkeit verantwortlich.

Über- oder Untergewicht wirkt sich häufig auf den Hormonausgleich aus und kann die Ovulation beeinflussen.

Der regelmäßige Genuß von Koffein senkt die Fruchtbarkeit erwiesenermaßen um das Vierfache.

Auch eine Schilddrüsenunterfunktion kann die Fruchtbarkeit über ein Hormonungleichgewicht beeinträchtigen. Andere endokrine Leiden, die die Funktion von Hypophyse oder Nebennieren betreffen, können den Eisprung verhindern.

Bestimmte Nährstoffe wie die Vitamine B_6, C, B_2, A, E, B_{12}, Zink, Eisen, Folsäure, essentielle Fettsäuren und Magnesium sind für die Fruchtbarkeit von größter Bedeutung. Mangel an diesen Nährstoffen kann für Unfruchtbarkeit verantwortlich sein.

Streß führt zu Hormonstörungen und zu Kontraktionen der Eileiter, wodurch die Bewegung des Eies verhindert und die Beckendurchblutung verringert wird. Streß kann auch die Entwicklung der Gebärmutterschleimhaut stören und beim Geschlechtsverkehr zu unangenehmen Scheidenkrämpfen führen.

Faktoren, die die männliche Fruchtbarkeit beeinflussen

Eine geringe Spermamenge verringert die Fruchtbarkeit. Der Mann ejakuliert im Durchschnitt 300 Millionen Spermien, wenngleich eine Zeugung auch mit nur 20 Millionen möglich ist. Die Spermamenge wird durch Ernährung und Lebensstil beeinflußt. Rauchen, Röntgen und Arzneimittel, Alkohol, toxische Chemikalien und Streß senken die Anzahl der Spermien.

Überhitzen der Hoden durch heiße Bäder, enge Unterwäsche, nicht abgesenkte Hoden oder eine Varikozele (eine vergrößerte Vene um den Hoden, die einer Krampfader ähnelt) können die Spermaproduktion einschränken. Auch Infektionen, hohes Fieber, Hormonstörungen, Koffein, Über- und Untergewicht wirken sich zuweilen nachteilig auf die Spermaproduktion aus.

Eine geringe Spermamenge geht oft mit einer Vielzahl minderwertiger Spermien einher. Die Spermien müssen nicht nur in ausreichender Anzahl vorhanden sein, sondern sie müssen auch gerade und kräftig schwimmen, also mobil und beweglich sein. Die Spermaqualität kann durch Infektionen, Hormonstörungen, Varikozele, Entzündung der Prostatadrüse, zu viel oder zu wenig Samenflüssigkeit sowie durch toxische Chemikalien wie Blei und Kadmium beeinträchtigt werden.

Unter Umständen ist gar kein Sperma vorhanden. Eine Blockierung der Röhren, die die Samenflüssigkeit von den Hoden leiten, retrograde Ejakulation, wenn der Samen rückwärts in die Blase gelangt, sowie Infektionen (Mumps) oder geschädigte Hoden können hierfür verantwortlich sein.

Manchmal verklumpen die Spermien, so daß sie nicht mehr in Richtung Eileiter schwimmen können. Dies wird durch Infektionen oder durch eine Antikörperproduktion gegen das eigene Sperma ausgelöst. Manche Spermien sind nicht in der Lage, die Schutzhülle des Eies zu durchdringen. Um dies zu tun, wirft der Spermiumkopf normalerweise seine äußere Membran ab und setzt ein Enzym frei, welches das Eindringen in das Ei erleichtert. Impotenz und vorzeitiger Samenerguß sind selbstverständlich weitere Ursachen für Unfruchtbarkeit.

Streß kann Hormonstörungen auslösen sowie die Blutzufuhr zum Fortpflanzungssystem und damit dessen normale Funktion einschränken. Streß kann auch die sexuelle Leistungsfähigkeit beeinträchtigen.

Man nimmt an, daß bei 30 Prozent der Paare mit Fruchtbarkeitsproblemen ein medizinisches Leiden des Mannes und bei weiteren 30 Prozent eines der Frau vorliegt. In den übrigen Fällen ist die mangelnde Fruchtbarkeit auf schlechte Ernährung, toxische Chemikalien, Streß und andere hormonstörende Faktoren zurückzuführen. Vor einer Behandlung müssen beide Partner gründlich untersucht werden. Wenn kein medizinisches Leiden vorliegt, können Selbsthilfe und Kräuterrezepturen zur Steigerung der Fruchtbarkeit dieses Problem häufig lösen.

Ernährung/Kräuter zur Verbesserung der Fruchtbarkeit

Ernährung

Um den richtigen pH-Wert des Cervixschleims zu sichern, muß man ausreichend alkalische Lebensmittel zu sich nehmen. Ein übermäßig saures Scheidenmilieu beeinträchtigt die Spermien. Ein Großteil von Obst und Gemüse sowie Milch sind alkalisch. Fleisch, Fisch, Vollkorn, Käse, Eier und Samen sind sauer. Tee, Kaffee und Alkohol haben eine saure Wirkung auf den Organismus. Versuchen Sie, Ihr Normalgewicht zu erreichen. Übermäßige sportliche Betätigung oder Fastenkuren können den Eisprung verhindern.

Essen Sie genügend Nahrungsmittel mit essentiellen Fettsäuren – unraffinierte Pflanzen- und Samenöle, Nüsse und Samen, Bohnen und Hülsenfrüchte, fetten Fisch und Nachtkerzenöl. Leinsamenöl, schwarze Johannisbeeren und Boretschsamenöl sind geeignete Quellen. Nahrungsmittel mit Vitamin E (siehe Seite 72) fördern die Fruchtbarkeit ebenso wie Nahrung, die reich ist an Protein, den Vitaminen A, C, B sowie an Mineralstoffen, vor allem Zink, Eisen und Magnesium. Vermeiden Sie Kaffee und Alkohol, die einen Mangel an Vitamin B_6 verursachen. Vermeiden Sie die Einnahme unnötiger Medikamente und Drogen (Marihuana verringert erwiesenermaßen die Spermienzahl), minderwertige Schnellgerichte, fette Nahrung, Alkohol und Tabak.

Selbsthilfe zur Verbesserung der Fruchtbarkeit

Beide Partner müssen bei bester Gesundheit sein. Chronische Infektionen sollten kuriert und andere Leiden ausgeheilt sein. Regelmäßige körperliche Betätigung ist in vernünftigem Maße ratsam. Überarbeitung und Streß sollten möglichst vermieden werden. Wenn man sich angespannt, müde oder erschöpft fühlt, muß möglicherweise ein Arzt aufgesucht werden, um den Allgemeinzustand und die Vitalität zu verbessern.

Entspannungsübungen, Hypnotherapie, Yoga, T'ai chi, Meditation, Beratung oder Psychotherapie können hilfreich sein bei ungeklärten Fruchtbarkeitsproblemen auf Grund von Streß oder gefühlsmäßiger Belastung.

Kalte Hüftbäder helfen bei geringer Spermaproduktion sowie bei Menstruationsbeschwerden, da sie die Durchblutung der Fortpflanzungsorgane fördern.

Die beste Zeit für die Empfängnis sind natürlich die Tage vor und nach dem Eisprung. Während dieser Woche sollte man nur zwei- bis dreimal Verkehr haben. Zusätzliche Liebesakte können die vitale Energie erschöpfen und die Spermienanzahl verringern. Abstinenz in der vorhergehenden Woche erlaubt einen Anstieg von Spermien und Energie und damit eine Steigerung der Fruchtbarkeit. Männer sollten die Hoden kühl halten. Außerdem sind Boxer Shorts und locker sitzende Hosen engen Kleidungsstücken vorzuziehen. Heiße Bäder und Heizkissen sollten vermieden werden.

Stellen Sie sicher, daß Ihr Menstruationszyklus regelmäßig ist, damit Sie den Eisprung bestimmen können. Oft hilft das Messen der morgendlichen Temperatur. Menstruationsbeschwerden können mit Kräutern und spezifischer Ernährung behandelt werden (siehe Seite 88).

Das Sperma sollte möglichst tief in die Vagina gelangen und mindestens eine halbe Stunde dort verbleiben. Aus diesem Grund sollte der Penis tief eindringen. Die Frau sollte auch nicht sofort nach dem Liebesakt aufstehen, um sich zu waschen oder Wasser zu lassen. Es ist am besten, die Knie hochzulagern und eine Weile auf dem Rücken liegenzubleiben, um den Spermien die Reise in die Eileiter zu erleichtern.

Sabal

Serenoa serrulata

AUCH BEKANNT ALS: Sägepalme.

VERWENDETE TEILE: Beeren.

ENTHÄLT: Ätherisches Öl, Steroidsaponine (einschließlich Beta-Sitosterol), Alkaloidharze, Gerbsäuren, fettes Öl.

WIRKUNG: Beruhigend, harntreibend, schleimlösend, stärkend, entstauend, nährstoffreich, antiseptisch.

Diese nordamerikanische Pflanze wurde zunächst wegen der günstigen Wirkung ihrer nährstoffreichen Beeren auf Tiere nach der sommerlichen Dürre geschätzt. Auf den Menschen angewandt, stellte man fest, daß die Beeren die Verdauung fördern, Kraft und Vitalität verbessern und das Gewicht erhöhen. So wurde sie Menschen als stärkendes Tonikum verschrieben, die unter zehrenden Krankheiten litten. Die nährenden und tonischen Eigenschaften von Sabal beeinflussen vor allem das Fortpflanzungssystem. Er eignet sich zur Behandlung von Hodenatrophie, Libidomangel, Impotenz, Prostatavergrößerung und Entzündungen im Verdauungstrakt. Die Pflanze wird auch als Fortpflanzungstonikum für Frauen eingesetzt; sie steigert sexuelle Energie und Fruchtbarkeit, fördert den Milchfluß bei stillenden Müttern und kann bei schmerzhaften Periodenblutungen zur Regulation des Menstruationszyklus sowie bei Eileiterentzündungen und Eierstockbeschwerden verabreicht werden.

Sabal hat eine Affinität zu den Harnwegen. Er hilft bei Harnwegsinfekten und Flüssigkeitsansammlung sowie bei Inkontinenz und Bettnässen, entspannt das Nervensystem, beruhigt bei Spannung und Angst und wirkt tonisch auf die Schleimhäute im ganzen Körper. Aus diesem Grund eignet sich Sabal zur Behandlung von Erkältungen, Katarrh und Nasennebenhöhlenentzündung. Seine zusätzlichen schleimlösenden Eigenschaften machen ihn zu einem hilfreichen Heilmittel bei Bronchitis und Asthma.

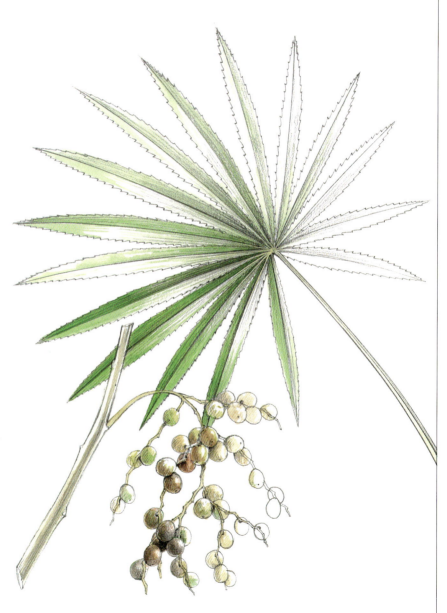

Kräuterheilmittel zur Verbesserung der Fruchtbarkeit

Es gibt verschiedene Kräuter, die sich zur Behandlung von Hormonstörungen bei Frauen eignen.

Zu empfehlen sind folgende Pflanzen – einzeln oder in Kombination:

Mönchspfeffer	Wilde Yamswurzel
Shatavari	Falsches Einkorn
Chinesische Engelwurz	Seetang

Auch Männer müssen ihren Hormonhaushalt zuweilen ausgleichen.

Hierzu eignen sich:

Ginseng	Seetang
Sabal	Ashwagandha
Wilde Yamswurzel	Falsches Einkorn

Manche Kräuter steigern die Vitalität von Männern und Frauen.

Dazu zählen folgende jugendspendende Pflanzen:

Ashwagandha (für Männer)	Ginseng
Chinesische Engelwurz (für Frauen)	Zimt
	Shatavari
	Ingwer

Wenn Schwäche, Erschöpfung und Streß Hormonhaushalt und sexuelle Leistungsfähigkeit beeinträchtigen, helfen nervenstärkende Heilmittel.

Verwenden Sie:

Helmkraut	Ginseng
Wilden Hafer	Eisenkraut
Zitronenmelisse	Zimt

Kombinieren Sie diese mit Kräutern, die das Fortpflanzungssystem stärken, wie:

Rebhuhnbeere	Shatavari
Chinesische Engelwurz (bei Frauen)	Falsches Einkorn
Ashwagandha (bei Männern)	Wilde Yamswurzel
	Ginseng

Ergänzen Sie Ihre Kräuterrezeptur mit einem Leberheilmittel, um den Körper zu entgiften und einen ausgeglichenen Hormonhaushalt zu sichern, etwa mit Löwenzahnwurzel, Rosmarin oder Krauser-Ampfer-Wurzel. Das folgende Rezept stärkt den weiblichen Organismus, reguliert den Zyklus und fördert die Fruchtbarkeit: Zu gleichen Teilen Frauenmantel, Falsches Einkorn, Chinesische Engelwurz, Ingwer, Wilde Yamswurzel und Himbeerblätter sowie einen halben Teil Süßholz. Nehmen Sie diese Mischung einige Monate lang 3mal täglich ein, bis die Energie wiederhergestellt ist und sich der Zyklus normalisiert hat.

Die ätherischen Öle können als Massageöle sowie für Bäder und Inhalation verwendet werden. Lavendel, Rosenpelargonie, Zitronenmelisse und Rosmarin lindern Streß und Spannung. Ingwer, Zimt und Pfefferminze wirken stärkend, wärmend und kreislaufanregend. Sie helfen bei Müdigkeit und Erschöpfung sowie bei sexueller Schwäche, unzureichender Periodenblutung und Mangel an vitaler Wärme. Die Rose hat eine besondere Affinität zu den weiblichen Geschlechtsorganen und empfiehlt sich bei streßbedingten Fortpflanzungsstörungen.

Andere Heilmittel

In der ayurvedischen Medizin, die vor allem in Indien Anwendung findet, kommen bei sexueller Schwäche einige einfache Rezepturen zur Anwendung.
Getrocknete Datteln, geschälte Mandeln, Pistazien und Zucker werden zu gleichen Teilen eine Woche lang in Ghee (geklärte Butter) eingeweicht. Man nimmt jeden Morgen 25 g der Mischung. (Ghee ist in einem indischen Lebensmittelgeschäft oder im Naturkostladen erhältlich.)
Der Saft weißer Zwiebeln und frischer Ingwer, kombiniert mit Honig, stellen die Manneskraft wieder her. Um den Zwiebelsaft zu erhalten, hackt man eine Zwiebel fein und bedeckt sie über Nacht mit Honig. Bis zum Morgen hat der Honig der Zwiebel den Saft entzogen; gießen Sie die Flüssigkeit ab, entfernen Sie die Zwiebelwürfel.
Gekochter Reis mit einer großen Menge Ghee sowie eine Suppe aus Kidneybohnen kräftigen den Körper und erhöhen die sexuelle Energie.
Bei unzureichender Samen- und Spermasituation kann man einen Absud aus Wasserkressesamen einnehmen. Wasserkresse ist reich an Vitamin B, C und Zink. Diese Stoffe sind für eine gute Funktion der Fortpflanzungsorgane und der Hypophyse von größter Bedeutung.
Der Saft aus Zwiebeln mit Honig oder eine großzügige Portion Okra fördert, morgens eingenommen, die Spermienproduktion. Eine Mischung aus Kardamom, Muskatblüte, Mandeln, geklärter Butter und unraffiniertem Zucker hat, morgens verabreicht, eine ähnliche Wirkung.
Der regelmäßige Verzehr von Spargel, Griechisch Heu, Knoblauch, rohen Zwiebeln, Sesamsamen und Süßholz stärkt die Fortpflanzungsorgane und verbessert ihre Leistungsfähigkeit.

Passionsblume

Passiflora incarnata

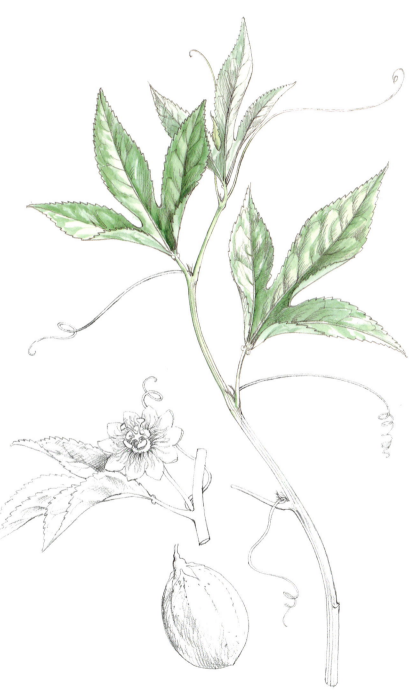

VERWENDETE TEILE: Blüte und Blätter.

ENTHÄLT: Alkaloide (einschließlich Harman, Harmol, Harmalin, Harmin, Harmalol), Zucker, Gummi, Sterine, Flavonoide.

WIRKUNG: Beruhigend, krampflösend, schmerzstillend.

Die Passionsblume ist ein herrlich entspannendes Heilmittel und gehört zu den besten beruhigenden Kräutern bei chronischer Schlaflosigkeit. Sie macht nicht abhängig und ermöglicht ein frisches und munteres Erwachen am Morgen. Ihre beruhigenden und krampflösenden Eigenschaften entspannen die Muskeln, beruhigen die Nerven und lindern Schmerzen. Die Pflanze kann bei Neuralgie, Gürtelrose, Ischias, Parkinson-Krankheit, Muskelschmerz, Zuckungen und Krämpfen sowie bei Angst, Aufregung, Streß und streßbedingten körperlichen Beschwerden wie Koliken und Asthma sowie bei Bluthochdruck verwendet werden. Wenn körperliche Symptome durch Angst oder Spannung verstärkt werden (Hitzewallungen, Migräne, Kopfschmerzen, Unterleibsschmerzen oder Reizhusten), eignet sich die Passionsblume zur Ergänzung der Kräuterrezeptur.

Die Passionsblume hat eine heilsame Wirkung auf die Nerven, da sie das sympathische Nervensystem stärkt und Durchblutung sowie Ernährung der Nerven verbessert.

Der Name »Passionsblume« verrät kaum etwas von ihrer Heilkraft. Die Pflanze erhielt diesen Namen von den spanischen Entdeckern und Missionaren, die in der Blüte eine Ähnlichkeit mit der Dornenkrone Christi erkannten.

Ashwagandha

Withania omnifera

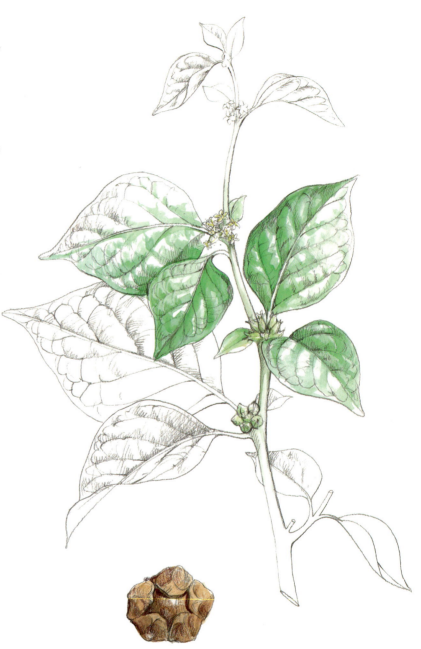

AUCH BEKANNT ALS: Winterkirsche.

VERWENDETE TEILE: Wurzel.

ENTHÄLT: Das bittere Alkaloid Somniferin.

WIRKUNG: Aphrodisiakum, beruhigend, adstringierend, bitteres Tonikum.

Ashwagandha ist in der ayurvedischen Medizin sehr wichtig und wird ähnlich geschätzt wie der Ginseng in der chinesischen Heilkunde. Diese Pflanze ist jedoch wesentlich weniger kostspielig. Als bekanntes Verjüngungsmittel hilft sie bei Erschöpfung und Gewebeschwäche und eignet sich vor allem zur Behandlung von Schwäche bei Kindern und älteren Menschen, bei Menschen, die von langer Krankheit geschwächt sind, sowie bei Menschen, die unter Streß, Überarbeitung, nervöser Erschöpfung und Schlaflosigkeit leiden. Als mit Honig gesüßter Milchabsud soll die Pflanze den Alterungsprozeß verlangsamen und eine kräftigende Wirkung haben, indem sie die anabolischen Vorgänge im Körper (Aufbauphase des Stoffwechsels) beschleunigt. Ashwagandha ist beruhigend und befreit den Geist. Die Pflanze kann bei allgemeiner Schwäche, während der Rekonvaleszenz, bei Gedächtnisverlust, Nervenleiden wie Multipler Sklerose, bei Rheumatismus, Hautproblemen, Anämie sowie bei Muskelschwund eingesetzt werden. Ashwagandha hat eine besondere Affinität zum Fortpflanzungssystem von Frauen und Männern. Die Pflanze empfiehlt sich bei geschwächten Schwangeren und soll den Embryo stabilisieren. Sie eignet sich bei sexueller Schwäche, geringer Spermienzahl, Unfruchtbarkeit, Impotenz, Rücken- und Knieschwäche, sie verbessert die Samenqualität und fördert die Empfängnisbereitschaft.

Shatavari

Asparagus racemosus

AUCH BEKANNT ALS: Tian men dong.
VERWENDETE TEILE: Wurzel.
WIRKUNG: Harntreibend, beruhigend, milchtreibend, schleimlösend, stärkend.

In der ayurvedischen Medizin ist Shatavari das wichtigste verjüngende Tonikum für Frauen. Es wird als Milchabsud mit Ghee, Rohrzucker und Honig hergestellt. Die Pflanze beeinflußt das weibliche Fortpflanzungssystem und wird bei Sexualschwäche, Unfruchtbarkeit und Hormonstörungen eingesetzt. Sie fördert den Milchfluß bei stillenden Müttern und ist ein hervorragendes Heilmittel für Frauen in den Wechseljahren, da sie viele Steroidvorläufer, also Bausteine für die Herstellung von Sexualhormonen, enthält. Ferner stärkt die Pflanze das Fortpflanzungssystem und fördert die Samenproduktion beim Mann.
Shatavari bedeutet »diejenige, die einhundert Männer besitzt«. Der Name weist auf die beträchtliche verjüngende und stärkende Wirkung hin, die die Pflanze auf die weiblichen Fortpflanzungsorgane haben soll.
Shatavari hat beruhigende Eigenschaften und wird bei trockenen, entzündeten Schleimhäuten im ganzen Körper verwendet. Die Pflanze beruhigt und heilt Gastritis und Magengeschwüre, verringert übermäßige Säureproduktion und hilft bei Durchfall und Ruhr. Sie lindert auch Reizungen in den Harn- und Atemwegen.
Shatavari ist nährstoffreich und wirkt entgiftend. Die Pflanze empfiehlt sich bei Rekonvaleszenz, Infektionen wie Herpes und bei chronischem Fieber. Ihre beruhigenden Eigenschaften helfen bei Angst und Streß.
In der ayurvedischen Heilkunde setzt man Shatavari zur Verbesserung der geistigen Aufnahmefähigkeit ein. Äußerlich angewendet, lindert die Pflanze schmerzende, geschwollene Gelenke sowie Muskelverspannungen.

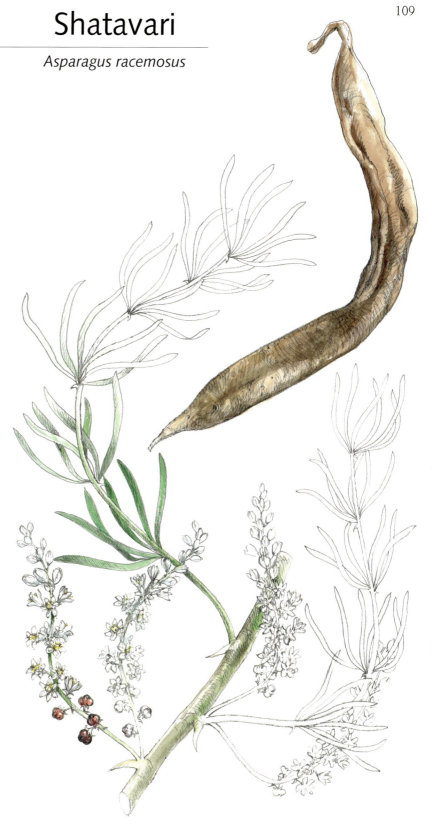

Frauenmantel

Alchemilla vulgaris

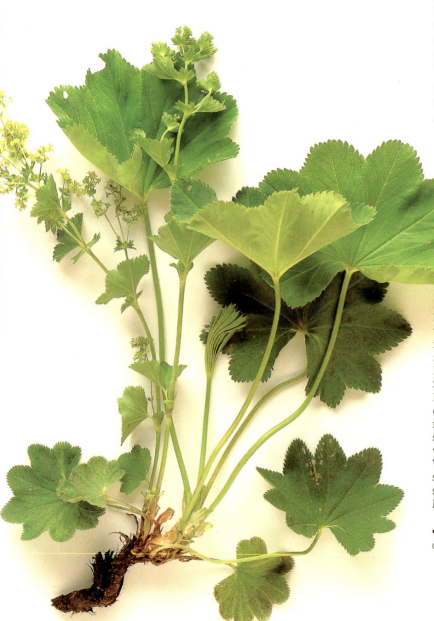

AUCH BEKANNT ALS: Löwenfuß, Bärenfuß, Taubechel, Sitau.

VERWENDETE TEILE: Sproßteile.

ENTHÄLT: Gerbsäuren, Salicylsäure, Saponine, ätherische Öle, Bitterstoffe, Phytosterine.

WIRKUNG: Adstringierend, menstruationsfördernd, uterusstimulierend, entzündungshemmend, wundheilend, harntreibend.

Der Frauenmantel ähnelt angeblich dem Umhang der Jungfrau Maria, er hat eine Affinität zu den weiblichen Fortpflanzungsorganen. Seine adstringierenden Gerbsäuren lindern starke Periodenblutungen, vor allem während der Menopause. Die Pflanze stimuliert auch die Uterustätigkeit, fördert Menstruation sowie Kontraktionen während der Entbindung. Sie lindert Periodenschmerz, reguliert den Zyklus und wird auch schon lange als Schlafmittel eingesetzt.
Die adstringierenden Eigenschaften helfen bei Durchfall und Gastroenteritis, während die Salicylsäure Entzündungen im Verdauungstrakt und den Fortpflanzungsorganen lindert.
Der Frauenmantel kann äußerlich als Spülung oder Lotion (auf Wunsch mit Rosenwasser gemischt) verwendet werden, um Ausfluß, Reizung oder Infektionen zu behandeln. Die Pflanze eignet sich auch als Hautlotion bei Ausschlägen wie Ekzem, bei Schnittwunden und Verletzungen, Prellungen und Insektenstichen. Als Mundwasser oder Gurgellösung hilft sie bei Zahnfleischbluten, Mundgeschwüren und Halsschmerzen.

⇨ Während der Schwangerschaft meiden.

Fehlgeburt und Prävention von Fehlgeburten

Frauen, die einmal eine Fehlgeburt erlitten haben, empfinden erneute Zeugungsversuche als belastend und sorgenvoll. Kräuterheilmittel haben sich als wirkungsvoll erwiesen, weiteren Fehlgeburten vorzubeugen, doch nur in Fällen, in denen gute Aussichten für eine neuerliche Schwangerschaft bestehen. Kräuter unterstützen die körpereigenen Systeme der Frau, sie können ihnen nicht entgegenwirken. Wenn der Körper entschlossen ist, die Schwangerschaft zu beenden, kann eine Kräutertherapie nicht davor schützen. Doch wenn der Fötus gesund ist und Sie bei der nächsten Zeugung in guter körperlicher und seelischer Verfassung sind, kann eine Kräuterbehandlung stärken und unterstützen.

Fehlgeburten sind wesentlich häufiger als vermutet. Man schätzt, daß eine von zwei Schwangerschaften in einem sehr frühen Stadium abgeht, was sich als verspätete oder starke Periodenblutung zeigt. Eine von sechs Frauen, bei denen der Schwangerschaftstest positiv ausgefallen ist, erleidet eine Fehlgeburt. Ferner nimmt man an, daß etwa die Hälfte aller »drohenden Fehlgeburten« verhindert werden kann. In manchen Fällen stirbt das Baby auch im Mutterleib und wird erst nach mehreren Wochen abgestoßen. Nach der 24. Schwangerschaftswoche spricht man von einer Totgeburt. »Fehlgeburt« bezieht sich auf den Verlust des Kindes vor der 24. bis 26. Woche.

In den meisten Fällen sind Fehlgeburten zurückzuführen auf:

- Fötusabnormität
- Strukturelle Probleme im Uterus (wie etwa Bindegewebsschwäche)
- Virusinfektionen (wie Grippe, Herpes)
- Unzureichende Leistung des Gebärmutterhalses
- Hormonstörungen – vor allem niedriger Progesteronspiegel
- Schwäche, chronische Krankheit oder Mangelernährung

Wiederholte Fehlgeburten können durch kleine Klumpen in der Plazenta verursacht werden, die auf ein Ungleichgewicht von zwei Stoffen, die für die Erweiterung der Blutgefäße sorgen, zurückzuführen sind.
Auch Abnormitäten im männlichen Sperma können für wiederholte Fehlgeburten verantwortlich sein.

Immunreaktionen können ebenfalls eine Rolle spielen. Der Körper sollte wissen, daß der sich entwickelnde Fötus kein »Fremdkörper« ist, der abgestoßen werden muß, wenngleich er sich zum Teil aus »fremdem Gewebe« – dem Sperma des Partners – entwickelt. In manchen Fällen ist sich der Körper dieser Tatsache nicht bewußt.

Frauen, die während der Einnahme von Fruchtbarkeitsmedikamenten schwanger werden, haben ein höheres Risiko, das Baby zu verlieren, da ihr Körper die Schwangerschaft unter Umständen nicht aufrechterhalten kann. Ein schadhaftes Ei kann zu einem Plazentaversagen führen, da sich die Plazenta aus dem Ei entwickelt. Das Problem kann aber auch auf Mangeldurchblutung der Plazenta zurückgehen.

Manche Leiden können das Risiko einer Fehlgeburt erhöhen. Dazu gehören Schilddrüsenunterfunktion, Diabetes, Nierenprobleme und Lupus. Bestehende Krankheiten müssen unter allen Umständen vor der Zeugung behandelt werden. Manche wie Diabetes können zwar nicht geheilt, doch in Griff bekommen werden. Andere Probleme wie Schilddrüsenunterfunktion und einige Nierenleiden sprechen auf eine angemessene Behandlung an. Bei Bluthochdruck ist es wichtig, den Blutdruck vor der Zeugung zu überprüfen und eine Erhöhung behandeln zu lassen. Ist die Schwangerschaft bestätigt, sollte der Blutdruck regelmäßig kontrolliert werden.

Lassen Sie vor der Zeugung Ihre Blutgruppe bestimmen. Falls einer der beiden Partner rhesusnegativ und der andere rhesuspositiv ist, muß die Schwangerschaft sorgfältig überwacht werden.

Drohende Fehlgeburt

Beachten Sie Ihre Blutungen, vor allem solche mit hellrotem Blut, Klumpen und Schleim.
Es kann zu Unterleibsschmerzen kommen, die Periodenkrämpfen oder Kreuzschmerzen ähneln.

↪ Starke Unterleibsschmerzen mit oder ohne Blutung können auf eine Extrauterinschwangerschaft hinweisen. Wenden Sie sich umgehend an Ihren Arzt.

Manche Frauen haben während der Schwangerschaft Ausfluß oder leichte Blutungen, so daß sie unter Umständen gar nicht wissen, daß sie ein Baby erwarten. Solche Blutungen sind kein Hinweis auf eine drohende Fehlgeburt. Ein Abgang ist unumgänglich, wenn sich der Gebärmutterhals öffnet und die Blutungen anhalten. In solchen Fällen entleert sich der Uterus manchmal vollkommen, bevor sich der Gebärmutterhals wieder schließt. Doch in den meisten Fällen entleert sich der Uterus nur teilweise, die Fehlgeburt ist also »unvollständig«. Das Restgewebe muß durch eine Dilatation und Kürettage (Entleerung der Gebärmutterhöhle) entfernt werden. Bei den ersten Anzeichen von Unterleibsblutungen oder Krämpfen muß sofort ein Arzt gerufen werden.

Möglichkeiten der Selbsthilfe:

- Legen Sie sich hin, und entspannen Sie sich – stehen Sie nur auf, um auf die Toilette zu gehen.
- Halten Sie sich warm; lindern Sie Rückenschmerzen mit einer Wärmflasche, doch legen Sie diese nicht auf den Unterleib.
- Geraten Sie nicht in Panik.
- Rufen Sie Ihren Partner, eine Freundin oder Verwandte, um Zuspruch zu erhalten.
- Atmen Sie tief, machen Sie Entspannungsübungen oder Meditation, um sich zu beruhigen.
- Denken Sie möglichst positiv – zerstreuen Sie sorgenvolle Gedanken oder Panikattacken durch Reden, Lesen oder Musikhören. Auch Schlaf kann helfen.

KRÄUTER BEI EINER DROHENDEN FEHLGEBURT

Trinken Sie alle paar Minuten einen Absud aus Falschem Einkorn. Je nach Stärke der Symptome sollten Sie alle 15 bis 60 Minuten eine Tasse leeren. Dieses Heilmittel hilft am besten bei Frauen, die ziehende Schmerzen im Unterleib verspüren.
Man kann Falsches Einkorn auch mit der gleichen Menge Gemeiner Schneeball mischen. Diese Mischung entspannt den Uterus, lindert Krämpfe und hilft, Fehlgeburten sowie die damit verbundenen Belastungen und Spannungen zu vermeiden.
Auch die Mischung aus Amerikanischem und Gemeinem Schneeball kann drohende Fehlgeburten verhindern. Diese Kräuter lösen ganz allgemein Verkrampfungen im Uterus und Organismus und sorgen für entspannte Ruhe. Beim Einsetzen der Symptome sollte der Tee während des ganzen Tages getrunken werden.
Wilde Yamswurzel kann bei Anspannung, Streß und Krämpfen verabreicht werden. Die Zugabe von etwas Ingwer verstärkt die Wirkung. Die Rezeptur sollte als heißer Tee getrunken werden.
Auch Himbeere und Rebhuhnbeere können auf Grund ihrer stärkenden Eigenschaften einen Abgang verhindern. Bei Streß und Spannung kann die Mischung durch entspannende Kräuter wie Zitronenmelisse, Helmkraut, Eisenkraut oder Baldrian ergänzt werden. Die Bach-Blüten Sonnenröschen und Gauklerblume oder das Rettungsmittel können während des Tages mehrmals eingenommen werden.

Nach Fehlgeburt oder Abgang

Wenn Sie vor kurzem eine Fehlgeburt oder einen Abgang erlitten haben, beschleunigen Kräuter die Rekonvaleszenz, helfen bei Traurigkeit und stellen den normalen Hormonhaushalt wieder her. Hormonregulierende Kräuter sind zum Beispiel Mönchspfeffer oder Falsches Einkorn.
Tonika für das Fortpflanzungssystems unterstützen die Erholung. Es eignen sich Himbeere, Rebhuhnbeere, Falsches Einkorn, Wilde Yamswurzel, Chinesische Engelwurz, Shatavari oder Frauenmantel.
Auch nervenstärkende Kräuter wie Rosmarin, Eisenkraut, Helmkraut, Wilder Hafer, Zitronenmelisse oder Johanniskraut sind hilfreich.
Bei Blutungen tragen Waldlilie oder Himbeere zur Heilung des Uterus bei. Antiseptische Kräuter wie Sonnenhut, Thymian oder Ringelblume verhindern Infektionen.
Ätherische Öle wie Zitronenmelisse, Rosenpelargonie, Ylang-Ylang, Bergamotte und Lavendel lindern Streß und Spannung. Rosenöl empfiehlt sich besonders bei Traurigkeit auf Grund von Problemen bei der Fortpflanzung.

SELBSTHILFE NACH EINER FEHLGEBURT

Folgen Sie den Ratschlägen für den Ausgleich des Hormonhaushaltes (siehe Seite 106). Geben Sie sich Zeit zu trauern, auch wenn die Menschen in ihrer Umgebung vielleicht nicht mitvollziehen, wie schmerzlich eine Fehlgeburt oder ein Abgang sein kann. Besprechen Sie Ihr Leid mit verständnisvollen Freunden, Verwandten oder Ihrem Partner. Auch eine Beratung kann hilfreich sein. Haben Sie mindestens zwei Wochen lang keinen Verkehr, da es sonst zu einer Infektion kommen kann. Verwenden sie bis nach der ersten regulären Periodenblutung keine Tampons.
Tritt die Fehlgeburt relativ spät in der Schwangerschaft auf, kann es zur Produktion von Kolostrum (erste Milch) kommen. Wenn Sie die Brust in Ruhe lassen, versiegt der Milchfluß schnell. Salbeitee hilft.
Die Bach-Blüten-Heilmittel helfen während der emotionalen Krise, die auf eine Fehlgeburt oder einen Abgang folgt. Geeignete Mittel (siehe Seite 246) lindern Trauer, Ohnmachtsgefühle, Zorn, Wut, Schock und Depression. Wollen Sie erneut schwanger werden, sollten Sie übermäßige Besorgnis und Streß vermeiden. Die Statistik zeigt, daß es bei Frauen mit einem Abgang mit der gleichen Wahrscheinlichkeit als nächstes zu einer erfolgreichen Schwangerschaft kommen wird wie bei Frauen, die noch nie eine Fehlgeburt erlitten haben.
Bei einer frühen Fehlgeburt sollten Sie die mögliche Ursache ergründen, um sich vor einer neuerlichen Zeugung

einer geeigneten Behandlung unterziehen zu können. Kann der Grund für die Fehlgeburt nicht aufgeklärt werden, sollten beide Partner vor dem nächsten Versuch ihren allgemeinen Gesundheitszustand 6 bis 12 Monate lang verbessern.

Kräuter zur Vorbereitung auf eine Schwangerschaft nach einer Fehlgeburt

Alle Verordnungen sollten hormonregulierende Kräuter enthalten: Wählen Sie zwischen Mönchspfeffer und Falschem Einkorn. Fügen Sie Tonika für das Fortpflanzungssystem hinzu wie Wilde Yamswurzel, Shatavari, Rebhuhnbeere, Chinesische Engelwurz oder Frauenmantel. Leberheilmittel entgiften den Körper und sichern einen angemessenen Hormonstoffwechsel. Hier empfehlen sich Löwenzahnwurzel, Klette, Krauser-Ampfer-Wurzel oder Rosmarin. Um eine angemessene Durchblutung des Uterus zu gewährleisten, sollte die Rezeptur durch Zimt oder Ingwer ergänzt werden. Eisenkraut, Helmkraut, Zitronenmelisse, Rosmarin oder Rose stärken das Nervensystem, lösen Spannungen und lindern durch die Fehlgeburt bedingte Angst oder Trauer.

Auch Bach-Blüten-Heilmittel sind hilfreich (siehe Seite 246). Die ätherischen Öle von Zitronenmelisse, Rosenpelargonie und Lavendel können in Massageölen oder als Badezusatz verwendet werden und lindern Spannung und Streß. Rosenöl hat eine besondere Affinität zum Fortpflanzungssystem und wird bei Traurigkeit empfohlen. Wenn sich die Spannung durch Unregelmäßigkeiten im Menstruationszyklus, vor allem durch Krämpfe und Dysmenorrhö (siehe Seite 92), ausdrückt, helfen entspannende Kräuter für das Fortpflanzungssystem wie Wilde Yamswurzel, Löwenblattwurzel, Herzgespann, Zitronenmelisse oder Gemeiner Schneeball.

Wenn Sie schon mehrere Fehlgeburten erlitten haben, hilft eine Tasse Tee aus gleichen Teilen von Falschem Einkorn und Gemeinem Schneeball, die während der ersten 14 bis 16 Wochen nach der Empfängnis getrunken wird.

Vorbereitung auf die Schwangerschaft

Die Monate der Vorbereitung auf eine Schwangerschaft können sehr nützlich verbracht werden. Da ist ausreichend Zeit, Ernährung und Lebensstil zu überprüfen und festzustellen, ob und wie es um die eigene Gesundheit bestellt ist und wie man sie stärkt. Man kann bestimmte Probleme und Störungen beheben, seien sie nun hormoneller Natur, seien es Nierenleiden, chronische Infektionen, Streß, Schwäche, Überarbeitung, Bewegungsmangel, schlechte Ernährung, Verdauungsschwäche oder allgemeine Vergiftungserscheinungen im Organismus. Stellen Sie sicher, daß Ihre Ernährung alle Bestandteile enthält, die für eine gute Funktion des Fortpflanzungssystems (siehe Fruchtbarkeit, Seite 104) und des Hormonhaushalts (siehe Seite 86) wesentlich sind. Dazu gehören die Vitamine C, E und B, vor allem Vitamin B_6, Zink, Folsäure, Bioflavonoide, Magnesium und Protein.

Gehen Sie mindestens drei- bis viermal pro Woche eine Stunde spazieren. Nehmen Sie sich Zeit für Erholung und Entspannung. Schaffen Sie ein gesundes Gleichgewicht zwischen Arbeit und Verantwortung auf der einen und Spaß und Freizeit auf der anderen Seite.

Meiden Sie Alkohol, er kann die Gefahr einer Fehlgeburt auf Grund chromosomaler Veränderungen im Ei erhöhen. Geben Sie das Rauchen auf, es verdoppelt das Risiko eines Abganges.

Setzen Sie die Pille mindestens sechs Monate vor einer geplanten Schwangerschaft ab.

Vermeiden Sie Kontakt mit Katzenausscheidungen, sie können Toxoplasmose und damit eine Fehlgeburt oder Schäden am Baby auslösen. Auch rohes Fleisch kann Toxoplasmose verursachen und sollte deshalb nur mit Gummihandschuhen angefaßt werden. Alle Oberflächen, die mit dem Fleisch in Berührung gekommen sind, müssen gründlich gereinigt werden. Fleisch muß gut durchgegart werden.

Vermeiden Sie Lebensmittel, die Listeriose oder Salmonellose verursachen können. Am gefährlichsten sind Weichkäse, Pasteten, vorgekochte oder vorbereitete kalte Speisen, Softeis und weiche Eier.

Vermeiden Sie alle Arzneimittel, und fragen Sie bei Medikamenten, die Sie einnehmen müssen, ob sie im Falle einer Schwangerschaft kontraindiziert sind.

Vermeiden Sie Koffein in Kaffee, Tee, Kakao, Schokolade, der regelmäßige Genuß erhöht das Risiko einer Fehlgeburt. Prüfen Sie die verschiedenen Chemikalien in Ihrer Umgebung. Ersetzen Sie alle möglicherweise toxischen Stoffe im Haushalt und am Arbeitsplatz durch weniger giftige Produkte. Das Trinkwasser enthält häufig übermäßige Mengen von Blei, Aluminium und Kupfer. Aus diesem Grund sollte Leitungswasser, das in den Körper gelangt (durch Trinken, Kochen, Zähneputzen) gefiltert oder durch Mineralwasser ersetzt werden. Vermeiden Sie Pestizide und Herbizide, indem Sie Nahrungsmittel aus organischem Anbau verzehren. Gefährliche Stoffe am Arbeitsplatz, beispielsweise Kohlenmonoxid, Quecksilber, Anilin, Blei, radioaktive Substanzen und Röntgenstrahlen, können Schäden verursachen.

6 *Schwangerschaft und Geburt*

Seit Menschengedenken verwenden Frauen auf der ganzen Welt Pflanzen, um die Gesundheit während der Schwangerschaft zu stärken, sich auf die Entbindung vorzubereiten und mit möglichen Beschwerden fertigzuwerden. Auf Grund des wachsenden Selbstbewußtseins und der zunehmenden Unabhängigkeit haben die Frauen in den letzten Jahren vermehrt selbst die Verantwortung für ihr Wohlbefinden während der Schwangerschaft übernommen und fällen ihre eigenen Entscheidungen bezüglich des Umgangs mit Wehen und Entbindung. Sie sind auch überzeugt, daß gesunde Ernährung und Gesundheitspflege vor und während der Schwangerschaft sowie regelmäßige Untersuchungen die beste Gewähr für eine komplikationslose Geburt sind. Es wird in zunehmendem Maße klar, daß manche medizinische Eingriffe für Mutter und Kind mit einem Risiko verbunden sein können. Dank der Erfahrung aus Selbsthilfeinitiativen wenden sich die Frauen erprobten Naturheilmitteln zu, um ihre Gesundheit zu stärken und bestimmte Störungen auszugleichen. Kräuterrezepturen (mit Ausnahme der auf Seite 119 genannten Mittel) sind während aller Phasen eine sichere Alternative zu Medikamenten.

In früheren Zeiten verfügten die Hebammen über das notwendige Fachwissen, welche Pflanzen sie für werdende Mütter sammeln und verarbeiten sollten. Da gab es wilde Kräuter, die einige Wochen vor der Entbindung verabreicht wurden und eine problemlose, schnelle Geburt sicherstellten. Andere Pflanzen eigneten sich zur Behandlung verschiedener Schwangerschaftsbeschwerden wie Übelkeit und Sodbrennen. Wieder andere wurden während der Entbindung verabreicht oder nach der Geburt zur Stärkung sowie für Stillzeit und Säuglingspflege verordnet. Heute interessieren sich mehr und mehr Frauen sowie Hebammen für die Verwendung von Kräutern während der Schwangerschaft, zur Vorbereitung auf die Entbindung und während der Geburt selbst.

Viele Schwangere nehmen Kräuter zu Hause und verwenden sie auch auf der Entbindungsstation. Mit Unterstützung der Hebamme übernehmen sie auf diese Weise mehr Verantwortung für ihre Gesundheit. »Natürliche Geburt« ist heutzutage in aller Munde. Dieser Ausdruck bezieht sich auf die Verwendung von Entspannungs- und Atemtechniken, die Vermeidung von Schmerzmitteln sowie die Übung bestimmter Haltungen während der Geburt, um die Entbindung zu erleichtern. In letzter Zeit verwendet man auch Naturheilweisen wie Osteopathie, Massage, Homöopathie und Kräuterheilkunde, um eine komplikationslose Geburt ohne Streß und medizinische Eingriffe zu ermöglichen.

Schwangerschaft kann eine kreative Zeit voller Wunder und Erwartung sein.

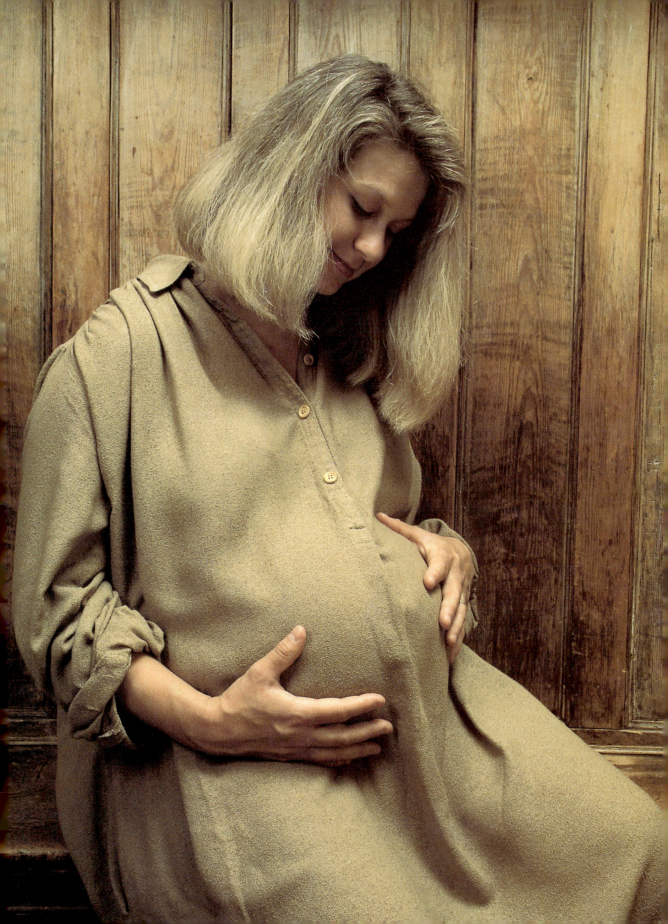

Gesundheitspflege während der Schwangerschaft

Die gute Gesundheit einer werdenden Mutter bereitet den Weg für eine problemlose Schwangerschaft und eine komplikationslose Entbindung. Sie trägt auch zur Geburt eines gesunden und robusten Babys bei und sichert dem Kind einen guten Start ins Leben.

Die Schwangerschaft ist eine besondere Zeit für die Frau und stellt den Wesensgehalt der Weiblichkeit dar. Wir feiern die Nachricht, daß eine Freundin oder Verwandte schwanger ist, und teilen ihre Freude über das bevorstehende Wunder des neuen Lebens. Das ungeborene Kind ist vollkommen von der Mutter abhängig. Jeder Aspekt des mütterlichen Lebens hat tiefgreifende Auswirkungen auf den Fötus. Ihre Speisen und Getränke bauen den Körper des Kindes; ihre gefühlsmäßigen Reaktionen und die Atmosphäre der Umgebung beeinflussen die Entwicklung des kindlichen Gehirns, seiner Sinne und seines Charakters. Je mehr Liebe und Freude, Frieden und Sicherheit, Gesundheit und Ganzheit die Frau während der Schwangerschaft erlebt, desto reicher wird die »Ernte« für die ganze Familie.

Ernährung während der Schwangerschaft

Eine gesunde Ernährung ist für die werdende Mutter während der Schwangerschaft und für die Entwicklung des Kindes von größter Bedeutung. Bereits einige Monate vor der Empfängnis und nicht erst mit Eintritt der Schwangerschaft sollte die Ernährung überprüft und, falls nötig, umgestellt werden.

Die meisten Schwangeren bemerken erst nach sechs bis acht Wochen, daß sie ein Baby erwarten. Zu diesem Zeitpunkt kommt eine Ernährungsumstellung recht spät, da einige für das Kind wesentliche Entwicklungen bereits in den ersten acht Wochen stattfinden. Während dieser kritischen Wochen hängt die gesunde Entwicklung des Embryos vom Ernährungszustand und der toxischen Lage der Mutter ab. Störungen im Vitamin- und Mineralstoffwechsel, die bei einem Kind oder Erwachsenen vielleicht unbemerkt blieben, können beim ungeborenen Embryo verheerende Folgen haben. Dies liegt daran, daß seine Zellen auf Grund ihres rapiden Wachstums übermäßig stark auf schädigende Einflüsse reagieren.

Nur eine ausgewogene Ernährung kann eine gesunde Entwicklung des Kindes gewährleisten. Qualitativ hochwertige Nahrung sichert die Gesundheit der Mutter und schafft die besten Voraussetzungen für das ungeborene Leben. Diese Ernährung muß auch die Nähr- und Mineralstoffe ersetzen, die der mütterliche Körper an das Baby weitergegeben hat.

Eine ausgewogene Ernährung basiert auf Getreide (Vollkornbrot, Reis, Nudeln, Buchweizen, Roggen und Hafer), Nüssen und Samen, Hülsenfrüchten und Bohnen, frischem Obst und Gemüse, reinen, unraffinierten Ölen, etwas Fisch und Milch, Eiern und, falls nötig, Fleisch. Richtig zubereitet und verzehrt, sind Obst und Gemüse eine hervorragende Quelle für Vitamine, Mineralstoffe und Spurenelemente. Sie sollten im rohen oder leicht gekochten, gedünsteten oder gebratenen Zustand kurz nach der Ernte frisch verzehrt werden.

Auch Salz ist während der Schwangerschaft sehr wichtig, es sei denn, es liegen Nieren- oder Herzleiden vor. Salz ist notwendig, um das zusätzliche Blutvolumen, das für die Versorgung der Plazenta notwendig ist, aufrechtzuerhalten. Es schützt vor Dehydratation und Schock nach dem Blutverlust während der Entbindung. Meist enthält die Ernährung ausreichend Salz.

Proteine sind für das Wachstum des Babys von großer Bedeutung. Sie bilden die grundlegenden Bausteine für alle Körpergewebe und -zellen sowie für viele wichtige Hormone und Antikörper. Die Nahrung muß auch das Wachstum des Uterus unterstützen, der während der neun Schwangerschaftsmonate bis auf das 30fache seiner ursprünglichen Größe anwachsen kann. Darüber hinaus leistet der Körper während der Schwangerschaft zusätzliche Arbeit bei der Entwicklung von Brust und Plazenta, der Ausweitung der Blutmenge sowie der angemessenen Durchblutung der Plazenta und der Herstellung von Muttermilch. All diese Leistungen sowie die körperliche und geistige Entwicklung des Kindes hängen weitgehend von der Proteinzufuhr ab.

Proteine werden in vollkommene oder erstklassige und unvollkommene oder zweitklassige unterteilt. Vollständige Proteine enthalten beträchtliche Mengen an allen essentiellen Aminosäuren; sie kommen in Fleisch, Geflügel, Fisch, Eiern, Milch und Sojaprodukten vor. Pflanzliche Proteine sind unvollständig und enthalten nur einige dieser essentiellen Aminosäuren. Es gibt drei Kategorien für zweitklassige Proteine: Nüsse und Samen, Bohnen und Hülsenfrüchte sowie Getreide. Man kann die Zufuhr an essentiellen Aminosäuren steigern, indem man zwei oder drei Arten in einer Mahlzeit kombiniert. Wir tun dies oft automatisch, beispielsweise in einem Brot mit Nüssen oder Samen. Menschen, die sich fleischlos ernähren, können über Sojaprodukte ausreichend Proteine zuführen.

Pflanzliche Proteine sind leichter verdaulich und enthalten weniger Giftstoffe als tierische. Die Pflanzenfasern (Ballaststoffe) sichern eine gute Verdauung und eine angemessene Bakterienbesiedlung im Darm. Sie verhindern die übermäßige Anreicherung mit Fäulnisbakterien, die durch zu viele tierische Proteine entstehen. Der Verzehr von Fleisch und Wurst birgt auch die Gefahr von chemischen und hormonellen Rückständen aus der Massentierhaltung.

Essentielle Fettsäuren sind für die Entwicklung des kindlichen Nerven- und Immunsystems unabdingbar. Fette werden benötigt zum Aufbau der Zellwände in allen Geweben, damit Spurenelemente und fettlösliche Vitamine (A, E, D und K) absorbiert werden können. Die essentiellen Fettsäuren sind auch für die Produktion der Nebennieren- und Geschlechtshormone notwendig und sorgen für eine gesunde Darmflora. Sie sind für die Entwicklung des kindlichen Gehirns von größter Bedeutung: 70 Prozent aller essentiellen Fettsäuren gehen ins Gehirn. Es gibt viele verschiedene Arten von Fettsäuren. Grob unterscheidet man zwei Gruppen: gesättigte und mehrfach ungesättigte Fettsäuren. Die ersten kommen hauptsächlich in festen Fetten wie Speck, Fleisch und Milchprodukten vor. Mehrfach ungesättigte Fettsäuren sind bei Zimmertemperatur flüssig und schließen Pflanzen-, Nuß- und Samenöle ein.

Gewichtszunahme während der Schwangerschaft

Traditionell heißt es, eine werdende Mutter esse für zwei, und das tut sie auch. Bei hochwertiger Nahrung kommt es jedoch nicht auf die Menge an. Eine Möhre oder ein Apfel zwischendurch hat eine andere Wirkung als ein Schokoriegel, denn Süßigkeiten führen zu Gewichtszunahme, ob man schwanger ist oder nicht. Bei der Schwangerschaftsuntersuchung wird das Gewicht regelmäßig kontrolliert, wobei es mehr darum geht, die Wassereinlagerung (wegen ihrer Nähe zu Präeklampsie, siehe Seite 140) zu prüfen als die Ernährung.

Wenn die Frauen während der Schwangerschaft zunehmen, haben sie oft Angst, weniger attraktiv zu sein, und wollen die Gewichtszunahme einschränken. Doch man kann mit Recht sagen, daß die meisten Menschen – Männer und Frauen – die runden Formen einer Schwangeren lieben und oft feststellen, wie gesund und schön die »erblühte« Frau ist. Vor allem gegen Ende der Schwangerschaft sollte die Zufuhr nährstoffreicher Speisen auf keinen Fall gedrosselt werden, da der weibliche Körper zu dieser Zeit der größten Belastung ausgesetzt ist. Das Baby hat während dieser Zeit einen Wachstumsschub, Gehirn und Nervensystem entwickeln sich rapide. Es kann sogar falsch sein, die Zufuhr an Kohlenhydraten durch Proteine, Obst und Gemüse zu ersetzen, da die werdende Mutter zur Deckung ihres Energiebedarfs viele

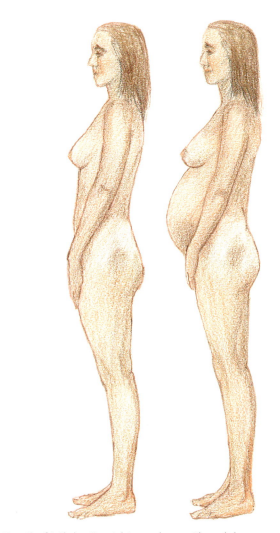

Der Großteil der Gewichtszunahme während der Schwangerschaft ist auf Plazenta, Fruchtwasser im Uterus, notwendiges zusätzliches Uterus- und Brustgewebe sowie auf die höhere Blutmenge zurückzuführen. Eine Gewichtszunahme von 13,5 kg ist normal. Wenngleich das Baby bei der Geburt durchschnittlich nur 3 bis 4 kg wiegt, ist das zusätzliche Gewicht ein normaler Bestandteil der Schwangerschaft und kein unerwünschtes Fett.

Kohlenhydrate benötigt. Werden diese nicht in ausreichender Menge zugeführt, verwendet der Körper statt dessen Proteine, die er dem Organismus entzieht, die aber für andere Funktionen bei der Mutter und für die Versorgung des Kindes wichtig sind. Ein guter Proteinvorrat ist für das Baby unabdingbar.

Man kann davon ausgehen, daß Kinder von Frauen, die während der Schwangerschaft sehr viel an Gewicht zunehmen, vor und nach der Geburt die wenigsten Probleme aufweisen. Diese Babys haben meist ein durchschnittliches Gewicht und verzeichnen eine normale geistige und körperliche Entwicklung.

Sportliche Betätigung während der Schwangerschaft

Auch während der Schwangerschaft sind Bewegung, frische Luft und Sonnenlicht für das Wohlbefinden von größter Bedeutung. Viele Schwangere zweifeln an ihrer Widerstandskraft und Kondition und glauben, daß bereits »harmloser« Sport unvorhersehbare Risiken bergen könnte. Dies mag daran liegen, daß sie von anderen Leuten als schwach oder krank betrachtet werden. Doch ist körperliche Betätigung wichtig, um die Funktionsfähigkeit von Geweben und Organen durch ausreichende Sauerstoffversorgung sicherzustellen. Dies gilt während der Schwangerschaft wie in allen anderen Lebensphasen. Während der Schwangerschaft besteht kein Grund, die sportliche Betätigung einzuschränken, es sei denn, die Frau hatte schon mehrere Fehlgeburten oder übt einen besonders anstrengenden oder gefährlichen Sport wie Reiten, Skilaufen oder Fallschirmspringen aus. Auch ist kein zusätzlicher Sport notwendig, außer der Lebensstil ist bewegungsarm oder nur unregelmäßig durch Sport geprägt. Yoga ist während der Schwangerschaft besonders zu empfehlen, vor allem in den späteren Monaten, wenn bestimmte Übungen auf die Geburt vorbereiten.

Sportarten mit natürlichen Bewegungsabläufen, die im Freien stattfinden, sind am besten – Gehen (besser schnell als langsam), Radfahren, Schwimmen, auch Tanzen. Während der späteren Schwangerschaftsmonate, wenn man sich schwer und unbeweglich fühlt, kann Schwimmen angenehm erleichternd sein, da das Gewicht vom Wasser anstatt von Rücken und Beinen getragen wird. Bei Kreuzschmerzen und müden Beinen tut es gut, sich einfach im Wasser treiben zu lassen. Doch sollten Sie nicht nach einer großen Mahlzeit oder im kalten Wasser schwimmen, da dies Krämpfe auslösen kann. Auch Tauchen ist nicht zu empfehlen, da die plötzlichen Blutdruckschwankungen den Kreislauf des Babys beeinträchtigen können.

Wenn Ihr Lebensstil relativ bewegungsarm ist, sollten Sie während der Schwangerschaft ein Sportprogramm entwickeln, das sich langsam steigert. Dies bereitet den Körper auf die Last des wachsenden Babys vor und gibt Kraft für die Entbindung. Es gibt Ihnen auch die nötige Energie für die ersten Wochen und Monate nach der Geburt. Schwangere, die Sport treiben, haben in der Regel eine leichtere Schwangerschaft und Geburt als Frauen, die sich kaum sportlich betätigen.

Ruhe während der Schwangerschaft

In den ersten Wochen der Schwangerschaft fühlen sich Frauen häufig müde und lethargisch. Hier sollten Sie auf Ihren Körper hören und sich so viel Ruhe gönnen wie nötig. Dies ist vermutlich die wichtigste Zeit der Schwangerschaft, die für die weitere Entwicklung von größter Bedeutung ist. Nach der 14. Woche sind die meisten Frauen wieder viel munterer, sollten sich aber immer noch genug Ruhe und Entspannung gönnen und auf die Bedürfnisse des Körpers eingehen. In den letzten Schwangerschaftswochen fühlen sich die meisten Frauen wieder sehr erschöpft.

Beim Ausruhen sollten Sie die Beine hochlagern oder sich ins Bett legen. Schlagen Sie beim Sitzen die Beine nicht übereinander, dies schränkt den venösen Blutfluß vom Bein ein und kann zu Krampfadern führen. Beim Ausruhen sollten Sie nach Entspannung streben und die Alltagssorgen hinter sich lassen. Unter Umständen müssen Sie Ihren Tagesablauf ändern, Aktivitäten einschränken und sich Zeit für sich selbst nehmen. Vielleicht entspannen Sie sich bei Musik, lesen ein Buch, gehen spazieren, sitzen im Garten, entspannen sich in einem Bad mit ihrem Lieblingsöl oder genießen eine Massage.

Wer Zeit hat, sich allein zu entspannen, kann sich auf seine besonderen Bedürfnisse besinnen. Dies ist für Frauen wichtig, die Schwierigkeiten dabei haben, sich zu entspannen, und die unter Streß stehen. Die angeborene Weisheit des Körpers, diese vitale Kraft, kann nur helfen, wenn ihre Botschaften auch wahrgenommen werden.

Was während der Schwangerschaft vermieden werden sollte

Koffein: Das stimulierende Koffein ist ein Alkaloid, das sich in Tee, Kaffee, Kakao, Schokolade und Cola-Getränken befindet. Während der Schwangerschaft gelangt es von der mütterlichen Blutbahn über die Plazenta in den kindlichen Kreislauf. Untersuchungen haben erwiesen, daß die Wirkung von Koffein zu Mißbildungen im Embryo führen kann. Aus diesem Grund empfiehlt beispielsweise die Gesundheitsbehörde der USA, während der

Schwangerschaft den Konsum von Koffein auf 500 mg täglich zu beschränken. Amerikanische Studien haben gezeigt, daß der übermäßige Genuß von Koffein (17 bis 53 Tassen täglich) zu Mißbildungen führen kann und die Gefahr von Fehl-, Tot- und Frühgeburten erhöht. Angesichts dieser Risiken sollte Koffein während der Schwangerschaft möglichst vermieden werden.

Rauchen: Die Gefahr des Rauchens während der Schwangerschaft wurde in den letzten vierzig Jahren vielfach untersucht. Es bestehen kaum noch Zweifel, daß Rauchen, und vor allem der Konsum von mehr als zehn Zigaretten täglich, zu Problemen während der Schwangerschaft führt und für Mißbildungen und Gesundheitsschäden bei Säuglingen und Kindern verantwortlich ist. Rauchen verdünnt die Plazenta und erhöht somit die Gefahr einer Plazentablutung. Es verengt die Uterusarterien und verringert damit den Sauerstoffgehalt des Blutes und die Blutmenge, die dem Fötus zugeführt wird. Dies kann zu untergewichtigen Neugeborenen, Fehl- und Frühgeburten, geistiger und körperlicher Retardierung, Mißbildungen und erhöhter Neigung zu Krebs, Bluthochdruck und Herzkrankheiten beim Kind führen. Viele dieser Risiken werden durch regelmäßigen Koffein- und Alkoholgenuß noch weiter gesteigert.

Alkohol: Das Hauptrisiko von Alkoholgenuß während der Schwangerschaft ist die Entwicklung des »fötalen Alkoholsyndroms«. Der Alkohol gelangt über die Plazenta in die Blutbahn des Babys, wo er in der gleichen Konzentration auftritt wie im mütterlichen Blut. Wenn die Mutter täglich ein bis zwei Glas alkoholische Getränke zu sich nimmt, kann dies zu leichter fötaler Abhängigkeit führen. Ist sie eine starke Trinkerin, kann es zu Mißbildungen kommen, da große Mengen Alkohol teratogen wirken, das Geburtsgewicht sowie die körperliche und geistige Entwicklung des Kindes beeinflussen, zu Abnormitäten an Gelenken und Gliedern führen sowie kindliche Verhaltensstörungen wie Hyperaktivität und Nervosität auslösen.

Arzneimittel: Herkömmliche Medikamente sollten während der Schwangerschaft, vor allem während der ersten drei Monate, möglichst vermieden werden. Wenn Sie verschreibungspflichtige Medikamente einnehmen oder sie regelmäßig in der Apotheke kaufen, sollten Sie natürliche Alternativen erwägen und einen Heilpraktiker aufsuchen. Dies sollte möglichst schon vor der Zeugung geschehen. Sagen Sie Ihrem Arzt, daß Sie ein Baby haben möchten, so daß die medikamentöse Behandlung gegebenenfalls umgestellt werden kann.

Alle rezeptfreien Arzneimittel wie Schmerztabletten und Heuschnupfenpräparate sind mit Vorsicht zu genießen. Fragen Sie vor der Einnahme Ihren Arzt. Medikamente gelangen über die Plazenta in die kindliche Blutbahn. Und eine therapeutische Dosis für einen Erwachsenen ist eine massive Dosis für einen winzigen Embryo. Vor allem in den ersten Schwangerschaftswochen ist besondere Vorsicht geboten, da während dieser Zeit der größte Schaden entsteht.

Beruhigungsmittel wie Librium und Valium können bei Babys Geburtsfehler verursachen und zu fötaler Abhängigkeit führen. Analgetika verlängern unter Umständen Schwangerschaft und Geburt und können bei Mutter und Kind Blutungen auslösen. Antacida (säurebindende Mittel) wie Natriumbikarbonat führen zuweilen zu Muskelproblemen beim Kind und zu Ödemen bei der Mutter. Viele Antacida enthalten Aluminium. Antibiotika können Abnormitäten verursachen. Narkotika führen unter Umständen zu fötaler Abhängigkeit. Schwefelpräparate lösen möglicherweise Gelbsucht aus.

Heilkräuter sind während der Schwangerschaft größtenteils ungefährlich. Manche sind nützliche Alternativen zu Medikamenten – sowohl bei chronischen Leiden als auch bei akuten kleineren Beschwerden, die sich während der Schwangerschaft ergeben.

Bestimmte Kräuter sollten während der Schwangerschaft vermieden werden. Ihre menstruationsfördernden oder wehenanregenden Eigenschaften können in großen Mengen Uteruskontraktionen auslösen und somit zu Fehlgeburten führen. Es handelt sich um folgende Kräuter:

Gartenraute	*Ruta graveolens*
Gelbwurz	*Hydrastis canadensis*
Wacholder	*Juniperus communis*
Herbstzeitlose	*Colchicum autumnale*
Mistel	*Viscum album*
Sauerdorn	*Berberis vulgaris*
Poleiminze	*Mentha pulegium*
Kermesbeere	*Phytolacca decandra*
Eberraute	*Artemisia abrotanum*
Wermut	*Artemisia absinthium*
Beifuß	*Artemisia vulgaris*
Rainfarn	*Tanacetum vulgare*
Muskatnußbaum	*Myristica fragrans*
Baumwolle	*Gossypium herbaceum*
Wurmfarn	*Dryopteris felix-mas*
Lebensbaum	*Thuja occidentalis*
Ringelblume	*Calendula officinalis*
Waldlilie	*Trillium erectum*
Mutterkraut	*Chrysanthemum parthenium*
Salbei	*Salvia officinalis*

Kleinere Schwangerschaftsbeschwerden

Zusätzlich zu den üblichen Vorsorgeuntersuchungen, denen sich alle Schwangeren unterziehen, können Kräuter während der Schwangerschaft zur Behandlung verschiedener geringfügiger Beschwerden eingesetzt und zu Hause zubereitet werden. Doch beruhigt es viele Frauen, die Kräuter unter Anleitung eines erfahrenen Kräuterheilkundigen einzunehmen. Durch sorgsame Ernährung und gezielten Genuß von Kräutern zur Prävention und Behandlung von Beschwerden kann eine Schwangere gesund bleiben und so ihr Vertrauen in die Fähigkeit zur Selbstheilung stärken.

Anämie

Anämie tritt auf Grund der Erhöhung des Blutvolumens im Körper während der Schwangerschaft häufig auf. Die roten Blutkörperchen (Erythrozyten) enthalten Hämoglobin, einen Eisen- und Proteinbaustein, der Sauerstoff von der Lunge in alle Körperzellen transportiert und während der Schwangerschaft Plazenta und Baby versorgt. Bei Schwangeren steigt das Blutvolumen schneller, als sich die roten Blutkörperchen vermehren können. Die normale Zahl von 10 bis 15 Gramm pro 100 ccm Blut sinkt um 1 bis 1,5 Gramm. Fällt der Wert unter 11 Gramm, leidet man an Anämie. Denn wenn die roten Blutkörperchen vermindert sind, ergibt sich gleichzeitig ein relativer Rückgang an Hämoglobin. Aus diesem Grund ist Anämie während der Schwangerschaft zu verhindern.

Frauen, die an Anämie leiden, haben oft das Gefühl, die Schwangerschaft »aufzubauschen«. Häufig zeigen sich auch keine deutlichen Symptome.

Anämie kann folgende Beschwerden auslösen:

- Kopfschmerzen
- Schwindel
- Ständige Müdigkeit
- Schlechte Laune, Reizbarkeit, Depression
- Atemlosigkeit oder Herzklopfen bei Anstrengung
- Lethargie
- Verdauungsstörungen

Tritt die Blutarmut während der Schwangerschaft auf, wird sie Eisenmangelanämie genannt. Sie erscheint mit größerer Wahrscheinlichkeit in den letzten beiden Monaten der Schwangerschaft, wenn ein hoher Anteil des mütterlichen Eisens in der Leber des Babys eingelagert ist, um die wenig eisenhaltige Milch zu ergänzen.

BEHANDLUNG VON EISENMANGELANÄMIE

Am besten ist es, die Eisenvorräte vor der Empfängnis oder in den ersten Schwangerschaftsmonaten aufzubauen. Während der Wehen braucht die werdende Mutter genügend Sauerstoff, der vom Hämoglobin zur Verfügung gestellt wird, um die Uterusmuskulatur und das Baby zu versorgen. Leidet die Frau unter starken Periodenblutungen, blutenden Hämorrhoiden oder Magengeschwüren, sind die Eisenvorräte möglicherweise schon recht gering. In diesem Fall können die folgenden Ratschläge hilfreich sein.

Nehmen Sie genügend eisenhaltige Nahrungsmittel zu sich. Die besten Quellen sind:

- Fleisch (von natürlich aufgezogenen Tieren)
- Eigelb
- Erbsen, Bohnen und Linsen
- Melasse
- Schalentiere
- Petersilie

Ferner empfehlen sich:

- Fleisch (ganz allgemein)
- Fisch
- Nüsse
- Wasserkresse
- Rote und weiße Rüben
- Andere dunkelgrünblättrige Gemüsesorten
- Vollkornbrot, Weizenkeime, brauner Reis

Wasserkresse
Nasturtium officinale

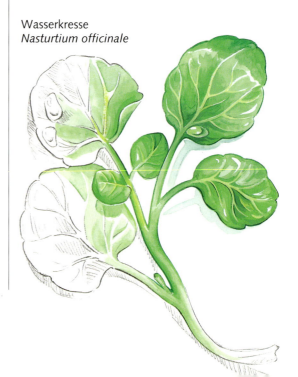

Es gibt verschiedene eisenhaltige Kräuter. Verwenden Sie die folgenden Pflanzen beim Kochen, in Salaten oder als Tee:

Löwenzahnblätter	Brennesseln
Vogelmiere	Portulak
Salbeigamander	Holunderbeeren
Schnittlauch	Korianderblätter
Sauerampfer	
Weißdornblätter und -blüten	
Petersilie (zur Garnierung – nicht in großen Mengen)	

Weitere eisenhaltige Heilkräuter sind:

Klette	Krauser Ampfer
Hagebutte	Helmkraut
Eisenkraut	Hopfen
Himbeere	

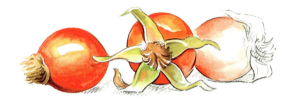

Hagebutten
Rosa spp.

Fördern Sie die Eisenabsorption
- Verzehren Sie ausreichend Nahrungsmittel mit Vitamin C, das die Eisenabsorption fördert.
- Meiden Sie koffeinhaltige Getränke, vor allem Tee.
- Angst oder Spannung können Verdauung und Absorption beeinträchtigen. Der Vitamin-B-Komplex und Bierhefe stärken die Nerven und verhindern Anämie auf Grund von Mangel an Vitamin B (B_{12} und Folsäure).
- Gesunde Verdauung und Absorption erfordern ausreichend Salzsäure im Magen. Trinken Sie eine halbe Stunde vor den Mahlzeiten ein wenig Obstessig, mit Wasser verdünnt, um den Säuregehalt zu erhöhen.
- Essen Sie ausreichend Nahrungsmittel mit Vitamin E (Quellen finden Sie in der Nährwerttabelle auf Seite 70), um die Eisenabsorption zu verbessern und die Zerstörung roter Blutzellen zu verhindern.

Anämie auf Grund von Folsäuremangel

Folsäure ist eines der Vitamine aus dem B-Komplex und ganz besonders wichtig für die Bildung der roten Blutkörperchen. Während der Schwangerschaft ist sie für die gesunde Entwicklung des Kindes und die Bildung der Muttermilch von größter Bedeutung. Ein Mangel an Folsäure kann zu Fehlgeburten und Anomalien, vor allem Spina bifida (angeborene Spaltbildung der Wirbelsäule), führen.

Folsäure befindet sich in Blättern; grünes Blattgemüse ist eine gute Quelle. Sie ist auch in Bierhefe, Bohnen und Hülsenfrüchten, Nüssen und Leber sowie in eisenhaltigen Blattkräutern enthalten.

Lagerung und Sonnenlicht verringern den Gehalt an Folsäure. Dies ist ein weiterer Grund, warum Gemüse so frisch wie möglich verzehrt werden sollte. Folsäure wird auch durch Kochen zerstört. Aus diesem Grund sollten Sie täglich einen frischen grünen Salat essen und Gemüse nur leicht dünsten oder kurz anschwitzen. Einige Arzneimittel wie Aspirin, Östrogene und schwefelhaltige Medikamente vernichten die Folsäure im Körper. Alkohol verlangsamt die Absorption. Hohe Dosen von Vitamin C beschleunigen die Ausscheidung von Folsäure.

Verstopfung

Verstopfung ist während der Schwangerschaft recht häufig, da das während der Schwangerschaft dominierende Progesteron die glatte Muskulatur im ganzen Körper entspannt. Wenn die Aktivität der Darmmuskeln unter dem Einfluß von Progesteron nachläßt, verlangsamt sich der Transport des Darminhalts zum Rektum (Mastdarm) und damit zur Ausscheidung. Wenn Baby und Plazenta wachsen, drückt das Gewicht auf den unteren Teil des Darms und beeinträchtigt dessen Durchblutung, was die Neigung zu Verstopfung noch weiter erhöht.

Ballaststoffmangel in der Nahrung sowie Störungen in der Darmflora erhöhen die Verstopfung noch weiter. Ein hoher Anteil an schädlichen Fäulnisbakterien kann die Darmbewegung zusätzlich verlangsamen. Diese Bakterien gedeihen vor allem im Darm von Menschen, deren Ernährung wenig Ballaststoffe sowie viel Fleisch und Fett enthält. Sie produzieren auch Giftstoffe, die, wenn sie in die Blutbahn gelangen, die Durchgangszeit anderer schädlicher Nebenprodukte der Verdauung im Darm weiterhin erhöhen. Dies führt zur Absorption weiterer Giftstoffe und zu einem Zustand der »Auto-Intoxikation« (Selbstvergiftung) im Körper, der Symptome wie Kopfschmerzen, Gliederschmerzen, Unwohlsein, Reizbarkeit, Lethargie und Schlaflosigkeit auslöst.

Behandlung von Verstopfung

Eine Ernährung, die reich an unraffinierten Kohlenhydraten sowie frischem Obst und Gemüse ist, gewährleistet eine gesunde Darmflora. Obst und Gemüse, Bohnen und Hülsenfrüchte, Nüsse und Samen sowie Vollkorn enthalten genügend Ballaststoffe. Trockenpflaumen, getrocknete Feigen und Aprikosen haben ebenso wie Rhabarber, Äpfel, Rosinen, Melasse, Honig, Sesamsamen und getrocknete Kokosnuß eine abführende Wirkung und können in großer Menge verzehrt werden.

Ein altes Hausmittel bei Verstopfung empfiehlt, eine halbe Stunde vor dem Frühstück eine Tasse ungesüßten Zitronensaft mit warmem Wasser zu trinken. Auch ein Teelöffel Honig in einer Tasse mit heißem Wasser vor dem Frühstück ist hilfreich. Der tägliche Verzehr von einer Portion grünem Salat wirkt verdauungsfördernd, da rohe Nahrungsmittel mehr Ballaststoffe enthalten.

Um eine ausgeglichene Darmflora sicherzustellen, sollte Naturjoghurt mit lebenden Kulturen verzehrt oder Laktoacidophilus zugesetzt werden. Auch Knoblauch, Zwiebeln und Lauch sind hilfreich.

Während der Schwangerschaft sollten Tee und Kaffee vermieden werden, da sie neben anderen unerwünschten Nebenwirkungen auch Verstopfung verschlimmern können. Löwenzahnkaffee beruhigt den Verdauungstrakt, ist leicht abführend und eignet sich als Alternative. Es gibt viele verschiedene Kräuterheilmittel gegen Verstopfung. Feigensirup, Leinsamen, Psylliumsamen und Rotulmenpulver sind traditionelle Heilmittel, die in Naturkostläden erhältlich sind.

Es gibt noch andere Kräuter, die eine stärkende, stimulierende Wirkung auf den Darm ausüben, die Leber beruhigen und den Gallenfluß fördern. Sie können zu einem Aufguß verarbeitet oder als Tinkturen gekauft werden.

Zu diesen Kräutern gehören:

Krauser Ampfer	Fenchel
Pfefferminze	Klette
Kamille	Himbeere
Löwenzahnwurzel	Ingwer

Bei besonders hartnäckiger Verstopfung können Kassienschoten Abhilfe schaffen. Reißen Sie 5 bis 10 Schoten auf, und übergießen Sie diese mit einer Tasse kochendem Wasser. Fügen Sie eine Prise Ingwer hinzu und lassen Sie die Mischung über Nacht stehen. Trinken Sie die Flüssigkeit morgens vor dem Frühstück. Auch Süßholz hat eine abführende Wirkung. Man gibt 25 g geschälte Süßholzstangen auf 600 ml Wasser, kocht die Flüssigkeit auf und läßt sie 10 Minuten köcheln. Davon trinkt man 3mal täglich oder nach Bedarf 1 Tasse.

Verstopfung vermeiden

Geben Sie jedem Bedürfnis nach Stuhlgang nach, da sich die Gelegenheit vielleicht nur alle 24 Stunden einmal ergibt. Wer mindestens einmal am Tag Stuhlgang hat, vermeidet die Ansammlung harter Exkremente, die schwer auszuscheiden sind. Um einen weichen Stuhl sicherzustellen, muß man genügend trinken (2,5 Liter täglich).

Körperliche Betätigung wie Schwimmen, Radfahren, Gehen oder Yoga ist für die Darmstimulierung von größter Bedeutung. Vor der Geburt empfehlen sich Yogaübungen, um das allgemeine Wohlbefinden zu verbessern und die Darmtätigkeit zu fördern.

Entspannende Kräuterbäder sind ideal für Frauen, die angespannt sind oder unter Streß stehen. Angst und Anspannung zeigen sich auch in der Darmmuskulatur und verschlimmern Verstopfung.

Um die Muskeln zu entspannen und die Nerven zu beruhigen, können die folgenden Kräuter als Tee verabreicht oder als starker Aufguß dem Badewasser zugesetzt werden:

Lavendel	Eisenkraut
Kamille	Zitronenmelisse
Helmkraut	Rosmarin

Auch ätherische Öle können dem Badewasser zugesetzt oder als Massageöl verwendet werden. Es eignen sich:

Rosenpelargonie	Rose
Fenchel	Kamille
Ylang-Ylang	Majoran
Rosmarin	Lavendel

Auch eine sanfte Kreuzmassage kann Verspannungen im Darm lockern.

Eisentabletten verursachen häufig Verstopfung. Wenn Sie Eisen benötigen, sollten Sie natürliche Quellen bevorzugen (siehe Seite 120).

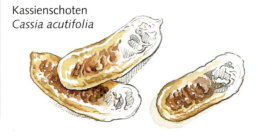

Kassienschoten
Cassia acutifolia

Krämpfe

Während der Schwangerschaft treten Krämpfe vor allem auf Grund eines niedrigen Calciumspiegels auf. Sie sind während der letzten drei Monate besonders häufig, da das Baby mehr Calcium braucht. Der Calciumspiegel hängt nicht nur vom Calciumgehalt der Nahrung, sondern auch von der Salzsäure im Magen und ausreichenden Mengen an Vitamin D und Fetten ab.
Calciummangel kann Bein- und Fußkrämpfe, Muskelzuckungen, ruhelose Beine, Reizbarkeit, Kopfschmerzen und Schlaflosigkeit auslösen. Die Krämpfe können auch auf Mangel an Vitamin B und D, schlechte Durchblutung, Krampfadern und nervöse Anspannung zurückzuführen sein. Die Krämpfe treten meist nachts auf, wenn die Durchblutung schlechter ist als während der Aktivitäten des Tages.

Schmerzhafte Krämpfe können gelindert werden, indem man

- sich so weit wie möglich entspannt.
- den Fuß mit den Händen nach vorne zieht.
- den Fuß auf- und abbewegt.
- Fuß und Bein kräftig massiert.

Wer häufig an Krämpfen leidet, kann die Durchblutung fördern, indem er das Fußteil des Bettes erhöht oder ein bis zwei Kissen am Fußende unter die Matratze legt. Halten Sie die Füße möglichst warm, und tragen Sie, falls nötig, Bettsocken.

BEHANDLUNG VON KRÄMPFEN

Erhöhen Sie den Calciumgehalt der Nahrung (siehe Nährwerttabelle auf Seite 70). Gute Quellen sind Hafer, Sesamsamen, Hirse, Feigen, Petersilie und Wasserkresse. Auch Kräuter wie Löwenzahnblätter, Brennessel und Seetang in Suppen, Eintöpfen oder Salaten führen dem Körper Calcium zu.

Auch Kräutertees aus den folgenden calciumhaltigen Pflanzen sind hilfreich:

Wilder Hafer	Mädesüß
Ackerschachtelhalm	Selleriesamen
Brennessel	

Trinken Sie 2- bis 3mal täglich 1 Tasse.
Der Gemeine Schneeball, der treffend auch Krampfrinde genannt wird, eignet sich besonders zur Behandlung von Krämpfen. Die Pflanze kann als heißer Absud allein oder in Kombination mit einem der oben genannten Kräuter 3mal täglich eingenommen werden.

Wenn die Krämpfe durch Anspannung oder Streß ausgelöst werden, ergänzen Sie Gemeinen Schneeball durch eine der folgenden Pflanzen:

Helmkraut	Passionsblume
Kamille	Eisenkraut

Die regelmäßige Einnahme von Ingwer, Weißdorn oder Engelwurz fördert den Kreislauf. Kamillen-, Majoran-, Lavendel- und Rosmarinöl eignen sich zur Beinmassage. Sie lockern angespannte Muskeln und fördern die Durchblutung. Abends vor dem Schlafengehen helfen heiße Fußbäder, denen diese Öle zugesetzt werden. Krampfadern sollten nicht massiert werden. Heiße und kalte Wechselbäder stimulieren die Durchblutung.

Wie man Krämpfe vermeidet
- Vermeiden Sie übermäßige Aktivitäten unmittelbar nach einer Mahlzeit.
- Die Abendmahlzeit sollte mindestens zwei Stunden vor dem Schlafengehen eingenommen werden.
- Betreiben Sie täglich mäßig Sport – sowohl mangelnde als auch übermäßige sportliche Betätigung können Krämpfe auslösen.
- Verzehren Sie Nahrungsmittel, die reich sind an Vitamin B, C und E, oder nehmen Sie Konzentrate ein.

Übelkeit

Übelkeit und Erbrechen beginnen meist zwischen der vierten und sechsten Schwangerschaftswoche und dauern in der Regel bis zur 14. oder 16. Woche. Die betroffene Frau fühlt sich unter Umständen schrecklich, doch ist Übelkeit nur dann ein ernstes Problem, wenn sie eine ausreichende Nahrungsaufnahme verhindert oder häufiges Erbrechen die Gefahr der Dehydratation birgt. In solchen Fällen sollte ein Arzt aufgesucht werden.
Es gibt keinen eindeutigen Grund für Übelkeit, doch haben sich verschiedene Theorien entwickelt, die mögliche Ursachen erhellen.
- Die vitale Energie des Körpers wird vom Verdauungstrakt abgezogen und auf den Uterus gerichtet, wodurch eine bestehende Verdauungsschwäche offenkundig wird. Dieser Zustand kann mit Müdigkeit und Lethargie einhergehen.
- Zu Beginn der Schwangerschaft kann es zu einem Ungleichgewicht in der Leber kommen, da das Blut verstärkt in den Uterus gelenkt wird und Änderungen in der Durchblutung auftreten.

- Schnelle Änderungen im Hormonspiegel können das Übelkeitszentrum im Gehirn reizen.
- Die Entspannung der glatten Muskulatur im ganzen Körper, einschließlich der Blutgefäße, auf Grund des Progesteronanstiegs führt zu einer Blutdrucksenkung. Dies kann einen relativen Rückgang der Blutversorgung im Gehirn auslösen, der – vor allem beim Aufstehen – zu Übelkeit führt.
- Niedriger Blutzuckerspiegel: Es kann helfen, morgens vor dem Aufstehen etwas Nahrung zu sich zu nehmen. Auch kleine Portionen, über den Tag verteilt, können hilfreich sein.
- Nahrungsmittel können für die Übelkeit verantwortlich sein. Manche Frauen fühlen sich besser, wenn sie auf Milch und Weizen verzichten.
- Eine Anreicherung von Giftstoffen auf Grund schlechter Ernährung kann Übelkeit und Erbrechen auslösen, da der Körper versucht, sich von diesen toxischen Stoffen zu befreien, um eine gesunde Schwangerschaft zu gewährleisten. Auch bestimmte Nahrungsmittelkombinationen können zu Übelkeit führen. Vielen Frauen hilft eine Diät, die eine strenge Kombination von Lebensmitteln vorschreibt (zum Beispiel Hay-Diät, siehe Seite 281).
- Auch Streß kann eine Rolle spielen. Angst, Unruhe oder Besorgnis wegen der Schwangerschaft sowie andere emotionale Probleme können die Verdauung stören.
- Während der ersten 12 bis 14 Schwangerschaftswochen werden die Hormone vorwiegend im Gelbkörper der Eierstöcke produziert. Nach dieser Zeit übernimmt die Plazenta großenteils diese Aufgabe. Deshalb fühlen sich die meisten Frauen nach dieser Zeit wieder besser. Manche Forscher deuten Übelkeit und Erbrechen als ein gutes Zeichen dafür, daß der Körper mehr Hormone enthält als für die Aufrechterhaltung der Schwangerschaft notwendig sind. Frauen, die während der Schwangerschaft erbrechen, verzeichnen weniger Fehl-, Tot- und Frühgeburten als solche, die nicht unter Übelkeit leiden.

BEHANDLUNG VON ÜBELKEIT

Die Kräuterheilmittel für Übelkeit und Erbrechen sind so zahlreich und facettenreich wie die Theorien, die ihre Ursache erklären wollen. Deshalb ist es angebracht zu prüfen, welche Theorie auf die betroffene Frau zutrifft. Ist keine Zuordnung möglich, sollte man die verschiedenen Kräuter einfach ausprobieren. Was einer Frau bei Übelkeit hilft, mag einer anderen keine Linderung bringen, so daß Sie selbst herausfinden müssen, welches Heilmittel für Sie wirksam ist.

Es ist vermutlich am einfachsten, Aufgußtees aus den genannten Kräutern herzustellen, die man entweder allein oder in wohlschmeckenden Kombinationen trinkt (Anleitung auf Seite 18). Sie können 3- bis 6mal täglich 1 Tasse trinken. Manchmal ist es hilfreich, beim Auftreten der Übelkeit alle paar Minuten kleine Schlucke zu nehmen. Zitronenmelisse, Zitronenverbene, Pfefferminze und Lavendel ergeben wohlschmeckende Tees und können mit weniger angenehmen Kräutern gemischt werden. Vor allem bei bitteren Kräutern können auch Tinkturen verwendet werden, da man nur kleine Mengen zu sich nehmen muß. Man kann im Tagesverlauf bis zu 15 ml in Tropfenform einnehmen oder auf die Zunge geben. Pro Gabe sollten 3 bis 5 Tropfen verabreicht werden. Viele Kräuter, die die Verdauung fördern und die Übelkeit bekämpfen, haben auch eine entspannende und beruhigende Wirkung.

Die folgenden Kräuter eignen sich bei Übelkeit, die begleitet wird von Angst und Spannung:

Zitronenmelisse	Lavendel
Wilde Yamswurzel	Kamille
Himbeere	

Einige Kräuter enthalten einen hohen Anteil an ätherischem Öl (siehe Seite 16). Dazu gehören:

Pfefferminze	Rosmarin
Lavendel	Zimt
Kamille	Zitronenmelisse
Ingwer	Fenchel

Andere enthalten Bitterstoffe:

Rosmarin	Thymian
Zitronenmelisse	Mädesüß
Pfefferminze	Eisenkraut

All diese Kräuter stimulieren und fördern die Verdauungs- und Leberfunktion. Sie empfehlen sich, wenn die Übelkeit mit Verdauungsschwäche und Ungleichgewicht in der Leber zusammenhängt.

Viele wie Ingwer und Zimt sind auf Grund des starken aromatischen Geschmacks und Dufts, den ihnen die ätherischen Öle verleihen, wohlbekannt. Sie können zu Pulver zerrieben, klein gehackt zu Tees verarbeitet oder der Nahrung zugesetzt werden. Man kann auch Zimtstangen oder kristallisierten Ingwer kauen. Ingwerbier ist ein wirkungsvolles und erfrischendes Getränk. Hebammen und Naturheilkundige empfehlen Ingwer in verschiedenen Formen bei allen möglichen Arten von Übelkeit, einschließlich Reisekrankheit.

Rotulme und Isländisches Moos enthalten beide große Mengen an beruhigendem Schleim für den gesamten Verdauungstrakt. Sie sind auch reich an Nährstoffen,

Rotulme

Ulmus fulva

AUCH BEKANNT ALS: Indianerulme, Elchsulme, Süßulme, Rotrüster.

VERWENDETE TEILE: Innere Rinde.

ENTHÄLT: Schleim, Gerbsäure, Stärke.

WIRKUNG: Beruhigend, erweichend, adstringierend, nährstoffreich.

Die pulverisierte innere Rinde der Rotulme ist ein beruhigendes Heilmittel für die Schleimhäute im ganzen Körper. Sie lindert Reizungen und Entzündungen in Magen, Darm, Nieren und Harnwegen sowie im Fortpflanzungssystem und in den Atemwegen. Sie eignet sich zur Behandlung von Gastritis, Übersäuerung, Magengeschwüren, Kolitis (Dickdarmentzündung), Enteritis (Dünndarmentzündung) und Durchfall, lindert Zystitis, Blasenreizung, Nasal- und Bronchialkatarrh sowie trockenen Reizhusten.

Das Pulver kann mit warmem Wasser oder Milch zu einem nährstoffreichen Brei angerührt werden, der bei Verdauungsstörungen und Sodbrennen hilft, leicht verdaulich ist und sich für Erwachsene und Kinder während der Rekonvaleszenz oder bei Erschöpfungszuständen eignet. Der Geschmack läßt sich durch Honig, Zimt- oder Ingwerpulver verbessern.

Mit Wasser oder Glycerin vermischt, bildet Rotulmenpulver eine Paste, die man als heilenden oder beruhigenden Umschlag auf Schnittwunden und Verletzungen, Verbrennungen und Verbrühungen, Hautentzündungen und Geschwüre legen kann. Auch als Zugmittel bei Furunkeln und Abszessen hat sich diese Paste bewährt.

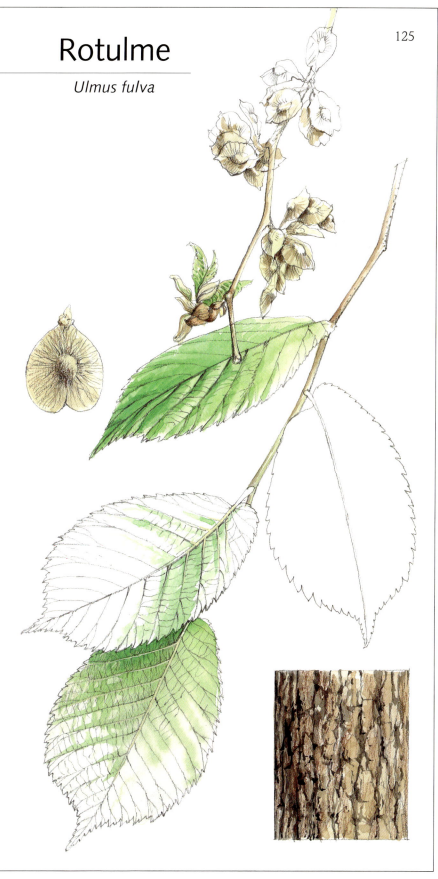

Mineralstoffen und Spurenelementen, leicht verdaulich und eignen sich als Nahrungsmittel sowie als Heilkräuter für Krankheitsbilder, die mit Verdauungsschwäche und schwangerschaftsbedingter Übelkeit zusammenhängen. Falsches Einkorn und Mönchspfeffer sind bekannte Kräuter zur Hormonregulierung, mit denen man eine Vielzahl von Schwangerschaftsbeschwerden verhindern oder behandeln kann. Beide empfehlen sich auch bei Übelkeit.

Während meiner eigenen Schwangerschaften nahm ich eine Vielzahl von Heilmitteln gegen Übelkeit. Bei Bedarf lutschte ich während des Tages Rotulmentabletten oder kaute Zimtrinde oder Pfefferminzblätter. Ich gab einige Tropfen Kamillen- oder Ingwertinktur auf oder unter die Zunge und trank Ingwertee. Jedes Mittel war eine Weile wirkungsvoll. Wenn mir nach einem anderen Geschmack zumute war, wechselte ich einfach die Rezeptur. Verdünnte ätherische Öle lindern die Übelkeit, wenn man sie zur sanften Massage von Magen oder Rücken verwendet, ins Badewasser gibt oder zur Inhalation und in Raumsprays einsetzt. Duftende Öle von Rose, Lavendel oder Kamille sind einzeln oder in Kombination besonders wirkungsvoll. Bei der Massage gibt man 2 Tropfen Öl auf 1 Teelöffel Ölbasis. Das ätherische Öl dringt durch die Haut in die Blutbahn. Bei der Inhalation beeinflussen die Öle über die Nase das Brechzentrum im Gehirn ebenso wie die Lungen und den allgemeinen Kreislauf.
Auch Gaben von Vitamin B_6 (25 mg) mit Zink (15 mg) und Magnesium (500 mg) sind bisweilen hilfreich. Vermeiden Sie fette Nahrung und Koffein. Stellen Sie sicher, daß die Nahrung nicht übermäßig sauer ist, da dies die Übelkeit noch verschlimmert.

➪ Häufige oder schlimme Übelkeit kann auf ein schwerwiegenderes Problem hinweisen. In solchen Fällen muß ein Arzt aufgesucht werden.

In der Zwischenzeit hilft ein Aufguß aus einer Mischung von:

  Hopfen
  Helmkraut

Dieses Heilmittel ist besonders wirkungsvoll, wenn starkes Erbrechen von Magenschmerzen begleitet wird.

Krampfadern

Krampfadern sind während der Schwangerschaft häufig, da der hohe Progesteronspiegel bei Schwangeren zu einer Erschlaffung und Erweiterung der Venenmuskulatur führt. Dann sammelt sich das Blut in den Venen und verlangsamt die Rückkehr des venösen Blutes zum Herzen. Dies führt zu zusätzlicher Erweiterung und Druck auf die Venenklappen, die das Blut in Bewegung halten sollen. Wird eine Klappe funktionsuntüchtig, schwellen die Venen an, werden vergrößert und schmerzen. Aus diesem Grund machen die Beine oft einen vollen und schweren Eindruck. Nach längerem Stehen und am Ende des Tages verursachen sie Schmerzen.
Der vergrößerte Uterus legt Druck auf die Beckenvenen, wodurch der Blutfluß von den Beinen noch weiter eingeschränkt wird. Flüssigkeitsansammlung, Gewichtszunahme und Verstopfung stellen eine zusätzliche Belastung dar. Krampfadern gehen oft mit geschwollenen Knöcheln und Füßen einher. Aus den übervollen Venen dringt Flüssigkeit in die Beine, die diese Schwellung verursacht. Die schlechte venöse Durchblutung der Beine kann auch Krämpfe auslösen. Manche Frauen entwickeln sogar in der Vulva Krampfadern, die besonders beim Gehen und Stehen schmerzen.

Behandlung von Krampfadern
Äußerliche Anwendung: Man badet die betroffene Stelle (Beine oder Vulva) in einer der unten beschriebenen Kräuterlotionen. 2- bis 3mal täglich angewendet (falls nötig auch öfter), verbessert diese Behandlung den Zustand der Venen. Bringen Sie die Lotion mit Watte oder einem Tuch auf den schmerzenden Stellen an.

Eine einfache Lotion kann hergestellt werden aus:

  1 Teil destillierte Zaubernuß
  1 Teil Glycerol
  1 Teil Rosenwasser

Man kann auch eine Handvoll Ringelblumenblüten etwa eine Stunde lang in eine Tasse destillierte Zaubernuß tauchen. Vor der Verwendung werden die Flüssigkeit abgegossen und die Blüten entfernt.

Es gibt eine Vielzahl von Kräutern, aus denen adstringierende Lotionen hergestellt werden können:

  Ringelblume   Eichenrinde
  Holunderblüte   Majoran
  Beinwell   Gemeiner Wegerich

Diese können einzeln oder in Kombination auf die übliche Art zu einem Aufguß oder Absud verarbeitet werden. Nach dem Abkühlen wird die Lotion mit Hilfe von Tüchern regelmäßig aufgetragen. Man kann diese Kräuter auch als Tinkturen in verdünnter oder unverdünnter Form verabreichen oder sie mit einer wäßrigen Cremebasis mischen, um die Anwendung zu erleichtern.

Mädesüß

Filipendula ulmaria

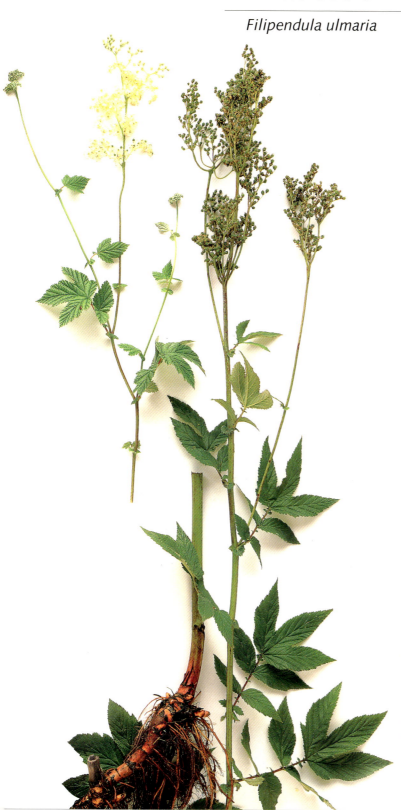

AUCH BEKANNT ALS: Wiesenkönigin, Brautwurz, Spierstaude.

VERWENDETE TEILE: Sproßteile.

ENTHÄLT: Ätherisches Öl, Salicylate, Schleim, Zucker, Gerbsäure, Zitronensäure.

WIRKUNG: Säurehemmend, adstringierend, entspannend, entzündungshemmend, antiseptisch, harntreibend, antirheumatisch, schweißtreibend, schmerzstillend.

Mädesüß gehört zu den besten Heilmitteln bei sauren Verdauungsstörungen, Sodbrennen, Gastritis, Magengeschwüren und Hiatushernie. Es wirkt entblähend und eignet sich zur Behandlung von Entzündungen im Magen oder Darm. Die Gerbsäuren haben eine adstringierende Wirkung auf den Darm, schützen und heilen die Schleimhäute und lindern Enteritis (Dünndarmentzündung) sowie Durchfall. Die milden antiseptischen Eigenschaften bekämpfen Infektionen; die entspannende Wirkung beruhigt Bauchgrimmen und Koliken.

Die medizinischen Vorteile von Mädesüß ähneln dem Aspirin, ohne dessen Nebenwirkungen zu teilen. Die Gerbsäuren und Schleimstoffe der Pflanze schützen die Magenschleimhaut, so daß sich Mädesüß auch zur Behandlung von Gastritis und Magengeschwüren eignet.

Bei Schmerzen, Rheumatismus, Arthritis und Gicht wirkt Mädesüß entzündungshemmend und lindert so Schmerzen auf Grund geschwollener Gelenke. Seine harntreibenden Eigenschaften tragen zur Ausschwemmung von Giftstoffen und Harnsäure bei. Seine schmerzlindernde Wirkung hat sich bei Kopfschmerzen und Neuralgie bewährt. Die entspannenden Eigenschaften lindern Krämpfe und sorgen für ruhigen Schlaf. Mädesüß wirkt auch schweißtreibend und hat sich so bei Fieber und Infektionskrankheiten wie Masern und Windpocken bewährt.

Die reinigende harntreibende Wirkung hat Mädesüß den Ruf eines Hautreinigungsmittels und eines Heilmittels bei Ausschlägen eingebracht. Seine milde antiseptische Wirkung eignet sich zur Behandlung von Zystitis (Harnröhrenentzündung) und Urethritis (Entzündung der Harnblase), Flüssigkeitsansammlung und Nierenleiden. Die Salicylatsalze lösen Ablagerungen im Körper wie Nierensteine und -grieß sowie Arteriosklerose.

Wermut

Artemisia absinthium

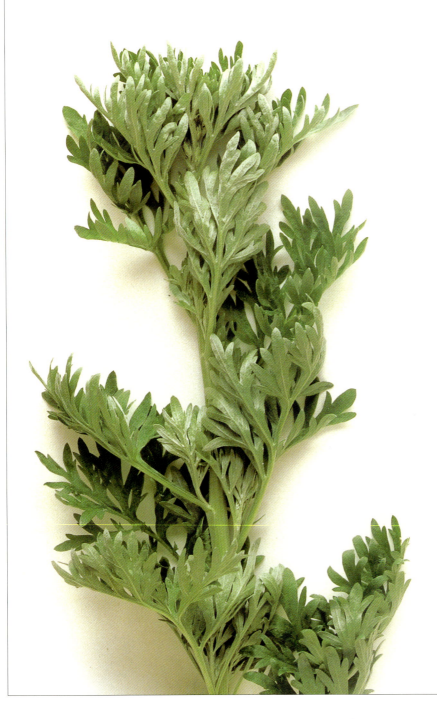

Auch bekannt als: Grüner Ingwer, Wiegenkraut, Würmlekraut.

Verwendete Teile: Sproßteile.

Enthält: Ätherisches Öl (einschließlich Thujon und Chamazulen), Bitterstoffe, Gerbsäuren, Carotin, Vitamin C.

Wirkung: Bitteres Tonikum, wurm- und schweißtreibend, entblähend, menstruationsfördernd.

Wermut ist ein sehr gutes bitteres Tonikum. Er gehört zu den bittersten Kräutern, die in der Naturheilkunde Anwendung finden. Die Pflanze fördert Appetit und Verdauung, indem sie die Absonderung von Verdauungssäften und Galle aus Leber und Gallenblase anregt und die Peristaltik stimuliert. Wermut hat ferner eine wurmaustreibende Wirkung. Er empfiehlt sich bei Darmträgheit, Ansammlung von Toxinen und Verstopfung im Darm, Leberleiden, Erschöpfung, Schwäche und Rekonvaleszenz. Das Chamazulen im ätherischen Öl hat eine entzündungshemmende Wirkung auf den Verdauungstrakt.

Wermut ist ein hilfreiches Kraut zur Behandlung von Fieber und Infektionen. Er stärkt das Immunsystem, entgiftet den Körper und beseitigt Hitze und Verstopfung. Die Pflanze kann als heißer Aufguß (Verbesserung des Geschmacks durch Beigabe von Minze) bei Erkältungen und Grippe, chronischem Fieber, Lebensmittelvergiftung, Katarrh, Hautproblemen und Arthritis verabreicht werden.

Wermut war schon immer ein beliebtes Kraut, das Frauen zur Stimulierung der Uteruskontraktionen bei der Entbindung einsetzten. Er eignet sich besonders, wenn die Geburt nicht vorankommt und die Kontraktionen schwach und wenig wirkungsvoll sind. Wermut löst auch verzögerte Menstruationsblutungen auf Grund von Stagnation im Uterus aus und erleichtert schmerzhafte Blutungen. Seine harntreibenden Eigenschaften helfen bei Flüssigkeitsansammlung während der Periode.

⇨ Während der Schwangerschaft meiden.

Manche Frauen versorgen die betroffene Stelle auch mit unverdünntem Zitronensaft.
Viele ätherische Öle eignen sich zur Stärkung der Venen und zur Verbesserung der Durchblutung.

Man setzt dem Badewasser einige Tropfen Öl von einem der folgenden Kräuter zu:

Pfefferminze	Rosmarin
Zitrone	Thymian
Lavendel	Zypresse

Für warme Hand- und Fußbäder gibt man 10 Tropfen ätherisches Öl auf eine Schüssel Wasser. Es folgt ein geeignetes Rezept, das schon vielen Frauen, die unter schmerzenden schweren Beinen auf Grund von Krampfadern gelitten haben, Linderung gebracht hat.

Verwenden Sie ätherische Öle in den folgenden Mengen:

4 Tropfen Zypresse
4 Tropfen Lavendel
2 Tropfen Zitrone
2 Tropfen Majoran

Diese Öle können Lotionen aus Kräutertinkturen, Öl- oder Cremebasen zugesetzt werden. Sie werden um oder oberhalb der betroffenen Venen – doch niemals auf den Venen selbst – sanft einmassiert. Der Druck der Massagebewegung sollte immer mit weiten, ausholenden Aufwärtsstrichen in Richtung Herz gehen.
Wenn Beine oder Vulva stark schmerzen, kann man die Gegend mit kaltem Wasser besprühen oder einige Minuten lang Eis oder ein Paket mit Gefrorenem aus dem Tiefkühlfach auflegen, bis die Kälte unangenehm wird. Auch eine Arnikakompresse kann Linderung bringen. Man gibt 1 Eßlöffel Arnikatinktur auf 1 Liter kaltes Wasser, tränkt ein Tuch darin und legt es auf die betroffene Stelle. Die Behandlung wird wiederholt, bis die Schmerzen nachlassen.

Innere Anwendung: Einige Kräuter fördern die Durchblutung und die Rückkehr des Blutes vom unteren Teil des Körpers.

Die folgenden Kräuter verwendet man als Absud, Aufguß oder Tinktur:

Johanniskraut	Weißdorn
Rosmarin	Lindenblüte
Pfefferminze	Kletten-Labkraut
Klette	

KRAMPFADERN VERMEIDEN:

- Vermeiden Sie Verstopfung.
- Vermeiden Sie zu langes Stehen und Sitzen, vor allem mit gekreuzten Beinen.
- Vermeiden Sie enge Bekleidung.
- Sorgen Sie für ausreichend Bewegung, vor allem Gehen, Schwimmen, Yoga und tiefe Atemübungen.
- Ruhen Sie möglichst oft während des Tages, wobei die Füße höher liegen müssen als der Kopf. Machen Sie das 10 Minuten lang, wenn die Beine zu schmerzen beginnen, um so die Beschwerden zu lindern. Versuchen Sie, sich auf den Boden zu legen und die Beine an der Wand abzustützen. Sie können auch ein schräges Brett verwenden. Fördern Sie die Durchblutung der Beine, indem Sie die Zehen 5- bis 10mal strecken und anziehen.
- Stellen Sie das Fußteil des Bettes höher, indem Sie ein oder zwei Kissen unter die Matratze legen.
- In schweren Fällen sollten Sie Stützstrümpfe tragen, um durch die Unterstützung der Blutgefäße und Muskeln eine bessere Venendurchblutung zu sichern und einen Blutstau zu verhindern.
- Wechselbäder oder Wassertreten in knietiefem, kaltem Wasser kann Linderung bringen.
- Wenn Sie längere Zeit stehen müssen, sollten die Beine in Bewegung bleiben. Treten Sie von einem Bein auf das andere, beugen Sie die Fußgelenke oder bewegen Sie Füße und Zehen. Auf diese Weise kann man verhindern, daß die Schwerkraft zu einem Blutstau in den Beinen führt.
- Nehmen Sie genügend Vitamin E und C sowie Bioflavonoide zu sich, um die Durchblutung zu fördern und die Blutgefäße zu stärken. Zink in Bierhefe, Buchweizen, Getreide und Samen beschleunigt die Heilung geschädigter Blutgefäße. Denken Sie daran, daß Knoblauch die Durchblutung fördert, und essen Sie diese Pflanze in ausreichender Menge.

Hämorrhoiden

Wenn sich Krampfadern im und um Mastdarm und After bilden, nennt man sie Hämorrhoiden. Sie sind auf die eingeschränkte Durchblutung dieser Region zurückzuführen und treten aus den folgenden Gründen in der Schwangerschaft häufig auf:

- Das Progesteron entspannt die Venen im Rektalbereich wie auch an anderen Stellen, und das Blut staut sich in den Venen.
- Das von Hämorrhoiden ausgelöste Unbehagen fördert Verstopfung, da der Stuhlgang schmerzhaft sein kann und sich die ganze Gegend verspannt. Verstopfung und harter Stuhl verstärken den Druck auf die Venen.

- Wenn eine Frau schon früher unter Verstopfung und hartem Stuhl gelitten hat, sind die Blutgefäße im Rektalbereich häufig schwach und verstärken die Neigung zu Hämorrhoiden während der Schwangerschaft.
- Die Hämorrhoiden verschlimmern sich im Laufe der Schwangerschaft, da der Druck vom Uterus die Rückkehr des venösen Blutes vom Becken zum Herzen erschwert.
- Übergewicht, Bluthochdruck und gefühlsmäßige Spannungen verstärken das Auftreten von Hämorrhoiden.
- Die Neigung zu Hämorrhoiden ist erblich; die Wahrscheinlichkeit von Hämorrhoiden steigt mit der Zahl der Schwangerschaften.

Hämorrhoiden müssen behandelt werden, weil die von ihnen verursachten Beschwerden die Verstopfung fördern und weil der häufige Blutverlust auf Grund blutender Hämorrhoiden zu Anämie führen kann.

BEHANDLUNG VON HÄMORRHOIDEN

Befolgen Sie die Ratschläge zur Behandlung von Krampfadern (siehe Seite 126).
Vermeiden Sie Verstopfung und harten Stuhl, da diese die Hämorrhoiden verschlimmern und zu Schmerzen sowie Blutungen beim Stuhlgang führen können.
Sorgen Sie für genügend Bewegung, und versuchen Sie, nicht zu lange zu sitzen, um Stau und Ansammlung von Blut im Rektalbereich zu vermeiden.

Äußerliche Anwendung: Kalte Kompressen werden auf die betroffene Stelle gelegt. Dies fördert die örtliche Durchblutung und verringert Schmerzen und Schwellung. Stellen Sie einen starken Kräuteraufguß oder -absud her; lassen Sie ihn abkühlen, und tränken Sie ein Tuch mit der Flüssigkeit; wringen Sie das Tuch leicht aus, und verwenden Sie es als Kompresse.

Besonders geeignet sind die folgenden Kräuter:

Katzenminze	Ringelblume
Waldlilie	Ackerschachtelhalm
Gemeiner Wegerich	Zaubernuß
Eichenrinde	Frauenmantel
Beinwell	

Man kann auch eiskalte destillierte Zaubernuß als Kompresse so lange wie möglich auf die betroffene Stelle legen.
Beinwellblätter werden als Umschlag (siehe Seite 20) eingesetzt. Sie haben eine beruhigende und heilende Wirkung.
Tinkturen von Zaubernuß, Beinwell und Ringelblume können, mit wäßriger Creme vermischt, regelmäßig aufgetragen werden. Papayasaft eignet sich zur äußeren und inneren Anwendung.
Ein anderes, wirkungsvolles Heilmittel kann gut zu Hause zubereitet werden. Man gibt Holunderblüten in ein luftdicht verschlossenes Glas, bedeckt sie mit Olivenöl und stellt dieses Glas etwa zwei Wochen auf ein sonniges Fensterbrett. Dann gießt man die Flüssigkeit durch ein Seihtuch, gibt das Öl zurück in das gereinigte Glas und bewahrt es im Kühlschrank auf. Das Öl wird 2- bis 3mal täglich verabreicht.

Mit ätherischen Ölen kann man auch Schmerzen und Unbehagen lindern. Setzen Sie Ihrem Badewasser ein paar Tropfen der folgenden Öle zu:

Zypresse	Weihrauch
Thymian	Rosenpelargonie
Kamille	Melisse

Man kann auch einige Tropfen mit einer Ölbasis verdünnen und auf die Hämorrhoiden geben.

Innere Anwendung:
Die folgenden Kräutertees eignen sich besonders und können je nach Geschmack kombiniert und mindestens dreimal täglich eingenommen werden:

Kamille	Löwenzahnwurzel
Kletten-Labkraut	Brennessel
Johanniskraut	Krauser Ampfer
Süßholz	

Die Ratschläge auf Seite 122 helfen, Verstopfung zu vermeiden. Essen Sie ausreichend frisches Obst und Gemüse, und vermeiden Sie raffinierte Kohlenhydrate, vor allem Mehl und Zucker. Trinken Sie Fruchtsäfte, Wasser und Leintee in großen Mengen. Magnesiumreiche Nahrungsmittel (frisches Gemüse, Vollkorn, Hefeextrakt, Bohnen, Trockenfrüchte) sowie Vitamin B_6 (im B-Komplex) können die Symptome ebenfalls lindern. Die Durchblutung wird durch den täglichen Verzehr von rohem Knoblauch oder der Einnahme von Knoblauchpillen gefördert.

Schlaflosigkeit

Schlaflosigkeit tritt meistens gegen Ende der Schwangerschaft auf. Der Grund liegt häufig darin, daß die Frau keine bequeme Lage findet oder nachts immer wieder aufstehen muß, um Wasser zu lassen.

BEHANDLUNG VON SCHLAFLOSIGKEIT

Während der Schwangerschaft können Kräuter gegen Schlaflosigkeit gefahrlos eingenommen werden. Ihre sanft

Mutterkraut

Chrysanthemum parthenium
Tanacetum parthenium

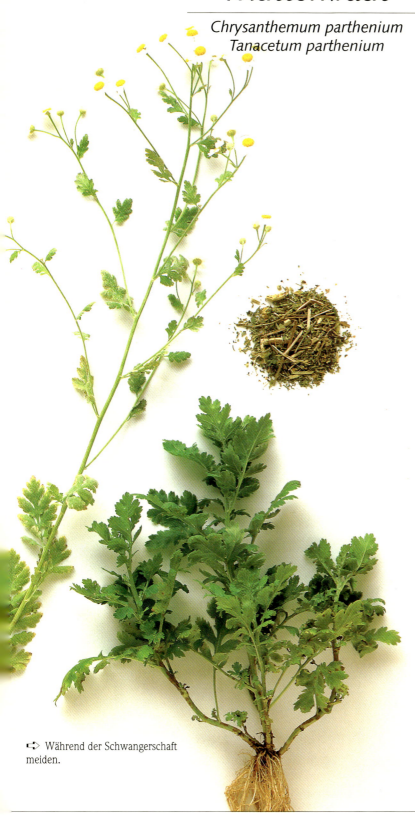

↪ Während der Schwangerschaft meiden.

VERWENDETE TEILE: Sproßteile.

ENTHÄLT: Sesquiterpeneactone, ätherische Öle, Gerbsäuren, Bitterharz, Pyrethrin.

WIRKUNG: Schweißtreibend, entspannend, uterusstimulierend, entzündungshemmend, Antihistaminikum, verdauungsfördernder Bitterstoff.

Neben der stimulierenden Wirkung auf den Uterus hat Mutterkraut auch entspannende Eigenschaften. Es löst verzögerte Menstruationsblutungen aus, lindert Periodenschmerz und verringert PMS-Symptome wie Kopfschmerzen, Reizbarkeit und Spannung. Es empfiehlt sich auch bei Hitzewallungen während der Schwangerschaft. Bei der Entbindung reguliert Mutterkraut die Durchblutung sowie Wehen und Kontraktionen. Wenn die Geburt nur zögerlich vorankommt, verstärkt die Pflanze die Kontraktionen. Sie lindert auch Spannungen in einem verhärteten Gebärmutterhals.

In jüngster Zeit hat sich Mutterkraut als Heilmittel bei Kopfschmerzen und Migräne einen Namen gemacht. Bei klinischen Untersuchungen verbesserte sich der Zustand von 70 Prozent der Menschen, die unter starker Migräne litten, durch die Einnahme von Mutterkraut. 33 Prozent hatten keine weiteren Migräneanfälle. Die Blätter können jeden Tag frisch auf einem Stück Brot gegessen werden. (Allein verzehrt, lösen die Blätter zuweilen Mundgeschwüre aus.)

Mutterkraut schmeckt bitter. Es ist der Leber zuträglich, fördert Appetit und Verdauung, lindert Übelkeit und Erbrechen und befreit den Organismus von Hitze und Giftstoffen. Es lindert arthritische Schmerzen und Entzündungen und verringert die durch Leberträgheit ausgelösten Symptome wie Lethargie, Reizbarkeit und Kopfschmerzen. Mutterkraut beruhigt die Nerven, löst Spannungen und Depressionen und fördert den Schlaf. Es wird auch zur Behandlung von Nervenschmerzen wie Trigeminusneuralgie und Ischias eingesetzt.

Ein heißer Aufguß aus Mutterkraut wirkt schweißtreibend und fiebersenkend. Er löst Schleim, chronischen Katarrh und Nasenhöhlenentzündung. Die Pflanze empfiehlt sich auch bei Asthma, Heuschnupfen, Schwindel und Ohrensausen.

entspannende und beruhigende Wirkung unterscheidet sich von starken Schlaftabletten, die abhängig machen und oft schwerwiegende Nebenwirkungen haben.

Die folgenden Kräuter können einzeln oder in Kombination als Tee oder Tinktur eingenommen werden:

Kamille	Zitronenmelisse
Eisenkraut	Lindenblüte
Helmkraut	Katzenminze
Passionsblume	

Vor dem Schlafengehen oder während der Nacht können 2 oder 3 Tassen Tee oder Teelöffel Tinktur eingenommen werden. Manchen Frauen hilft 1 Teelöffel Honig, zusammen mit 1 Teelöffel Apfelweinessig in einem Glas warmem Wasser gelöst, zum Einschlafen. Andere trinken vor dem Schlafengehen ein Glas Holunderbeer- oder Selleriesaft.

Eine ausgewogene Vollwerternährung ist für die Entspannung von Muskeln und Nerven sowie für gesunden Schlaf unabdingbar. Die Vitamine des B-Komplexes (vor allem B_6) sind besonders hilfreich. Sie finden sich in Bierhefe und Weizenkeimen. Getrocknete Feigen, Sesamsamen, Melasse, Petersilie, Wasserkresse und Milchprodukte sind reich an Calcium, das für die Entspannung von großer Bedeutung ist. Vermeiden Sie anregende Stoffe wie Tee, Kaffee, Kakao und Schokolade. Bewegen Sie sich an der frischen Luft, und nehmen Sie vor dem Schlafengehen keine schwere Mahlzeit zu sich.

Einige Tropfen ätherisches Öl oder ein starker Aufguß aus Lavendel, Kamille oder Zitronenmelisse können dem Bad vor dem Schlafengehen zugesetzt werden. Auch eine Massage mit diesen Ölen wirkt sehr entspannend. Heiße Fußbäder oder feste Fußmassagen wirken ebenfalls schlaffördernd. Jeder, der einmal eine Reflexzonenmassage genossen hat, kennt die entspannende Wirkung dieser Behandlung.

Entspannungsübungen sind hilfreich. Legen Sie sich vor dem Schlafengehen auf den Boden oder das Bett, und strecken Sie sich. Beginnen Sie mit den Zehen, und konzentrieren Sie sich auf jeden Körperteil. Lösen Sie bewußt alle entdeckten Spannungen. Um sich die einzelnen Körperteile bewußt zu machen, können Sie jede Region einige Sekunden lang anspannen oder kneten, bevor Sie die Spannung wieder lösen. Atmen Sie tief und langsam, um die Entspannung zu verbessern. Sobald Sie völlig entspannt sind, können Sie sich beim Atmen auf das Auf und Ab Ihres Unterleibes konzentrieren. Oder Sie widmen sich erfreulichen Gedanken, die das Wohlbefinden erhöhen.

Soor

Soor ist eine Infektion mit *Candida albicans,* einem Hefepilz, der im feuchten, süßen, warmen Milieu gedeiht. Während der Menstruation schafft der Östrogenspiegel des Blutes das geeignete Klima für Döderlein-Bakterien (auch Döderlein-Stäbchen genannt), die in der Vagina leben. Sie unterhalten die sauren Bedingungen, die Vaginalinfektionen verhindern. Der veränderte Hormonhaushalt während der Schwangerschaft beeinträchtigt die wirkungsvolle Arbeit der Döderlein-Bakterien. Außerdem steigt der Glykogengehalt der Zellen, die die Vagina einer Schwangeren auskleiden, was dem Soorpilz Vorschub leistet.

Diabetikerinnen mit einem erhöhten Blutzuckerspiegel sind anfälliger gegen Soor. Die Einnahme von Antibiotika kann durch Änderungen in der Bakterienbesiedelung den Säure-Basen-Haushalt in der Vagina aus dem Gleichgewicht bringen und die Voraussetzungen für Soor schaffen, da die funktionierende Immunreaktion untergraben wird.

Weitere Informationen über Soor finden Sie im Kapitel »Frauenleiden« auf Seite 226.

BEHANDLUNG VON SOOR

Scheidensoor muß wirkungsvoll behandelt werden, da sich die Infektion während der Geburt auf das Baby übertragen kann. Es gibt mehrere Behandlungsmöglichkeiten mit Kräutern.

Die folgenden Kräuter haben pilztötende Eigenschaften:

Ringelblume	Rosmarin
Kamille	Fenchelsamen
Thymian	

Genießen Sie diese Kräuter 3mal täglich als Tee. Legen Sie einen kräutergetränkten Wattebausch auf die Vulva, um Juckreiz und Brennen zu lindern. Abhängig vom Schweregrad der Symptome kann die Behandlung von 5 Minuten bis zu mehreren Stunden dauern. Man kann auch ein herrlich beruhigendes Sitzbad in einer Kräuterteelösung nehmen.

Dem Badewasser kann man Ringelblumentinktur mit einigen Tropfen der folgenden ätherischen Öle zusetzen:

Teebaum	Thymian
Kamille	Lavendel
Oregano	Zimt
Ysop	

Als Tee oder Tinktur verabreicht, stärken Sonnenhut, Kletten-Labkraut, Kamille und Thymian das Immunsystem. Sie eignen sich auch für die äußerliche Anwendung.

Jedes der oben genannten Heilmittel kann mit einer wäßrigen Creme gemischt werden. Bringen Sie diese am Eingang der Vagina an.

Salzbäder bringen ebenso Linderung wie 1 Teelöffel Zitronensaft auf 300 ml Wasser. Die betroffene Region wird 2- bis 3mal täglich mit der Lösung behandelt.

Vermeiden Sie enge Unterwäsche, synthetische Materialien und Nylonstrümpfe, die die Luftzirkulation um die Vagina verhindern und so ein Klima schaffen, in dem der Pilz bestens gedeiht.

Essen Sie viel Knoblauch, entweder roh in Salaten oder in Tablettenform, denn dies ist das beste pilztötende Mittel, das die Natur zu bieten hat.

Japanische Forscher haben festgestellt, daß die Ölsäure, eine Fettsäure, die sich in reinem, unraffiniertem Olivenöl befindet, die Entwicklung einer Hefepilzinfektion verhindern kann. Ergänzen Sie Salatsaucen mit kaltgepreßtem, unraffiniertem Olivenöl, und versuchen Sie, täglich 1 Teelöffel Olivenöl zu sich zu nehmen. Das Erhitzen des Öls beim Kochen verringert seine heilsame Wirkung (wie dies auch bei Knoblauch der Fall ist), und deshalb empfiehlt sich der rohe Verzehr.

Ungesüßter Joghurt mit lebenden Kulturen lindert und verhindert Soor. Essen Sie jeden Tag eine kleine Menge, der sie lediglich reife Bananen zufügen. Eine lokale Anwendung von Joghurt im Vaginalbereich hilft, die natürliche Säure der Scheide wiederherzustellen, und mindert so die Infektion.

Auch das Immunsystem sollte gestärkt werden. Essen Sie Nahrungsmittel, die reich an Vitamin A, B und C, Zink, Eisen, Calcium und Magnesium sind, oder nehmen Sie jeden Tag Multivitamin- oder Mineralstofftabletten (hefefrei).

Schwangerschaftsstreifen

Schwangerschaftsstreifen können sich über Nacht entwickeln und zeigen sich meist auf der Brust, am Unterleib und an den Oberschenkeln, also in den Gegenden, die sich durch die Gewichtszunahme der Schwangerschaft schnell dehnen. Anfangs sind diese Streifen lila oder rot. Im Laufe der Zeit verblassen sie immer mehr, vergehen aber niemals vollkommen. Auf der Haut verbleiben silbrige Streifen. Fehlende Elastizität der Haut wird mit Mangel an Vitamin E und C, Zink, Kieselerde und Pantothensäure in Verbindung gebracht. Nahrungsmittel, die diese Bestandteile enthalten, finden Sie in der Nährwerttabelle auf Seite 70.

Sobald Sie zunehmen, sollten Sie Unterleib, Brust und Schenkel mindestens einmal täglich mit Massageölen einreiben, um Hautfunktion und Elastizität zu verbessern.

Es empfehlen sich folgende Öle:

Kokosnuß	Mandel
Vitamin E	Weizenkeim
Olive	

Die ätherischen Öle von Lavendel und Bitterorange haben eine besondere Affinität zur Haut sowie eine heilende und nährende Wirkung. Verwenden Sie zur Massage 20 Tropfen Lavendelöl und 5 Tropfen Neroliöl auf 50 ml Weizenkeimöl. Dies ist ein einfaches, wohlriechendes Heilmittel.

Auch die Blüten der Ringelblume sind gut für die Haut. Tränken Sie einige Blüten zwei bis drei Wochen in Weizenkeimöl, und verwenden Sie diese dann, wie oben beschrieben. Aloe-vera-Gel kann ebenfalls helfen.

Vor der Geburt kann man auch Scheideneingang und Damm mit diesen Ölen einreiben, um die Durchblutung und Dehnbarkeit der Haut zu fördern und Risse während der Entbindung zu verhindern.

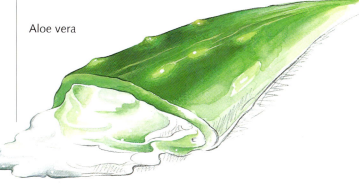

Aloe vera

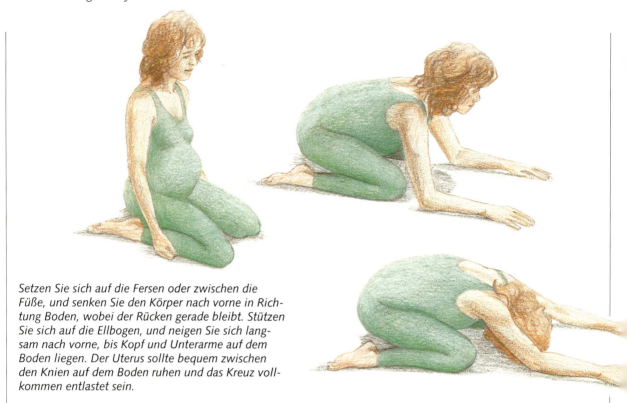

Setzen Sie sich auf die Fersen oder zwischen die Füße, und senken Sie den Körper nach vorne in Richtung Boden, wobei der Rücken gerade bleibt. Stützen Sie sich auf die Ellbogen, und neigen Sie sich langsam nach vorne, bis Kopf und Unterarme auf dem Boden liegen. Der Uterus sollte bequem zwischen den Knien auf dem Boden ruhen und das Kreuz vollkommen entlastet sein.

Kreuzschmerzen

Kreuzschmerzen während der Schwangerschaft sind auf den hohen Progesteronspiegel zurückzuführen, der die Sehnen und Bänder im ganzen Körper erschlaffen läßt. Auf diese Weise ist die Ausdehnung möglich, die das Wachstum des Babys erfordert. Dieses Erschlaffen betrifft vor allem die Wirbelsäule, wo die Entspannung der Bänder, die den Rücken stützen, zusammen mit dem zunehmenden Gewicht des Unterleibes häufig zu Kreuzschmerzen führen. Wenn der Unterleib während der späteren Schwangerschaftsmonate anschwillt, nehmen viele hochschwangere Frauen eine charakteristische Haltung ein: Sie lehnen sich nach hinten. Dies stellt eine weitere Belastung für den unteren Bereich der Wirbelsäule dar. Eine schnelle Gewichtszunahme während der Schwangerschaft bringt auf Grund der zunehmenden Belastung auch versteckte Rückenprobleme an den Tag. Unter Umständen sollte ein Chiropraktiker oder Osteopath aufgesucht werden.

Vermeiden Sie langes Stehen, da dies die Beschwerden verstärkt, und gönnen Sie sich ausreichend Ruhe. Eine schlechte Sitzhaltung und Bücken, ohne die Knie zu beugen, können Probleme auslösen.

Yoga entlastet das Kreuz. Lassen Sie sich von einem Yogatherapeuten besondere Übungen für Ihre Beschwerden ausarbeiten. Falls das nicht möglich ist, können Sie auch zu Hause einige Übungen durchführen. Die Froschhaltung (siehe Abbildung oben) kann bei Kreuzschmerzen Linderung verschaffen.

Kreuzschmerzen werden durch Streß oft verschlimmert oder gar ausgelöst. Der Rücken gehört neben Nacken und Schultern zu den Bereichen, die von Muskelverspannungen am häufigsten betroffen sind. Bei streßbedingten Kreuzschmerzen helfen tiefe Atem- sowie Entspannungsübungen (siehe Seite 164/165).

Massage ist eines der besten Heilmittel bei Kreuzschmerzen. Verwenden Sie die verdünnten ätherischen Öle von Lavendel, Kamille, Rosenpelargonie oder Rosmarin, die alle schmerzstillende und entspannende Eigenschaften haben. Ingwer- oder Zimtöl eignet sich besonders bei Kreuzschmerzen, die mit einem Kältegefühl einhergehen. (Diese Öle können einem heißen Bad zugesetzt werden.) Bitten Sie Ihren Partner oder eine Freundin, die schmerzende Region fest zu massieren. Wenn Sie sich lieber in erfahrene Hände begeben wollen, können Sie einen Aromatherapeuten oder Heilmasseur aufsuchen. Falls diese Maßnahmen keine Linderung bringen, sollten Sie sich an einen Chiropraktiker oder Osteopathen wenden. Bei Verdacht auf Niereninfektion sollten Sie Ihren Urin vom Hausarzt untersuchen lassen (siehe Seite 223).

Chili

VERWENDETE TEILE: Schoten.

ENTHÄLT: Vitamine A und C, Flavonoide, ätherisches Öl, Karotinoide, Alkaloid (Capsaicin).

WIRKUNG: Anregend, hautrötend, tonisch, entblähend, schmerzstillend, schleimlösend, entstauend, schweißtreibend, verdauungsfördernd, entgiftend.

Capsicum minimum
Capsicum frutescens

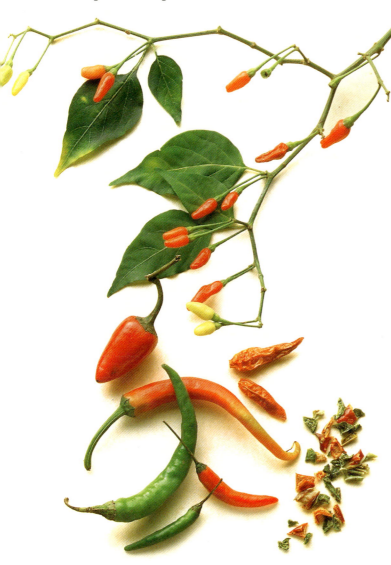

Chili ist ein wirkungsvolles, anregendes Mittel. Es stimuliert die Herz- und Kreislauftätigkeit, wärmt Menschen, die an Kältegefühl und schlechter Durchblutung leiden, und bekämpft winterliche Depressionen, Lethargie und Frösteln. Die Chilischote verringert die Neigung zu Blutgerinnseln und senkt den Cholesterinspiegel. Die heiße Einnahme beim Einsetzen einer Erkältung oder bei Fieber wirkt schweißtreibend und stimuliert die körpereigenen Abwehrkräfte gegen Infektionen. Die Pflanze hat antibakterielle Eigenschaften und ist reich an Vitamin C. Chili ist auch ein hervorragendes Lungenheilmittel. Die Scharfstoffe erhöhen die Sekretion von Flüssigkeit in den Bronchien, verdünnen den Schleim und erleichtern das Abhusten. Chilischoten lindern Verstopfung und Katarrh, befreien die Atemwege und können so zur Prophylaxe und Behandlung von Husten, Erkältung und Bronchitis verwendet werden.

Im Verdauungstrakt fördert Chili den Appetit und die Absonderung von Verdauungssäften und verbessert Verdauung und Absorption. Beim Kochen eingesetzt, hilft die Pflanze bei Darmträgheit mit Blähungen und Übelkeit sowie bei Durchfall, Bauchschmerzen und Ruhr. Durch die Erwärmung des Verdauungstraktes werden Giftstoffe aus dem Darm ausgeschieden, verbliebene Schlacken entfernt und das Abwehrsystem gestärkt. Im Fortpflanzungssystem löst die wärmende Wirkung Krämpfe und Schmerzen auf Grund einer schlechten Durchblutung. Chillies werden auch bei Unfruchtbarkeit und als Verjüngungsmittel eingesetzt.

Das Brennen, das Chilischoten auf der Zunge auslösen, veranlaßt das Gehirn, Endorphine (natürliche Opiate) auszusenden, die Schmerzen lindern und das Wohlbefinden verbessern. In seltenen Fällen kommt es sogar zu euphorischen Zuständen. Bei Zahnschmerzen kann man einige Tropfen Tinktur auf den betroffenen Zahn geben und so eine sofortige Linderung der Schmerzen erreichen.

⇨ Bei Neigung zu Überhitzung oder Übersäuerung des Magens meiden.

Echter Thymian

Thymus vulgaris

Auch bekannt als: Gartenthymian, Hühnerkohl.

Verwendete Teile: Blätter und Blüten.

Enthält: Ätherisches Öl, monoterpene Kohlenwasserstoffe, Alkohol, Gerbsäuren, Flavonoide, Saponine.

Wirkung: Antiseptisch, harntreibend, entspannend, schweißtreibend, verdauungsfördernd, adstringierend, beruhigend, Antioxidans, anregend, entstauend, entblähend.

Thymian ist ein wirkungsvolles Antiseptikum zur inneren und äußeren Anwendung. Er stärkt die Widerstandskraft des Immunsystems gegen Bakterien, Virus- und Pilzinfektionen, vor allem in den Atemwegen, im Verdauungstrakt, in den Geschlechtsorganen und den Harnwegen. Er hilft bei Erkältung, Husten, Grippe, Magen-Darm-Entzündung, Candida-Infektionen, Zystitis (Entzündung der Harnblase) und Salpingitis (Eileiterentzündung). Seine entspannende Wirkung auf die Bronchien lindert Asthma und Keuchhusten, während seine schleimlösenden Eigenschaften die Produktion von Flüssigkeit fördern und Schleim in Bewegung setzen. Die entspannende Wirkung des Thymians manifestiert sich auch im Verdauungstrakt und hilft bei Blähungen und Koliken, Reizdarm und Darmkrämpfen. Die adstringierenden und antiseptischen Eigenschaften der Pflanze lindern Durchfall und seine Ursachen. Sie sorgen für die Wiederherstellung einer gesunden Bakterienpopulation im Darm, was sich besonders bei Candidiasis bewährt hat. Thymian ist auch ein reinigendes Lebertonikum, das Verdauung und Lebertätigkeit anregt und bei Verdauungsstörungen, Appetitmangel, Anämie, Hautleiden, Lethargie und Gallenblasenbeschwerden eingesetzt werden kann. Thymian hat einen würzigen Geschmack und eine wärmende Wirkung. Er regt die Durchblutung an und beseitigt Erkältung und Lethargie. Die Pflanze ist ein anregendes Tonikum für den ganzen Organismus. Ihre beruhigende Wirkung auf das Nervensystem empfiehlt sich bei körperlicher und geistiger Erschöpfung, zur Linderung von Spannungen, Angst und Schlaflosigkeit sowie zur Stimmungsverbesserung bei Depressionen. Als harntreibendes Mittel verringert Thymian die Wasseransammlung, hilft bei Harnwegsinfekten, Rheumatismus und Gicht. Er reguliert auch den Menstruationszyklus und heilt Infektionen in den Fortpflanzungsorganen.

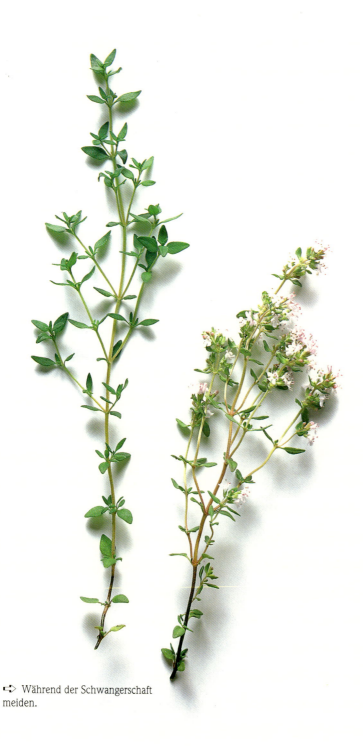

⇨ Während der Schwangerschaft meiden.

Blasen- und Nierenbeschwerden

Zu Beginn der Schwangerschaft neigen Frauen besonders zu Harnwegsinfekten. Etwa 20 Prozent aller Schwangeren haben unter diesen Beschwerden zu leiden. Dies ist vor allem auf die Entspannung der glatten Muskulatur im gesamten Körper, einschließlich der Harnwege, auf Grund des erhöhten Progesteronspiegels zurückzuführen. Blase und Harnröhre haben dann die Neigung, sich zu dehnen und zu krümmen, wodurch der Urinfluß verlangsamt wird. Dieser stagnierende Urin begünstigt Bakterienwachstum und Infektion.

Manche Frauen verspüren keine Schmerzen oder Unbehagen, während andere das Gefühl haben, »zerbrochenes Glas« auszuscheiden. In einigen Fällen bestand bereits eine leichte Infektion, die durch die Schwangerschaft zum Ausbruch kam. Diese Blaseninfektionen sollten so schnell wie möglich kuriert werden, um Komplikationen zu vermeiden.

Eine Niereninfektion zeichnet sich aus durch:

- Schmerzen im Kreuz auf beiden Seiten der Wirbelsäule unterhalb der Rippen
- Fieber und Schüttelfrost
- Unwohlsein
- Schmerzen beim Wasserlassen

Wie andere Harnwegsinfekte kann der Beginn schleichend sein. Es kann auch eine bisher unbemerkte leichte chronische Infektion vorliegen, die erst bei einer Urinuntersuchung entdeckt wird. Unbehandelte Nierenentzündungen können während der Schwangerschaft schwerwiegende Folgen haben und Bluthochdruck, Anämie und vorzeitige Wehen auslösen. Aus diesem Grund sollte man bei leichten anfänglichen Beschwerden oder chronischen Kopfschmerzen und Unwohlsein sofort einen Arzt aufsuchen.

NIEREN- UND BLASENLEIDEN VERMEIDEN

Trinken Sie täglich mindestens 2 Liter Flüssigkeit, um einen Urinstau zu verhindern. Es eignen sich Apfelsaft, Mineralwasser, Kräutertees, Apfelweinessig und Honig in warmem Wasser sowie Gerstenwasser.

Eine gesunde Ernährung ist für die Immunabwehr und einen ausgeglichenen Säure-Basen-Haushalt sehr wichtig. Essen Sie ausreichend Getreide, Hülsenfrüchte, Nüsse, frisches Obst sowie Gemüse, und meiden Sie Schnellimbisse, raffinierte Kohlenhydrate, Zucker, Alkohol, übermäßige Mengen Fleisch und tierische Fette, Tee, Kaffee und Schokolade.

Der übermäßige Verzehr bestimmter anderer Nahrungsmittel kann die Harnröhre reizen. Dazu gehören:

- Tomaten
- Rhabarber
- Malzessig
- Orangen
- Spinat
- Sauerampfer

Folgende Nahrungsmittel haben dagegen eine heilsame Wirkung:

- Rüben
- Knoblauch
- Gerste
- Papaya
- Lauch
- Ananas
- Zwiebeln

Beim Waschen von Harnröhre, Vagina und Anus sollten Seife, Waschlösungen und parfümierte Produkte vermieden werden, da sie Reizungen auslösen können. Tragen Sie nur Baumwollunterwäsche, und vermeiden Sie enge Kleidung. Im Vergleich zu Männern liegen Blase und Harnröhre bei Frauen eng zusammen, wodurch es leichter zu Harnwegsinfekten kommt. Aus diesem Grund ist es wichtig, sich nach dem Gang zur Toilette immer von vorne nach hinten und nie umgekehrt abzuwischen, da die Bakterien sonst über die Harnröhre in die Blase gelangen können.

BEHANDLUNG VON NIEREN- UND BLASENLEIDEN

Bei einer akuten Nieren- oder Blaseninfektion sollten Sie zuerst 1/2 Liter Mineralwasser trinken, um den Organismus durchzuspülen. Dann gibt man 1 Teelöffel Natriumbikarbonat auf ein kleines Glas Apfelsaft (nicht bei Herzbeschwerden), wodurch der Urin stärker alkalisch wird. Dann trinkt man 1 Tasse lauwarmen oder kalten Kräutertee, der wie ein gewöhnlicher Absud zubereitet wird. Bei der Zubereitung des Tees sollten Sie von jeder der folgenden Zusammenstellungen (Seite 138) mindestens 1 Kraut auswählen, so daß sich eine wohlschmeckende Mischung ergibt.

Rezept für Gerstenwasser

40 g Gerstenkörner werden in 1,2 l Wasser aufgekocht, 30 Minuten zugedeckt köcheln lassen. Während der letzten 10 Minuten gibt man eine Zitronenscheibe hinzu. Die Flüssigkeit abgießen.

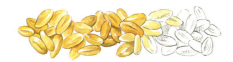

Keimtötende Kräuter bei Harnwegsinfekten:

Sonnenhut
Mädesüß
Ringelblume
Ackerschachtelhalm

Kamille
Gemeiner Wegerich
Thymian
Rosmarin

Entzündungshemmende und beruhigende Kräuter:

Mais
Gemeiner Wegerich
Boretsch

Kamille
Mädesüß

Harntreibende Kräuter zur Reinigung des Organismus:

Himbeere
Mädesüß
Ackerschachtelhalm

Löwenzahnblätter
Mais
Kletten-Labkraut

Entspannende und schmerzstillende Kräuter zur Linderung von Unbehagen und Brennen:

Küchenschelle
Helmkraut
Passionsblume
Lavendel

Zitronenmelisse
Kamille
Eisenkraut

Trinken Sie nach jeder Tasse Kräutertee 300 ml Wasser. Wiederholen Sie die Einnahme alle 20 Minuten während des Tages, und gönnen Sie sich möglichst viel Ruhe.
Sie können auch eine Wärmflasche in den Rücken oder, in ein Handtuch gewickelt, zwischen die Beine und auf die Blase legen. Moosbeeren- und Heidelbeersaft empfehlen sich auf Grund der antibiotischen Wirkung auf die Erreger von Zystitis (*Escherichia coli*).
Nach dem Wasserlassen sollten Sie sich vorsichtig mit warmem Wasser, dem ein Tropfen Lavendel- oder Thymianöl zugesetzt wurde, waschen. Tupfen Sie die Region trocken. Reiben Sie nicht!
Ein Sitzbad mit Kamillentee bringt Linderung, ebenso das Auflegen einer warmen Kompresse mit Kamillentee auf Kreuz, Unterleib oder Blasengegend. Bei dieser Behandlung können dem Wasser auch verdünnte ätherische Öle zugesetzt werden.

Es empfehlen sich:

Weihrauch
Bergamotte
Majoran
Rosmarin
Koriander

Zypresse
Fenchel
Lavendel
Thymian
Kiefer

Sodbrennen

Dieses unangenehme Brennen in der Speiseröhre hängt mit der entspannenden Wirkung des Progesteron während der Schwangerschaft zusammen. Das Progesteron beeinträchtigt die Funktion des Magenpförtners (Klappe am oberen Rand des Magens, die den Verschluß zur darüberliegenden Speiseröhre bildet). In einem solchen Fall schließt die Klappe nicht fest genug, so daß der saure Mageninhalt wieder in die Speiseröhre gelangt und Sodbrennen verursacht.
Der Zustand wird beim Bücken, bei vornübergeneigter Sitzhaltung und im Liegen noch verstärkt. Aus diesem Grund ist es oft hilfreich, auf mehreren Kissen zu schlafen. Der Zustand kann sich in den späteren Schwangerschaftsmonaten noch verschlimmern, wenn der Uterus von unten gegen den Magen drückt und eine Art Hiatushernie verursacht.
Frauen mit Verdauungsproblemen neigen häufig zu Sodbrennen.

BEHANDLUNG VON SODBRENNEN

Sie sollten langsam essen und mehrere kleine Mahlzeiten zu sich nehmen. Vermeiden Sie saure, fette und scharfe Nahrungsmittel und Speisen, ebenso Tee, Kaffee, Alkohol, Zucker und raffinierte Kohlenhydrate wie weißen Reis, Brot und Nudeln.

Trinken Sie Tees aus den folgenden Kräutern – einzeln oder in Kombination. Nehmen Sie den Tee regelmäßig und langsam in kleinen Schlucken zu sich, um Sodbrennen zu verhindern oder zu lindern:

Kamille
Fenchel
Pfefferminze
Ingwer

Süßholz
Löwenzahnwurzel
Zitronenmelisse
Mädesüß

Sehr beruhigend wirkt ein Brei aus Rotulmenpulver oder -tabletten, der mit Wasser und einer Prise Ingwer oder Zimt zubereitet wird. Nehmen Sie den Brei so häufig wie nötig zu sich. Auch ein wenig Apfelweinessig in warmem Wasser ist hilfreich.

Massieren Sie den Oberbauch sanft mit verdünnten ätherischen Ölen. Es empfehlen sich:

Kamille
Zitronenmelisse
Sandelholz

Fenchel
Rose

Meiden Sie Tabletten gegen Sodbrennen aus der Apotheke, da sie häufig Aluminium enthalten.

Ackerschachtelhalm

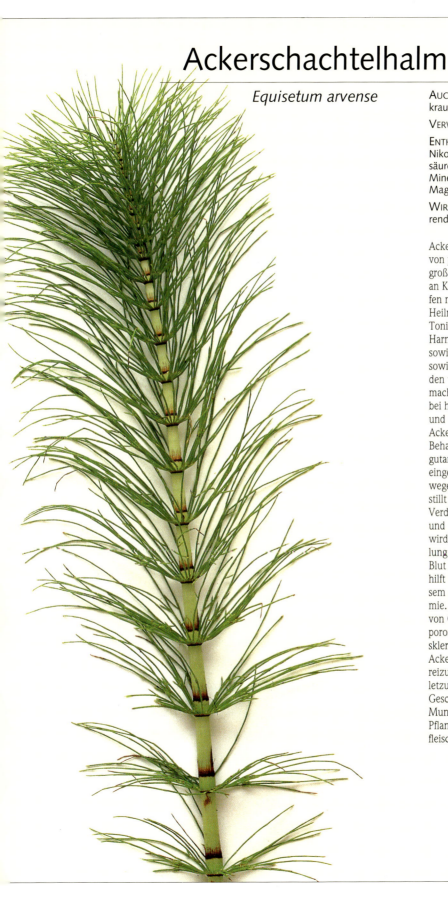

Equisetum arvense

AUCH BEKANNT ALS: Zinnkraut, Fegekraut, Pferdeschwanz.

VERWENDETE TEILE: Sproßteile.

ENTHÄLT: Alkaloide (einschließlich Nikotin), Kieselerde, Saponine, Gerbsäuren, Flavonoide, Phytosterine, Mineralstoffe (einschließlich Kalium, Magnesium, Mangan), Bitterstoffe.

WIRKUNG: Harntreibend, adstringierend, blutstillend, heilend.

Ackerschachtelhalm ist ein Nachfahre von prähistorischen Pflanzen, die so groß wie Bäume wurden. Sein Reichtum an Kieselerde und anderen Mineralstoffen macht ihn zu einem wirkungsvollen Heilmittel und einem nährstoffreichen Tonikum. Er hat eine Affinität zu den Harnwegen, wo er leicht harntreibend sowie beruhigend wirkt und Reizungen sowie Infektionen lindert. Seine stärkenden und adstringierenden Eigenschaften machen ihn zu einer hilfreichen Pflanze bei häufigem Harndrang, Inkontinenz und Bettnässen bei Kindern. Ackerschachtelhalm wird auch zur Behandlung von Entzündungen und bei gutartiger Vergrößerung der Prostata eingesetzt. Er stärkt Nieren und Harnwege. In den Fortpflanzungsorganen stillt die Pflanze starke Blutungen; im Verdauungstrakt heilt sie Entzündungen und Geschwüre; in den Atemwegen wird sie schon seit langem zur Behandlung von Tuberkulose und Abhusten von Blut eingesetzt. Der Ackerschachtelhalm hilft bei brüchigen Nägeln und glanzlosem Haar sowie bei Schwäche und Anämie. Kieselerde fördert die Absorption von Calcium und schützt so vor Osteoporose und Krämpfen sowie Arteriosklerose.

Ackerschachtelhalmlotion lindert Hautreizungen wie Ekzeme, heilt Schnittverletzungen und Wunden, Prellungen und Geschwüre und auch Frostbeulen. Als Mundwasser und Gurgellösung hilft die Pflanze bei Mundgeschwüren, Zahnfleischbluten und Halsschmerzen.

Ödeme

Ein Ödem ist eine Schwellung, die durch die Ansammlung von serösen Flüssigkeiten im Gewebe entsteht. Zu einem gewissen Grad sind Ödeme während der Schwangerschaft normal. Die meisten Schwangeren lagern zwischen drei und sechs Liter Flüssigkeit ein. Dies zeigt sich in einer geringfügigen Schwellung von Knöcheln und Waden.

Der Grund für diese Ödeme, die auch Schwerkraftödeme genannt werden, liegt in einer Verminderung des Proteins Albumin im Blut, bewirkt durch die vermehrte Blutmenge während der Schwangerschaft. Durch die sogenannte Osmose hält Albumin das Wasser in den Blutgefäßen. Bei einer Reduzierung verliert sich ein Teil dieser Haltefunktion, und das Wasser sickert durch die kapillaren Blutgefäße in das umgebende Gewebe, das dann aufschwillt.

Auf Grund der Schwerkraft sammelt sich diese Flüssigkeit zu einem großen Teil im Unterkörper und zeigt sich vor allem in einer Schwellung der Knöchel und Waden. Ödeme können auch in den Händen, Fingern und im Gesicht auftreten. In den Beinen sind Ödeme häufig auf schlechte Durchblutung und Krampfadern zurückzuführen.

Normalerweise verschlimmern sich diese Schwerkraftödeme im Laufe des Tages. Auch langes Stehen und Hitze verstärken die Beschwerden. Ruhe und Hochlagern der Beine bringen Linderung. Auch während der Nacht sollten die Beine hochgelegt werden, um ein Abschwellen zu ermöglichen.

SCHWERWIEGENDE ÖDEME

Verschlimmert sich der Zustand, kann es zu »Grübchenödemen« kommen, das heißt, Druck auf das betreffende Gewebe hinterläßt Grübchen oder Dellen. Diese Art von Ödem geht mit übermäßiger Gewichtszunahme einher und wird durch zusätzliche Ansammlung von Wasser verursacht. Sie kann auf ein schlimmeres Krankheitsbild hinweisen – die »Präeklampsie«.

Grübchenödeme treten meist an Waden und Knöcheln auf. Im Gegensatz zu den Schwerkraftödemen zeigen sie sich schon morgens beim Aufwachen und werden durch Ruhe kaum verbessert. Sie sind auch stärker ausgeprägt und verursachen Steifheit sowie Druck auf das umgebende Gewebe. In solchen Fällen sollte schleunigst ein Arzt aufgesucht werden.

Grund zur Beunruhigung gibt ein plötzliches Auftreten, das mit Eiweiß im Urin und Bluthochdruck einhergeht. Dies kann auf einen bedrohlichen Zustand, eine Schwangerschaftstoxikose (siehe Präeklampsie), hinweisen. Falls Sie unter einem dieser Symptome leiden, sollten Sie sich umgehend mit Ihrem Arzt in Verbindung setzen, sich ins Bett legen und möglichst viel schlafen.

BEHANDLUNG VON ÖDEMEN

Es gibt viele Kräuter mit leicht harntreibender Wirkung, die sich zur Behandlung von Ödemen eignen. Dazu gehören:

Himbeere	Mais
Mädesüß	Kletten-Labkraut
Löwenzahnblätter	Gemeiner Wegerich
Ackerschachtelhalm	

Alle diese Kräuter können als Aufguß zubereitet und 3- bis 6mal täglich kalt getrunken werden. Geben Sie einige Tropfen ätherisches Fenchel-, Rosenpelargonien-, Rosen- oder Orangenöl ins Badewasser, und verwenden Sie diese Öle in verdünnter Form zur Massage von Knöcheln und Beinen, wobei immer in Richtung Herz gestrichen wird.

Ergänzen Sie die Ernährung durch Äpfel, Trauben, rohe Zwiebeln, Knoblauch und Spargel, da diese Nahrungsmittel die Nierentätigkeit anregen. Auch ein Mangel an Vitamin B_6 ist häufig für Flüssigkeitseinlagerung verantwortlich. Aus diesem Grund kann die Einnahme von Bierhefe und anderen B_6-haltigen Lebensmitteln (siehe Seite 71) wie Weizenkeimen und Melasse hilfreich sein.

Gehen die Ödeme mit Eiweiß im Blut einher, empfiehlt sich Falsches Einkorn. Man trinkt alle zwei Stunden einen lauwarmen oder kühlen Aufguß. Auch Gemeiner Wegerich, Ackerschachtelhalm und Löwenzahnwurzel lindern die Beschwerden.

Präeklampsie

Dieser beunruhigende Zustand wird auch Schwangerschaftstoxikose genannt. Präeklampsie wird durch Krämpfe in den winzigen Arterien des Körpers ausgelöst. Die häufigsten Symptome sind plötzliches Auftreten von Grübchenödemen (siehe oben), Eiweiß im Urin sowie Bluthochdruck. Dieses Leiden ist einer der Gründe, warum Vorsorgeuntersuchungen, vor allem in den späteren Schwangerschaftsmonaten, von größter Wichtigkeit sind.

Man sollte auf Anzeichen von Präeklampsie achten, da sie – wie der Name schon sagt – einer Eklampsie vorausgeht. Hierbei handelt es sich um einen gefährlichen Zustand, der in der zweiten Schwangerschaftshälfte, während der Wehen oder einige Tage nach der Geburt auftreten kann. Eklampsie äußert sich hauptsächlich in plötzlichen Anfällen oder Krämpfen, die für Mutter und Kind lebensbedrohend sind. Weitere Symptome sind

Unterleibsschmerzen, Erbrechen, Kopfschmerzen und Sehstörungen. Wenngleich diese Beschwerden nicht unbedingt auf Eklampsie hindeuten, sollte dennoch ein Arzt aufgesucht werden.

Etwa eine von zehn Frauen leidet unter einer gewissen Präeklampsie. Dieser Zustand kann sich völlig symptomfrei entwickeln und das Wohlbefinden in keiner Weise einschränken. Erste Warnzeichen finden sich in Blutuntersuchungen, häufiger beim Blutdruckmessen, da Bluthochdruck ein erster Hinweis auf Präeklampsie sein kann. Später entlassen die Nieren Eiweiß in den Urin. Zu diesem Zeitpunkt mag der Zustand schon seit Wochen oder sogar Monaten bestehen. Regelmäßige Blut- und Urinuntersuchungen sowie Blutdruckkontrolle sind von größter Wichtigkeit, um eine drohende Eklampsie abzuwenden.

URSACHEN FÜR PRÄEKLAMPSIE

Die Ursachen für Präeklampsie sind noch nicht völlig geklärt. Die Krankheit ist teilweise vererbt, tritt gehäuft bei ersten Schwangerschaften auf und hängt möglicherweise mit der Blutversorgung der Plazenta durch die Mutter zusammen. Großen Einfluß hat es, wie sich die Plazenta während der ersten vier Schwangerschaftsmonate in der Gebärmutterwand verankert. Wenn sich die Plazenta nicht richtig einnistet, könnte eine ausreichende Blutversorgung in der zweiten Schwangerschaftshälfte nicht mehr gewährleistet sein, so daß es auf Grund von Sauerstoff- und Nährstoffmangel zu einer Fehlfunktion und damit zu Präeklampsie kommt. Wird dieser Zustand diagnostiziert, bedarf die Gesundheit von Mutter und Kind genauer Überwachung. In manchen Fällen muß die Geburt vorzeitig eingeleitet werden.

Ein weiterer Grund für Eklampsie kann ein teilweises Versagen des Immunsystems sein. Dr. Tom Brewer und die Gesellschaft für Präeklampsie führen die Krankheit auf Leberprobleme auf Grund von Mangelernährung zurück. Dr. Brewer meint, der hohe Blutdruck sei auf eine abnehmende Blutmenge und unzureichende Lebertätigkeit zurückzuführen. Nach seiner Ansicht treten die Ödeme bei einem Proteinmangel im Blut auf. Heutzutage denken viele Ärzte, daß Präeklampsie durch Ernährungsfehler und vor allem durch Eiweißmangel verursacht wird.

Präeklampsie wird auch auf einen schlechten Allgemeinzustand zurückgeführt auf Grund von Arzneimittelkonsum oder anderen Faktoren, die die Vitalität einschränken und einen generellen Vergiftungszustand im Organismus hervorrufen. Während der Salzverbrauch bei Ödemen und Bluthochdruck normalerweise eingeschränkt werden sollte, ist dies während der Schwangerschaft nicht ratsam, da verminderter Salzkonsum mit Präeklampsie und Fehlgeburt in Verbindung gebracht wird. Eine gesunde Ernährung kann Präeklampsie verhindern. Verzehren Sie Nahrungsmittel, die reich an Protein, Calcium, Vitamin B_6, Magnesium, Kalium und natürlichen Salicylaten sind. Es eignen sich Obst und Gemüse, Kartoffeln, Nüsse und Samen. Auch fetter Fisch wie Makrele, Hering und Lachs ist zu empfehlen.

Sorgen Sie für ausreichend Bewegung, um die Durchblutung der Plazenta zu sichern. Gönnen Sie sich jeden Tag etwas Ruhe.

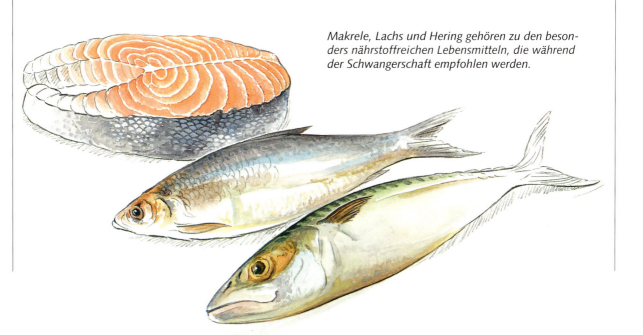

Makrele, Lachs und Hering gehören zu den besonders nährstoffreichen Lebensmitteln, die während der Schwangerschaft empfohlen werden.

Bluthochdruck

Bluthochdruck schränkt den Blutstrom und damit die Sauerstoffversorgung von Uterus, Plazenta und Baby ein. Dieser Mangel an Sauerstoff und Nährstoffen kann zu einer Wachstumsverringerung des Babys oder gar zu einer Totgeburt führen.

Wer zu Bluthochdruck neigt, sollte ausreichend frisches Obst und Gemüse, Bohnen und Hülsenfrüchte, Nüsse und Samen, Vollkorn und reine Pflanzenöle zu sich nehmen. Etwas Fisch, Fleisch, Eier und Milchprodukte sichern die Eiweißzufuhr. Vegetarierinnen sollten die pflanzlichen Proteine so kombinieren, daß sie alle wichtigen Aminosäuren enthalten. Pflanzliche Proteine finden sich in drei Gruppen: Nüsse und Samen, Bohnen und Hülsenfrüchte sowie Getreide.

Der tägliche Verzehr von Nahrungsmitteln, die reich an Vitamin C sind, reguliert den Kreislauf und stärkt die Blutgefäße. Bierhefe ist eine wertvolle Ergänzung, da der Vitamin-B-Komplex, ebenso wie roher Knoblauch und Zwiebeln, den Blutdruck senkt. Die Salzzufuhr sollte nicht eingeschränkt werden. Vermeiden Sie Tee, Kaffee, Alkohol und Zigaretten.

Streß und Anspannung sind häufig für Bluthochdruck verantwortlich. Die Wände der Blutgefäße werden zusammengezogen, der Gefäßdurchmesser verengt und so der Druck in den Gefäßen erhöht. Ruhe und Entspannung, Zeit für sich selbst, Entspannungsübungen, Massage und Bäder mit ätherischen Ölen wirken den Folgen von Streß im ganzen Körper entgegen.

Bei Angstgefühlen oder beunruhigend hohem Blutdruck mag Bettruhe die beste Medizin sein. Eine calciumreiche Ernährung fördert die Entspannung. Auch häufige und sanfte körperliche Betätigung kann Linderung bringen.

Behandlung von Bluthochdruck

Weißdornblüten, -blätter und -beeren sind die besten natürlichen Heilmittel für die Blutdruckregulierung. Lindenblüte, Passionsblume, Zitronenmelisse, Helmkraut und Gemeiner Schneeball entspannen die Arterien und beruhigen. Man kann diese Kräuter einzeln oder in Kombination 3- bis 6mal täglich als Tee einnehmen.

Bestimmte Nahrungsmittel sind ebenfalls hilfreich. Hafer, Lauch, Olivenöl, Knoblauch, Zwiebeln, Möhren und Gerste normalisieren den Blutdruck. Auch Brennesseln und Himbeerblätter sind geeignet. Löwenzahn reguliert die Leber- und Nierentätigkeit.

Bluthochdruck kann auch auf ein Ungleichgewicht in der Niere, wie etwa eine chronische Infektion, zurückzuführen sein. Man sollte den Urin auf eine Infektion untersuchen lassen und eine geeignete Behandlung einleiten (siehe Seite 221).

Spannung und Angst

Es gibt einige entspannende Kräuter, die in jeder Phase der Schwangerschaft als Tee oder verdünnte Tinktur regelmäßig eingenommen werden können. Kamille, Lavendel, Passionsblume, Lindenblüte, Zitronenmelisse, Helmkraut und Eisenkraut entspannen Geist und Körper, lösen Spannung und Angst, verringern die Schweißbildung (hilfreich während der Wehen), senken, falls nötig, den Blutdruck und lockern verspannte Muskeln. Setzen Sie dem Badewasser sowie Hand- und Fußbädern einen starken Aufguß zu.

Tees aus Himbeere und Rebhuhnbeere stärken die Nerven. Eisenkraut, Helmkraut und Hafer beruhigen die Nerven und unterstützen bei gefühlsmäßiger Belastung. Sie lösen Spannungen und liefern die Energie, die notwendig ist, um mit diesen Gefühlen fertigzuwerden. Gemeiner Schneeball und Yamswurzel lindern Krämpfe, Verspannungen, Unbehagen, Nervosität und Ruhelosigkeit auf Grund von Streß und Anspannung während der Schwangerschaft. Hafer, Falsches Einkorn und Rebhuhnbeere empfehlen sich bei Schwäche, Müdigkeit und Traurigkeit. Bei Depressionen helfen Johanniskraut, Hafer, Eisenkraut, Kamille, Lavendel und Zitronenmelisse, die nach Belieben einzeln oder in Kombination verabreicht werden. Ein wenig Süßholz verbessert den Geschmack solcher Tees und stärkt die Nebennieren. Bei Müdigkeit oder Schweregefühl in den späteren Schwangerschaftsmonaten haben Rosmarin, Eisenkraut und Hafer eine stärkende und aufmunternde Wirkung.

Die Öle von Jasmin, Weihrauch, Muskatellersalbei und Lavendel heben die Stimmung, vor allem gegen Ende der Schwangerschaft, wenn die Tage kein Ende mehr nehmen wollen. Sandelholz kommt ursprünglich aus Indien, wo es erregten, nervösen, ängstlichen oder verstörten Schwangeren verabreicht wird. In Indien sagt man, daß ein bestimmter Wind namens »anant vayu« durch die Fußsohlen in schwangere Frauen dringt und Angst und Sorge auslöst. Sandelholz, das in der ayurvedischen Heilkunde als Paste zwischen den Zehen aufgebracht wird, hat eine ausgleichende und beruhigende Wirkung. Versuchen Sie es – der Geruch ist wundervoll. Man kann Sandelholz auch als Räucherstäbchen verbrennen oder als ätherisches Öl verwenden.

Bach-Blüten eignen sich ebenfalls zur Behandlung gefühlsmäßiger Probleme und erleichtern den Übergang von einer Lebensphase zur nächsten. Gauklerblume hilft bei Angst und Sorge; Sonnenröschen bei Panik; Ackersenf bei Depression; Olive bei Erschöpfung; Walnuß bei Lebensumstellungen. Sie finden vielleicht weitere, die Ihren Bedürfnissen noch besser entsprechen.

Pfefferminze

Mentha piperita

VERWENDETE TEILE: Blühendes Kraut.

ENTHÄLT: Ätherisches Öl, Karotinoide, Betain, Cholin, Flavonoide, Phytol, Tocopherole, Azulene, Rosmarinsäure, Gerbsäure.

WIRKUNG: Entblähend, krampflösend, schweißtreibend, lindert Brechreiz, Nervenmittel, antiseptisch, analgetisch, adstringierend, entstauend, tonisch, bitter.

Pfefferminze hat sowohl kühlende als auch wärmende Wirkung. Bei innerer Anwendung wärmt die Pflanze und verbessert die Durchblutung. Da sie das Blut auf der Körperoberfläche verteilt, wirkt sie schweißtreibend. Aus diesem Grund eignet sie sich bei Frösteln und Fieber, Erkältung und Grippe. Ihre adstringierende und entstauende Wirkung lindert Verstopfung und Katarrh.

Pfefferminze eignet sich zur allgemeinen Stärkung, füllt die Energiereserven und vertreibt Lethargie. Auf den erfrischenden Geschmack von Minze folgt die kühlende und betäubende Wirkung auf Atemwege und Haut. Die Pflanze hat eine schmerzstillende Wirkung und eignet sich zur lokalen Anwendung. Mit einem frischen Blatt oder der Lotion lindert man die Schmerzen entzündeter Gelenke bei Arthritis und Gicht, Kopfschmerzen, Neuralgie, Ischias und allgemeines Schmerzgefühl.

Innerlich angewendet, wirkt Pfefferminze beruhigend, entspannend und krampflösend. Sie hilft bei Menstruationsschmerz, Asthma und Schlaflosigkeit. Im Verdauungstrakt lockert sie die glatten Muskeln und lindert Entzündungen. Sie stillt Schmerzen und löst Krämpfe bei Magenschmerzen, Koliken, Blähungen, Sodbrennen, Verdauungsschwäche, Schluckauf, Übelkeit, Erbrechen und Reisekrankheit. Die Gerbsäuren schützen die Darmschleimhaut vor Reizung und Infektion, sie helfen bei Bauchgrimmen auf Grund von Durchfall oder Verstopfung, Morbus Crohn sowie Dickdarmentzündung mit Geschwürbildung. Die Bitterstoffe stimulieren und reinigen Leber und Gallenblase und verhindern so die Bildung von Gallensteinen.

Die ätherischen Öle haben eine antiseptische Wirkung. Ihre erwiesenen antibakteriellen, antiparasitären, pilz- und virustötenden Eigenschaften helfen bei Hautleiden, Fieberbläschen und Hautpilz.

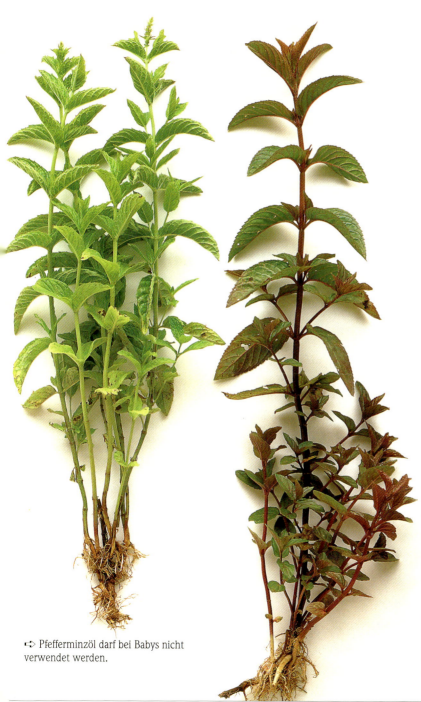

▷ Pfefferminzöl darf bei Babys nicht verwendet werden.

Vorbereitung auf die Geburt

Während der letzten Wochen vor der Geburt wollen sich viele Frauen aktiv auf die Entbindung und die Rolle als Mutter vorbereiten. Zahlreiche Gesellschaften bieten Informationsmaterial und Kurse, die Schwangeren helfen, sich gefühlsmäßig und körperlich auf die Geburt vorzubereiten. Hier lernen die Frauen, sich auf ihre inneren Kräfte zu verlassen. Sie übernehmen Verantwortung für ihre eigene Gesundheit und Ausgeglichenheit sowie für das Wohlbefinden ihres Kindes.

Falls Sie sich bisher noch nicht mit Yoga, Meditation, Massage und Atemübungen beschäftigt haben, sollten Sie dies jetzt tun. Yoga sollte besser zu Anfang als gegen Ende der Schwangerschaft begonnen werden. Die Übungen gehen Hand in Hand mit der Verwendung von Kräutern und haben während der Schwangerschaft und Geburt eine wohltuende Wirkung auf Leib und Seele. Das wachsende Vertrauen in die angeborene weibliche Weisheit, die Sie während der Geburt benötigen, senkt auch die Notwendigkeit medizinischer Eingriffe.

Es gibt Kräuter, die den Körper während der letzten Schwangerschaftsmonate auf die Geburt vorbereiten. Einige Kräuter können die Wehen erleichtern und verkürzen, da sie die Uterusmuskulatur und die Kontraktionen beeinflussen sowie die Gefahr von Komplikationen mindern. Die Himbeere (siehe Seite 25) ist in diesem Zusammenhang am besten bekannt. Sie sollte nach dem dritten Monat 1mal täglich und nach dem sechsten Monat 3mal täglich als normaler Aufguß getrunken werden. Aromatische Kräuter wie Pfefferminze, Fenchel, Zitronenmelisse und Rosmarin können nach Belieben zugesetzt werden. In den letzten Wochen vor der Geburt kann man etwas Ingwer in den Tee geben. Bei den ersten Anzeichen von Kontraktionen setzt man jeder Tasse Tee 1 Teelöffel einer speziellen Kräutermischung für Gebärende (siehe Seite 146/147) zu. Man sollte so lange wie möglich jede Stunde eine Tasse trinken. Die Rebhuhnbeere (siehe Seite 24) ist seit langem als wirkungsvolles Mittel bei der Geburtsvorbereitung bekannt. Wie die Himbeere kann auch die Rebhuhnbeere während der Schwangerschaft gefahrlos verabreicht werden.

Aus den folgenden Kräutern kann man während der letzten drei Schwangerschaftsmonate ein hervorragendes Beckentonikum bereiten.

Gleiche Teile von:

| Rebhuhnbeere | Falsches Einkorn |
| Gemeiner Schneeball | Löwenblattwurzel |

Ich habe diese Mischung vielen Frauen vor der Entbindung empfohlen. Nach meiner Erfahrung hat sich das Tonikum gut bewährt und eine sichere, schnelle und kurze Entbindung (meist zwischen vier und sechs Stunden) sichergestellt.

Das folgende Alternativrezept kann während der letzten sechs oder sieben Schwangerschaftswochen verabreicht werden.

Gleiche Teile von:

| Himbeere | Löwenblattwurzel |
| Herzgespann | Falsches Einkorn |

Dieses Getränk fördert die Dehnbarkeit der Beckenmuskulatur und hat eine entspannende Wirkung. Es sichert wirkungsvolle Kontraktionen und stärkt die Herztätigkeit, so daß der Uterus jederzeit gut durchblutet ist. Ferner empfehle ich gleiche Teile von Wanzenkraut (siehe Seite 27) und Löwenblattwurzel (siehe Seite 26), die während der letzten sechs bis acht Schwangerschaftswochen 3mal täglich als Absud oder Tinktur eingenommen werden. Diese Kräutertherapie wird noch durch einen Himbeertee ergänzt.

Bei besonderer Müdigkeit oder Belastung kann man der gewählten Rezeptur noch Kräuter zusetzen, die Nerven und Nebennieren stärken. Sie sorgen für zusätzliche Kraft und Ausdauer bei der Geburt und beschleunigen die Erholung.

Es empfehlen sich:

Ginseng*	Eisenkraut
Ingwer	Boretsch
Wilde Yamswurzel	Süßholz*
Helmkraut	

*Bei Bluthochdruck nicht geeignet. Kann durch Herzgespann oder Zimt ersetzt werden.

Wer zu starken Braxton-Hicks-Kontraktionen (Verspannung des Uterus und Verhärtung des Unterleibs) neigt, dem helfen Kräuter mit entspannender Wirkung auf die Gebärmutter wie Gemeiner Schneeball und Wilde Yamswurzel.

Vorbereitung auf die Geburt 145

ÄTHERISCHE ÖLE

Bei der Vorbereitung auf die Geburt ist es hilfreich, ätherische Öle zu verdünnen und in Unterleib und Kreuz einzumassieren. Man kann sie auch dem Badewasser, Hand- und Fußbädern zusetzen oder als Parfüm verwenden. Rosenöl eignet sich besonders bei Spannung und Angst vor der Geburt und stärkt das Selbstvertrauen, mit den kommenden Ereignissen fertigzuwerden. Es entspannt und löst auch Verkrampfungen in Uterus und Becken. Die leicht analgetische Wirkung des Öls lindert Schmerzen.

Lavendelöl hat eine ausgleichende Wirkung; es beruhigt und entspannt, wenn man sich verletzbar und unausgeglichen fühlt. Muskatellersalbei lockert die Uterusmuskulatur und bereitet auf die Entbindung vor. Rosenpelargonie wirkt kreislaufanregend und hat eine besondere Affinität zum Uterus, wo sie die Muskulatur auf die Kontraktionen vorbereitet. Ihre antidepressiven Eigenschaften helfen während der letzten Tage oder Wochen vor der Entbindung, wenn man sich schwer und unbeholfen fühlt und die Zeit endlos scheint. Manche Frauen sind auf Grund des sinkenden Progesteronspiegels kurz vor der Geburt besonders depressiv.

Kräuterbäder und Öle zur Massage des Damms sind sehr zu empfehlen. Man gibt die ätherischen Öle von Rose, Lavendel, Rosenpelargonie, Muskatellersalbei, Nelken, Muskatnuß und Kamille in das Badewasser oder zu einer Basis aus Leinsamen- oder Weizenkeimöl (2 Tropfen ätherisches Öl auf 5 ml Basisöl) und massiert mit dieser Mischung Unterleib und Damm. Auf diese Weise wird das Gewebe weicher und kann sich besser auf Kontraktionen und Ausdehnung vorbereiten. Man kann auch einen starken Aufguß oder Absud von Herzgespann, Himbeere, Rebhuhnbeere, Kamille, Löwenblattwurzel oder Wanzenkraut ins Badewasser geben und zur Geburtsvorbereitung ein angenehmes Bad genießen.

Küchenkräuter

Zur Vorbereitung auf die Geburt kann man dem Essen Kräuter zusetzen. In Malaysia wird Muskat schon lange für diesen Zweck verwendet. Frauen geben während der letzten Schwangerschaftswochen häufig kleine Mengen in die Speisen, um die Uterusmuskulatur zu stärken und auf die Kontraktionen vorzubereiten.

▸ In großen Mengen verzehrt, kann Muskat Halluzinationen hervorrufen und Wehen anregen. Deshalb: Während der ersten Schwangerschaftsmonate meiden.

Nelken haben eine tonische und krampflösende Wirkung auf die Uterusmuskulatur und bereiten sie auf die Entbindung vor. Man kann sie während der letzten Wochen der Nahrung zusetzen (1 Nelke pro Mahlzeit).
Während der letzten Schwangerschaftswochen kann man 2- bis 3mal täglich Nelkentee trinken (eine Kaffeetasse Nelken auf 1 Liter Wasser). Nelkenöl hat eine stark antiseptische Wirkung; zwei Wochen vor dem Geburtstermin verdünnt man 2 Tropfen Nelkenöl mit 5 ml Basisöl und nimmt die Mischung zur Massage des Unterleibs.
Auch Salbei eignet sich als pränatales Tonikum. Man kann die Pflanze entweder in die Speisen geben oder während der letzten zwei Wochen 2- bis 3mal täglich als Aufguß trinken.

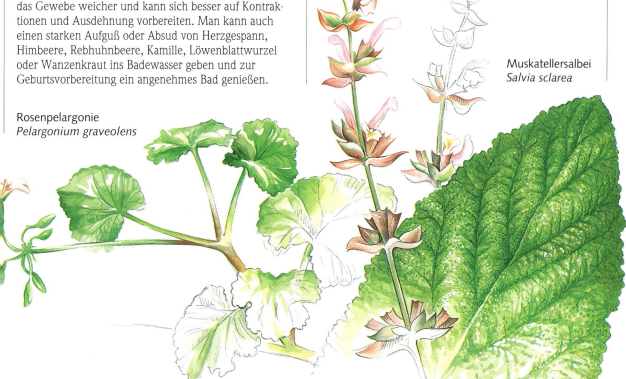

Rosenpelargonie
Pelargonium graveolens

Muskatellersalbei
Salvia sclarea

Kräuter für die Entbindung

Während der letzten Wochen vor der Entbindung zeigen Ihnen Veränderungen im Körper, daß die Geburt bevorsteht. Dazu gehören häufige Braxton-Hicks-Kontraktionen (siehe Seite 144), wenn sich die Uterusmuskulatur auf die Geburt vorbereitet; vermehrter Ausfluß; ein plötzlicher Energieschub; Druckgefühl im Becken, wenn der Kopf des Babys ins Becken sinkt; ein leichter Gewichtsverlust kurz vor der Geburt.

Zu diesem Zeitpunkt sollten Sie sich überlegen, welche Kräuter Sie während der Geburt verwenden möchten, und allmählich ein Köfferchen mit Kräuterheilmitteln zusammenstellen.

Entbindung

Sobald die Wehen einsetzen oder die Fruchtblase geplatzt ist, verwendet man nach Bedarf weiterhin Kräuter zur Entspannung oder Stärkung. Die erste und zweite Phase der Entbindung kann sich vor allem auf Grund unzureichender Uteruskontraktionen verzögern. In einem solchen Fall sind Kräuter sehr hilfreich.

Manchmal dauert es sehr lange, bis eine ausreichende Uterustätigkeit einsetzt. Die Wehen können alle 10 bis 30 Minuten in unregelmäßigen Abständen auftreten und schwach sowie wenig wirkungsvoll sein. Aus diesem Grund dehnt sich der Gebärmutterhals nur langsam, und die Wehen dauern lang und erschöpfen die Gebärende. Schwache Kontraktionen während der zweiten Phase sind häufig auf eine lange und ermüdende erste Phase zurückzuführen. In manchen Fällen hängen sie auch mit übermäßiger Gabe von Beruhigungsmitteln oder starker Ausweitung des Uterus durch vorhergegangene Schwangerschaften zusammen.

Die Uterustätigkeit ist auch unzureichend, wenn die auftretenden Kontraktionen zwar stark und heftig sind, aber nur einige Sekunden andauern. Dies ist manchmal durch die Lage des Babys bedingt und kann zu starken Kreuzschmerzen führen. Häufig auftretende, kurze, starke Uteruskontraktionen sind nicht so wirkungsvoll wie normale. Dadurch nimmt die Dehnung des Gebärmutterhalses viel Zeit in Anspruch, und die Geburt wird verzögert. Die unzureichende Uterusfunktion kann auf ein »Angst-Schmerz-Syndrom« zurückzuführen sein, wenn Angst vor der Entbindung zu Muskelverspannungen und verstärktem Schmerz führt, wodurch sich Spannung und Angst noch weiter verstärken.

Das Köfferchen mit Geburtskräutern

Es sollte aus den notwendigen Kräutern und ätherischen Ölen, getrockneten Kräutern für Aufgüsse, einer Thermosflasche zum Warmhalten sowie aus Tinkturen mit Tropfenspendern bestehen. Aus gefrorenem Tee hergestellte Kräutereiswürfel kann man während der Entbindung lutschen. Denken Sie auch an ätherische Öle zur Inhalation sowie für Bäder und Massage. Wählen Sie Kräuter aus jeder Kategorie, da Sie nie wissen, welche Sie brauchen werden, und beschriften Sie diese deutlich. Wenn Sie das Kind im Krankenhaus zur Welt bringen, sollten Sie auch einige Heilmittel für die Zeit nach der Geburt einpacken.

> *Bei schwachen, unregelmäßigen Kontraktionen:*
>
> Wanzenkraut
> Löwenblattwurzel
> Waldlilie
> Mutterkraut
> Himbeere
> Wermut
> Salbei
> Ringelblume
> Gelbwurz
>
> Tinktur aus Myrrhe und Chili

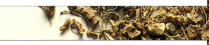

> *Bei übermäßig starken, schmerzhaften Wehen:*
>
> Wanzenkraut
> Löwenblattwurzel
> Wilde Yamswurzel
> Gemeiner Schneeball
> Himbeere
>
> *Sowie ätherische Öle von:*
>
> Muskatellersalbei
> Lavendel
> Rose
> Rosenpelargonie
> Ylang-Ylang
> Weihrauch
> Rosmarin
> Kamille

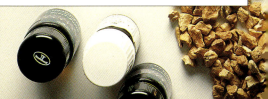

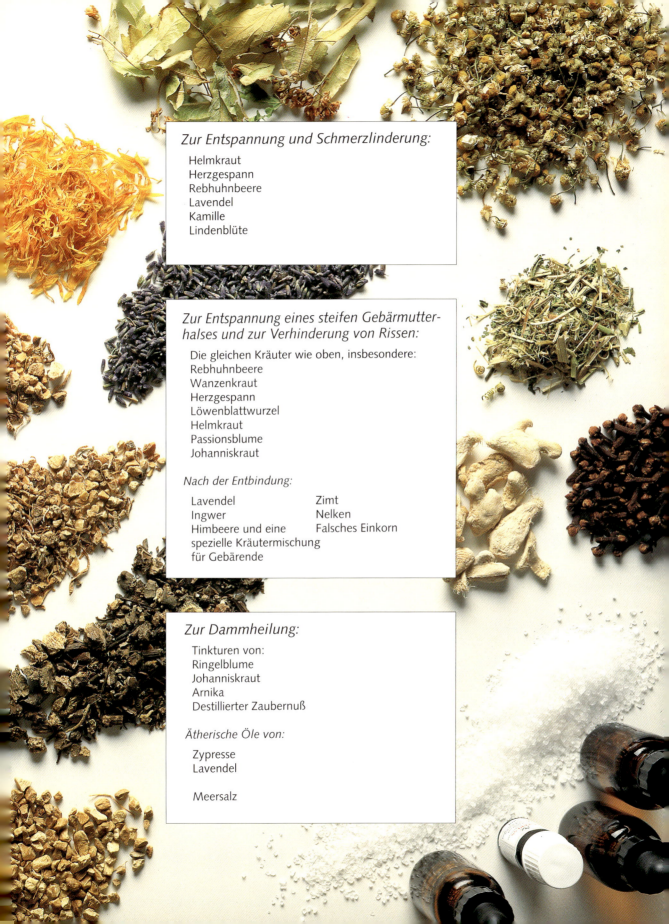

Zur Entspannung und Schmerzlinderung:

Helmkraut
Herzgespann
Rebhuhnbeere
Lavendel
Kamille
Lindenblüte

Zur Entspannung eines steifen Gebärmutterhalses und zur Verhinderung von Rissen:

Die gleichen Kräuter wie oben, insbesondere:
Rebhuhnbeere
Wanzenkraut
Herzgespann
Löwenblattwurzel
Helmkraut
Passionsblume
Johanniskraut

Nach der Entbindung:

Lavendel	Zimt
Ingwer	Nelken
Himbeere und eine	Falsches Einkorn
spezielle Kräutermischung	
für Gebärende	

Zur Dammheilung:

Tinkturen von:
Ringelblume
Johanniskraut
Arnika
Destillierter Zaubernuß

Ätherische Öle von:

Zypresse
Lavendel

Meersalz

Mais

Zea mays

Auch bekannt als: Indianermais, Kukuruz, Türkischer Weizen.

Verwendete Teile: Griffel (feine, weiche Staubgefäße der weiblichen Blüte).

Enthält: Fettes Öl, Gummi, Fette, Harz, Glykoside, Saponine, Alkaloide, Albuminoide, Sterine, Pflanzensäure, Kalium, Calcium, Allantoin und Gerbsäure.

Wirkung: Harntreibend, beruhigend, tonisch, steinlösend, umstimmend.

Mais ist ein beruhigendes, entspannendes Diuretikum und ein ideales Heilmittel bei akuter Entzündung und Reizung der Geschlechtsorgane sowie Harnwege. Er eignet sich zur Behandlung von Zystitis (Entzündung der Harnblase), Ureteritis (Entzündung der Harnleiter) und Prostatitis (Entzündung der Prostata). Er beruhigt Blasenreizung und -entzündung bei Kindern. Mais reinigt Nieren und Blase von Toxinen, Katarrh, Schlackenstoffen und Reizstoffen. Er hat sanft antiseptische sowie heilende Eigenschaften und ist ein geeignetes Heilmittel bei übermäßigem Harndrang und Bettnässen auf Grund von Reizung oder Schwäche der Blase. Mais hilft auch bei Blasensteinen und -grieß.

Durch die Verringerung der Flüssigkeitsansammlung im Körper wirkt Mais blutdrucksenkend. Da die Pflanze Toxine und Schlackenstoffe aus dem Körper schwemmt, lindert sie Gicht und Arthritis und befreit den Organismus von Giftstoffen.

Die heilenden und beruhigenden Eigenschaften von Mais lindern Hautreizungen und -entzündungen und heilen Wunden und Geschwüre.

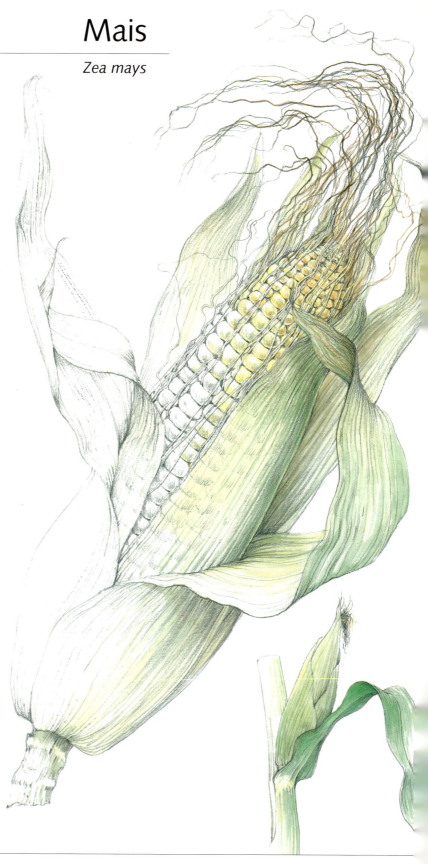

Kräuter für die Entbindung 149

Viele Frauen sind besonders bei der ersten Geburt ängstlich, da sie nicht wissen, was auf sie zukommt. Manche fürchten, mit dem Geburtsschmerz nicht fertigzuwerden; andere fühlen sich unbehaglich, weil ein eigentlich persönlicher Vorgang in der Öffentlichkeit stattfindet, und haben Angst, sich vor Fremden zur Schau zu stellen. Geburtsvorbereitung mit Yoga-, Entspannungs- und Atemübungen sowie Durchführung dieser Übungen und Massage während der Entbindung beschwichtigen solche Ängste. Wenn sich die Entbindung verzögert, sollten Sie bei Ihrem Partner sowie bei Massage, rhythmischen Atemübungen und Kräutern Unterstützung suchen.
Um die Geburt selbst zu beschleunigen, können Sie während der Wehen ganz nach Bedarf jede halbe Stunde oder alle paar Minuten einen Kräuteraufguß trinken, bis starke Kontraktionen die weitere Aufnahme von Flüssigkeit im Magen verhindern. Danach gibt man Tee in kleinen Schlucken, Tropfen oder Tinkturen unter die Zunge und umgeht den Verdauungstrakt auf diese Weise. Man kann auch Öle in die Haut massieren, Hand- und Fußbäder verabreichen oder Kompressen an Stellen anlegen, an denen sie eine wohltuende Wirkung haben.
Während der ersten Phase hat eine feste Kreuzmassage eine entspannende, beruhigende und schmerzstillende Wirkung. Partner, Freundin oder Hebamme können eine solche Massage zwischen den Wehen mit dem unteren Teil der Handfläche durchführen. Verdünnte ätherische Öle bringen Entspannung und lindern Schmerzen.

Auf 2 Teelöffel Basisöl ergeben die folgenden Kräuteröle eine wohlriechende Mischung:

15 Tropfen Muskatellersalbei
10 Tropfen Rosenpelargonie
5 Tropfen Rose
5 Tropfen Ylang-Ylang

Diese Kombination hat eine besondere Affinität mit dem Uterus.
Man legt heiße Kompressen mit einem oder zwei Tropfen der genannten Öle oder, mit einem starken Aufguß aus Ringelblume, Kamille, Lavendel oder Verbene getränkt, im Liegen über die Beckenknochen. Dies hat eine schmerzstillende und entspannende Wirkung. Sobald die Kompresse abgekühlt ist, sollte sie durch eine heiße ersetzt werden.

BEI SCHWACHEN, UNREGELMÄSSIGEN KONTRAKTIONEN

Löwenblattwurzel und Wanzenkraut fördern eine normale Geburt mit regelmäßigen, starken Kontraktionen. Trinken Sie Tees oder verdünnte Tinkturen (10 Tropfen auf etwas Wasser), oder geben Sie nach Bedarf alle 15 bis 30 Minuten einige Tropfen unter die Zunge. Man kann die Kräuter auch für Kompressen sowie Hand- und Fußbäder verwenden.

Andere Kräuter, die auf ähnliche Art und Weise eingenommen werden, beschleunigen die Geburt und fördern die Kontraktionen. Dazu gehören:

Himbeere und eine spezielle Kräutermischung
für Gebärende*
Mutterkraut   Gelbwurz
Waldlilie   Nelken
Muskat

* Hierbei handelt es sich um eine stimulierende Mischung aus Kräutern und Tinkturen.

Die folgenden Heilmittel sollten nicht zu Beginn der Schwangerschaft eingenommen werden, eignen sich aber bestens für die Entbindung:

Salbei
Myrrhe

Je 1 Tropfen Myrrhe- und Pfeffertinktur, mit etwas Wasser eingenommen, fördert regelmäßige und wirkungsvolle Wehen, verbessert die Durchblutung und verhindert Blutungen nach der Geburt.
Verdünnte Öle von Nelke, Jasmin, Muskat, Zimt, Wacholder oder Myrrhe eignen sich zur Verbesserung der Raumluft, zur Dampfinhalation und Kreuzmassage. Sie stimulieren die Kontraktionen, beschleunigen die Entbindung und heben die Stimmung, wenn man sich erschöpft oder deprimiert fühlt und die Kraft nachläßt.

BEI ÜBERMÄSSIG STARKEN, SCHMERZHAFTEN KONTRAKTIONEN, ANGST UND SPANNUNG

Löwenblattwurzel ist ein wirkungsvolles Mittel zur Entspannung der Uterusmuskulatur, beruhigt die Nerven und lindert Ruhelosigkeit und Reizbarkeit. Ihre tonische Wirkung steigert die für den Geburtsvorgang notwendige Energie.
Wanzenkraut entspannt und reguliert die Wehentätigkeit, indem es weniger schmerzhafte, aber dennoch produktive Wehen auslöst. Es lindert Schmerzen und löst Verspannungen, wenn sich die Gebärende verkrampft, aufgeregt ist oder sich gar in Panikstimmung befindet.
Himbeere entspannt den Uterus, beruhigt und stärkt die Nerven, reguliert Kontraktionen und lindert Schmerzen.
Wilde Yamswurzel eignet sich bei Anspannung und Nervosität; Gemeiner Schneeball wirkt allgemein entspannend und löst Verkrampfungen im Uterus.

Myrrhe

Commiphora molmol

AUCH BEKANNT ALS: *Balsamodendron myrrha, Commiphora myrrha.*

VERWENDETE TEILE: Gummiharz.

ENTHÄLT: Ätherisches Öl (etwa 8 Prozent), Harz (bis zu 40 Prozent), Gummi (etwa 50 Prozent).

WIRKUNG: Anregend, entgiftend, adstringierend, katarrhlösend, entblähend, heilend, schleimlösend, verjüngend, tonisch, antiseptisch.

Myrrhe wird seit dem Altertum auf Grund ihrer antiseptischen und entgiftenden Eigenschaften geschätzt. Sie ist bitter, adstringierend, verströmt einen starken Geruch und hat vorwiegend eine wärmende und anregende Wirkung. Die Pflanze belebt bei Müdigkeit und Erschöpfung, fördert die Durchblutung, vertreibt Kältegefühl und damit verbundene Schwäche. Da sie die Durchblutung der Hautoberfläche anregt, lindert sie Hautausschläge sowie Infektionen und senkt das Fieber. Myrrhe fördert die Durchblutung der Fortpflanzungsorgane, löst Verkrampfungen und reguliert die Periodenblutung. Bei der Entbindung fördert sie wirkungsvolle Kontraktionen und lindert Schmerzen. Myrrhe löst Schleim und Verstopfungen in den Atemwegen, sie eignet sich zur Behandlung von Bronchitis, Asthma, Erkältung und Katarrh. Ihre antiseptische Wirkung bei Virusinfektionen und Bakterienerkrankungen hilft dem Körper, Krankheiten abzuwehren, und stärkt das Immunsystem. Die adstringierende Eigenschaft lindert Auswurf, Schleim und chronischen Katarrh.

Im Verdauungstrakt regt die wärmende Wirkung der Myrrhe den Appetit sowie die Produktion von Verdauungssäften an, wodurch Verdauung und Absorption verbessert werden. Die Pflanze entspannt und stärkt den Magen, vertreibt Koliken, Krämpfe und Blähungen sowie Müdigkeit auf Grund von Verdauungsschwäche. Die verbesserte Verdauung reinigt den Organismus von Toxinen. So wirkt Myrrhe allgemein entgiftend, entzündungshemmend und empfiehlt sich bei Arthritis, Rheumatismus und Gicht. Ihre antibakteriellen und pilztötenden Eigenschaften helfen bei Infektionen und Candidiasis im Darm und reinigen den Körper von Parasiten.

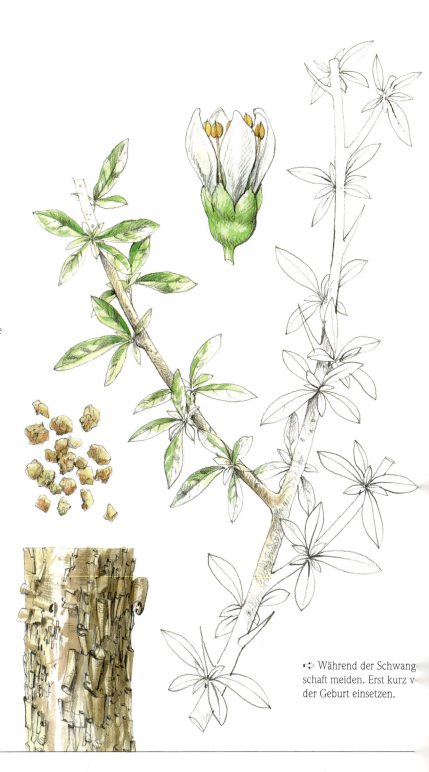

⇨ Während der Schwangerschaft meiden. Erst kurz vor der Geburt einsetzen.

Helmkraut ist ein ausgezeichnetes Mittel zur Entspannung und Beruhigung des Nervensystems. Es empfiehlt sich in Kombination mit Löwenblattwurzel. Herzgespann und Rebhuhnbeere wirken entspannend und lindern Schmerzen sowie Aufregung.
Ätherische Öle verbessern die Raumluft. Überlegen Sie, welcher Duft Sie im Kreißsaal umgeben soll. Ätherische Öle heben die Stimmung und beruhigen, vor allem wenn man sie schon vorher in entspannter Atmosphäre in der vertrauten Umgebung eingesetzt hat. Man gibt einige Tropfen auf Lampen (vor dem Anschalten), Heizkörper, in Raumluftbefeuchter oder Schalen mit heißem Wasser. Sie können auch zur Massage und für Kompressen verwendet werden.
Lavendel beruhigt die Emotionen und belebt, wenn man sich müde oder ausgelaugt fühlt. Kamille empfiehlt sich bei Reizbarkeit oder Verärgerung sowie bei übermäßiger Sensibilität und Schmerzempfindlichkeit. Massieren Sie die Füße aus einer Mischung dieser Öle, wenn die Energie schwindet und Sie sich überfordert fühlen.
Bei großen Schmerzen in der letzten Phase der Entbindung hilft eine feste Kreuzmassage.

Für die Massage eignen sich verdünnte Öle von:

Muskatellersalbei	Rosenpelargonie
Lavendel	Ylang-Ylang
Rose	

Kamille, Rosmarin, Muskat oder Rosenpelargonie empfehlen sich bei starken Kreuzschmerzen.
Weihrauch, Bitterorange und Muskatellersalbei beruhigen die Nerven, entspannen die Muskeln, verlangsamen und vertiefen die Atmung. Dies wiederum verbessert die Entspannung, hält eine tiefe, rhythmische Atmung in Gang und lindert Schmerzen. Diese Kräuter verbessern auch die Sauerstoffversorgung des Gehirns und verhindern Hyperventilation. Muskatellersalbei erleichtert die Geburt durch seine entspannende Wirkung auf die Uterusmuskulatur. Kalte oder heiße Kompressen mit diesen Heilpflanzen können auf Rücken, Schläfen, Handgelenke oder andere Stellen gelegt werden, wo sie wohltun.
Als Kompresse verabreicht, lindert ein starker Aufguß aus Rosmarin, Kamille, Minze, Salbei, Lavendel oder Lindenblüte die Schmerzen und beruhigt die Nerven. Wenn der Mund durch Atmen oder Schnaufen ausgetrocknet ist, kann man diese Tees auch in kleinen Schlucken trinken.
Die entspannende Wirkung der bisher beschriebenen Kräuter und ätherischen Öle lockert einen übermäßig angespannten oder steifen Gebärmutterhals und ermöglicht eine ausreichende Dehnung, so daß das Baby, ohne Risse zu verursachen, durch den Geburtskanal gleitet.

In diesem Stadium empfehlen sich besonders Herzgespann, Löwenblattwurzel, Wanzenkraut und Wilde Yamswurzel.
Während der zweiten Phase der Geburt, wenn das Kind aus dem Mutterleib ausgetrieben wird, sollten Sie auch Ginseng nicht vergessen. Wenn Sie überlastet, müde oder so erschöpft sind, daß Sie nicht mehr die Kraft haben, noch weiter zu pressen, sollten Sie qualitativ hochwertigen Ginseng (*Panax ginseng*) kauen. Diese Pflanze hat erstaunliche Heilkraft und verleiht neue Energie, die notwendig ist, um die Geburt erfolgreich zu Ende zu bringen. Ich habe Ginseng schon häufig empfohlen und selbst mit großem Erfolg eingesetzt.

FÜR DIE NACHGEBURT

Gewöhnlich löst sich die Plazenta innerhalb von fünf Minuten nach der Geburt des Kindes von der Uteruswand. Die Kontraktionen des Uterus stoßen die Plazenta innerhalb einer halben Stunde durch den Gebärmutterhals aus. Noch einmal fest pressen, und Sie haben es geschafft. Es ist wichtig, daß die ganze Nachgeburt ausgeschieden wird, da Plazentareste zu starken Blutungen führen können. Ihre Hebamme sollte dies überprüfen. Sobald Sie das Baby an die Brust gelegt oder Körperkontakt hergestellt haben, wird ein Hormon namens Oxytozin ausgeschüttet, das die Uteruskontraktionen anregt und die Plazenta ausstößt.
Manchmal zieht sich die Gebärmutter zu diesem Zeitpunkt nicht mehr richtig zusammen (dritte Phase der Geburt). Dies kann daran liegen, daß die Muskeln durch eine lange Geburt erschöpft oder auf Grund früherer Schwangerschaften überdehnt sind. Auch während der Entbindung verabreichte Beruhigungs- und Schmerzmittel können eine übermäßige Entspannung der Uterusmuskulatur hervorrufen.
Bestimmte Kräuter fördern das Ausstoßen der Plazenta oder können bei Plazentaretention verabreicht werden.

Die folgenden Kräuter fördern die Uteruskontraktion und beugen einer übermäßigen Entspannung vor:

Rebhuhnbeere	Amerikanischer Schneeball
Waldlilie	Wanzenkraut
Himbeere	

Ein Tee aus Himbeerblättern und Waldlilie fördert das Ausstoßen der Plazenta und kann während der Geburt verabreicht werden, um ausreichende Kontraktionen in der dritten Phase zu gewährleisten.
Mutterkraut und andere wehenanregende Kräuter können jetzt eingesetzt werden: Ringelblume, Gelbwurz, Wermut, Lorbeer, Chinesische Engelwurz und Ingwer.

7 Kindbett und Mutterschaft

Unmittelbar nach der Entbindung stürmt eine Vielzahl unbekannter Gefühle auf die Mutter ein: Freude über die Geburt des Kindes, Begeisterung, Aufregung, ein herrliches Gefühl der Erfüllung sowie starke Liebe für das Neugeborene. Wenn die Geburt nicht wie erhofft ablief und ein medizinischer Eingriff erforderlich war, kann die Freude durch Enttäuschung und Trauer oder einfach Erleichterung getrübt sein. Während der ersten Stunden nach der Geburt erleben Mutter und Kind oft ein neues Maß an Energie und Aufmerksamkeit. Beide treten in eine neue Lebensphase: Für das Baby beginnt das Leben außerhalb des Mutterleibs, und die Frau ist nun eine Mutter. Beide brauchen Zuspruch und Sicherheit. Wenn Sie das Baby im Arm halten, an sich drücken und an der Brust saugen lassen, hat dies für beide eine therapeutische Wirkung. Sie durchleben jetzt die dritte Phase der Geburt, bei der sich der Uterus kontrahiert. Auf die Geburt folgt eine Zeit großer Erregung und Veränderung, die von intensiven und erfreulichen Gefühlen begleitet ist. Vielfach ist die Frau von der Geburt körperlich und seelisch erschöpft. Das Hormonsystem ist immer noch aktiv und regelt nun die Milchproduktion.

Nach der Geburt brauchen Mutter und Kind Zuspruch und Geborgenheit.

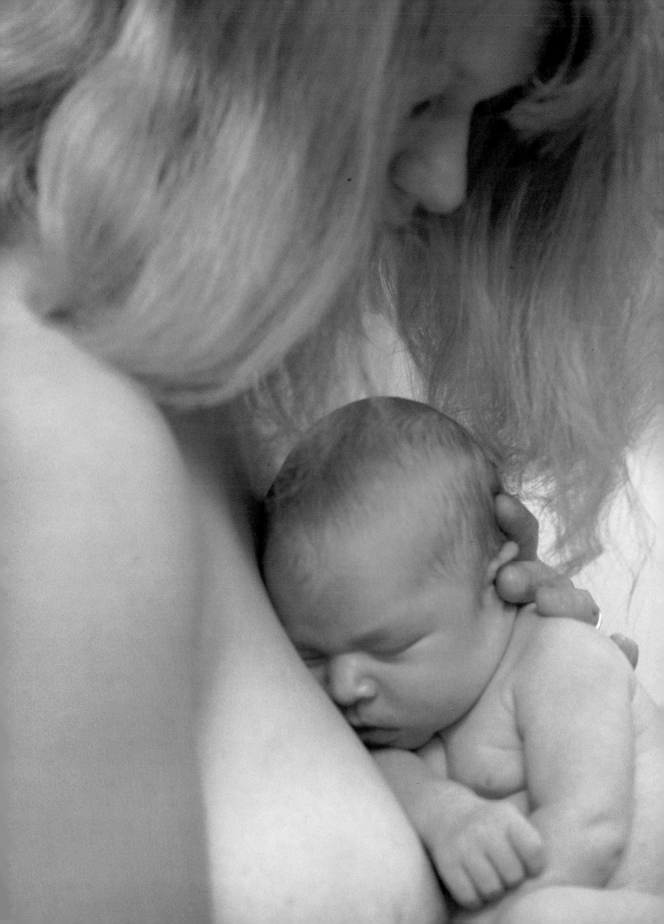

Erholung von der Geburt

Bach-Blüten, vor allem das Rettungsmittel sowie der Doldige Milchstern, helfen den Eltern und dem Kind, sich von der Geburt zu erholen und die zahlreichen neuen, intensiven Erfahrungen zu verarbeiten. Sie empfehlen sich vor allem bei körperlichen Traumen wie Kaiserschnitt, Einsatz von Zangen oder Dammschnitt. Geben Sie ein paar Tropfen auf den Kopf oder die Handgelenke des Babys, und nehmen Sie selbst einige Tropfen in Wasser ein.

Behandlung der Mutter

Um die Kraft nach der Geburt wiederherzustellen, tut ein wohlschmeckendes Getränk aus Nelken, Ingwer und Zimt gut. Zerstampfen Sie die Kräuter, und mischen Sie 1 Teelöffel mit einem Glas süßem Wein. Sie können die Mischung kalt oder warm trinken. Diese Kräuter haben eine stärkende Wirkung und werden seit langem bei Schwäche oder Müdigkeit nach der Entbindung eingesetzt. Während der nächsten Wochen kann man die Kräuter auch den Speisen zusetzen. Wird die Mischung durch Himbeere ergänzt, beschleunigt dies die Erholung, kontrahiert den Uterus und fördert den Milchfluß.
Auch Lavendel hat stärkende Eigenschaften. Man trinkt den Aufguß oder reibt Handgelenke und Schläfen mit dem ätherischen Öl ein. Sehr angenehm ist es, duftende Lavendelblüten mit den Händen zu zerdrücken und ihren belebenden Duft einzuatmen. Man kann auch ein Glas Wasser mit 6 Tropfen Tinktur trinken, um Kraft und Vitalität wiederherzustellen. Die Öle von Rose, Weihrauch, Bitterorange, Rosenpelargonie und Fenchel können als Badezusatz, für Kompressen, Hand- und Fußbäder sowie zur Verbesserung der Raumluft verwendet werden. Sie haben eine belebende und entspannende Wirkung, heben die Stimmung und wirken obendrein noch reinigend und antiseptisch.
Bitten Sie Partner, Hebamme oder Freundin, die Sie während der Entbindung unterstützt haben, Ihnen eine entspannende Massage mit einem der genannten Öle zu geben. Besondere Aufmerksamkeit gilt Unterleib, Rücken und Fußsohlen. Eine solche Massage hat eine erfrischende und belebende Wirkung. Wenn Ihnen danach ist, empfehlen sich auch heiße und kalte Wechselbäder zur Belebung und allgemeinen Stärkung.
Viele bekannte Kräuter werden nach der Geburt als Stärkungsmittel eingesetzt. Chinesische Engelwurz ist seit langem für diese Wirkung bekannt und besonders wohlschmeckend. Man nimmt sie als Absud oder Tinktur 3mal täglich während der nächsten paar Wochen ein.
Das Falsche Einkorn ist ein bekanntes Heilmittel der Indianer, das nach der Entbindung 3mal täglich zur Wiederherstellung der Vitalität eingesetzt werden kann. Diese Pflanze eignet sich auch bei Erschöpfung auf Grund des Stillens und der Unterbrechung des Nachtschlafes. Sie ist ein nahrhaftes und belebendes Tonikum mit einer besonderen Affinität zum Fortpflanzungssystem, wo es eine kräftigende Wirkung ausübt.
Man kann auch Himbeere mit einer speziellen Kräutermischung für Gebärende verabreichen. 1 Tasse Tee, 3mal täglich nach der Geburt getrunken, stärkt das Beckengewebe.
Wer einen Kaiserschnitt, eine Zangengeburt, einen Dammschnitt oder -riß hinter sich hat und unter Wundschmerz leidet, dem bringt homöopathisches Arnika Linderung. Man gibt 1 Tropfen Arnikatinktur auf ein Glas Wasser und trinkt die Mischung etwa alle zwei Stunden. Dies bringt schnelle Erholung nach dem Trauma und den Schmerzen einer schwierigen Geburt und beschleunigt den Heilungsprozeß.

Leiden Sie unter starken Schmerzen, können Sie die folgenden beruhigenden und schmerzstillenden Kräuter einnehmen, bis Sie sich besser fühlen:

Küchenschelle	Wanzenkraut
Lavendel	Wilde Yamswurzel

Ein Kombination mit den folgenden Kräutern beschleunigt die Heilung:

Johanniskraut
Ringelblume

Behandlung des Babys

Das Kind muß sich jetzt an die ungewohnten Umstände der Welt außerhalb des Mutterleibes anpassen. Es braucht Beruhigung und Stärkung. Setzen Sie seinem Badewasser Kräuter zu. Verwenden Sie Pflanzen mit einer beruhigenden Wirkung.
Lavendelblüten, Kamille, Zitronenmelisse, Rosenblätter, Mädesüß und Rosmarin sind mild und können als Aufguß dem warmen Wasser zugesetzt werden. 1 Teelöffel Ringelblumen-, Lavendel- oder Kamillentee auf eine Tasse destilliertes Wasser ergibt eine gute Lösung zur Reinigung von Gesicht und Augen des Babys.
Äußerst wohltuend für das Baby ist eine Massage mit aromatischen Ölen. Man verwendet das verdünnte Öl

Zimt

Cinnamomum zeylanicum
Cinnamomum verum

AUCH BEKANNT ALS: Ceylonzimt.

VERWENDETE TEILE: Rinde.

ENTHÄLT: Ätherische Öle einschließlich Eugenol, Gerbsäuren, Schleim, Gummi, Zucker, Harz, Calciumoxylat, Cumarine.

WIRKUNG: Kreislaufanregend, entspannend, stärkend, Nerventonikum, krampflösend, adstringierend, verdauungsfördernd, antiseptisch.

Dieses delikate, aromatische Gewürz ist ein angenehm wärmendes und stärkendes Heilmittel, das Kältegefühl, Frösteln und verschiedene Krankheitsbilder, die mit Kälte und Mangel an vitaler Energie zusammenhängen, vertreibt. Es hat eine tonische Wirkung auf den gesamten Organismus. Ein heißes Getränk mit Zimt regt den Kreislauf an, wirkt schweißtreibend und hilft bei Grippe, Erkältung, Katarrh und anderen Infektionskrankheiten. Zimt senkt auch das Fieber. Zimtöl kann bei Erkältungen im Kopf- und Brustbereich inhaliert werden. Seine wärmenden und anregenden Eigenschaften unterstützen auch die Wirkung anderer Heilkräuter wie Thymian bei Bronchialleiden, Löwenblattwurzel als Uterusheilmittel bei unregelmäßiger und schmerzhafter Periodenblutung, übermäßig starker Blutung, Uterusinfektionen sowie Ausfluß.
Zimt wirkt entspannend, verringert Angst und Streß, löst Krämpfe und Koliken. Eugenol im ätherischen Öl stillt Schmerzen. Als Liniment eignet es sich zur Behandlung von Arthritis, zum Töten des Nervs bei Zahnschmerzen sowie bei Kopfschmerzen, Muskelschmerzen und Neuralgien.
Zimt erwärmt und stimuliert das Verdauungssystem und hilft bei Verdauungsschwäche, Kolik, Bauchgrimmen, Durchfall, Übelkeit, Erbrechen und Blähungen. Die Gerbsäuren haben eine adstringierende Wirkung, stillen den Blutfluß bei Nasenbluten und starker Periodenblutung, lindern Durchfall und Katarrh. Kalt verabreicht, verringert Zimt die Schweißbildung.

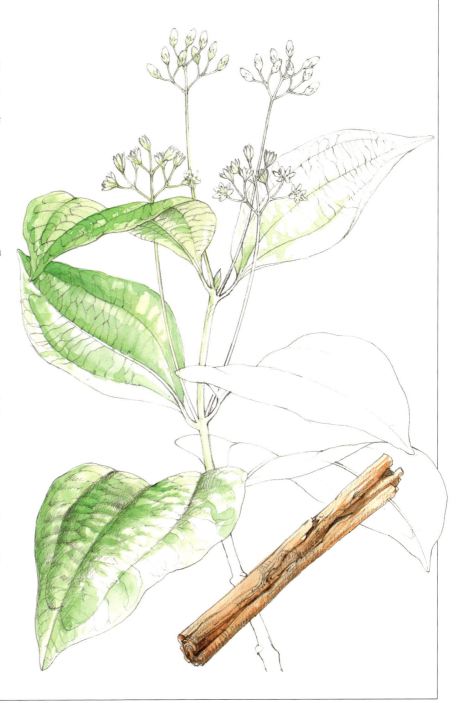

(1 Tropfen aromatisches Öl auf 5 ml Basisöl – vorzugsweise Mandelöl) von Lavendel, Kamille, Rose, Rosenpelargonie oder Rosenholz. Ihr Baby wird begeistert sein. Auch Johanniskrautöl hat eine angenehme Wirkung. Die Araber streuen getrocknete, zerriebene Rosmarinblätter auf die Nabelschnur eines Neugeborenen. Rosmarin hat adstringierende und antiseptische Eigenschaften und empfiehlt sich auch für stillende Mütter.

Kräuterbehandlung nach der Geburt

Heilen des Dammes

Während der Entbindung wird die Region zwischen After und Scheide, der sogenannte Damm, häufig verletzt oder aufgerissen. In manchen Fällen ist auch ein Dammschnitt (Episiotomie) notwendig. Die Wunde kann äußerst empfindlich sein. Beim Gehen, Wasserlassen und beim Stuhlgang treten häufig unangenehme Schmerzen auf. Je schneller die Wunde heilt, desto eher können Sie beschwerdefrei gehen und Ihr Baby sowie andere Kinder versorgen. Nehmen Sie regelmäßig Bäder oder Sitzbäder.

Setzen Sie dem Wasser eines der folgenden Heilmittel zu, die eine herrlich beruhigende Wirkung haben und den Heilungsprozeß beschleunigen:

Ringelblume: Einen starken Aufguß oder 1 Teelöffel der Tinktur in das Badewasser geben.

Arnika: 2- bis 3mal täglich 1 bis 2 Tropfen der Tinktur in einem Glas Wasser trinken und einige Tropfen ins Badewasser geben. Dies hilft besonders bei einem Bluterguß, sollte aber an offenen Stellen sowie bei Schnittwunden und Nähten vermieden werden.

Johanniskraut: Einen starker Aufguß zubereiten oder 1 Teelöffel Tinktur in ein Glas Wasser geben und die Lösung 2- bis 3mal täglich innerlich anwenden.

Zaubernuß: 1 Teelöffel Tinktur ins Wasser geben oder die betroffene Stelle mit einem Wattebausch, der mit destillierter Zaubernuß getränkt wurde, betupfen.

Beinwell: Einen starken Aufguß oder 1 Teelöffel Tinktur ins Badewasser geben. Ein Umschlag mit frischer Beinwellwurzel oder -blättern, der direkt auf den Damm gelegt wird, beschleunigt den Heilungsprozeß.

Ätherische Öle können dem Badewasser zugesetzt oder in Kompressen direkt auf die betroffene Stelle gelegt werden. Man mischt 2 Tropfen Zypressenöl, das eine adstringierende Wirkung hat, mit 3 Tropfen Lavendelöl, das sich durch heilende Eigenschaften auszeichnet, die Hautbildung fördert und offene Stellen schützt. Man kann dem Badewasser Kamillentee oder -öl zusetzen. Auch 1 Teelöffel Myrrhe hat heilende und antiseptische Eigenschaften. 1 Teelöffel oder eine Handvoll Meersalz im Badewasser hat eine beruhigende und antiseptische Wirkung und beschleunigt den Heilungsprozeß.

Rückbildung des Uterus und Vermeidung von Blutungen nach der Geburt

Wenn Baby und Plazenta den Mutterleib verlassen haben, beginnt der Uterus sofort, sich zusammenzuziehen (= Rückbildung); der Uterus kehrt in seinen normalen, nicht-schwangeren Zustand zurück. Der Vorgang dauert insgesamt etwa zwei Monate, wobei der größte Teil der Rückbildung während der ersten zwei Wochen nach der Entbindung erfolgt. Es ist erstaunlich, wie flach der Unterleib schon bald nach der Geburt ist.

Es ist wichtig, daß sich der Uterus sofort nach der dritten Phase der Entbindung kontrahiert, um übermäßigen Blutverlust und Infektionsgefahr in der Region zu vermeiden, wo die Plazenta am Uterus ansetzte. Im Krankenhaus wird meist routinemäßig Ergometrin als intramuskuläre Injektion verabreicht, um eine angemessene Uteruskontraktion sicherzustellen und Blutungen nach der Geburt zu verhindern.

Stillen ist der natürliche Auslöser für die Uteruskontraktion. Wenn das Baby saugt, wird das Hormon Oxytozin in die Blutbahn ausgeschüttet, wodurch sich die winzigen Muskeln um die Milchzellen zusammenziehen und Milch durch die Kanäle in die Brustwarzen pressen. Dies löst auch eine Uteruskontraktion aus. Wenn der Damm geheilt ist, kann man diesen Vorgang durch Kräuter noch beschleunigen.

Wanzenkraut, Rebhuhnbeere, Amerikanischer Schneeball und Himbeere fördern die Rückbildung des Uterus und führen das Becken in seinen ursprünglichen, nichtschwangeren Zustand zurück. Sie beschleunigen auch die allgemeine Erholung nach der Geburt.

Die ätherischen Öle von Rosenpelargonie, Rose und Muskatellersalbei haben eine stärkende Wirkung auf die Gebärmutter und fördern die Elastizität des Beckengewebes nach der Geburt. Rosenpelargonie wirkt besonders kontrahierend und zieht das gedehnte Beckengewebe wieder zusammen.

Eiche
Quercus robur

VERWENDETE TEILE: Rinde.

ENTHÄLT: 20 Prozent Gerbstoffe, Gallussäure, Ellagitannin.

WIRKUNG: Adstringierend, entzündungshemmend, antiseptisch.

Eichenrinde enthält einen hohen Prozentsatz an Gerbstoffen mit stark antiseptischen Eigenschaften. Diese stärken die Schleimhäute im ganzen Körper und schützen sie vor Reizung und Infektion. Eichenrinde ist ein geeignetes Heilmittel bei Durchfall, Katarrh und Nebenhöhlenverstopfung. Sie verringert übermäßige Menstruationsblutungen und kann zur Stärkung von Becken- und Unterleibsmuskulatur sowie zur Prolapsbehandlung eingesetzt werden. Durch die Lösung von Katarrh und die Stärkung der Schleimhäute im Verdauungstrakt fördert Eichenrinde Verdauung und Absorption. Durch die Kräftigung der Muskeln im gesamten Kreislaufsystem hilft sie bei Krampfadern und Hämorrhoiden.
Bei Mandel-, Rachen- oder Kehlkopfentzündung empfiehlt sich ein Absud aus Eichenrinde als Gurgellösung. Als Mundwasser hilft er bei Zahnfleischbluten und Mundgeschwüren. Die Lotion lindert Beschwerden auf Grund von Krampfadern, Hämorrhoiden, Verbrennungen und Schnittwunden. Als Spülung oder Lotion empfiehlt sich Eichenrinde bei Ausfluß und Scheideninfektion. In pulverisierter Form wurde früher eine Prise Eichenrinde bei Nasenbluten verabreicht.

Boretsch

Borago officinalis

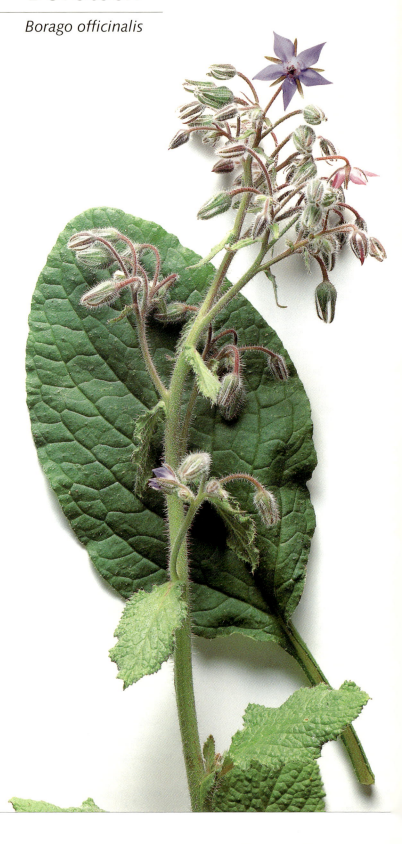

AUCH BEKANNT ALS: Gurkenkraut.

VERWENDETE TEILE: Blätter, Blüten und Samen.

ENTHÄLT: Saponine, Schleim, Gerbsäuren, ätherisches Öl, Kalium, Calcium, Pyrrolizidinalkaloide.

WIRKUNG: Schweißtreibend, harntreibend, Antidepressivum, Nervenmittel, schleimlösend, stärkend, entzündungshemmend, milchtreibend, entgiftend, entstauend, beruhigend.

Boretsch ist eine kühlende, reinigende Pflanze, die für die Entgiftung des Organismus und alle Krankheitsbilder, die mit Hitze oder Verstopfung zusammenhängen, verwendet wird. Boretsch fördert die Schweißproduktion, hat eine harntreibende Wirkung und beschleunigt die Ausscheidung von Giften über Haut und Harnwege. Boretschtee lindert Hautleiden wie Furunkel und Ausschlag, empfiehlt sich bei Arthritis, Rheumatismus und Infektionen und wirkt fiebersenkend. Die Pflanze hilft auch bei Kinderkrankheiten wie Masern und Windpocken sowie bei fieberhafter Erkältung, Husten und Grippe. Ihre entstauende und schleimlösende Wirkung auf die Atemwege macht sie zu einem idealen Heilmittel bei Katarrh, Halsschmerzen und Brustinfektionen. Der Schleim im Boretsch lindert Reizungen in Hals und Brust. Er übt diese Wirkung auch auf Harnwege und Verdauungstrakt aus und empfiehlt sich daher bei Gastritis und Reizdarm. Blätter und Samen fördern den Milchfluß bei stillenden Müttern. Boretsch ist schon lange als Herztonikum bekannt. Er beruhigt bei Herzklopfen und stärkt den Organismus bei Rekonvaleszenz und Erschöpfung. Er hat eine entspannende Wirkung und lindert Sorgen und Traurigkeit. Seine stimulierende Wirkung auf die Nebennieren gleicht die Nebenwirkungen von Steroiden aus und hilft beim Ausstieg aus einer Steroidtherapie, da Boretsch die Produktion eigener Steroidhormone durch die Nebennieren anregt. Das Kraut empfiehlt sich während der Menopause, wenn die Nebennieren die Östrogenproduktion übernehmen. All diese Eigenschaften sind auch in den Samen zu finden, die Gamma-Linolsäure enthalten.

Blutungen nach der Geburt

Bei starken Blutungen nach der Geburt wirken einige Kräuter besonders wohltuend.

Dazu zählen:

  Gelbwurz
  Falsches Einkorn
  Amerikanischer Schneeball
  Waldlilie
  Wilde Yamswurzel

In China werden Huang qi (Tragant) und Dang gui (Chinesische Engelwurz) bei Blutungen oder Schwäche nach der Geburt sowie bei Anämie auf Grund von starkem Blutverlust eingesetzt. Diese Pflanzen haben auch eine heilende Wirkung auf das Beckengewebe.

Uterusinfektionen

Bis zu drei Wochen nach der Geburt kann es zu leichten Blutungen kommen. Während dieser Zeit treten bisweilen Infektionen auf, obwohl diese eher Frauen mit starken Blutungen oder mangelnder Uterusrückbildung (unter Umständen auf Grund einer Plazentaretention) betreffen. Wenn der Wochenfluß stark riecht, kann eine Infektion vorliegen. Besprechen Sie dies mit Ihrer Hebamme.
Leiden Sie unter einer Infektion, sollten Sie alle zwei Stunden Sonnenhuttee oder 10 Tropfen Tinktur auf ein Glas Wasser trinken.

Ergänzen Sie diese Therapie mit adstringierenden, antiseptischen Stärkungsmitteln für den Uterus wie:

  Gelbwurz
  Wermut
  Waldlilie
  Myrrhe
  Thymian

Ein Absud aus Gemeiner Schneeball eignet sich besonders bei Uterusinfektionen.
Man gibt die verdünnte Tinktur, den starken Aufguß oder Absud der genannten Pflanzen ins Badewasser und nimmt 2mal täglich 10 bis 20 Minuten lang ein Sitzbad. Auch die Beigabe von Meersalz ist hilfreich.

Schmerzen nach der Geburt

Zieht sich der Uterus rasch auf seine ursprüngliche Größe zusammen, können die Kontraktionen so stark sein, daß die Frau unter Krämpfen oder wehenähnlichen Schmerzen leidet. Solche Beschwerden treten eher nach der zweiten oder dritten Schwangerschaft auf, sie können sofort nach der Geburt einsetzen und einige Tage andauern. Diese Schmerzen sind zwar unangenehm, doch sie sind normal und geben keinen Grund zur Sorge. Starke Kontraktionen können auf allgemeine Muskelanspannung im Körper hinweisen. Aus diesem Grund ist für ausreichende Entspannung zu sorgen.
Viele Frauen verspüren nachgeburtliche Schmerzen nur, wenn das Kind zu saugen beginnt. Dies liegt daran, daß beim Stillen sofort Oxytozin ausgeschüttet wird, das eine Uteruskontraktion auslöst. Versuchen Sie, sich beim Stillen zu entspannen. Leise Musik, ein beruhigender Kräutertee oder entspannende ätherische Öle vor oder während des Stillens lösen Verkrampfungen und lindern nachgeburtliche Schmerzen.

Der folgende wirkungsvolle, schmackhafte Kräutertee verringert die Uteruskontraktionen:

  3 Teile Helmkraut oder Passionsblume
  1 Teil frischer Ingwer in Scheiben
  2 Teile Wilde Yamswurzel

Man gibt 25 g Kräuter auf 600 ml kochendes Wasser und läßt den Aufguß 20 Minuten ziehen. 3mal täglich 1 Tasse trinken.

Auch andere Kräuter bringen als Tee oder verdünnte Tinktur Linderung:

  Amerikanischer Schneeball
  Löwenblattwurzel
  Gemeiner Schneeball
  Wanzenkraut

All diese Kräuter entspannen Uterus und Becken und verringern oder lindern Schmerzen nach der Geburt. Sie sind ausgezeichnete Heilmittel und empfehlen sich bei übermäßig starken Uteruskontraktionen bei der Entbindung und nach der Geburt.

Wer die folgenden Kräuter zu gleichen Teilen mischt, erhält einen anderen wirkungsvollen Tee:

  1 Teelöffel der speziellen   Wilde Yamswurzel
  Kräutermischung für   Löwenblattwurzel
  Gebärende pro Tasse   Wanzenkraut

Nach Bedarf trinkt man alle 2 bis 3 Stunden 1 Tasse.

Postnatale Depression

Nach der Geburt sinkt das Hormon Progesteron, das für viele physiologische Veränderungen während der Schwangerschaft sowie das gelöste Wohlbefinden, das viele Schwangere nach dem dritten Monat erleben, verantwortlich ist, auf den normalen Spiegel einer nichtschwangeren Frau ab. Am dritten oder vierten Tag nach der Entbindung, wenn dieser Hormonabfall einsetzt und der Milchfluß beginnt, fühlen sich manche Frauen etwas traurig und deprimiert. Sie sind überempfindlich und weinerlich. Der Zustand wird durch die ungetrübte Freude von Freunden und Familie über das Neugeborene noch verschlimmert. Auch fehlt der Frau das Verständnis, warum sie diese Gefühle nicht ganz teilen kann. Ihre Stimmung schwankt von Glück und Freude über das Kind zu Schuldgefühlen, Zorn oder Verärgerung über die unerfreulichen Seiten des Geburtserlebnisses.

Sobald sich der Hormonhaushalt eingependelt hat, fühlen sich die meisten Mütter wieder besser. Stillende Mütter können oft mehrere Monate lang einem überempfindlichen Zustand ausgesetzt sein. Bei einigen Frauen entwickelt sich die vorübergehende Traurigkeit nach der Geburt zu einer postnatalen Depression. Andere fühlen sich Monate später nach dem Abstillen deprimiert.

Die enormen Veränderungen im Leben einer Mutter stellen Herausforderungen dar, die Verletzlichkeit oder Versagensängste noch verstärken. Da sind die unablässigen Bedürfnisse des Säuglings, der häufig unter Koliken leidet oder dessen Ernährung mit Komplikationen verbunden ist; da ist der Partner, der vom Geliebten zum Vater geworden ist; da ist die Müdigkeit vom Stillen, von nächtlichen Wachzeiten, endloser Wäsche und Hausarbeit; da sind die ungebundenen Freunde, die ihre Freiheit und aufregende Aktivitäten genießen. All diese Faktoren können die Depression noch verstärken.

Oft hilft es, die Gründe zu verstehen, warum sich viele Frauen nach der Geburt eines Kindes so deprimiert und verletzlich fühlen. Schließlich handelt es sich um eine große physiologische, hormonelle, emotionale und soziale Umwälzung, die man nicht einfach abtun kann. Viele Frauen durchleben diese Problematik, und es gibt keinen Grund, sich dieser Gefühle zu schämen. Versuchen Sie, über Ihre Gefühle bei der Geburt, gegenüber Krankenhausmitarbeitern, der Familie und dem Säugling sowie über Ihre Versagensängste zu sprechen. Sie brauchen einen mitfühlenden Zuhörer, sei es der Partner, eine andere Mutter, eine Freundin, Verwandte oder sei es ein Therapeut.

Sie brauchen möglichst viel Liebe, Verständnis, Hilfe und Unterstützung von ihrem Partner und der Familie. Versuchen Sie, sich auch selbst aufzumuntern. Verwöhnen Sie sich, ohne Schuldgefühle zu entwickeln. Entspannen Sie sich! Vergessen Sie Bügelwäsche und Haushalt! Beschäftigen Sie sich mit dem Säugling! Wenn Sie sich ausreichend Ruhe gönnen, vernünftig essen und trinken, haben Sie bald die Kraft, mit Ihrem neuen Leben fertigzuwerden. Mit etwas mehr Zeit für sich selbst werden Sie Ihre angeborene Weisheit entdecken, welche die Bedürfnisse Ihres Babys kennt, bevor sie überhaupt ausgedrückt werden. Dann brauchen Sie sich auch nicht mehr zu sorgen, wenn das Kind einmal weint oder länger als gewöhnlich schläft. Sie stellen unter Umständen fest, daß diese schmerzliche Krise alte Probleme ans Licht bringt und emotionale Leiden früherer Zeiten heilt. Doch muß dieser Vorgang unterstützt werden. Ihr Partner kann vielleicht keine Hilfe bieten, weil er sich selbst in einer Krise befindet. In solchen Fällen können Sie sich an Beratungsstellen, Gesundheitsberater oder einen Therapeuten oder Psychologen wenden.

Während dieser schwierigen Zeit können Kräuter und Ernährung hilfreich sein. Die Ernährung ist jetzt ebenso wichtig wie während der Schwangerschaft und muß möglicherweise durch Gaben von Vitamin B – im Vitamin-B-Komplex oder in Bierhefe –, Vitamin C, Calcium, Magnesium und Zink ergänzt werden.

Trinken Sie Tees oder Tinkturen der folgenden Kräuter, um das Nervensystem zu stärken und die Stimmung zu heben:

- Rosmarin
- Wilder Hafer
- Johanniskraut
- Zitronenmelisse
- Eisenkraut
- Boretsch
- Helmkraut
- Küchenschelle

Hormonregulierende Kräuter wie Mönchspfeffer, Falsches Einkorn können die Kräuterrezeptur ergänzen. Die verdünnten Öle von Jasmin, Muskatellersalbei, Ylang-Ylang, Bergamotte, Bitterorange und Rose verbreiten ein angenehmes Aroma und heben die Stimmung bei postnataler Depression. Man wählt zwei oder drei Öle und mischt sie zu Parfüms, Massagemitteln und Badezusätzen. Vor dem Schlafengehen gibt man ein paar Tropfen auf das Kissen. Auch die Kleider können mit wohlriechenden Mixturen besprengt werden. Auf diese Weise umgibt man sich Tag und Nacht mit heilsamen Düften. Während dieser schwierigen Zeit sind auch Bach-Blüten hilfreich. Kirschpflaume, Olive, Ackersenf und Weide sind besonders empfehlenswert.

Blasenleiden

Ein Dehnen der Beckenbodenmuskulatur sowie traumatische Belastung während der Schwangerschaft und Geburt können zu einer Erschlaffung der Muskeln führen und einen gewissen Uterusvorfall auslösen. Dann tritt bei Anstrengung Urin aus (Belastungsinkontinenz). Spezielle Übungen nach der Entbindung stärken die Muskeln und insbesondere die Beckenbodenmuskulatur.

Setzen Sie sich auf einem harten Stuhl weit nach hinten, stützen Sie sich mit den Ellbogen auf den Knien ab. Oder legen Sie sich mit angewinkelten Knien und flach aufliegenden Füßen auf den Boden.

1 *Spannen Sie die Gegend zwischen den Beinen, den sogenannten Beckenboden, so fest wie möglich an, und halten Sie die Spannung bis zu 5 Sekunden, bevor Sie langsam wieder locker lassen.*

2 *Spannen Sie die verschiedenen Muskelgruppen nacheinander an. Stellen Sie sich vor, Sie wollten Wasser lassen, müßten aber warten, und spannen Sie die Muskeln um die Harnröhre an. Verengen Sie dann After und Scheide, ziehen Sie diese möglichst weit nach oben. Zählen Sie in dieser Stellung bis fünf und lassen Sie langsam locker.*

Wiederholen Sie diese Übungen einige Tage lang möglichst oft, und versuchen Sie sie dann im Stehen. Bringen Sie bestimmte Tätigkeiten mit den Übungen für den Beckenboden in Verbindung, so daß Sie sie nicht vergessen. Machen Sie die Übungen zum Beispiel jedesmal, wenn Sie ans Waschbecken treten, um sich die Zähne zu putzen, wenn Sie einen Topf aufsetzen, an der Bushaltestelle stehen, Kartoffeln schälen oder den Abwasch erledigen.

Vor dem Husten oder Niesen sollten Sie den Beckenboden anspannen, um das Austreten von Urin zu verhindern. Doch müssen Sie, wenn nicht bei jedem Laufen oder Springen Harn austreten soll, die Übungen jeden Tag regelmäßig durchführen. Bei körperlicher Betätigung müssen Sie den Beckenboden bewußt anspannen, bis die Elastizität der Muskeln wiederhergestellt ist. Üben Sie die Stärkung der Muskulatur unter Belastung. Entleeren Sie die Blase, und laufen oder springen Sie auf der Stelle, wobei Sie die Muskeln solange wie möglich anspannen. Sie werden bald eine Besserung feststellen.

Wenn Sie während der Schwangerschaft stark zugenommen haben, ist es bei Blasenproblemen wichtig, das Gewicht langsam zu senken. Doch darf die Qualität der Ernährung keinesfalls leiden. Zu diesem Zeitpunkt mag die Hay-Diät (siehe Seite 279) hilfreich sein, da eine Kalorienreduktion für Ihren Ernährungszustand und das Wohlbefinden des Säuglings bei stillenden Müttern nicht wünschenswert ist. Vermeiden Sie Verstopfung, sie würde die Beckenbodenmuskeln zusätzlich belasten (siehe Verstopfung Seite 121).

Morgendliche und abendliche kalte und heiße Sitzbäder stärken die Beckenbodenmuskulatur. Wenn Sie sich nicht mit Wechselbädern anfreunden können, sollten Sie dem Badewasser einen starken Kräuteraufguß oder eine Tinktur zusetzen.

Hierzu eignen sich:

Waldlilie
Schachtelhalm
Gelbwurz

Die Rezeptur kann auch durch Bärentraube (*Arctostaphylos uva-ursi*) ergänzt werden. Diese sollte 3- bis 4mal täglich zur Stärkung der Blasenmuskulatur eingenommen werden.

Weitere postnatale Beschwerden sind Rückenschmerzen, Hämorrhoiden, Verstopfung und Anämie. Diese Leiden treten auch während der Schwangerschaft häufig auf und wurden in früheren Kapiteln besprochen. Hilfen für diese Probleme durch Kräuter und Ernährung finden Sie in den jeweiligen Abschnitten in Kapitel 6 (siehe Seite 114 ff.).

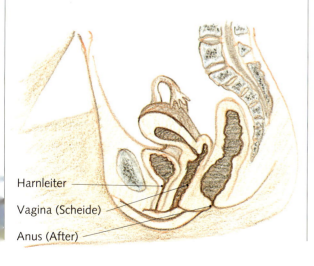

Harnleiter
Vagina (Scheide)
Anus (After)

Zitronenmelisse

Melissa officinalis

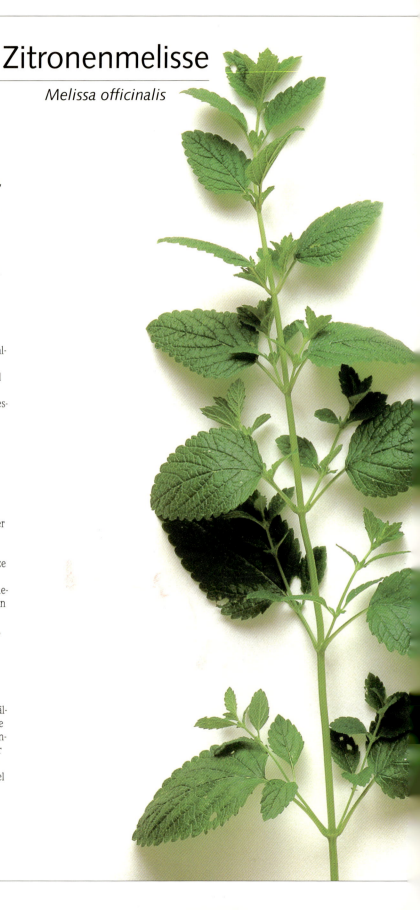

AUCH BEKANNT ALS: Frauenkraut, Herzkraut.

VERWENDETE TEILE: Sproßteile.

ENTHÄLT: Ätherisches Öl, Polyphenole, Gerbsäure, Flavonoide, Rosmarinsäure, Triterpenoide.

WIRKUNG: Virusbekämpfend, entstauend, Antihistaminikum, antiseptisch, entblähend, krampflösend, Antidepressivum, Nervenmittel, schweißtreibend, blutdrucksenkend, bitteres Tonikum.

Zitronenmelisse ist ein hervorragendes Heilmittel zur Beruhigung der Nerven und Verbesserung der Stimmung. Es hat eine besondere Affinität zum Verdauungstrakt, wo es seine lindernde Wirkung bei Übelkeit, Erbrechen, Appetitmangel, Kolik, Ruhr, Kolitis (Dickdarmentzündung) und streßbedingten Verdauungsstörungen entfaltet. Die Bitterstoffe stimulieren Leber und Gallenblase, sie verbessern Verdauung und Absorption. Zitronenmelisse ist besonders zu empfehlen, wenn Nervosität und Depression die Herztätigkeit beeinflussen und Herzschmerzen, Herzklopfen sowie unregelmäßigen Herzschlag verursachen.

Im Verdauungstrakt löst Zitronenmelisse Krämpfe in Zusammenhang mit Periodenschmerz und lindert Reizbarkeit und Depression bei PMS. Sie reguliert die Periodenblutung und wird schon seit langem zur Entspannung und Stärkung Gebärender sowie zur Ausscheidung der Nachgeburt verwendet. Nach der Entbindung und während der Menopause lindert die Pflanze Depressionen.

Die entspannende Wirkung der Zitronenmelisse hilft bei Schmerz und Krämpfen in den Nieren und Harnwegen. Sie eignet sich auch zur Behandlung von Kopfschmerzen, Migräne, Schwindel und Ohrensausen.

In Kombination mit Lindenblüte senkt die Pflanze den Blutdruck.

Als heißer Aufguß wirkt Zitronenmelisse schweißtreibend und fiebersenkend. Sie empfiehlt sich bei Kinderkrankheiten, Erkältung und Grippe, Husten und Katarrh. Ihre entspannenden und schleimlösenden Eigenschaften helfen bei akuter und chronischer Bronchitis sowie bei Reizhusten und Asthma. Zitronenmelisse ist ein gutes Heilmittel bei Allergien. Ihre virusbekämpfende Wirkung empfiehlt sich bei Fieberbläschen.

Kräuter für die frühe Mutterschaft

Wenn Sie von den hohen Anforderungen erschöpft sind, brauchen Sie Hilfe und Unterstützung. Sie müssen die Energie ausgleichen, die das Leben Ihnen zu dieser Zeit abverlangt. Stillen, Unterbrechung des Nachtschlafs, Versorgung des Babys und weiterer Kinder, daneben noch die Hausarbeit stellen enorme Ansprüche an Ihre Kraft.

Gönnen Sie sich während des Tages ein Schläfchen, und gehen Sie abends bald zu Bett. Nehmen Sie Einfluß auf die Zahl Ihrer Besucher, es sei denn, sie bieten Ihnen Unterstützung an. Nehmen Sie sich jeden Tag mindestens eine Stunde Zeit für sich selbst, um sich zu entspannen oder erfreuliche, anregende Aktivitäten durchzuführen. Möglicherweise müssen Sie Ihren Partner, Familienmitglieder oder Freunde um Hilfe bitten, während Sie neue Energie schöpfen.

Stellen Sie sicher, daß Ihre Ernährung so gesund ist wie während der Schwangerschaft. Dies ist auch jetzt von größter Bedeutung. Sollten Sie nicht die Energie haben zu kochen, können Sie rohe Nahrungsmittel oder kleine Imbisse verzehren. Solche Speisen können genauso nährstoffreich sein wie gekochte Mahlzeiten. Ferner sollte der Speiseplan zusätzlich durch Vitamin-B-Komplex, Vitamin C sowie Multimineral- und Multivitamintabletten ergänzt werden.

Geben Sie nährstoffreiche Kräuter zu Salaten und Speisen sowie zu ihren Kräutertees. Die folgenden Kräuter führen dem Körper Eisen zu:

- Brennessel
- Löwenzahnblätter
- Wasserkresse
- Basilikum
- Klette
- Sternmiere
- Koriander
- Petersilie

Diese Kräuter erhöhen den Calciumspiegel:

- Ackerschachtelhalm
- Hafer
- Gemeiner Wegerich
- Helmkraut
- Kamille
- Boretsch
- Brennessel

Seetang und andere Meereskräuter sind reich an Nährstoffen und meist in Reformhäusern erhältlich. Bei Müdigkeit und Erschöpfung eignen sich stärkende Kräuter, die die Vitalität erhöhen und das Nervensystem kräftigen. Trinken Sie während der nächsten Wochen einen nach dem folgenden Rezept zubereiteten Tee.

3- bis 6mal täglich wird 1 Tasse Tee oder 1 Teelöffel Tinktur verabreicht, zu gleichen Teilen zubereitet aus:

- Wildem Hafer
- Helmkraut
- Ingwer
- Eisenkraut
- Chinesische Engelwurz

Etwas Süßholz verbessert den Geschmack und stärkt die Nebennieren.

Bei Anspannung oder Angst hilft ein angenehm warmes Bad, dem man sein Lieblingsöl zusetzt. Lavendel, Rosenpelargonie, Rose und Muskatellersalbei wirken beruhigend und entspannend und lösen Verkrampfungen. Regelmäßig angewendet, helfen auch Entspannungsübungen, rhythmisches Atmen und Meditation.

Kräuter lindern die Auswirkungen von Streß auf Körper und Nervensystem. Stellen Sie zur Entspannung aus den folgenden Kräutern eine Mischung Ihrer Wahl her:

- Lavendel
- Rosmarin
- Echter Ziest
- Kamille
- Lindenblüte
- Zitronenmelisse
- Wilder Hafer
- Passionsblume
- Eisenkraut
- Baldrian
- Helmkraut
- Katzenminze

Süßholz und Boretsch unterstützen die Nebennieren während dieser anstrengenden Zeit. Auch Bach-Blüten (Seite 246) sind empfehlenswert – Olive hilft bei Erschöpfung, Ackersenf bei Schwermut und Depression, Gauklerblume bei Furcht und Angst, Sonnenröschen bei Panik. Wenn Sie zu Spannungen neigen, sollten Sie diese Gefühle möglichst unmittelbar bei ihrem Auftreten bewältigen. Ein weinendes Kind kann eine Quelle großer Sorge und Angst sowie heftiger Frustration sein. Manchmal scheint ein Baby um Hilfe zu bitten, doch man weiß nicht, was man tun soll. Man hat schon alles versucht: Das Kind ist gefüttert; die Windeln sind gewechselt; man hat es im Zimmer herumgetragen oder liebkost; ihm einen entblähenden Tee eingeflößt. Doch das Geschrei geht weiter. In solchen Fällen kann sich Ihre Besorgnis einfach auf das Kind übertragen haben. Legen sie das Baby hin oder geben Sie es eine Zeitlang jemand anderem, und begeben Sie sich außer Hörweite.

Nun sollten Sie die Bach-Blüten oder Ihr Kräuterheilmittel einnehmen. Auch eine Entspannungsübung kann helfen. Legen Sie sich entweder flach auf den Boden oder setzen Sie sich auf einen bequemen Stuhl. Konzentrieren Sie sich nacheinander auf jeden einzelnen Körperteil, lösen Sie mögliche Verspannungen. Dies hilft Ihnen, Ihre Mitte zu finden, und nimmt Ihnen die Vehemenz Ihrer Aufregungen, die leicht außer Kontrolle geraten. Diese einfache Entspannungsübung bringt das Leben wieder ins Lot, sie hat mir selbst schon gute Dienste erwiesen.

Wenn Angst und Erschöpfung stark oder von langer Dauer sind, brauchen Sie jede Menge Unterstützung von Familie und Freunden. Es wird Ihnen helfen, über Sorgen und Ängste zu sprechen. Vielleicht gibt es in Ihrer Nähe eine Gruppe junger Mütter, die Ihnen Trost spendet und praktische Ratschläge erteilt. Zögern Sie nicht, andere Menschen um Hilfe zu bitten, wenn Sie sie brauchen. Sie werden feststellen, daß die meisten Mütter genau wissen, wie Ihnen zumute ist, und gerne helfen.

Erschöpfung und Streß

Aus dem eigenen Körper neues Leben zu schaffen und zu gebären, das allein ist schon eine großartige Leistung. Wenn die Geburt zusätzlich lang oder schwer war, sind Sie müde und erschöpft, bevor Sie mit dem Stillen und der Kinderpflege rund um die Uhr begonnen haben. Bei Erschöpfung auf Grund einer anstrengenden Entbindung sollten Sie mehrmals täglich einen Tee aus Himbeerblättern mit 1 Teelöffel der Kräutermischung für Gebärende trinken.

Nehmen Sie 3- bis 6mal täglich ein Heilmittel ein, das zu gleichen Teilen aus den folgenden Kräutern zubereitet wird:

Falsches Einkorn   Ingwer
Chinesische Engelwurz   Brennessel

Bei Erschöpfung kann auch einige Tage lang Ginseng eingenommen werden. Die ätherischen Öle von Weihrauch, Rose und Zitrone fördern Kraft und Vitalität. Geben Sie diese ins Badewasser, zu Massageölen und in Zerstäuber, oder benutzen Sie sie als Parfüms.

Entspannungsübung

Wenn Sie sich entspannen müssen, sollten Sie es mit der folgenden Übung versuchen, die oft zur Muskellockerung nach einer Yogastunde eingesetzt wird. Anstatt im Liegen können Sie sich auch bequem hinsitzen und die Übung durchführen. Es ist wichtig, daß Sie sich wohl fühlen und nicht gestört oder unterbrochen werden können.

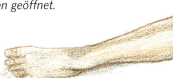

Entspannt liegen
Sie liegen flach auf dem Boden, die Augen sind geschlossen. Die Beine, leicht gegrätscht, fallen etwas nach außen. Die Arme liegen locker und in geringem Abstand neben dem Körper, die Handflächen nach oben geöffnet.

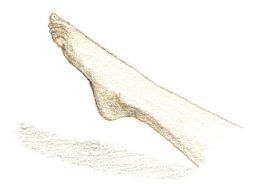

Füße und Beine
Heben Sie den linken Fuß leicht vom Boden ab. Spannen Sie das Bein einige Sekunden lang an und lassen es dann fallen. Wiederholen Sie die Übung mit dem anderen Bein.

Entspannungsübung 165

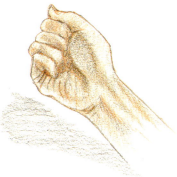
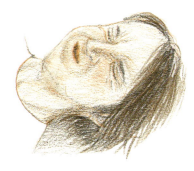
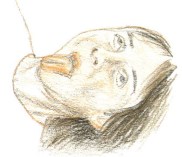

Hände und Arme
Heben Sie die rechte Hand leicht vom Boden ab. Ballen Sie die Hand zur Faust, spannen Sie den Arm an und lassen ihn dann fallen. Wiederholen Sie den Vorgang auf der anderen Seite. Entspannen Sie sich wieder.

Gesicht
Ziehen Sie Ihr Gesicht zusammen, bis jeder Muskel angespannt ist. Dehnen Sie die Gesichtsmuskulatur anschließend in die Gegenrichtung.

Reißen Sie die Augen auf, und strecken Sie die Zunge möglichst weit heraus. Lösen Sie die Anspannung.

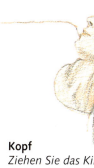

Kopf
Ziehen Sie das Kinn etwas ein, und drehen Sie den Kopf von einer Seite zur anderen. Suchen Sie für den Kopf eine bequeme Mittelposition, entspannen Sie sich.

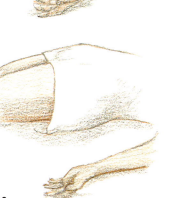
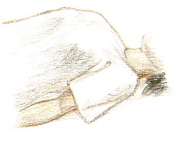
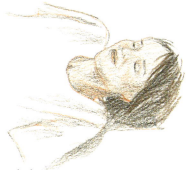

Gesäß
Spannen Sie die Pobacken fest an und heben Sie das Becken einige Sekunden vom Boden ab. Lassen Sie es wieder sinken, und entspannen Sie sich.

Brust
Lassen Sie Becken und Kopf auf dem Boden liegen. Spannen Sie Rücken und Brust an, heben Sie sie leicht vom Boden ab. Lösen Sie die Spannung, indem Sie langsam den Oberkörper wieder auf den Boden sinken lassen.

Schultern
Heben Sie die Schultern an, bilden Sie einen Buckel um das Genick, lassen Sie sie wieder entspannt sinken. Legen Sie dann nacheinander die Arme neben dem Körper ab, und entspannen Sie sich.

8 Stillen und Säuglingspflege

Bei der Geburt erlebt das Baby den gravierenden Übergang von der Abhängigkeit im Mutterleib zum Dasein außerhalb des Mutterleibs. Der Säugling muß weiterhin ernährt werden, er braucht Wärme, Sicherheit und Liebe. Stillen ist eine wunderbare Möglichkeit, all diese Bedürfnisse zu befriedigen und den Übergang in die neue Welt zu erleichtern.

Für viele Frauen ist Stillen ein wesentlicher Bestandteil der Mutterschaft. Untersuchungen belegen die positiven Auswirkungen des Stillens auf die emotionale und körperliche Entwicklung des Kindes. Besonders wichtig sind Stillen und Körperkontakt unmittelbar nach der Geburt. Wenn das Kind nach der Geburt von der Mutter getrennt wird, wie das in Krankenhäusern bisweilen der Fall ist, wird das Signal, daß die Geburt abgeschlossen ist, nicht erteilt, und die Nebennieren des Säuglings bleiben in Alarmbereitschaft. Dies kann zu Erschöpfung, langem Schlaf oder Weinen führen.

Viele Frauen möchten ihr Kind gerne stillen, stoßen dabei aber auf unerwartete Schwierigkeiten. Stillen ist eine wahre Kunst, in der die junge Mutter früher von der Hebamme unterwiesen wurde. Manche Frauen haben anfangs überhaupt keine Probleme, entwickeln aber im Laufe der Zeit so wunde Brustwarzen, daß sie das Stillen aufgeben müssen. Andere stillen ab, da es an Milch fehlt. Die meisten Stillprobleme können entweder verhindert oder gelöst werden. Bücher, Hebammen und Vertreter der Gesundheitsbehörde bieten nützliche Ratschläge. Lassen Sie sich also nicht entmutigen!

Je früher Sie nach der Geburt mit dem Stillen beginnen, desto leichter wird es Ihnen fallen. Behalten Sie Ihr Kind bei sich, legen Sie es sich auf den Bauch, und lassen Sie es die Brust finden; oder legen Sie es vorsichtig an. Sie werden feststellen, daß das Baby dann wesentlich weniger unter Streß leidet, als wenn es weggenommen, gewaschen und gewogen wird. Weniger Streß erleichtert das Stillen, und ihre Beziehung ist von Anfang an ungetrübt. Hat man Ihnen während der Geburt Schmerzmittel verabreicht, kann das Kind recht schläfrig sein, und es mag eine Weile dauern, bis es fest an der Brust saugt. Machen Sie sich keine Sorgen, die Zeit wird kommen. Lassen Sie den Säugling bestimmen, wie oft und welche Menge er trinken will. Dies sorgt für ausreichend Milch und verhindert einen Milchstau, der sehr unangenehm sein kann.

Stillen ist ein gesunder Ausgangspunkt für die körperliche und emotionale Entwicklung des Kindes.

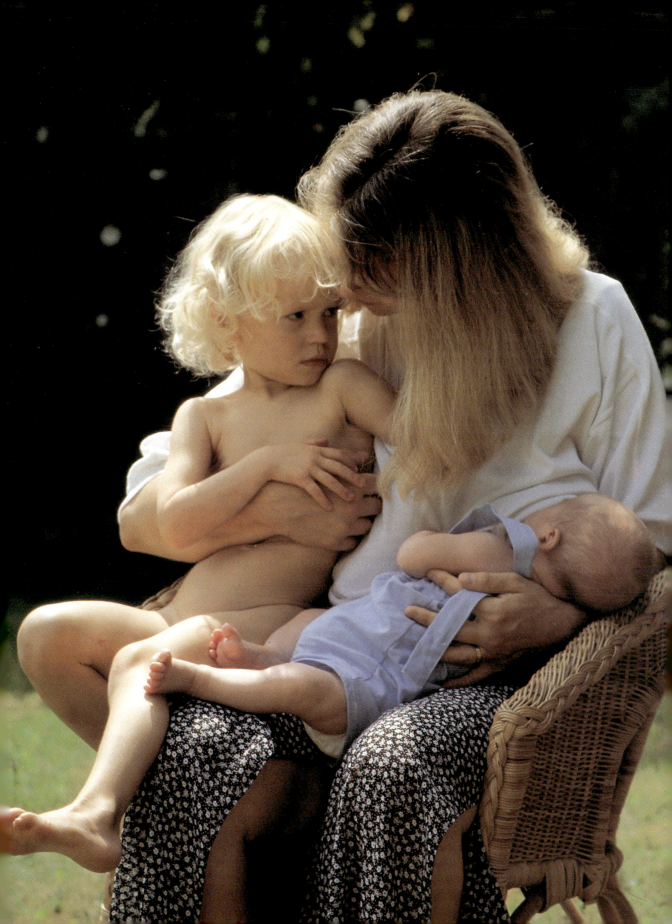

Die Vorteile des Stillens

Stillen hat gegenüber der Flaschenfütterung zahlreiche Vorteile. Muttermilch schützt den Säugling vor Verdauungsinfekten wie Dünndarmentzündung und Durchfall sowie vor Infektionen der Atem- und Harnwege. Die erste Milch, die in die Brust einschießt, ist die Vormilch (Kolostrum). Sie enthält Antikörper gegen viele Krankheiten, die die Mutter hatte oder gegen die sie immun ist. Wenn Sie mindestens dreizehn Wochen lang stillen, schützt dies Ihr Baby während der ersten zwei Lebensjahre vor Magen-Darm-Entzündung. Die Laktose in der Muttermilch ist ein Zucker, der das Wachstum gesunder Bakterien im kindlichen Darm fördert, schädliche Bakterien bekämpft und auf diese Weise Infektionskrankheiten verhindert. Im Handel erhältliche Säuglingsmilch enthält Glukose, Maltose oder Dextrose, die einen hervorragenden Nährboden für schädliche Bakterien bieten.

Entzündlicher Durchfall, Brustinfektionen, Meningitis (Hirnhautentzündung) und Sepsis (Blutvergiftung) finden sich in gehäuftem Maße bei Flaschenkindern auf der ganzen Welt. Muttermilch enthält bestimmte Zuckerstoffe, die vom kindlichen Darm in die Lunge transportiert werden, wo sie verhindern, daß pathogene Organismen die Lunge schädigen.

Muttermilch stärkt das Immunsystem des Säuglings gegenüber Allergien und Infektionen. Leidet ein Familienmitglied unter Allergien, sollten Sie das Baby so lange wie möglich ausschließlich von Muttermilch ernähren. In den ersten vier bis sechs Monaten ist das Immunsystem des Kindes »unreif«. Während dieser Zeit kann die Nahrung die spätere Allergieneigung entscheidend beeinflussen. Die folgenden Symptome können auf eine kindliche Allergie hinweisen: Kolik, Schlaflosigkeit, Verstopfung, Durchfall, Weinen, Windelausschlag, Hautleiden, Katarrh und Krämpfe.

Muttermilch ist die beste Nahrung für Babys, wie Kuhmilch die beste Nahrung für Kälber ist. Kuhmilch muß stark behandelt werden, damit sie sich für Säuglinge eignet, während die natürliche Zusammensetzung der Muttermilch für die Entwicklung des menschlichen Körpers ideal zusammengesetzt ist. Vor allem während der ersten Wochen, wenn das Geburtsgewicht sich verdoppelt und die Koordination sich entwickelt, ist Muttermilch die beste Nährstoffquelle. Der hohe Fettanteil im Vergleich zu Eiweiß und Kohlenhydraten in der Muttermilch ist für Menschen besonders wichtig, da das Fett die Entwicklung des Gehirns unterstützt und das menschliche Gehirn sich viel rascher entwickelt als das von Tieren. Muttermilch enthält eine große Menge essentieller Fettsäuren, die für das Nervensystem notwendig sind, während Kuhmilch zu höheren Anteilen aus Eiweiß besteht, das für das körperliche Wachstum wichtig ist. Aus diesem Grund wiegen Flaschenkinder oft mehr als Säuglinge, die gestillt werden, und entwickeln eine Neigung zu Infektionen, Gewichtsproblemen und Arterienerkrankungen.

Die körperliche Beziehung zwischen einer stillenden Mutter und ihrem Kind ist sehr eng. Durch das Saugen zeigt das Baby seinen Nahrungsbedarf an, und der mütterliche Körper reagiert durch die Produktion von Milch. Je mehr das Baby saugt, desto mehr Milch wird hergestellt, bis es satt ist. Bei der Flaschenfütterung läßt sich der Hunger des Kindes kaum abschätzen.

Da die Muttermilch auch besser verdaut und absorbiert wird als Fertigmilch, leiden gestillte Kinder weniger unter Verdauungsproblemen wie Koliken und Verstopfung. Darüber hinaus bestimmt die Art der Milch auch die Absorption anderer Nährstoffe. Die Laktose in der Muttermilch wird von Bakterien zu Milchsäure abgebaut. Vitamin C und verschiedene Vitamine des B-Komplexes werden leicht zerstört, wenn sie nicht von Säure umgeben sind, bis sie die Blutbahn erreichen. Eisen, Phosphor, Calcium und andere Mineralstoffe lösen sich nur in Säure. Je höher der Anteil der Milchsäure im Darm des gestillten Kindes ist, desto mehr Vitamine und Mineralstoffe kann es im Vergleich zu einem Flaschenkind verwerten.

Während des Stillens besteht zwischen Mutter und Kind über eine geraume Zeit während des Tages und der Nacht ein enger Kontakt. Dieses Zusammensein bringt Nähe und Wärme, die weit über den Nährwert der Milch hinausgehen. Auch für die Mutter kann Stillen ein Quell der Freude und Erfüllung sein. Gleichzeitig weiß sie, daß das Baby die bestmögliche Nahrung erhält. Muttermilch ist immer verfügbar, erfordert keine Zubereitung, hat die richtige Temperatur, ist keimfrei und reich an Antikörpern, die das Baby vor Krankheit und Infektion schützen. Stillen stimuliert die Rückbildung des Uterus auf seine normale Größe und verbraucht überschüssiges Fett, so daß Sie bald wieder Ihr normales Gewicht haben. Untersuchungen haben ergeben, daß längeres Stillen auch das Brustkrebsrisiko verringert.

Kräuter zur Verstärkung und Anreicherung des Milchflusses

Seit Jahrhunderten verwenden Frauen zahlreiche Kräuter, um die Milchproduktion während der Stillzeit anzuregen.

Die folgenden Kräuter können als Tinkturen verabreicht werden. Doch ist es am besten, sie mehrmals täglich als Tee zu sich zu nehmen:

Boretsch	Himbeere
Benediktendistel	Sabal
Dill	Mönchspfeffer
Knoblauch	Brennessel
Fenchelsamen	Geißraute
Falsches Einkorn	Eisenkraut
Zimt	

Auch Kümmel und Griechisch Heu können der Nahrung zugesetzt werden. Alle diese Kräuter können nach Geschmack kombiniert werden. Wenn Sie eine andere Geschmacksrichtung wünschen, können Sie die Mischung einfach ändern.

Ein hervorragendes Rezept für die Förderung des Milchflusses ist ein Tee aus Himbeerblättern, dem Honig und ½ Teelöffel mit einer Mischung aus pulverisiertem Ingwer, Zimt und Nelken zugegeben wird. Trinken Sie diesen Tee sofort nach der Geburt, um die Erholung zu beschleunigen und neue Kraft zu gewinnen.

Viele dieser Kräuter sind sehr nährstoffreich, vor allem Brennesseln, Himbeerblätter, Boretsch und Knoblauch. Andere haben eine entspannende Wirkung, die Verkrampfungen und Angst beim Stillen lösen – Zimt, Eisenkraut, Boretsch, Benediktendistel und Himbeerblätter. Manche Kräuter wie Fenchel, Kümmel, Zimt und Dill sind wärmend sowie krampflösend und lindern Muskelverspannungen. Boretsch enthält Calcium sowie Phosphor und wird schon seit langem zur Behandlung von Depressionen verwendet. Die Pflanze hilft bei Traurigkeit und Depression, wenn es Zeit zum Abstillen wird.

Die Samen von Mönchspfeffer regen die Hypophyse an und regulieren die Ausschüttung des Hormons Prolaktin, das für die Produktion der Muttermilch verantwortlich ist. Sabalbeeren fördern die normale Funktion der Brustdrüsen. Im letzten Schwangerschaftsmonat und während der Stillzeit kann man täglich 3 bis 5 Beeren zu sich nehmen.

Diese nährstoffreichen und therapeutischen Kräuter sind dem Wohlbefinden der stillenden Mutter zuträglich und gelangen über die Milch auch in den kindlichen Organismus. Einige Kräuter, die den Milchfluß fördern, enthalten ätherische Öle mit antiseptischen, antibiotischen und krampflösenden Eigenschaften. Sie stärken die kindliche Immunabwehr, fördern die Verdauung, lösen Spannungen und lindern Koliken. Kräuter wie Lavendel, Thymian, Rosmarin, Kamille, Pfefferminze, Schafgarbe, Zitronenmelisse, Holunderblüte und Knoblauch helfen bei leichteren Infektionen wie Husten oder Erkältung sowie bei Verdauungsbeschwerden (siehe Kräuter für die Säuglingspflege, Seite 174 ff.). Sie können als Tee getrunken oder Speisen und Salaten zugesetzt werden.

Auch die ätherischen Öle von Fenchel, Rosenpelargonie und Muskatellersalbei verbessern den Milchfluß. Geben Sie etwa 10 Tropfen auf 30 ml Mandelöl, und massieren Sie jede Brust einmal täglich mit sanften, kreisenden Bewegungen.

Ernährung und Milchfluß

Gesunde Ernährung ist für die Aufrechterhaltung des Milchflusses sowie für die Nährstoffversorgung von Mutter und Kind von größter Wichtigkeit. Eine stillende Mutter braucht täglich zusätzlich rund 2000 Joule (475 Kalorien). Die tägliche Nahrung kann den Milchfluß fördern und bereichern.

Mais, Hafer, Gerste, Erbsen, Bohnen und andere Hülsenfrüchte werden schon seit langem verwendet, um ausreichenden, nährstoffreichen Milchfluß zu sichern. Zwiebeln und Lauch bereichern die Milch und haben antiseptische Eigenschaften. Aus diesem Grund sollten sie reichlich verzehrt werden.

Nüsse, vor allem Walnüsse und Mandeln, sind gut für die Milchproduktion. Das gleiche gilt für Sonnenblumenkerne, Sesamsamen, Leinsamen sowie die Samen von Sellerie und Griechisch Heu. Die meisten Früchte, vor allem Bananen, schwarze Johannisbeeren, Hagebutten, Trauben, Birnen, Pfirsiche und Äpfel, sind empfehlenswert.

Essen Sie rohes Gemüse, insbesondere Möhren, Wasserkresse, Chicorée sowie Löwenzahnblätter und grüne Kräuter wie Koriander, Boretsch, Gartenkresse, Alfalfa und Frühlingszwiebeln. Sie alle fördern den Milchfluß.

Behandlung von Stillproblemen

Mangelnder Milchfluß

Manche Frauen haben anfangs Probleme mit der Milchproduktion. Andere produzieren nicht genug Milch, um die Bedürfnisse eines hungrigen Babys zu stillen. Solche Probleme können verschiedene Ursachen haben. Mangelhafte Ernährung oder verringerte Nahrungsaufnahme beim Versuch, das Gewicht zu reduzieren, können zu Müdigkeit und Erschöpfung führen, was die Milchproduktion beeinflußt. Nach langen Wehen fühlt sich manche Frau ausgelaugt und ist nicht in der Lage, während

Benediktendistel

Cnicus benedictus
Carduus benedictus

AUCH BEKANNT ALS: Benediktenkraut, Bitterdistel, Heildistel.

VERWENDETE TEILE: Wurzel, Sproßteile und Samen.

ENTHÄLT: Alkaloide, Schleim, Gerbsäure, Bitterstoff (Cnicin), ätherisches Öl, Flavonoide.

WIRKUNG: Anregend, stärkend, verdauungsfördernd, schweißtreibend, menstruationsfördernd, schleimlösend, antibakteriell, adstringierend.

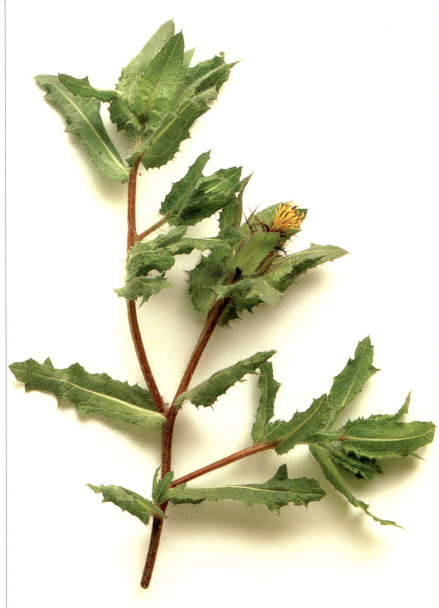

Benediktendistel ist eine hilfreiche Pflanze für Frauen. Sie kann zur Linderung schmerzhafter Periodenblutungen und menstruationsbedingter Kopfschmerzen eingesetzt werden. Ihre menstruationsfördernden Eigenschaften lösen verspätete Periodenblutung aus. Deshalb sollte die Pflanze während der Schwangerschaft gemieden werden. Die Benediktendistel fördert den Milchfluß bei stillenden Müttern und hilft bei Leiden der Wechseljahre wie starker Blutung.

Die Bitterstoffe in der Distel regen Appetit und Verdauung an. Sie stimulieren Lebertätigkeit und Gallenfluß. Die Benediktendistel ist ein gutes Heilmittel bei Anorexie (Appetitlosigkeit), Verdauungsschwäche, Blähungen, Koliken und bei Krankheitsbildern, die mit Leberträgheit zusammenhängen wie Kopfschmerzen, Lethargie und Reizbarkeit. Ihre adstringierende Wirkung empfiehlt sich bei der Behandlung von Durchfall.

Die Bitterstoffe haben antimikrobische Eigenschaften, die die Immunabwehr stärken. Die Pflanze wirkt auch antineoplastisch, das heißt, sie verhindert die Entwicklung abnormer Zellen, was für die Krebsbehandlung von größter Bedeutung ist. Die Benediktendistel hat auch eine harntreibende Wirkung. Als heißer Aufguß verabreicht, hilft sie, das Fieber zu senken und den Schleim zu lösen. Die Pflanze stillt die Blutung bei Schnittwunden und beschleunigt ihre Heilung. Sie hat auch antiseptische Eigenschaften.

▷ Während der Schwangerschaft sollte Benediktendistel nicht innerlich verabreicht werden. Ein starker Aufguß kann Brechreiz und Durchfall auslösen.

der ersten zwei Wochen einen Stillrhythmus zu entwickeln. Auch Übermüdung auf Grund von Unterbrechungen im Nachtschlaf, Streß und Überlastung können den Milchfluß beeinträchtigen. Angst und Spannung vor dem Stillen wirken sich ebenfalls nachteilig auf die Milchproduktion aus.

Das Hormon Prolaktin ist für die Milchproduktion verantwortlich. Wenn das Baby an der Brust saugt, wird mehr Prolaktin ausgeschüttet und damit auch mehr Milch produziert. Da die Muttermilch nach Bedarf hergestellt wird, kann es bei nur geringem Milchfluß hilfreich sein, das Kind häufiger anzulegen. Lassen Sie das Baby bestimmen, wie lange und wie oft es trinken möchte. Wenn es zu saugen beginnt, wird das Hormon Oxytozin in die Blutbahn ausgeschüttet. Sobald es die Brust erreicht, veranlaßt es die winzigen Muskeln, die jede milchproduzierende Zelle umgeben, sich zu kontrahieren, und pumpt die Milch durch verschiedene Kanäle in die Brustwarze. Dieser Reflex kann durch Spannung oder Angst vor dem Stillen eingeschränkt werden. Bereitet Ihnen dieser Reflex Probleme, stillen Sie Ihr Kind, wenn Sie allein sind und sich dabei wirklich entspannen können. Legen Sie angenehme Musik auf, gönnen Sie sich ein warmes Getränk oder ein wohltuendes Bad. Sie können das Baby auch mit in die Wanne nehmen und dort stillen.

Wunde, aufgesprungene Brustwarzen

Während der ersten Woche nach der Geburt können die Brustwarzen durch das Saugen sehr empfindlich sein, doch danach sollten diese Beschwerden nachlassen. Manche Frauen haben besonders zarte Brustwarzen, die empfindlich und wund oder gar trocken und rissig werden.

Zuerst sollte man sicherstellen, daß das Baby richtig trinkt, denn wunde Brustwarzen entstehen häufig dadurch, daß das Baby keinen richtigen Kontakt mit der Brust findet. Beim Stillen sollten sie möglichst bequem sitzen. Wenn der Damm noch wund ist, schieben Sie ein Kissen unter. Legen Sie auch ein Kissen auf den Schoß, damit das Kind näher an die Brust heranreicht. Bei Bedarf können Sie die Beine auf einen Stuhl legen. Entspannen Sie sich, lassen Sie alle Anspannungen abfallen. Atmen Sie langsam und ruhig. Wenn Sie das Baby halten, ist es am besten, seinen Kopf nach hinten zu neigen und sein Kinn gegen die Brust zu legen, so daß es beim Saugen den Warzenhof im Mund hat. Ist das Kind richtig angelegt, bewegen sich beim Trinken seine Ohren. Zeichnet sich die Saugbewegung jedoch an den Wangen ab, ist die Stellung falsch. Nehmen Sie das Baby vorsichtig ab, und versuchen Sie es noch einmal.

Sobald das Baby richtig saugt, trinkt es eine Weile und legt dann eine Pause ein. Ist es satt, hört es auf zu trinken, saugt aber oft einfach noch ein bißchen. Fängt es dabei an, an der Brustwarze zu kauen, und bewegen sich die Wangen, sollten Sie es abnehmen, um Ihre Brustwarzen nicht unnötig zu beanspruchen. Weint das Kind dann und möchte weitersaugen, ohne zu trinken, können Sie ihm einen Schnuller anbieten oder es am Finger saugen lassen. Ein Baby, das ausreichend Milch erhält, ist zufrieden und schläft zwischen den Stillzeiten, so daß sich Ihre Brustwarzen erholen können. Wird es zu früh abgenommen, wacht es bald wieder auf und verlangt nach Nahrung. Wenn dies häufig geschieht, saugt es fester, um sich möglichst viel Nahrung zu sichern, bevor es abgenommen wird. Dies kann eine Ursache für wunde Brustwarzen sein.

Eine Salbe aus Buttermilch, Honig oder Beinwell hält die Haut geschmeidig und verhindert, daß die Brustwarzen wund werden. Man kann die Brustwarzen schon vor der Geburt mit diesen Cremes massieren, um sie auf häufige Berührungen vorzubereiten. Auch Ringelblumen- oder Sternmierensalbe, dickflüssiger Honig, Mandel- oder Weizenkeimöl sowie Rosenwasser empfehlen sich zur Vermeidung und Behandlung wunder Brustwarzen. Sehr wirkungsvoll ist 1 Tropfen Rosenöl auf 2 Teelöffel Mandelöl. Wenden Sie das Heilmittel Ihrer Wahl möglichst häufig an – vor allem nach dem Stillen.

Sind die Brustwarzen so wund, daß das Stillen schwierig wird, muß die überschüssige Milch abgepumpt werden, da ein Milchstau in den Brüsten weitere Probleme schafft.

BRUSTPFLEGE

Die Brüste sollten nicht öfter als einmal am Tag mit Seife gewaschen werden, da Wasser den Brustwarzen die natürlichen Öle entzieht und die Haut noch empfindlicher macht. Lassen Sie die Brustwarzen nach dem Stillen trocknen. Es schützt die Brustwarze, wenn Sie etwas Milch ausdrücken, auf der Brustwarze verreiben und eintrocknen lassen. Halten Sie die Brustwarzen zwischen den Stillzeiten trocken, und verwenden Sie Einlagen, die Sie bei Bedarf wechseln. Lassen Sie, vor allem nach dem Füttern, Luft an die Brüste. Nachts sollten Sie möglichst keinen BH und keine Einlagen tragen, um eine Luftzirkulation um die Brust zu ermöglichen. Beginnen Sie bei jedem Stillen mit einer anderen Brust, und wechseln Sie häufig die Stellung, damit der Druck nicht immer auf der gleichen Stelle an der Brustwarze lastet.

Milchstau in der Brust

Brüste, in denen sich die Milch staut, sind heiß, geschwollen, hart und schmerzhaft. Da die Brustwarze außerdem flach wird, ist es für das Baby schwierig, richtig zu saugen. Dies führt zu weiterem Stau und Beschwerden; das Kind leidet unter Hunger, ist unzufrieden und müde.

Staut sich die Milch in der Brust, sollten Sie die überschüssige Flüssigkeit mit den Fingerspitzen von der Brustwarze wegdrücken, so daß die Brustwarze sich aufrichtet und das Baby Halt findet. Wenn Sie das Kind von Anfang an häufig und nach Bedarf stillen, hält sich der anfängliche Milchstau, der während der ersten paar Tage auftritt, meist in Grenzen und vergeht rasch. Ist dies nicht der Fall, können Sie nach dem Stillen eiskalte Umschläge auflegen, um die Blutgefäße zu verengen und die Schwellung zu verringern. Schwingen Sie die Arme kräftig, oder waschen Sie die Brust vor dem Stillen mit warmem Wasser, um den Milchfluß in Gang zu bringen.

Um Milchstau und Schmerzen in der Brust zu lindern, sollten Sie mehrmals täglich einen Tee aus den folgenden Kräutern trinken:

Frauenmantel	Kletten-Labkraut
Ringelblume	

Ein Absud aus Löwenzahnwurzel tut ebenfalls gut.

Stellen Sie aus einem Kermesbeerenabsud oder einem Kletten-Labkraut-Aufguß eine heiße Kompresse her, und legen Sie diese häufig auf die Brust. Sie können auch frische Rhabarber- oder Kohlblätter etwa 3 Stunden lang in den BH stecken; dieses Mittel ist sehr wirkungsvoll und lindert Stau und Schwellung rasch.

Auch die ätherischen Öle von Fenchel, Rose, Lavendel und Rosenpelargonie können Verwendung finden. Geben Sie einige Tropfen Öl in eine Schale mit heißem Wasser, tränken Sie ein Tuch mit der Lösung, und legen Sie es mehrmals auf die Brust. Einige Tropfen Rosen- oder Pfefferminzöl in Ringelblumentinktur ergeben zusammen mit einer wäßrigen Creme eine gute Salbe für die Brust.

Entzündete Brüste und Brustdrüsenentzündung (Mastitis)

Es ist sehr wichtig, wunde Brustwarzen zu verhindern oder zu behandeln, damit Schwierigkeiten beim Stillen nicht zu Milchstau führen. Versuchen Sie, jede Schwellung der Brust so schnell wie möglich zu lindern, damit sich die Brust nicht auf Grund eines verstopften Milchkanals entzündet und die Schmerzen und Schwellung noch weiter verstärkt. Wärmegefühl und Rötung der Haut an der Brust weisen auf einen verstopften Milchkanal hin, der zu einer Infektion (Mastitis) führen kann. Dies zeigt sich in einem starken Anstieg der Temperatur, grippeähnlichen Symptomen, Empfindlichkeit – meist im äußeren Teil der Brust – sowie in Wärmegefühl auf der Haut. Stillen Sie, so oft Sie können, um den Milchstau zu lindern. Drücken Sie die Milch, die nach dem Stillen noch verbleibt, heraus.

Um das Fieber zu senken und die Infektion auszuschwemmen, sollten Sie möglichst viel trinken. Am besten sind Tees aus Ringelblume, Schafgarbe und Holunderblüte, gemischt mit Kletten-Labkraut.

Bei heißen, geröteten und entzündeten Brüsten empfiehlt sich ein Tee aus Löwenzahnwurzel. Auch Gelbwurz, Ingwer, Sonnenhut und Wanzenkraut können zu gleichen Teilen als Tee oder Tinktur 3- bis 6mal täglich genommen werden.

Es gibt auch wirkungsvolle äußerliche Behandlungsmöglichkeiten. Zerstoßen Sie Blätter von Frauenmantel und Duftveilchen, und mischen Sie diese mit etwas heißem Wasser und Honig. Streichen Sie die Masse auf ein Stück Gaze und legen es als Umschlag auf die entzündete Brust. Warme gekochte Kleie, Leinsamen und Rotulme ergeben ebenfalls einen heilsamen Umschlag. Reiben Sie Leinsamenöl, mit einigen Tropfen Rosen- oder Rosenpelargonienöl vermischt, in die Brust ein, oder verwenden Sie destillierte Zaubernuß, Buttermilch, Johanniskraut, Kermesbeere, Beinwell oder Himbeere.

Auch Hand- und Fußbäder bringen Linderung. Ein Fußbad mit Kamille oder Eukalyptus alle 2 Stunden senkt das Fieber; Knoblauch, Thymian, Sonnenhut und Lavendel bekämpfen die Infektion; Kermesbeere, Kletten-Labkraut, Ringelblume und Löwenzahnwurzel, als starker Tee oder verdünnte Tinktur verabreicht, verringern Milchstau und Entzündung.

Abstillen

Das Abstillen sollte möglichst langsam erfolgen. Auf diese Weise vermeiden Sie Beschwerden durch Milchstau und übermäßige Milchproduktion. Auch nach dem Abstillen kann es eine Weile dauern, bis die Milchdrüsen ihre Arbeit einstellen.

Sollten die Umstände ein plötzliches Abstillen erfordern, helfen Roter Salbei, Ruprechtskraut und Immergrün, den Milchfluß zu verringern. Während des Stillens sollten diese Kräuter freilich gemieden werden.

Sie können den Speisen Gartenminze, Sauerampfer und Salbei zusetzen. Auch ein Glas Möhrensaft am Morgen soll den Milchfluß dämmen.

Geißraute

Galega officinalis

VERWENDETE TEILE: Sproßteile.

ENTHÄLT: Saponine, Flavonglykoside, Bitterstoffe, Gerbsäure, Alkaloide.

WIRKUNG: Milchtreibend, harntreibend, schweißtreibend, blutzuckersenkend.

Geißraute ist ein hervorragendes milchtreibendes Mittel, das die Milchproduktion bei stillenden Müttern um bis zu 50 Prozent steigern kann. Die Pflanze soll auch die Entwicklung der Brustdrüsen anregen.

Ein heißer Aufguß aus Geißraute wirkt schweißtreibend und fiebersenkend. Aus diesem Grund galt die Pflanze auch als Heilmittel gegen die Pest.

Geißraute ist bekannt für ihre Wirkung auf die Bauchspeicheldrüse, sie senkt den Blutzucker, eine Eigenschaft, die Diabetikern zugute kommt.

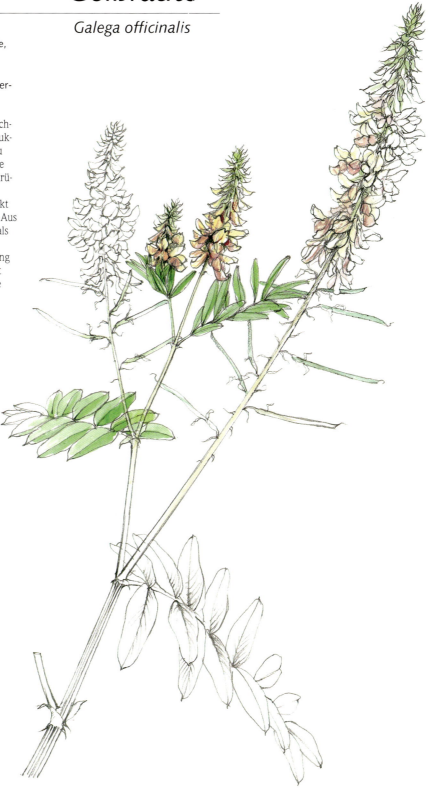

Kräuter für die Säuglingspflege

Kräuteröle eignen sich zur Massage von Füßchen, Bauch und Rücken. Zwischen den Mahlzeiten kann man dem Säugling einen schwachen Kräuteraufguß geben, den man aus ¼ Teelöffel Kräutern auf 1 Tasse kochendes Wasser zubereitet. Auch Fieber oder Koliken kann man auf diese Weise behandeln, ebenso mit Hand- und Fußbädern oder Kräuterkompressen. Ätherische Öle gibt man in Zerstäuber, ins Badewasser, auf Heizkörper oder Glühbirnen, so daß das Baby sie inhalieren kann. Wenn Sie selbst Kräuter einnehmen, gehen einige Bestandteile über die Milch auf das Baby über.

Zum Baden des Babys bereitet man einen Aufguß aus Rosmarin, Thymian, Zitronenmelisse, Kamille, Lavendel oder Lindenblüte, den man mit handwarmem Wasser mischt. Augen, Gesicht und Windelbereich wäscht man mit einem antiseptischen Aufguß aus Lavendel, Thymian oder Ringelblume anstelle von Seife. Wenn das Baby zu krabbeln beginnt, kann man schmutzige Stellen mit grobem Hafermehl in einem Baumwolltuch reinigen oder dem Bad ätherische Öle oder Kräuteröle von Rosmarin, Kamille, Thymian oder Lavendel zusetzen. Wunde oder trockene Hautstellen behandelt man mit einigen Tropfen Kamillen- oder Ringelblumenöl, mit Mandelöl vermischt und mit Rosenwasser verdünnt.

Reinigung der Nabelschnur

Die Nabelschnur, die das Baby mit der Plazenta verbindet, wird nach der Geburt durchgetrennt. Während der folgenden zehn Tage schrumpft die Nabelschnur und fällt schließlich ab. Bis dies geschieht, sollte sie täglich gesäubert werden, da sie durch Urin verunreinigt sein kann. Hierzu eignen sich antiseptische Kräuter und Öle, vor allem das verdünnte Öl von Nelke oder destillierter Zaubernuß, sowie Rosmarintee.

Bei Rötung und Entzündung helfen Beinwelltee sowie Aufguß oder Tinktur von Ringelblume. Mit der Lösung tränkt man einen Wattebausch. Auch eine verdünnte Tinktur von Myrrhe, Thymian oder Sonnenhut kann verwendet oder dem Badewasser zugesetzt werden.

Windelausschlag

Um Windelausschlag zu vermeiden, sollte der Po des Babys regelmäßig mit einem verdünnten Aufguß aus Lavendel, Thymian, Kamille oder Ringelblume oder mit Rosenwasser gereinigt werden. Trocknen Sie das Baby gut ab, und lassen Sie es eine Weile ohne Windel in einem warmen Raum oder bei Sonnenschein im Freien liegen. Vermeiden Sie, daß die empfindliche Haut des Babys zu lange in einer feuchten, scheuernden Windel steckt, die keine Luft an die Haut läßt.

Behandeln Sie die Haut des Babys, bevor Sie wieder eine Windel anlegen, mit:

Kamille	Beinwell
Ringelblume	Sternmiere

Aus Aufgüssen, vermischt mit wäßriger Creme, aus frischen sowie getrockneten Kräutern lassen sich Salben herstellen. Diese Kräuter haben eine heilende und beruhigende Wirkung. Sie schützen die Haut gegen die ätzende Wirkung von Urin und Stuhl.

Auch Kräuteröle aus Beinwell oder Johanniskraut können eingesetzt werden. Die ätherischen Öle von Lavendel oder Kamille, vermischt mit Mandelöl, sind ebenfalls zu empfehlen. Talkumpuder sollten Sie meiden, da er die Feuchtigkeit bindet und das Bakterienwachstum fördert. Dies kann Windelausschlag auslösen oder verstärken.

Behandlung von Windelausschlag

Bei den ersten Anzeichen von Ausschlag auf dem Po des Babys sollten Sie geeignete Maßnahmen ergreifen, um eine weitere Infektion zu verhindern. Wechseln Sie die Windeln regelmäßig. Bei jedem Wechsel wäscht man den Po mit einem Kräuteraufguß aus Thymian, Kamille, Lavendel oder mit destillierter Zaubernuß. Lassen Sie die Lösung antrocknen, bevor Sie schützende und heilende Ringelblumen-, Kamillen- oder Beinwellcreme einreiben. Bei Verdacht auf Infektion empfehlen sich antiseptische Kräuter wie Ringelblume oder Kamille.

Wenn Ihr Baby weiße Flecken auf der Innenseite der Wangen oder auf der Zunge hat, ist dies ein Hinweis auf Mundfäule oder Mundschwamm (Soor). Diese Infektion kann sich über den Verdauungstrakt bis in den Anus ausbreiten und Windelausschlag verursachen. (Hinweise zur Behandlung von Soor finden Sie auf Seite 226.) Man gibt 2- bis 3mal täglich einige Tropfen Ringelblumentinktur und Thymian- oder Oreganoöl (1 Tropfen auf 20 ml Tinktur) in den Mund oder verteilt etwas Naturjoghurt mit lebenden Kulturen um den Mund. Den Po behandelt man mit Joghurt, Ringelblumencreme und Gelbwurzpulver, nachdem man ihn mit verdünntem Apfelessig, Rosmarin- oder Thymianaufguß gereinigt hat.

Die Kombination von Eiklar und Sauerstoff ist ein wirkungsvolles Hausmittel bei Windelausschlag. Dazu wird die betroffene Stelle mehrmals mit Eiklar behandelt und zwischen jeder Anwendung mit einem Fön getrocknet.

Auf diese Weise entsteht eine dicke Albuminschicht, die die Haut schützt und schnelle Heilung bringt.
Manchmal kann Windelausschlag schlimme Formen annehmen. Es entstehen weiße Flecken und erhabene Rötungen, die sich zu offenen Stellen oder flachen Geschwüren auswachsen können. Für das Baby werden Wasserlassen und Stuhlgang dann sehr unangenehm. Als Trost sollten Sie ihm zwischen den Stillzeiten Kamillentee geben und beruhigende und heilende Beinwell- oder Wegerichsalbe, abwechselnd mit antiseptischer Ringelblumen- oder Kamillencreme, auftragen. Man kann den Po mit einem Aufguß von Ringelblume, Lavendel, Rosmarin oder Holunderblüten oder mit der verdünnten Tinktur von Myrrhe oder Ringelblume waschen.

Kopfekzem

Dieses zeigt sich in einer dicken gelbbraunen Kruste auf dem Kopf des Babys, es wird durch eine Überfunktion der Drüsen, die den öligen Hauttalg absondern, verursacht und kann bis zum Alter von drei Jahren andauern. Da dieser Zustand nicht auf mangelnde Sauberkeit oder Hygiene zurückzuführen ist, sollten Sie das Haar des Kindes nicht übermäßig häufig waschen, denn dies regt die Talgproduktion an und verschlimmert das Problem noch. Am besten lassen Sie die Kopfhaut in Ruhe, bis sich die Tätigkeit der Talgdrüsen eingependelt hat. Zur Entfernung der Kruste reibt man die Kopfhaut regelmäßig mit einer Mischung aus Olivenöl und einigen Tropfen des ätherischen Öls von Lavendel, Rosmarin oder Zitrone ein. Die lose Kruste wäscht man am folgenden Tag mit Shampoo ab. Nach dem Waschen spült man die Haare mit einem Aufguß aus Mädesüß oder Klette oder mit gewöhnlichem Tee. Noch verbliebene lockere Schuppen entfernt man mit einer Bürste oder sauberen Fingernägeln. Feste Krustenteile dürfen keinesfalls abgekratzt werden, da dies zu Blutung, Entzündung oder Infektion der Kopfhaut führen kann.

Kolik

Bei einer Kolik handelt es sich um krampfartige Bauchschmerzen, die zeitweilig auftreten und von Darmspasmen verursacht werden. Einige Babys leiden unter der »Dreimonatskolik«, das Weinen und die Beschwerden treten größtenteils während der ersten zwölf Lebenswochen auf. Weint das Baby eher abends, spricht man von einer »Abendkolik«.
Es ist schwer zu ergründen, ob das Baby unter einer Kolik leidet. Doch wenn alle anderen Mittel versagen (Füttern, Windelwechsel, Kuscheln, Auf- und Abgehen) und das Baby immer noch schreit oder wenn es so heftig schreit, daß sein Gesicht rot anläuft und beide Beinchen angezogen sind, kann es unter einer Kolik leiden. Koliken treten meist nach dem Füttern oder abends auf, wenn das Baby müde ist und die Verdauung nicht richtig arbeitet. Diese Beschwerden sind für Mütter besonders belastend, da sie doch alles versucht haben und dennoch das Leiden des Babys nicht lindern können.
Koliken sind oft mit Spannungen im Verdauungstrakt verbunden, da die Verdauung des Babys eng mit seinem allgemeinen Wohlbefinden und seiner Geborgenheit zusammenhängt. Diese Gefühle sind wiederum eng mit der Mutter und ihrem Zustand verbunden. Je ängstlicher und angespannter die Mutter, desto mehr schreit das Baby. Wenn Sie merken, daß Sie sich aufregen, sollten Sie das Kind für eine Weile jemand anderem überlassen und versuchen, sich zu entspannen.
Die Kolik eines Babys kann auch ernährungsbedingt sein. Stellen Sie sicher, daß Ihr Baby richtig angelegt ist und beim Stillen nicht übermäßig viel Luft schluckt. Dies kann passieren, wenn die Milch zu Beginn des Stillens zu schnell austritt. Pressen Sie zuerst etwas Milch mit der Hand ab. Wenn Sie dem Kind die Flasche geben, könnte die Öffnung im Schnuller die falsche Größe haben. Manche Säuglinge, die unter Koliken leiden, reagieren auf Bestandteile von Kuhmilch in der Baby- oder Muttermilch. Dies kommt vor allem in Familien mit Allergikern vor, die unter Ekzem, Asthma oder Heuschnupfen leiden. Auch andere Nährstoffe, die in die Muttermilch gelangen, können Reaktionen auslösen. Dazu gehören Weizen, Mais und Zitrusfrüchte, vor allem, wenn die Mutter diese Nahrungsmittel in großer Menge verzehrt.

Nahrungsmittel, deren Bestandteile in die Muttermilch gelangen und Koliken sowie andere Verdauungsstörungen bei Babys auslösen können:

Kaffee	Grüne Paprikaschoten
Bohnen	Gurken
Schokolade	Eier
Alkohol	Zwiebeln, Lauch, Knoblauch
Auberginen	Linsen
Zucchini	Tomaten
Zucker	

Früchte in übermäßiger Menge
Kohlgewächse: Kohl, Blumenkohl, Rosenkohl
Currygerichte oder stark gewürzte Speisen

Wenn Sie diese Nahrungsmittel in großen Mengen verzehren, sollten Sie jeweils eine Woche lang auf eines von ihnen verzichten und mögliche Änderungen aufmerksam beobachten. Nach einer Woche nehmen Sie das Nahrungsmittel wieder zu sich und registrieren jegliche Reaktion. Auf diese Weise werden Sie erkennen, ob eines dieser Lebensmittel die Kolik auslöst. Sobald Sie dem Kind feste Nahrung füttern können, beginnen Sie mit den Speisen, die Ihnen am wenigsten verdächtig scheinen, und verabreichen diese auch nur in kleinen Mengen. Achten Sie während der Stillzeit auf Ihre Ernährung. Wenn Sie auf Grund von Koliken des Babys auf bestimmte Nahrungsmittel verzichten, müssen diese durch Speisen mit dem gleichen Nährwert ersetzt werden.

BEHANDLUNG VON KOLIKEN

Stellen Sie sicher, daß Sie richtig stillen. Lesen Sie die Ratschläge unter der Überschrift »Wunde, aufgesprungene Brustwarzen« auf Seite 171.

Vor dem Stillen bekommt das Baby einen Kräutertee, um den Verdauungstrakt zu entspannen und die Verdauung zu erleichtern. Folgende Kräuter stehen zur Wahl:

Fenchel	Dill
Kamille	Katzenminze
Zimt	Zitronenmelisse
Engelwurz	

Geben Sie 1/4 bis 1/2 Teelöffel Kräuter auf 100 ml kochendes Wasser und verabreichen dem Baby 30 ml des Tees. Fühlt sich das Kind nach dem Stillen erneut unbehaglich oder ist unleidlich, kann man ihm den Tee nochmals geben. Rotulmenpulver, in etwas warmes Wasser eingerührt, hat oft eine beruhigende Wirkung. Dem Badewasser sowie Hand- und Fußbädern kann ein stärkerer Aufguß dieser Kräuter zugesetzt werden. Sie können auch selbst stärkere Kräutertees trinken, da die ätherischen Öle über die Muttermilch ins Kind gelangen.

Wenn Sie ängstlich sind oder das Baby angespannt scheint, können Sie dem Tee oder dem Badewasser des Babys folgende beruhigende Kräuter zusetzen:

Katzenminze	Kamille
Hopfen	Lindenblüte
Zitronenmelisse	

Für Sie selbst eignen sich:

Helmkraut	Passionsblume
Zitronenmelisse	Eisenkraut
Wilder Hafer	Kamille

Auch ätherische Öle sind empfehlenswert. Rosenpelargonie, Lavendel, Kamille, Rosmarin, Ingwer oder Fenchel können verdünnt (2 Tropfen auf 5 ml Basisöl) ins Badewasser gegeben, für eine Massage verwendet oder als Kompresse auf den Bauch gelegt werden. Ein warmes Bad mit einem Kräuteraufguß oder ätherischen Ölen beruhigt das Baby vor dem Stillen und erleichtert auf diese Weise das Füttern.

Wenn diese Heilmittel nicht helfen und das Kind immer noch häufig und heftig schreit, sollten Sie einen Arzt aufsuchen.

Erbrechen

Zunächst müssen Sie feststellen, um welche Art von Erbrechen es sich handelt. Wenn das Baby etwas Milch aufstößt, dann ist das ganz normal und harmlos. Ist das Baby jünger als zehn Wochen und erbricht während oder unmittelbar nach dem Füttern heftig, könnte dies schwerwiegendere Gründe haben. In solchen Fällen sollte ein Arzt aufgesucht werden. Wenn das Kind sehr leidet, starke Schmerzen hat oder der Stuhl Blut und Schleim enthält, sollten Sie umgehend einen Arzt zu Rate ziehen, da unter Umständen ein Darmverschluß vorliegt. Zwischen diesen beiden Extremfällen liegen verschiedene Arten von Erbrechen, die zu Hause behandelt werden können. Wenn das Baby schon feste Nahrung bekommt und während oder nach dem Essen erbricht, verträgt es die Speisen unter Umständen nicht, leidet unter einer Nahrungsmittelallergie oder kann die grobe Nahrung nicht verdauen.

Läuft die Nase des Babys oder ist sie verstopft, schluckt es möglicherweise Schleim, der oft nach dem Husten wieder erbrochen wird.

Erbrechen kann ein Symptom für eine Infektion oder einen leichten Magen-Darm-Katarrh sein. Dann leidet das Baby auch unter Appetitlosigkeit und Hitzewallungen, es ist gereizt, und sein Stuhl ist oft wäßrig.

BEHANDLUNG VON ERBRECHEN

Geben Sie dem Baby häufig Wasser, verdünnten Saft oder Kräutertees mit Honig, um den Flüssigkeitsverlust auszugleichen. Abreiben mit einem in lauwarmem Wasser getränkten Schwamm und geeignete Kräuter wie Holunderblüten senken das Fieber (siehe Fieber, Seite 181).

Wenn das Baby nicht gestillt werden will, sollten Sie die Milch abpumpen, damit der Milchfluß nicht abnimmt oder die Brüste schmerzhaft anschwellen.

Verabreichen Sie schwache, mit Honig gesüßte Kräutertees, um den Magen zu beruhigen. Geeignete Kräuter sind:

Kamille	Mädesüß
Katzenminze	Fenchel
Ingwer	Lavendel
Dill	Zimt
Zitronenmelisse	

Beinwell

Symphytum officinale

AUCH BEKANNT ALS: Milchwurz, Wundschad, Bienenkraut.

VERWENDETE TEILE: Wurzeln – nur zu innerer Anwendung; Blätter – innere und äußere Anwendung.

ENTHÄLT: Schleim, Allantoin, Gerbsäuren, ätherisches Öl, Pyrrolizidin-Alkaloide, Gummi, Karotin, Glykoside, Zucker, Beta-Sitosterin, Steroidsaponine, Triterpenoide, Vitamin B$_{12}$, Protein, Zink.

WIRKUNG: Beruhigend, fördert Zellwachstum, wundheilend, adstringierend, schleimlösend, stärkend, entzündungshemmend.

Beinwell ist ein wichtiges Medikament für die Erste Hilfe. Nach dem Auftragen auf die Haut dringt das Allantoin schnell in das tieferliegende Gewebe ein und beschleunigt die Wundheilung bei einem Knochenbruch. Wenn man frischen Beinwell auf Wunden oder Geschwüre aufträgt, dringt der Schleim aus Wurzeln oder Blättern in die verletzte Haut ein, trocknet ein, verdickt und kontrahiert sich. Auf diese Weise werden die Wundränder zusammengezogen und Infektionen verhindert. Ist die Wunde nicht sehr tief, heilt die Haut ohne nennenswerte Narbenbildung. Umschlag oder Salbe können für Prellungen, Verstauchungen, Zerrungen, Gicht, Arthritis, blutende Hämorrhoiden, Krampfadern, Venenentzündung, Geschwüre, Schwellungen und Verbrennungen eingesetzt werden. Ein Absud aus der Wurzel oder ein Aufguß aus den Blättern ergibt eine gute Augenspülung bei schmerzenden, entzündeten Augen oder eine Waschlösung bei Hautleiden wie Psoriasis, Ekzem, Akne und Furunkel.

Die Blätter haben heilende Eigenschaften und eine besondere Affinität zu Atemwegen, Verdauungstrakt und Harnwegen. Beinwell wird bei Halsschmerzen und Kehlkopfentzündung sowie als beruhigendes und schleimlösendes Mittel bei trockenem Husten, Brustfellentzündung und Bronchitis verabreicht. Im Magen-Darm-Trakt beruhigt und heilt Beinwell Magenschleimhautentzündung, Magen- und Zwölffingerdarmgeschwüre und lindert Reizungen, die zu Durchfall, Ruhr und geschwüriger Dickdarmentzündung führen. In den Harnwegen löst Beinwell Krämpfe; er beruhigt bei Entzündung der Harnblase und beseitigt Reizung und Infektion. Die Pflanze eignet sich auch zur Behandlung von Gicht und Arthritis und hilft bei schmerzhaften Entzündungen wie Sehnenscheidenentzündung, Zerrungen und Knochenbrüchen.

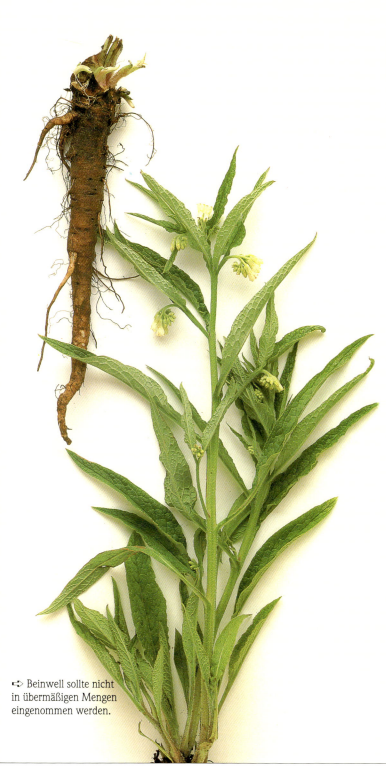

▷ Beinwell sollte nicht in übermäßigen Mengen eingenommen werden.

Bei Symptomen für eine Infektion empfehlen sich:

Lindenblüte	Lavendel
Holunderblüte	Thymian
Rosmarin	Zitronenmelisse
Sonnenhut	

Wird das Erbrechen von Durchfall begleitet, helfen Holunderblüten oder Mädesüß. Getränke oder Breis aus Rotulmenpulver, einer Prise Zimt- oder Ingwerpulver, vermischt mit warmem Wasser oder abgepumpter Milch, beruhigen bei Magenreizungen.

Bauch oder Füßchen können mit den ätherischen Ölen folgender Pflanzen massiert werden:

Zitronenmelisse	Kamille
Lavendel	Rosenpelargonie

Man kann auch Kompressen mit diesen Ölen oder Kräuteraufgüssen auf den Bauch legen. Dem Badewasser des Babys setzt man einen stärkeren Aufguß oder verdünnte ätherische Öle zu.
Bekommt das Baby schon feste Nahrung, geben Sie ihm nichts zu essen, sondern nur viel Flüssigkeit, bis sich der Magen wieder beruhigt hat.

Durchfall

Babys haben oft einen weichen Stuhl. Bei einem gesunden Baby, das an Gewicht zunimmt, ist dies kein Grund zur Sorge. Beim Zahnen wird der Stuhl oft noch flüssiger. Durchfall kann von einer Nahrungsmittelunverträglichkeit herrühren. Selbst bei ausschließlicher Muttermilchernährung kann das Baby auf Nährstoffe in der Muttermilch reagieren. Flaschenkinder reagieren bisweilen auf die verabreichte Babymilch. Bei fester Nahrung ist eine Nahrungsmittelallergie leichter zu erkennen. Tritt der Durchfall auf, nachdem ein neues Nahrungsmittel gefüttert wurde, sollten Sie dieses Nahrungsmittel absetzen und beobachten, ob der Durchfall verschwindet.
Übermäßiger Genuß von Obst kann Durchfall auslösen. Dies gilt auch für Trockenfrüchte und Fruchtsäfte.
Wenn Ihr Baby unwohl scheint, reizbar und erhitzt ist, erbricht oder häufig wäßrigen Stuhl hat, kann eine Magen-Darm-Entzündung vorliegen. Dies ist bei Flaschenkindern häufiger, da Kuhmilch das Wachstum von Fäulnisbakterien im Darm anregt und das Baby – im Gegensatz zu Muttermilch – nicht vor Infektionen schützt. Verabreichen Sie ihm viel Flüssigkeit in Form von Wasser oder Kräutertees, um den Flüssigkeitsverlust auszugleichen und eine Dehydratation zu verhindern. Geben Sie ihm keine feste Nahrung, bis der Darm sich erholt hat. Beginnen Sie dann mit etwas Reisbrei mit einer Prise Zimt oder mit weichem braunem Reis und Joghurt, oder geben Sie ihm Joghurt mit etwas Honig und Banane.
Wenn Sie dem Baby Wasser geben, sollten Sie etwas frische Zitrone zusetzen, um den Darm zu beruhigen.

Während des Tages sind Kräutertees aus einem oder gemischten Kräutern hilfreich:

Himbeere	Fenchel
Zitronenmelisse	Gemeiner Wegerich
Kamille	Zimt (eine Prise)
Mädesüß	Ingwer

Nach dem Abstillen eignet sich das folgende Getränk:

½ Tasse Joghurt mit lebenden Kulturen
½ Tasse abgekochtes Wasser
1 Teelöffel frisch geriebener Ingwer
1 Prise Muskat

Ein Getränk aus Rotulmenpulver mit einer Prise Ingwer oder Zimtpulver, eingerührt in etwas warmes Wasser, beruhigt den Darm.
Ängste und Anspannung bei der Mutter können sich auf das Kind übertragen und dessen Darm reizen. Sie sollten beim Füttern ruhig bleiben und sich und Ihr Kind mit entspannenden Kräutern wie Lavendel, Kamille, Lindenblüte, Katzenminze oder Zitronenmelisse behandeln.
Wenn das Kind mehr als 24 Stunden unter akutem, häufigem Durchfall leidet, kann ein schwerwiegenderes Problem vorliegen, das ärztliche Behandlung erfordert.

Verstopfung

Verstopfung tritt eher bei Flaschenkindern auf, da ihr Darm mehr Fäulnisbakterien enthält. Leidet ein Brustkind unter Verstopfung, mag dies daran liegen, daß bestimmte Nahrungsmittel den Darm des Babys reizen und die Verdauung beeinträchtigen. Am häufigsten ist dies bei weizenhaltigen Nahrungsmitteln und Milch der Fall. Sie sollten verdächtige Speisen ein oder zwei Wochen meiden und prüfen, ob sich eine Besserung einstellt.

Bei Kindern, die feste Nahrung zu sich nehmen, kann Verstopfung ausgelöst werden durch:

- Unzureichende Flüssigkeitszufuhr
- Ballaststoffarme Ernährung mit übermäßig viel raffinierten Nahrungsmitteln und Zucker
- Übermaß an tierischem Eiweiß: Fleisch, Milchprodukte
- Spannung oder Krämpfe im Darm
- Vitamin- und mineralstoffarme Ernährung; vor allem Mangel an Vitamin C und Magnesium
- Anämie

Kermesbeere

Phytolacca decandra
Phytolacca americana

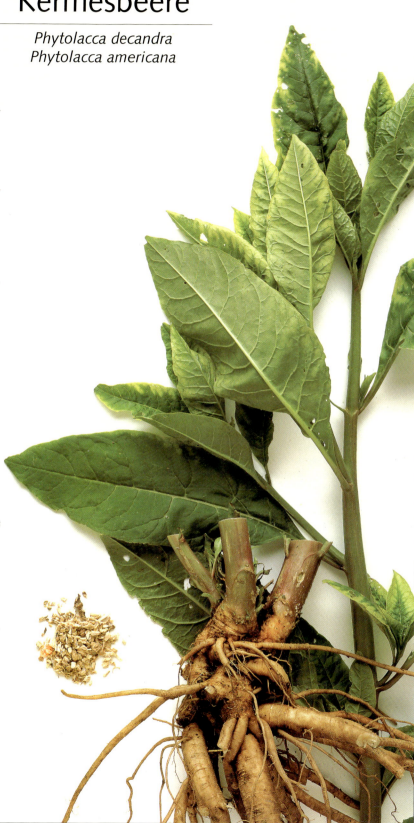

AUCH BEKANNT ALS: Amerikanischer Nachtschatten.

VERWENDETE TEILE: Getrocknete Wurzel.

ENTHÄLT: Triterpensaponine, Harze, Alkaloid (Phytolaccin), Ameisen- und Oleanolsäuren, Gerbsäuren, Aminosäuren.

WIRKUNG: Abführend, entzündungshemmend, entstauend, umstimmend, brechreizauslösend.

Die Kermesbeere ist ein äußerst wirksames Heilmittel, bei dem ein Viertel einer normalen Dosis ausreicht. Die Pflanze eignet sich zur Behandlung von Lymphleiden; sie lindert Lymphstau und läßt Lymphknoten sowie schmerzhaft vergrößerte Brüste abschwellen. Sie empfiehlt sich bei Knoten und Zysten in der Brust. Durch die Unterstützung des Lymphkreislaufs und der Drainage hat die Kermesbeere eine reinigende Wirkung, befreit von Giftstoffen, lindert Entzündungen und stärkt die Widerstandskraft des Körpers gegen Infektionen. Sie eignet sich bei Mandel- und Kehlkopfentzündung, Drüsenschwellungen, Drüsenfieber, Mumps, Katarrh, Ohren- sowie Atemwegsinfektionen und empfiehlt sich auch bei Arthritis und Rheuma.
Die Kermesbeere reinigt die Haut bei Entzündungen wie Akne, Furunkel, Psoriasis, Ekzem und Fußpilz. Sie fördert die entgiftende Tätigkeit der Leber und unterstützt Verdauung und Absorption. Aus diesem Grund eignet sich die Pflanze bei Leiden, die mit Leberträgheit zusammenhängen, wie Verstopfung, Kopfschmerzen, Reizbarkeit, Übelkeit, Blähungen und Lethargie. Sie empfiehlt sich auch bei Verdauungsschwäche, Magenschleimhautentzündung, Magengeschwür und Darmträgheit.
Äußerlich angewendet, fördern Absud und verdünnte Tinktur den Heilungsprozeß und lindern Hautentzündung und -infektion – bei Furunkeln, Geschwüren, Abszessen, Psoriasis, Pilzerkrankungen und Spannungsgefühl in den Brüsten. Bei Brustdrüsenentzündung hilft ein Umschlag. Die Gurgellösung empfiehlt sich bei Mandelentzündung und Halsschmerzen.

⇨ Während der Schwangerschaft nicht verwenden. Die Wurzel der Kermesbeere sollte nur getrocknet in kleinen Mengen eingenommen werden, höhere Dosen können Durchfall und Erbrechen auslösen.

Um die Verstopfung zu beseitigen, sollten zwischen den Mahlzeiten Wasser, verdünnte Fruchtsäfte, Wasser aus gekochten Trockenfrüchten oder Kräutertees verabreicht werden.

Bei Spannung oder Krämpfen im Darm helfen:

Kamille	Zimt
Rosmarin	Zitronenmelisse
Ingwer	Lindenblüte
Katzenminze	Lavendel
Fenchel	

Diese Pflanzen beruhigen gereizte Darmschleimhäute:

Gemeiner Wegerich	Boretsch
Rotulmenpulver	Mädesüß

Ein heißes Getränk mit etwas Süßholzwasser oder 1 Teelöffel Melasse hat abführende Wirkung. Auch Honig hat diesen Effekt. Babys, die feste Nahrung bekommen, gibt man pürierte Trockenpflaumen und Aprikosen oder Naturjoghurt mit etwas zerdrückter Banane. Dem Gemüse setzt man Knoblauch und unraffinierte Öle zu, um die Entwicklung einer gesunden Darmflora zu fördern.
Um die Darmtätigkeit anzuregen, reibt man das Bäuchlein des Babys mit dem verdünnten Öl von Zimt, Kamille oder Fenchel ein, wobei die Massagebewegung immer im Uhrzeigersinn verläuft (also in Richtung der Darmbewegung). Auf den Bauch gelegte heiße Kompressen sind ebenfalls hilfreich.

Allergien

Sind in Ihrer Familie Allergien aufgetreten, kann das Baby erblich belastet sein. Gewisse Symptome können auf eine Allergie beim Säugling hinweisen.

Dies sind Hauptsymptome für Allergien:
- Schreien ohne offensichtlichen Grund
- Schwierigkeiten beim Füttern oder Verdauen
- Häufiges Aufstoßen von Milch
- Kolik
- Verstopfung, Erbrechen, zeitweilig auftretender oder häufiger Durchfall
- Ekzem, Nesselsucht, Windelausschlag oder andere Ausschläge
- Häufige Infektionen wie Erkältung, Husten, Ohrenentzündung

Solange Sie stillen, reagiert das Baby vermutlich auf Nahrungsmittel, die Sie zu sich nehmen, wie Milch, Weizen, Eier, Schokolade und Zitrusfrüchte. Flaschenkinder reagieren häufig auf die Babymilch. Versuchen Sie es mit Sojamilch. Bei bereits fester Nahrung können Sie auch Mandel-, Ziegen- oder Schafsmilch verwenden.

BEHANDLUNG VON ALLERGIEN

Durch Stillen können Sie die Immunabwehr des Kindes über die Muttermilch stärken. Lesen Sie die Hinweise auf Seite 169, und ergänzen Sie Ihre Ernährung durch zusätzliche Vitamine und Mineralstoffe sowie essentielle Fettsäuren und Kräuterheilmittel, da diese mit der Milch auf das Baby übergehen.

Sie können selbst Kräutertees trinken oder dem Baby einen verdünnten Absud verabreichen. Die folgenden Kräuter fördern die Verdauung und lindern allergische Reaktionen:

Kamille	Schafgarbe
Wilde Yamswurzel	Fenchel

Solange das Kind nicht unter Durchfall leidet, können Sie die Tees mit etwas Süßholz verfeinern. Ansonsten empfiehlt sich Honig. Rotulmenbrei eignet sich ebenfalls. Verdünnte ätherische Öle lindern die allergische Reaktion. Bei Hautreizung ist Kamille besonders hilfreich.

Geben Sie 2 Tropfen von einem der folgenden Öle auf 5 ml Basisöl, und verwenden Sie die Mischung im Badewasser, als Massageöl oder in einem Zerstäuber im Schlafzimmer:

Kamille	Lavendel
Zitronenmelisse	

Achten Sie darauf, daß Ihr Kind nicht mit Allergenen oder Giftstoffen in Berührung kommt, die die Allergie noch verschlimmern können. Dazu gehören Zigarettenrauch, Pestizide und Chemikalien im Leitungswasser (verwenden Sie gefiltertes Wasser oder Quellwasser). Überprüfen Sie die Wirkung von Medikamenten, die Sie einnehmen. Geben Sie dem Kind möglichst keine Antibiotika, da Candidiasis (siehe Seite 226) allergische Leiden noch beträchtlich verschlimmert. Meiden Sie Nahrungsmittel mit künstlichen Zusatzstoffen, und kaufen Sie möglichst Produkte aus organischem Anbau.

Schlafstörungen

Der Schlafbedarf des Babys schwankt ebenso wie der des Erwachsenen. Das Kind kann einige Stunden ohne Unterbrechung schlafen, bereits mit wenigen Wochen durchschlafen oder aber selbst während der Nacht alle paar Stunden nach Nahrung verlangen. Manche Babys decken ihren Schlafbedarf während des Tages und sind nachts häufig wach. Einige Kinder schlafen schon mit sechs Monaten durch, während andere mehrere Jahre lang nachts aufwachen.
Säuglinge fühlen sich nahe bei der Mutter am wohlsten und sichersten. Wenn Ihr Baby häufig wach ist, sollten

Sie es in einer Schlinge vor dem Bauch tragen. Nachts können Sie das Kind mit ins Bett nehmen, so daß Sie sich kaum bewegen müssen, wenn es nach Nahrung verlangt. Auf diese Weise können Sie häufig auch die Schlafdauer verlängern.

Liegt das Neugeborene in einer Wiege, sollten Sie es eng in ein Tuch oder einen Schal hüllen und die Zudecke fest einstecken. Auf diese Weise fühlt sich das Kind sicherer und schläft häufig länger. Wenn es aufwacht, verlangt es meist nach Nahrung und Fürsorge. Ein älteres Baby will nicht mehr so beengt sein. Es ist länger wach, schaut sich um, will spielen oder unterhalten werden. Tagsüber ist dies in Ordnung, doch nachts sollten solche Aktivitäten nicht gefördert werden.

Säuglinge verbringen die Hälfte der Schlafzeit in einem leichten Schlaf, der als REM-Schlaf bekannt ist. Diese Phase ist von schnellen Augenbewegungen (rapid eye movements – REM) und Träumen geprägt. Aus dem Grund ist es ganz normal, daß Säuglinge und Kleinkinder nachts aufwachen, wenngleich dies für die müden Eltern eine arge Belastung darstellt. Ist das Kind besonders ruhe- oder schlaflos, sollten Sie es mit den Kräuterheilmitteln versuchen, die unter dem Stichwort »Wenn das Baby schreit« auf Seite 183 aufgeführt sind.

Wenn alle Heilmittel und Vorschläge bei Ihrem Baby nicht helfen, kann dies an anderen Faktoren wie Zahnen, Koliken, Infektionen, Juckreiz, übermäßiger Wärme oder Kälte, verstopfter Nase oder wundem Po liegen. Der Säugling kann auch an einer Nahrungsmittelallergie leiden oder hyperaktiv sein.

Zahnen

Säuglinge bekommen meist ab dem fünften oder sechsten Monat Zähne. Häufig verläuft dies völlig problemlos. Manche sabbern beim Zahnen, entwickeln Hautausschläge, werden reizbar, übermäßig anhänglich oder ruhelos, leiden an Appetit- und Schlaflosigkeit. Diese Beschwerden lösen andere Probleme aus wie Fieber, Durchfall, Ausschlag, Katarrh, Erkältung und Infektionskrankheiten. Häufig reiben sie sich auch die Ohren. Solche Symptome sollten immer überprüft werden, da sie auch ganz andere Ursachen haben können.

Wenn Sie vermuten, daß Ihr Baby Zähnchen bekommt, sollten Sie sein Zahnfleisch aufmerksam anschauen. Ist es zum Beispiel gerötet und geschwollen oder zeigt sich sogar eine Blase über einem herauswachsenden Zahn, können Sie dem Kind etwas zum Kauen geben. Hierzu eignen sich Finger, Eibischwurzel, Süßholzstangen oder ein Beißring. Reiben Sie das Zahnfleisch mit etwas Honig oder einer Mischung aus Honig und 1 Tropfen Nelken- oder Kamillenöl ein.

Um Schmerzen und Zahnfleischentzündungen zu lindern, empfiehlt sich ein Aufguß aus einem der folgenden Kräuter, der mehrmals täglich verabreicht wird:

Kamille	Lindenblüte
Lavendel	Zitronenmelisse
Schafgarbe	Katzenminze

Fieber

Bei Babys ist der Mechanismus zur Temperaturregulierung weniger wirkungsvoll als bei Erwachsenen. Säuglinge entwickeln leicht Fieber, das schnell auf und ab schwankt und nachmittags und abends höher ist.

Wenn Ihr Baby keinen Appetit hat, gereizt ist und Fieber hat, weist dies meist auf eine Infektion hin. Fieber zeigt, daß der Körper gegen eine Infektion ankämpft. Dies ist eine gesunde Reaktion, die nur unterdrückt werden sollte, wenn das Fieber sehr hoch ist. Fühlt sich der Säugling heiß an, und liegt seine Temperatur über 38 Grad Celsius, zieht man ihn bis auf Unterhemd und Windel aus und deckt ihn nur mit einem Leintuch zu. Geben Sie ihm viel zu trinken, um Dehydratation zu verhindern. Sie haben die Wahl zwischen Muttermilch, verdünntem Saft, Wasser und Kräutertees.

Die folgenden Tees wirken schweißtreibend und fiebersenkend. Ihre ätherischen Öle haben antiseptische Eigenschaften und helfen, die Infektion zu bekämpfen:

Holunderblüte	Thymian
Schafgarbe	Kamille
Zitronenmelisse	Boretsch
Lindenblüte	Katzenminze

Die gleichen Aufgüsse eignen sich auch, um das Kind mit einem handwarmen Schwamm abzureiben. Verwenden Sie kein kaltes Wasser, da dies die Poren verschließt und den Wärmeverlust über die Haut verringert. Die Kräuter können auch lauwarmem Badewasser zugesetzt werden. Die ätherischen Öle von Kamille, Lavendel, Eukalyptus und Thymian können für Bäder und das Abreiben mit einem Schwamm eingesetzt werden. Man gibt nur wenige Tropfen auf viel Wasser. In Zerstäubern zur Verbesserung der Raumluft leisten sie ebenfalls gute Dienste. Sie können Ihrem Baby auch Kompressen mit diesen Aufgüssen oder ätherischen Ölen auf Kopf, Bauch oder Füßchen legen.

Kommt das Baby nicht zur Ruhe, helfen Lindenblüten- und Kamillentee sowie die ätherischen Öle von Kamille und Lavendel. Sie bringen es häufig zum Schlafen. Wenn das Fieber mehr als 24 Stunden anhält oder von beunruhigenden Symptomen begleitet ist, sollten Sie einen Arzt aufsuchen.

Lavendel
Lavendula officinalis

VERWENDETE TEILE: Blüten.
ENTHÄLT: Ätherisches Öl, Gerbsäuren, Cumarine, Flavonoide, Triterpene.
WIRKUNG: Entspannend, krampflösend, Antidepressivum, Nervenmittel, antiseptisch, entstauend, schleimlösend, schweißtreibend, entgiftend, schmerzstillend, hautrötend.

Lavendel gehört schon seit Jahrtausenden zu den beliebtesten Duftkräutern. Ein Aufguß oder eine Tinktur aus Lavendel oder die Inhalation des ätherischen Öls hat eine wunderbar entspannende Wirkung auf Körper und Geist. Lavendel ist ein gutes Heilmittel bei Angst, Nervosität und körperlichen Symptomen auf Grund von Streß, wie etwa Spannungskopfschmerz, Migräne, Herzklopfen und Schlaflosigkeit. Lavendelöl beruhigt die Gefühle, hebt die Stimmung, lindert Depressionen und schafft Ausgleich bei inneren Disharmonien. Die Pflanze hat auch eine leicht anregende Wirkung und stärkt die Lebenskraft bei Menschen, die unter nervöser Erschöpfung leiden. Die entspannende Wirkung des Lavendels erstreckt sich auch auf den Verdauungstrakt und löst durch Angst und Anspannung verursachte Krämpfe und Koliken, lindert Blähungen, Übelkeit, Verdauungsschwäche und fördert den Appetit. Seine wirkungsvollen antiseptischen ätherischen Öle bekämpfen bakterielle Krankheiten wie Diphterie und Typhus sowie Streptokokken- und Pneumokokkenerkrankungen. Als Tee, Ölinhalation und Mittel zum Einreiben eignet sich Lavendel zur Behandlung von Erkältung, Husten, Asthma, Bronchitis, Lungenentzündung, Grippe, Mandel- und Kehlkopfentzündung. Tee oder Tinktur helfen bei Magen- oder Darminfekten, die mit Erbrechen und Durchfall einhergehen.
Als heißer Tee verabreicht, wirkt Lavendel schweißtreibend und fiebersenkend. Er trägt zur Entgiftung des Körpers bei, da er die Ausscheidung von Giften über die Haut fördert. Auf Grund seiner harntreibenden Wirkung werden auch vermehrt Toxine über den Urin ausgeschieden.
Lavendel empfiehlt sich zur äußerlichen Desinfektion von Schnittverletzungen und Wunden, Prellungen und Geschwüren. Er stimuliert die Gewebeheilung und minimiert die Narbenbildung, wenn das Öl unverdünnt auf Verbrennungen oder verdünnt auf Ekzeme, Akne oder Krampfadern aufgetragen wird.

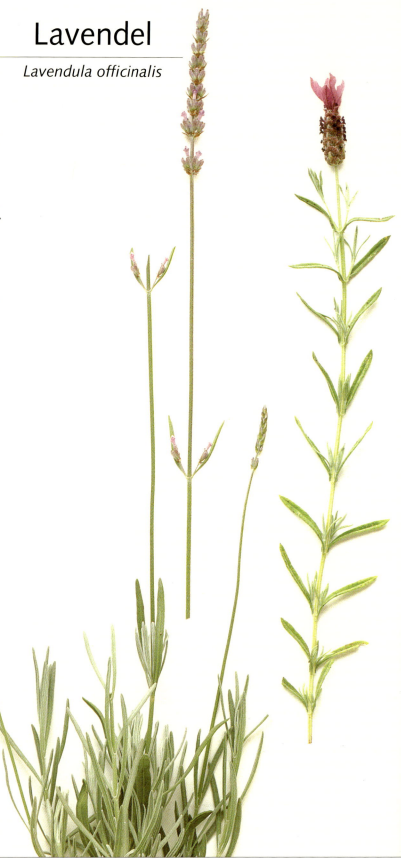

Wenn das Baby schreit

Schreien ist völlig normal. Auf diese Weise zeigt Ihnen das Baby, daß ihm unwohl ist, daß es Hunger hat oder sich langweilt. Kinder, die gestillt werden, schreien öfter aus Hunger als Flaschenkinder, da die Muttermilch schnell absorbiert wird. Abends mag das Kind häufig schreien, weil Ihre Milch zur Neige geht oder es unter einer Abendkolik leidet.
Sie werden bald verstehen, was das Schreien Ihres Kindes bedeutet: Ob es gelangweilt oder hungrig ist; aufgenommen werden will; ob ihm heiß, kalt oder unwohl ist; ob es aus Müdigkeit unsicher oder reizbar ist. Bei Koliken klingt das Weinen leidvoller. Ist das Baby krank, klingt sein Schreien anders als normal und setzt während des Tages immer wieder ein. Da dies ein Hinweis auf Zahnen sein kann, sollten Sie sein Zahnfleisch prüfen und feststellen, ob es stärker sabbert (siehe Seite 181). Das Schreien kann auch eine Infektion anzeigen.
Wenn Sie alle Ursachen für das Schreien des Babys ausreichend beobachtet haben, können Sie beruhigende Kräutertees verabreichen, um für sich und Ihr Kind einen erholsamen Nachtschlaf zu sichern.

Baden Sie das Baby abends in warmem Wasser, dem Sie einen starken Aufguß aus entspannenden Kräutern zusetzen. Dazu eignen sich:

- Lindenblüte
- Zitronenmelisse
- Kamille
- Katzenminze
- Lavendel
- Hopfen

Geben Sie dem Baby vor dem Schlafengehen auf einem Löffel oder in der Flasche verdünnte Tees aus diesen Kräutern. Wiederholen Sie dies, wenn der Säugling aufwacht und nicht schnell wieder einschläft.
Man kann auch dem Badewasser verdünnte ätherische Öle zusetzen. Kamille, Lavendel, Rosenpelargonie, Bitterorange und Rose sind hilfreich. Die Wärme des Badewassers hat bereits eine entspannende Wirkung. Der Kräuterzusatz bringt Ruhe und Schlaf, entspannt Muskeln und Darm und beruhigt bei Unwohlsein auf Grund von Koliken, Fieber oder Hautproblemen. Erwacht das Baby in einem aufgeregten Zustand, empfehlen sich Lavendel und Katzenminze.
Beim Schlafenlegen können Sie Ihrem Baby verdünnte ätherische Öle auf die Hand tupfen und seine Füßchen oder den Bauch massieren oder ihm den Kopf streicheln, bis es einschläft. Man kann auch die Wiege schaukeln und die Öle in einem Zerstäuber neben dem Bett verdampfen lassen.
Die Bach-Blüten-Heilmittel helfen oft bei einem schreienden Baby oder bei Schlafstörungen, vor allem wenn diese auf Unsicherheit, Angst oder Furcht vor dem Alleinsein zurückzuführen sind (siehe Seite 246).
Es ist schwierig, ein schreiendes Baby zu beruhigen, wenn man die Ursache für sein Schreien nicht bestimmen kann. Säuglinge reagieren zuweilen besser auf rhythmische, laute und schnelle Bewegungen wie in einem Auto oder Kinderwagen als auf die gleichmäßige, sanfte Schaukelbewegung der Wiege. Manchmal hört das Kind auf zu schreien, wenn man mit ihm spricht und ihm Gegenstände zeigt, die seine Aufmerksamkeit erregen. Wenn das Baby sich langweilt, ist diese Methode hilfreicher als der Versuch, es zum Schlafen zu bringen.
Es ist nicht leicht, im Dschungel der zahllosen, zum Teil widersprüchlichen Ratschläge den richtigen Weg zu finden. Doch werden Sie vermutlich feststellen, daß Ihr Kind recht zufrieden ist, wenn Sie seine Bedürfnisse erfüllen. Vorher müssen Sie natürlich lernen, seine Wünsche zu deuten. Reagieren Sie auf alle Hilfeschreie des Säuglings, fühlt er sich geborgen, auch wenn er bisweilen noch schreit. Ein Baby ist hilflos und vollkommen von der Mutter abhängig. Ihr Verhalten in dieser bedeutsamen Entwicklungsphase legt den Grundstein für Sicherheit, Wohlbefinden, Selbstwertgefühl und Identität.
Ein schreiendes Baby ist freilich sehr beunruhigend für die Mutter. Ihre Gefühle erstrecken sich von Angst, Panik und reiner Frustration bis zu Erleichterung, wenn das Weinen aufhört. Es ist wichtig, daß Sie sich ab und zu eine Pause gönnen und das Kind eine Weile vom Partner, einem Familienmitglied oder Freunden versorgen lassen. Es hört dann auch oft zu schreien auf, vor allem, wenn es von Ihrer Angst oder Furcht angesteckt wurde. Sind Sie müde, erschöpft, angespannt oder ängstlich, finden Sie auf Seite 163 hilfreiche Ratschläge.
Bach-Blüten haben sich in solchen Zeiten als hilfreich erwiesen (siehe Seite 246).
Es ist ganz normal, daß eine Mutter besorgt oder aufgeregt ist, wenn Ihr Baby schreit. Die Natur hat dieses starke Band zwischen Mutter und Kind geknüpft, um sicherzustellen, daß das Kind versorgt wird, bis es auf eigenen Beinen stehen kann. Ein Signal wie Schreien darf nicht ignoriert werden. Manchmal muß man andere Tätigkeiten oder Pläne aufgeben, um sich ganz seinem Kind zu widmen. Vergessen Sie Ihre Vorstellungen und Wünsche, wie etwas sein sollte, und seien Sie für Ihr Kind da, bis es sich beruhigt hat.
Halten Sie Schreien Ihres Babys für das Anzeichen einer Krankheit, sollten Sie den Arzt aufsuchen.

9 Erwachsenenalter und Wechseljahre

Die mittleren Jahre im Leben einer Frau vereinen Freud und Leid. Die Kinder werden älter und damit unabhängiger, es bleibt mehr Zeit für sich selbst und für erfreuliche Beschäftigungen, ohne dabei immer an das Wohlergehen der Familie denken zu müssen. Die mittleren Lebensjahre sind meist auch durch gravierende Veränderungen zu Hause und am Arbeitsplatz gekennzeichnet. Die Beziehungen innerhalb der Familie verändern sich, und häufig entstehen Konflikte mit den heranwachsenden Kindern, die ihre eigene Identität entwickeln. Die eigenen Eltern werden oft pflegebedürftig und beanspruchen mehr Zeit und Aufmerksamkeit. Schließlich verlassen die Kinder das elterliche Heim oder heiraten. Die Rückkehr an den Arbeitsplatz und die Aufnahme einer neuen Tätigkeit – unter Umständen eine schlechtbezahlte Stelle mit einem niedrigeren Status – kann mit wirtschaftlicher Unsicherheit verbunden sein, mit der sich viele berufstätige Männer und Frauen über vierzig konfrontiert sehen in einer Gesellschaft, in der diese Altersgruppe nicht mehr sehr gefragt ist. Manche Menschen empfinden diese Herausforderungen als anregend; doch häufiger belasten sie und verstärken die Verletzlichkeit, die diese Lebensphase prägt. Neben all diesen Faktoren müssen früher oder später auch die körperlichen Veränderungen der Wechseljahre verkraftet werden.

Hopfen

Humulus lupulus

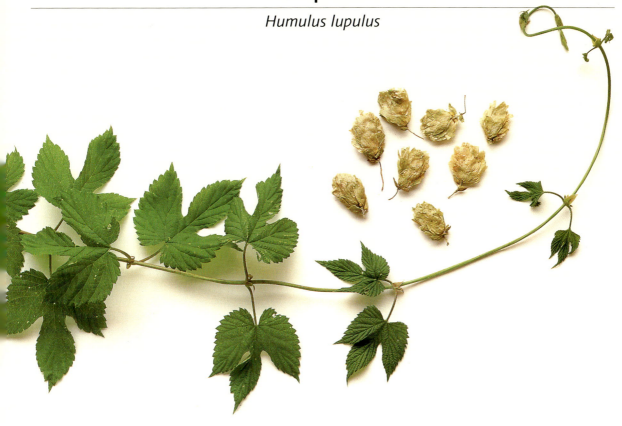

VERWENDETE TEILE: Getrocknete Zapfen der weiblichen Pflanze.

ENTHÄLT: Ätherisches Öl, Bitterharzkomplex, bekannt als Lupulin, Gerbsäuren, östrogenhaltige Substanzen, Asparagin, Trimethylamin, Cholin.

WIRKUNG: Beruhigend, krampflösend, bitteres Tonikum, verdauungsfördernd, antiseptisch, adstringierend, harntreibend, schmerzstillend, Fiebermittel.

Hopfenkissen sind wegen ihrer schlaffördernden Wirkung bekannt. Dies weist auf die sedierende Wirkung der Pflanze hin, die Spannung und Angst lindert, Schmerzen stillt und bei Ruhelosigkeit und Aufregung Beruhigung bringt. Ihre krampflösenden Eigenschaften lockern Muskelverspannungen im ganzen Körper und lindern Krämpfe sowie Koliken im Darm. Aus diesem Grund eignet sich Hopfen zur Behandlung von Reizdarm, Divertikulitis, nervöser Verdauungsschwäche, Magengeschwür, Morbus Crohn, geschwüriger Kolitis (Dickdarmentzündung) und streßbedingten Verdauungsstörungen.

Die Bitterstoffe im Hopfen stimulieren die Verdauung, verbessern die Lebertätigkeit sowie den Fluß von Galle und anderen Verdauungssäften. Die Gerbsäuren heilen Reizungen und Entzündungen, sie lindern Durchfall, während die antiseptischen Eigenschaften des Hopfens Infektionen lindern.

Die östrogenartige Wirkung des Hopfens macht ihn zu einem hervorragenden Heilmittel für Leiden der Wechseljahre. Er findet bei unterdrückten oder schmerzhaften Periodenblutungen ebenfalls Anwendung. Da Hopfen die Libido des Mannes dämpft, eignet sich Bier nicht gerade zur Erhöhung der sexuellen Energie.

Das Asparagin im Hopfen hat eine beruhigende und harntreibende Wirkung, verringert die Flüssigkeitsansammlung und beschleunigt die Ausscheidung von Giftstoffen. In Kombination mit der Wirkung auf die Lebertätigkeit bildet die Förderung des Harnflusses die Grundlage für die hautreinigenden Eigenschaften des Hopfens. In diesem Zusammenhang kommt auch die entspannende und antiallergische Wirkung der Pflanze zum Tragen.

Hopfen wird in Cremes verwendet, um die Haut weich und geschmeidig zu halten und um Faltenbildung zu vermeiden. Die antiseptische Wirkung der Pflanze hilft bei Schnittverletzungen, Wunden und Geschwüren.

⇨ Die Pollen vom Hopfen können Kontaktdermatitis auslösen.

Der Umgang mit den Veränderungen

Die Wandlung des Lebens von der Jugend zum Alter, von Fruchtbarkeit zu Unfruchtbarkeit, von einer Art Schönheit zu einer anderen, von Unschuld zu Weisheit ist unvermeidlich. Die Art und Weise, wie Frauen diesen Wandel empfinden, ist eng mit ihrer Lebenseinstellung verknüpft. Ermutigt durch die Schulmedizin mit ihrer Hormonsubstitution, üben Gesellschaft und Medien starken Druck aus und gaukeln den Traum von ewiger Jugend vor. Wer die verschiedenen Lebensphasen, das Heranwachsen der Kinder zu erwachsenen Menschen schätzen und genießen kann, wird auch fähig sein, den Veränderungen, die das zunehmende Alter mit sich bringt, erfreuliche Seiten abzugewinnen. Die Falten, die sich langsam auf dem Gesicht zeigen, können als äußere Zeichen von Weisheit angesehen werden. Die Herausforderung heißt, den Wert des Alters anzunehmen und seine äußeren Spuren zu akzeptieren. Wenngleich Frauen in den Wechseljahren ihren Körper vielleicht nicht mehr so attraktiv finden, kann ihr Inneres doch Erfahrung und Wissen ausstrahlen. Ihre Schönheit ändert sich; sie nimmt nicht zwangsläufig ab – eine kluge neunzigjährige Frau kann ein schöner Anblick sein.

Wie die körperliche Kraft im Laufe des Lebens schwindet, so nimmt auch die Fruchtbarkeit ab, da die Geburt und Erziehung von Kindern schon für junge Frauen eine anstrengende Aufgabe ist und die meisten Frauen, die ein gewisses Alter überschritten haben, überfordern würde. Jugendliche Kraft kann durch Heiterkeit und Gelassenheit ersetzt werden. Nach all den Jahren, in denen die Frau sich dem Wohl anderer gewidmet und sich selbst dabei vielleicht sogar vernachlässigt hat, kann sie sich nun ihren eigenen geistigen und körperlichen Bedürfnissen zuwenden und sich Zeit für sich selbst nehmen. Viele Frauen sind froh, wenn die monatliche Last der prämenstruellen Phase sowie die Periodenblutung und die damit verbundenen Beschwerden hinter ihnen liegen. Nach der Menopause ist die Frau vom Monatszyklus mit seinen körperlichen und emotionalen Auswirkungen, unter denen sie vielfach zu leiden hatte, erlöst. Die Wechseljahre befreien die Frau auch von der Belastung einer möglichen Schwangerschaft und Verhütungsmitteln. Vielen fällt es schwer, sich vom Wertesystem unserer Kultur zu lösen, das Alter anzunehmen oder gar zu begrüßen und die Klugheit und Kraft, die diese Zeit bringen kann, zu schätzen. Unterstützung und Ermutigung durch Partner, Freunde und Verwandte sind in dieser Lebensphase dringend notwendig, um eine »Midlife-Krise« abzuwenden. Besonders wichtig ist die Freundschaft mit Frauen, die solche Gefühle kennen. Sorgen sollten immer zum Ausdruck gebracht werden. Gespräche, unter Umständen mit einem Berater, und körperliche Betätigung erweisen sich als hilfreich. Negative Gefühle, die die Lebensqualität beeinträchtigen, müssen abgeworfen werden. Yoga, Meditation, Entspannung oder T'ai chi sind besonders geeignet. Die Bach-Blüten-Rezepturen haben eine hervorragende Wirkung (siehe Seite 246). In Kombination mit anderen Kräutern fördern sie Ausgeglichenheit und Vitalität.

Die Wechseljahre

Genau genommen bezieht sich der Begriff »Menopause« auf die letzte Periodenblutung. Wenn seit der letzten Periodenblutung zwei Jahre vergangen sind, kann man sicher sein, daß der Wechsel vollzogen ist und keine Ovulation mehr stattfindet. Der Beginn der Wechseljahre kann Mitte bis Ende dreißig einsetzen, da die Östrogenproduktion der Eierstöcke ab diesem Zeitpunkt im Abnehmen begriffen ist. Die letzte Periodenblutung kann irgendwann zwischen Mitte dreißig und Ende fünfzig sein. Zu diesem Zeitpunkt unterbricht die abnehmende Stimulation der Eierstöcke durch die Hypophyse die gleichmäßige Östrogenproduktion der Eierstöcke. Die resultierenden hormonellen Schwankungen verursachen häufig unregelmäßige Blutungen.

Im Laufe dieser Jahre kommt es zu einer vollständigen Umorganisation des endokrinen Systems. Andere Drüsen, vor allem die Nebennieren, gleichen die rückläufige Tätigkeit der Eierstöcke durch eigene Hormonproduktion – wenngleich in geringerem Umfang – aus. Die Nebennieren stellen Hormone her, die in den Fettzellen gelagert und zu Östrogen umgebaut werden. Aus diesem Grund ist das Körpergewicht zu diesem Zeitpunkt sehr wichtig. Der Körper braucht häufig etwas Zeit, um sich an den niedrigeren Hormonspiegel zu gewöhnen. Doch nach fünf Jahren sind die unerfreulichen Nebenwirkungen in der Regel überwunden.

Die Menopause kann für Frauen eine schwierige Zeit sein. Sie gilt auch als die Ursache für das Altern der Frau. Doch viele Symptome, die mit den Wechseljahren in Verbindung gebracht werden, wie etwa Gewichtszunahme, Falten im Gesicht und ergrauendes Haar, sind Teil des natürlichen Alterungsprozesses, der sich auch bei Männern manifestiert. Unter dem Druck von Gesellschaft, Medien und Berufswelt haben manche Frauen das Ge-

fühl, sie müßten jung, schlank, sexuell attraktiv und energiegeladen bleiben. Männer dagegen scheinen von ihrem fortschreitenden Alter zu profitieren. Sie gelten als »distinguiert«, wenn ihre Schläfen silbrig sind, und als »interessant«, wenn Falten ihr Gesicht zeichnen.
Manche Frauen empfinden Trauer oder Leid, wenn ihre fruchtbaren Jahre zur Neige gehen. Einige haben sogar das Gefühl, daß ihre nützliche Zeit vorüber ist. Dies ist besonders dann der Fall, wenn Männer sie weniger attraktiv finden, Vorgesetzte ihre Beiträge ignorieren oder unterschätzen, die Kinder sie weniger brauchen und ihre Zeit lieber mit Gleichaltrigen verbringen.
Die Symptome der Menopause – Hitzewallungen, Stimmungsschwankungen, Depressionen, Kopfschmerzen, Herzklopfen, wunde Vagina und Zystitis (Entzündung der Harnblase) – müssen in diesem Zusammenhang gesehen werden. Bisweilen kommt es zu unregelmäßigen oder heftigen Blutungen, die alle zwei Wochen auftreten können und ebenso lange dauern wie eine normale Blutung. Wenngleich die hormonellen Veränderungen teilweise für diese Beschwerden verantwortlich sind, kann man doch nicht alle Symptome auf die Menopause schieben.
Um zu verstehen, warum Streß Auswirkungen auf den Hormonhaushalt hat, ist es wichtig zu wissen, daß das weibliche Hormonsystem (siehe Seite 86) vom Hypothalamus beeinflußt wird. Dieser Teil des Gehirns reguliert die Sekretion von Sexualhormonen sowie die Produktion einer Vielzahl anderer Hormone, die endokrine Drüsen im ganzen Körper steuern. Diese endokrinen Drüsen sind für Körpertemperatur, Kreislauf, Verdauung, Knochenstruktur, Gefühle, Stimmungsschwankungen, Wasserhaushalt, Schlaf und Gewicht verantwortlich. Während der Wechseljahre kommt es zu einem endokrinen Ungleichgewicht. Der Hypothalamus reagiert empfindlich auf Streß. Bei Streß in der Menopause, kommt die natürliche Verlagerung der Östrogenproduktion aus dem Gleichgewicht. Doch ist der schwankende Östrogenspiegel nicht allein für die Symptome der Wechseljahre verantwortlich. Sie können ebenso auf Streßbelastung während dieser Lebensphase zurückzuführen sein.
Wer dies erkennt, dem fällt es leichter, mit den körperlichen Veränderungen der Wechseljahre fertigzuwerden, ohne sie dem alternden Körper in die Schuhe zu schieben. Am besten ist es, über die Beschwerden offen und ohne Scham zu sprechen.

Selbsthilfe während der Wechseljahre

Gesunde Ernährung, ausreichend Ruhe und körperliche Betätigung, Entspannung und Freude helfen, die Veränderungen zu meistern und ein hormonelles Gleichgewicht zu erlangen (siehe auch Seite 88).

Nehmen Sie Kräuter ein, die das Nervensystem stärken und die Folgen von Streß lindern:

Helmkraut	Wilder Hafer
Echter Ziest	Eisenkraut
Rosmarin	

Die folgenden tonischen Kräuter verbessern Vitalität und Widerstandskraft gegen Streß:

Ginseng
Ingwer
Chinesische Engelwurz
Salbei
Zimt
Tragant
Shatavari

Verwenden Sie Kräuter zur Unterstützung der Nebennieren, vor allem, wenn Sie unter Streß stehen und auf Grund von mangelndem Körpergewicht wenig in Fett eingelagerte Östrogenreserven haben. Kräuter wie Süßholz und Boretsch stärken die Nebennieren.
Leberheilmittel wie die Wurzel von Löwenzahn und Krausem Ampfer sind hilfreich, da sie den Östrogenstoffwechsel regulieren.
Vermeiden Sie Nikotingenuß, da dieses Gift die Östrogenproduktion der Eierstöcke beeinträchtigt. Auch der Alkoholgenuß sollte möglichst gering gehalten werden.
Frauen, die unter Menstruationsbeschwerden oder gynäkologischen Krankheiten auf Grund eines hormonellen Ungleichgewichts leiden, sind von den Symptomen der Menopause stärker betroffen, wenn die Störung des Hormonhaushalts bis in die Wechseljahre andauert. Aus diesem Grund ist es wichtig, Menstruationsbeschwerden sofort zu behandeln (siehe Kapitel 4), um so die Wechseljahre zu erleichtern.
Während der Menopause sind hormonregulierende und östrogenhaltige Kräuter besonders hilfreich. Mönchspfeffer und Falsches Einkorn sind für den Ausgleich des Hormonhaushalts hervorragend geeignet.

Die folgenden Kräuter haben eine östrogenartige Wirkung und erleichtern den Übergang der Hormonproduktion von den Eierstöcken auf die Nebennieren:

Salbei	Hopfen
Shatavari	Ginseng
Herzgespann	Wilde Yamswurzel
Süßholz	Ringelblume

Bei starken oder unregelmäßigen Blutungen vor der Menopause gibt der Abschnitt »Störungen im normalen Zyklus« auf Seite 88 Rat.

Kräuterheilmittel während der Menopause

Hitzewallungen und Nachtschweiß

Während der Menopause leiden viele Frauen unter Hitzewallungen, Nachtschweiß oder beidem. Diese Beschwerden können gelegentlich oder sehr häufig auftreten. Ihre Intensität reicht von leicht unangenehm oder peinlich bis zu stark belastend oder gar erstickend. Nachtschweiß kann so schlimm sein, daß das Nachthemd völlig durchgeschwitzt ist. Hitzewallungen sind unberechenbar. Sie manifestieren sich als Hitzewelle, die den ganzen Körper durchläuft und oft in Richtung Gesicht aufsteigt. Meist ist vor allem der Oberkörper betroffen. Diese Wallungen beginnen mit einem Kribbeln und werden von Rötung sowie Schweiß begleitet. Nach der Hitzewelle, die von einigen Sekunden bis zu mehreren Minuten dauern kann, frieren die betroffenen Frauen häufig. Wenn die Schweißausbrüche mehrmals in der Nacht auftreten, wird der Schlaf stark beeinträchtigt.
Leiden Sie unter häufigen Hitzewallungen, sollten Sie mehrere Schichten Kleidung tragen, so daß Sie Jacke oder Pullover bei Schweißausbrüchen rasch ausziehen und bei Kältegefühl wieder anziehen können. Man kann auch einen Fächer bei sich tragen, um sich bei einer Hitzewallung elegant Kühlung zu verschaffen, oder am Arbeitsplatz einen kleinen Ventilator aufstellen. Wenngleich es für den Östrogenspiegel bedeutsam ist, daß Sie nicht untergewichtig sind, dürfen Sie nicht vergessen, daß Fett eine isolierende Wirkung hat und den Kühlmechanismus des Körpers beeinträchtigt.
Tragen Sie möglichst Naturfasern, denn synthetische Stoffe verhindern die Hautatmung und verstärken die Schweißbildung. Nachthemd und Bettwäsche sollten aus Baumwolle oder einem ähnlichen Material sein.
Wenn Sie spüren, daß ein Schweißausbruch bevorsteht, sollten Sie ruhig bleiben und sich nicht verspannen. Auf diese Weise ebbt die Hitzewelle schneller wieder ab.
Viele Frauen stellen fest, daß Termindruck und Hetze Hitzewallungen auslösen können. Vermeiden Sie Streß, plötzliche Temperaturänderungen und heiße, überfüllte Räume.
Verzichten Sie auf übermäßig viele heiße Getränke sowie scharfe oder fette Lebensmittel, da diese die Neigung zu Hitzewallungen noch verstärken. Meiden Sie Nikotin, Alkohol und Koffein, diese Substanzen bringen den Hormonhaushalt aus dem Gleichgewicht. Viele Frauen fühlen sich besser und leiden weniger unter Hitzewallungen, wenn Sie den Konsum von Fleisch und Milchprodukten verringern. Es mag sein, daß die Hormonrückstände in diesen Nahrungsmitteln den Hormonhaushalt der Frau negativ beeinflussen.
Nehmen Sie ausreichend Flüssigkeit sowie Vitamin E und Selen zu sich. (Quellen finden Sie in der Nährwerttabelle auf Seite 70.) Diese Nährstoffe verbessern die mangelnde Temperaturregulierung, die für Hitzewallungen verantwortlich ist. Beginnen Sie mit 400 Einheiten Vitamin E täglich. Während der nächsten paar Wochen können Sie die Dosis pro Woche um 200 Einheiten auf insgesamt 1200 Einheiten täglich erhöhen. (Vermeiden Sie Vitamin E, wenn Sie unter Bluthochdruck, Diabetes oder einer Herzkrankheit leiden; holen Sie zuvor den Rat Ihres Arztes ein.) Verzehren Sie ausreichend Nahrung mit Vitamin C und Bioflavonoiden, oder nehmen Sie diese beiden Stoffe als Ergänzungspräparat (1 bis 3 g täglich) ein. Sie stärken die Kapillarwände und verhindern deren Erweiterung, die für Hitzewallungen verantwortlich ist. Die ergänzende Gabe von Vitamin-B-Komplex, Calcium und Nachtkerzenöl reguliert die Auswirkungen von Streß auf den Hormonhaushalt.
Wenn Sie die genannten Ratschläge befolgen und regelmäßig Kräuter einsetzen, sollten Sie in der Lage sein, Hitzewallungen und Nachtschweiß zu kontrollieren.

Verwenden Sie östrogenhaltige Kräuter zur Regulierung des Hormonhaushalts wie:

Falsches Einkorn	Mönchspfeffer
Wilde Yamswurzel	Hopfen
Wanzenkraut oder	Süßholz
Löwenblattwurzel	

Trinken Sie regelmäßig Salbei- oder Herzgespanntee, da beide Kräuter Schweißausbrüche lindern. Ginseng ist oft hilfreich.

Bei Streß eignen sich Kräuter zur Stärkung des Nervensystems wie:

Zitronenmelisse	Ginseng
Eisenkraut	Rosmarin
Helmkraut	

Die ergänzende Gabe von Weißdorn fördert die Durchblutung. Ätherische Öle in Massageölen oder Badezusätzen lösen Spannungen.

Es eignen sich:

Lavendel	Rose
Rosenpelargonie	Rosmarin
Ylang-Ylang	

Fenchel

Foeniculum vulgare

VERWENDETE TEILE: Samen.

ENTHÄLT: Ätherisches Öl, fettes Öl (einschließlich Petroselinsäure, Ölsäure, Linolsäure), Flavonoide (einschließlich Rutin), Vitamine, Mineralstoffe (einschließlich Calcium und Kalium).

WIRKUNG: Harntreibend, antiseptisch, verdauungsfördernd, entblähend, milchtreibend.

Fenchel ist eine hübsche, fedrige und aromatische Pflanze und ein altes Verdauungsmittel. Seine ätherischen Öle fördern Appetit und Sekretion von Verdauungsenzymen sowie Verdauung und Nahrungsverwertung. Seine entblähenden Eigenschaften entspannen Krämpfe im Verdauungstrakt und lindern Blähungen, Koliken und Schluckauf. Fenchel ist ein bewährtes Mittel bei Bauchschmerzen. Er eignet sich auch bei Verdauungsschwäche, Sodbrennen, Verstopfung und Bauchschmerzen. Seine verdauungsfördernde Wirkung wird schon seit langem beim Kochen genutzt. Die Pflanze ist ein wichtiges Heilmittel für Frauen. Schon die alten Griechen setzten Fenchel zur Förderung des Milchflusses bei stillenden Müttern ein. Wenn die Mutter Fenchel verzehrt, gehen die ätherischen Öle auf das Baby über und mildern Verdauungsbeschwerden. Die Pflanze reguliert den Menstruationszyklus und lindert Periodenschmerz.

Die harntreibenden Eigenschaften des Fenchels wirken Flüssigkeitsansammlungen entgegen. Zusammen mit der antiseptischen Wirkung der ätherischen Öle helfen die harntreibenden Bestandteile der Pflanze bei Harnwegsinfekten. Durch das Ausschwemmen von Giftstoffen über den Urin eignet sich Fenchel auch zur Behandlung von Arthritis, Gicht, Harnsteinen und -grieß.

Fenchel wird schon seit alters her zur Verbesserung des Augenlichts verwendet, er diente als Augenlösung bei Reizung, Müdigkeit, Entzündung und Infektion. Seine ätherischen Öle haben eine antiseptische Wirkung und machen ihn zu einem probaten Mittel bei Infektionen, vor allem in den Atemwegen. Verdünntes Fenchelöl kann in Massageölen, in einem Liniment bei Gliederschmerzen sowie zum Einreiben des Bauches bei Koliken und Bauchgrimmen eingesetzt werden. Die lokale Anwendung der zerdrückten Samen oder des Öls hilft bei Zahn- und Ohrenschmerzen.

Depression und Stimmungsschwankungen

Während der Wechseljahre werden viele Frauen von Depression, Launenhaftigkeit, Reizbarkeit, Aufregung, Angst und Panik befallen. Diese Gefühle sind vermutlich großenteils auf hormonelle Veränderungen und die Reaktion auf belastende Lebensumstände während dieser Phase zurückzuführen. Es ist interessant, daß solche emotionale Probleme bei Frauen in der westlichen Welt, wo man der Göttin der Jugend huldigt, beim Verlust von Fruchtbarkeit und Jugendlichkeit auftreten, während man sie in östlichen Kulturen, in denen ältere Frauen großen Respekt und Ansehen genießen, kaum kennt.

Während dieser schwierigen Zeit ist gesunde Ernährung zur Erhaltung der körperlichen Gesundheit von großer Bedeutung. Vermeiden Sie Zucker, Koffein, Alkohol und unnötige Arzneimittel, da diese das Nervensystem belasten und die Widerstandskraft gegen Streß beeinträchtigen.

Widmen Sie sich einer sportlichen Betätigung – regelmäßige aerobische Übungen stimulieren die Ausschüttung von Endorphinen (opiatähnlichen Substanzen) im Gehirn, vermitteln Wohlbehagen und heben die Stimmung. Körperliche Bewegung erhöht die Vitalität, fördert die Durchblutung und beruhigt den Geist. Sie hilft auch, Gefühle wie Zorn, Reizbarkeit und Angst abzubauen.

Ergänzende Gaben des Vitamin-B-Komplexes, von Vitamin C und E sowie Nachtkerzenöl, Calcium und Magnesium stärken das Nervensystem.

Es gibt Kräuter, deren regelmäßige Verwendung die Stimmung hebt und starken Gefühlsschwankungen entgegenwirkt. Johanniskraut eignet sich besonders zur Behandlung von Depression während der Menopause.

Die folgenden Kräuter verbessern die Stimmung:

Zitronenmelisse	Wilder Hafer
Boretsch	Rosmarin
Eisenkraut	Zimt

Helmkraut, Herzgespann, Lavendel und Kamille sind beruhigend, während Passionsblume und Baldrian Nervosität und Panik lindern. Die Bach-Blüten-Rezepturen (siehe Seite 246) sind hilfreich.

Massageölen oder dem Badewasser zugesetzt, helfen die ätherischen Öle von Rose, Rosenpelargonie, Bergamotte, Lavendel und Melisse, Verspannungen zu lösen und Traurigkeit sowie Depression zu lindern.

Gespräche mit anderen Frauen, die die Menopause durchlebt haben, sind in dieser Zeit sehr wertvoll. Vielleicht gibt es auch eine örtliche Selbsthilfegruppe, wo Sie über Ihre Gefühle sprechen können. Es ist wichtig, daß einem jemand zuhört, der die Probleme versteht und verständnisvoll dabei hilft, zu erkennen, daß die eigenen Empfindungen nicht neurotisch sind.

Beratung, Entspannungsübungen, Yoga, Meditation und Visualisierung helfen, diese schwierige Zeit zu meistern. Versuchen Sie, negative Gefühle und Angst zu überwinden, lernen Sie den Wert Ihrer Lebenserfahrung schätzen, und gewinnen Sie die Ihnen zukommende Selbstachtung, Ihr Selbstwertgefühl und Ihre Kraft zurück.

Trockenheit und Reizung der Vagina

Der sinkende Östrogenspiegel kann in der Vagina (Scheide) einige Veränderungen auslösen. Das Östrogen stimuliert die Schleimabsonderung in der Scheide und versorgt ihre Wände mit Feuchtigkeit. Östrogenmangel läßt die Wände dünner und trockener werden. Während des Verkehrs kann es durch die Reibung zu Rissen und Blutungen kommen. Östrogen sichert auch die Besiedelung der Vagina mit Döderlein-Bakterien und beeinflußt den pH-Wert des Scheidensekrets. Beides sind Schutzmechanismen gegen Infektionen. Ein Abfallen des Östrogenspiegels schwächt diese natürlichen Abwehrkräfte und erhöht die Neigung zu Vaginalreizungen und -infektionen, die man auch als Vaginitis bezeichnet.

Es gibt verschiedene Maßnahmen zur Erhaltung der natürlichen Schutzwirkung der Vagina und ihrer Feuchtigkeit. Die Region sollte möglichst nicht mit Seife gewaschen werden. Vermeiden Sie synthetische Badezusätze oder Reinigungsmittel, Deodorants für die Vagina sowie andere Kosmetika. Die Unterwäsche sollte mit reiner Seife wie Olivenölseife gewaschen werden. Waschmittel und biologische Puder sind nicht zu empfehlen. Setzen Sie dem Badewasser etwas Apfelessig zu, um den natürlichen pH-Wert der Vagina zu bewahren. Meersalz im Badewasser wirkt Infektionen entgegen.

Regelmäßiger Geschlechtsverkehr hält die Scheide elastisch und sorgt für eine gute Durchblutung der Region. Wenn die Vaginawände austrocknen, werden sie auch dünner und atrophieren. Die Vernachlässigung der Scheide beschleunigt diesen Vorgang, wodurch ein Teufelskreis entsteht. Je trockener und enger die Region, desto unangenehmer ist der Verkehr. Auf diese Weise nimmt das Verlangen ab, der Verkehr wird seltener, und die Scheidengegend wird noch trockener und enger. Wenn eine trockene Vagina beim Verkehr ein Problem darstellt, brauchen Sie vor dem Eindringen mehr Zeit zur Erregung, um die natürliche Sekretion zu stimulieren. Sanfte Massage und Vorspiel sind hier hilfreich, doch am wichtigsten ist das Verlangen. Wenn Sie sich von Ihrem Partner nicht verstanden fühlen oder es zur Entfremdung gekommen ist, kann es sein, daß Sie das Interesse am Geschlechtsverkehr verlieren. Solche partnerschaftlichen

Linde

Tilia europaea

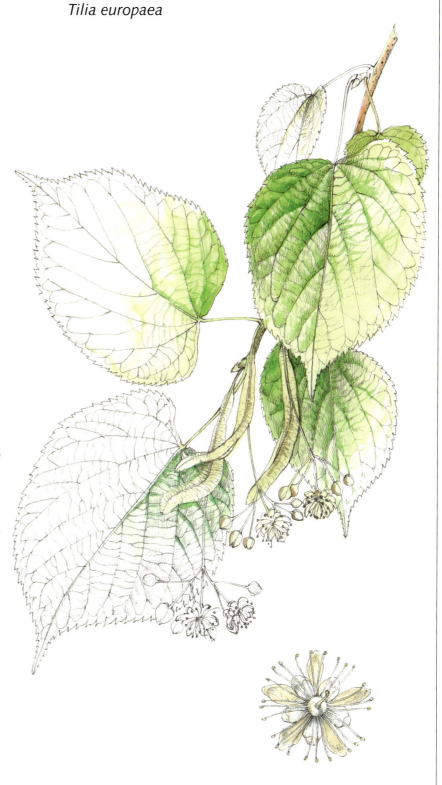

VERWENDETE TEILE: Blüten.

ENTHÄLT: Ätherisches Öl (einschließlich Farnesol), Flavonglykoside (einschließlich Hesperidin und Quercitrin), Saponine, Gerbsäuren, Schleim.

WIRKUNG: Nervenstärkend, entspannend, krampflösend, schweißtreibend, harntreibend, adstringierend.

Lindenblüten sind ein angenehm entspannendes Heilmittel und ergeben einen wohlschmeckenden Aufguß. Sie lindern Spannungen und Angst, wirken schlaffördernd, beruhigen ruhelose sowie aufgeregte Kinder und lösen Muskelverkrampfungen. Sie helfen bei spannungsbedingten Beschwerden wie Kopfschmerzen, Periodenschmerzen, Leibschmerzen und Krämpfen.
Ihre entkrampfenden Eigenschaften sowie die wohltuende Wirkung der Bioflavonoide auf die Arterien machen Lindenblüten zu einem geeigneten Heilmittel bei der Behandlung von Bluthochdruck und Arterienverkalkung. Sie entspannen auch die Herzarterien und lindern auf diese Weise Herzklopfen und Erkrankungen der Herzkranzgefäße.
Als heißer Aufguß verabreicht, wirken Lindenblüten schweißtreibend, verbessern die Durchblutung der Haut und führen zu erhöhter Schweißbildung. Sie eignen sich zur Fiebersenkung – vor allem bei Kindern – und zur Behandlung von Schleimhautentzündungen. Zusammen mit Holunderblüten helfen sie dem Körper, mit Erkältung, Husten oder Grippe schneller fertigzuwerden. Ein warmer bis kühler Aufguß wirkt harntreibend und befreit den Körper über das Harnsystem von Flüssigkeit und Giftstoffen.

Probleme müssen gelöst werden. Es ist gut, ein Gleitgel aus der Apotheke am Bett zu haben, denn selbst wenn das Verlangen da ist, kann noch zusätzliche Feuchtigkeit vonnöten sein.
Die regelmäßige Verwendung von Vitamin-E-Öl macht die Vagina geschmeidiger, heilt Risse und wunde Stellen und hält das Gewebe elastisch. Sie können eine Kapsel mit Vitamin E öffnen und das Öl mit dem Finger in die Innenwand der Scheide einreiben. Ringelblumencreme oder -öl heilt ebenfalls Schäden an der Scheidenwand. Beinwellsalbe oder -öl ist sehr heilsam und lindert Reizungen. Es ist auch hilfreich, die Region zu befeuchten. Die regelmäßige Einnahme von Kräutern zum Hormonausgleich sorgt für einen ausgeglichenen Östrogenspiegel und verhindert Veränderungen der Vagina.

Es eignen sich Kombinationen der folgenden Kräuter:

Falsches Einkorn	Löwenblattwurzel
Hopfen	Salbei
Ringelblume	Herzgespann

Die Vitamine B, C und E sowie Nachtkerzenöl können ergänzend eingenommen werden.

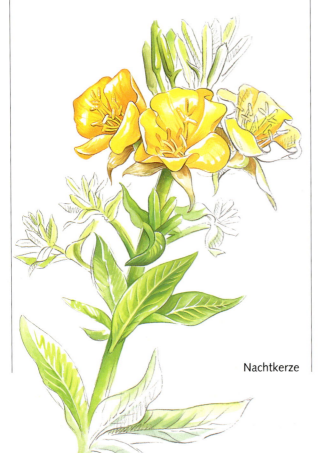

Nachtkerze

Ätherische Öle können einem Massageöl zugesetzt und zur sanften Massage vor dem Geschlechtsverkehr verwendet werden. Rosenöl ist zur Entspannung und Steigerung der Sinnlichkeit besonders geeignet. Jasmin, Rosenpelargonie, Lavendel und Muskatellersalbei können ebenfalls Verwendung finden.
Scheideninfektionen, die zu dieser Zeit auftreten, sollten unbedingt behandelt werden. Relevante Ratschläge über Kräuter und Ernährung finden Sie auf Seite 224.

Verlust der Libido

Bei manchen Frauen ist die Menopause mit einem Rückgang des sexuellen Verlangens und damit der sexuellen Aktivität verbunden. Veränderungen in der Scheide können den Verkehr unangenehm werden lassen, sie werden durch nachlassende sexuelle Betätigung noch weiter verstärkt. Zusätzlich zu diesem Teufelskreis von Ursachen ergeben sich jetzt oft Probleme in der Partnerschaft. Die Frau fühlt sich von ihrem Partner während dieser schwierigen Zeit manchmal mißverstanden oder im Stich gelassen. Dadurch wird er selbst zum Problem, anstatt zur Lösung beizutragen. Um eine Änderung herbeizuführen, müssen Sie das Problem besprechen. Möglicherweise sollte eine dritte Person hinzugezogen werden.
Der Verlust der Libido kann auch die Selbsteinschätzung der Frau widerspiegeln. Wenn sie über das Aussehen oder die Gefühle ihres Körpers unglücklich ist, wenn sie Veränderungen in ihrem Körper mit banger Sorge verfolgt und Angst hat, sexuell nicht mehr attraktiv zu sein, wirkt sich dies auf die Libido aus.
Sportliche Betätigung und Steigerung des Körperbewußtseins durch Tanz, T'ai chi, Yoga oder Massage helfen, die Einstellung zum eigenen Körper zu verbessern. Die Unterstützung des Partners ist von großer Bedeutung. Es ist schwierig, sexuelles Interesse zu entwickeln, wenn der Partner kein Verlangen zeigt.
Ein sehr erfreulicher Aspekt der Sexualität in diesem Lebensabschnitt ist die Sicherheit, nicht mehr schwanger zu werden. Empfängnis und Verhütung sind kein Thema mehr. Die Tatsache, daß keine Verhütungsmittel mehr notwendig sind, kann zu neuer Spontaneität in der körperlichen Begegnung führen und der partnerschaftlichen Nähe und dem Glück zuträglich sein.
Verschiedene Pflanzen stehen in dem Ruf, als Aphrodisiaka und verjüngende Tonika zu wirken. Diese Kräuter sollten am besten von beiden Partnern genommen werden. Trotz einer gewissen Übertreibung haben derartige Wirkungen doch einen wahren Kern.
Bestimmte Nahrungsmittel wie Wasserkresse, Zwiebel, Lauch, Hafer, Senf, Gerste und Honig sind für ihre Wirkung als Aphrodisiaka bekannt.

Kräuter zur Steigerung der Libido

Pfefferminze war den Soldaten der alten Griechen während des Krieges verboten, da sie angeblich zu Ablenkung führte und den Mut sinken ließ. Die Araber trinken seit Jahrhunderten Pfefferminztee zur Stärkung ihrer Manneskraft.

In der ayurvedischen Medizin gilt **Myrrhe** als eines der besten Verjüngungsmittel, das dem Alterungsprozeß Einhalt gebietet. Heute wie früher wird die Pflanze zur Stärkung des weiblichen Fortpflanzungssystems und der Energie sowie zum Vertreiben unterdrückter Gefühle eingesetzt.

Die Chilischote, vor allem vermahlen zu Cayennepfeffer, steigert das »Feuer« im Körper, stimuliert die Energie und erhöht die Vitalität. Die Schote wird seit alters her zur Steigerung der sexuellen Energie und Fruchtbarkeit sowie zur Verlängerung des Lebens verwendet.

Die Rose ist das traditionelle Symbol der Liebe. Sie stärkt das weibliche Fortpflanzungssystem, hilft bei Unfruchtbarkeit und fördert das sexuelle Verlangen. Bei Männern kann man mangelnde Lust und Impotenz mit dieser Pflanze behandeln. In der Aromatherapie verwendet man Rosenöl für eine Vielzahl von Leiden, die mit dem Fortpflanzungssystem zusammenhängen, sowie gefühlsmäßige sexuelle Beschwerden, die zu Frigidität und Impotenz führen können.

Nelken haben eine anregende und wärmende Wirkung. Sie heben die Stimmung, lockern Verspannungen und vermehren die Energie. Ihr Verzehr soll das sexuelle Verlangen steigern.

Rosmarin ist ein hervorragendes Tonikum, das früher als Symbol für Liebe und Treue galt. Es hat eine verjüngende Wirkung. Als Antioxidationsmittel verlangsamt es den Alterungsprozeß.

Auch Ingwer ist ein anregendes und wärmendes Gewürz, das Energie und Vitalität steigert und den Kreislauf anregt. Ingwer wird bei einer Vielzahl von Menstruationsbeschwerden verabreicht und empfiehlt sich bei Impotenz oder Mangel an sexueller Energie auf Grund unzureichender Körperwärme. In vielen Ländern der Welt gilt Ingwer als Aphrodisiakum.

Knoblauch hat eine belebende Wirkung und wurde früher vielfach als »Jugendelixier« verabreicht. Er verleiht Energie und Vitalität. Als Antioxidationsmittel verlangsamt Knoblauch den Alterungsprozeß. Die Pflanze gilt verbreitet als Aphrodisiakum.

Zimt wurde bereits zur Zeit der Kreuzzüge dem Liebestrank beigemischt und gilt als Aphrodisiakum für Männer und Frauen. Zimt hat eine stärkende Wirkung, fördert die Durchblutung und erhöht Energie und Vitalität. Er wird seit Jahrhunderten zur Behandlung von Frigidität und Impotenz eingesetzt.

Petersilie soll der Schönheit und Jugendlichkeit zuträglich sein. Auf Grund ihrer Wirkung als Aphrodisiakum wurde die Pflanze Liebestränken für »unwillige« Frauen zugesetzt. Sie fördert Durchblutung und Energie und ergibt ein nährstoffreiches Tonikum.

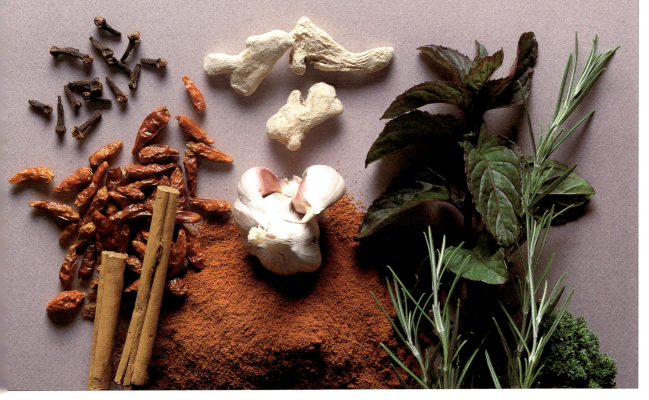

Wenn Streß für den Mangel an sexuellem Verlangen verantwortlich ist, sollte die Rezeptur durch nervenstärkende Kräuter wie Wilder Hafer, Helmkraut, Eisenkraut und Zitronenmelisse ergänzt werden.
Ätherische Öle von Rose, Rosenpelargonie, Muskatellersalbei und Jasmin können Bädern und Massageölen zugesetzt werden, sie eignen sich zur gefühlvollen Massage vor dem Verkehr.
Die Bach-Blüten-Rezepturen lindern emotionale Probleme in Zusammenhang mit Libidomangel (siehe Seite 246).

Osteoporose

Das Schwächerwerden der Knochen ist das schwerwiegendste langfristige Problem, das mit dem altersbedingten Absinken des Östrogenspiegels verbunden ist. Der Verlust an Knochensubstanz beginnt bereits um das dreißigste Lebensjahr und verstärkt sich unmittelbar nach der Menopause. Symptome sind Kreuzschmerzen, sinkende Körpergröße auf Grund der Kompression des Rückgrats, Muskelkrämpfe, Zahnverlust und Handgelenksfrakturen. Der Verlust von Knochengewebe wird Osteoporose genannt. Eine ältere Frau, deren Wirbelsäule im oberen Bereich eine deutliche Biegung aufweist (»Witwenbuckel«) und die zu Hüftfrakturen neigt, leidet schon geraume Zeit an Osteoporose.

Faktoren, die auf die Gefahr von Osteoporose hinweisen

Folgende Frauen sind besonders osteoporosegefährdet:
- Dünne Frauen mit leichten Knochen, da Frauen Östrogen in den Fettzellen lagern.
- Frauen, die sich vielen Hungerkuren unterzogen oder unter Magersucht gelitten haben und deren für Hormonhaushalt und Calciumeinlagerung notwendige Vitamin- und Mineralstoffvorräte deshalb erschöpft sind.
- Frauen, die mit der Nahrung nur wenig Calcium aufnehmen. Vitamin D ist für die Absorption von Calcium notwendig, so daß auch ein Vitamin-D-Mangel für das Problem verantwortlich sein kann.
- Frauen, die wenig Sport getrieben haben, vor allem keinen gewichtsbelastenden Sport wie Tanzen, Wandern, Joggen und Tennis. Die Belastung der Knochen fördert die Einlagerung von Calcium.
- Frauen, deren Menstruation spät und deren Menopause früh einsetzte, da sie weniger Östrogen haben.
- Raucherinnen – Rauchen beeinträchtigt den Östrogenspiegel im Körper und führt oft zu einer früheren Menopause.
- Frauen, deren weibliche Verwandte auch unter Osteoporose leiden, da Vererbung hier eine Rolle spielt.
- Frauen der weißen Rasse; sie neigen stärker zu Osteoporose als schwarze Frauen, bei denen dieses Leiden so gut wie nie auftritt.
- Frauen, die große Mengen Koffein, Alkohol und Salz zu sich nehmen, da diese Stoffe die Vorräte an Calcium und anderen Mineralstoffen erschöpfen.
- Frauen, die unter Absorptionsstörungen wie Zöliakie (chronische Erkrankung des Darmtraktes mit typischem Durchfall) leiden, da solche Krankheiten die Calciumaufnahme aus der Nahrung beeinträchtigen.
- Frauen, die bestimmte Medikamente einnehmen; hierzu gehören Kortison, Thyroxin, Antazide, Tamoxifen, harntreibende Mittel und Phenytoin.
- Frauen mit einer erhöhten Ausschüttung des Nebenschilddrüsenhormons (das den Knochen Calcium entzieht), Diabetes, Nieren- oder Leberleiden.
- Frauen, die sich einer vollständigen Entfernung von Eierstöcken und Uterus (Hysterektomie) unterziehen mußten.

Wenn Sie in eine der oben genannten Kategorien fallen, sollten Sie Ihre Knochendichte messen lassen. Selbst wenn Sie keiner Risikogruppe angehören, ist es sinnvoll, vorbeugende Maßnahmen zu ergreifen.

Osteoporose Vorbeugen

- Regelmäßige körperliche Betätigung: Machen Sie täglich einen schnellen, mindestens halbstündigen Spaziergang, oder wählen Sie eine andere Bewegungsform, die Ihnen Spaß macht.
- Vermeiden Sie übermäßigen Genuß von Alkohol, Zigaretten sowie koffeinhaltigen Getränken und Nahrungsmitteln.
- Stellen Sie sicher, daß Ihre Nahrung genügend Calcium enthält (siehe Nährwerttabelle auf Seite 70), und nehmen Sie zusätzlich Calcium (1500 mg täglich) und Magnesium (750 mg) ein.
- Führen Sie dem Körper Bor zu, das sich in frischem Obst und Gemüse findet und die Knochen vor Calciumverlust schützt, indem es die Calciumausscheidung verringert. Es erhöht auch den Östrogen- und Progesteronspiegel, was für den Calciumgehalt der Knochen wichtig ist.
- Verzehren Sie Nahrungsmittel, die reich an Magnesium sind (siehe Nährwerttabelle auf Seite 70). Magnesium ist für die Knochendichte so wichtig wie Calcium. Wie das Vitamin D ist auch Magnesium für eine angemessene Calciumabsorption unabdingbar.
- Setzen Sie die Haut regelmäßig der Sonne aus, damit der Körper Vitamin D herstellen kann.
- Nehmen Sie Zink sowie die Vitamine B und E zu sich, um den Östrogenspiegel zu »halten«.

Katzenminze

Nepeta cataria

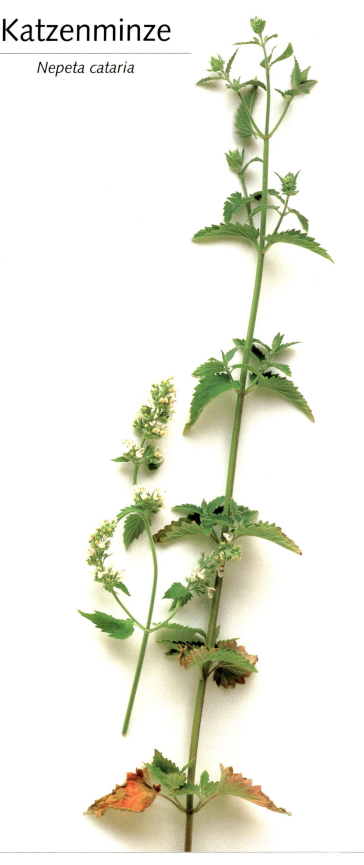

AUCH BEKANNT ALS: Katzenkraut.

ENTHÄLT: Ätherische Öle (einschließlich Thymol, Geraniol, Nepetalakton), Kampfer, Cryophyllene, Humulen, Gerbsäuren, Bitterstoff.

WIRKUNG: Kühlend, schweißtreibend, entspannend, krampflösend, menstruationsfördernd, adstringierend.

Katzenminze ist ein wertvolles Heilmittel bei Atemwegsinfektionen. Als heißer Tee wirkt die Pflanze schweißtreibend, fiebersenkend und entstauend. Bei den ersten Anzeichen von Grippe oder Erkältung sollte Katzenminze häufig verabreicht werden. Sie eignet sich auch bei Bronchitis und Asthma sowie bei Infektionskrankheiten mit Ausschlag wie Windpocken und Masern und ist ein ideales Heilmittel für Säuglinge und Kinder. Ihre beruhigende und entspannende Wirkung lindert Ruhelosigkeit und fördert den Schlaf. Die krampflösenden Eigenschaften bewähren sich auch im Verdauungstrakt, wo Katzenminze Spannungen und Koliken, Blähungen und Schmerzen lindert. Aus diesem Grund empfiehlt sie sich für Säuglinge, die unter Blähungen, Koliken oder Schlafstörungen leiden. Ein starker Aufguß hilft bei Spannungskopfschmerz.

Katzenminze kann auch bei anderen Verdauungsstörungen wie Magenverstimmung, Verdauungsschwäche und streßbedingten Darmbeschwerden verabreicht werden. Die Gerbsäuren machen die Pflanze zu einem geeigneten Heilmittel bei Darmentzündungen, Infektionen, Verstopfung und Durchfall.

Die entspannende Wirkung der Katzenminze ist auch im Uterus spürbar. Sie kann zur Linderung von Periodenschmerz sowie bei Spannung oder Streß vor der Periodenblutung eingesetzt werden. Sie eignet sich auch zur Regulierung der Periodenblutung sowie bei verzögerter oder unterdrückter Menstruation.

Ein heißer Aufguß ergibt ein gutes antiseptisches Inhalationsmittel bei Halsschmerzen, Erkältung und Grippe. Bei Katarrh und Nasennebenhöhlenentzündung wirkt er schleimlösend, bei Asthma und Krupp hat der heiße Aufguß einen entspannenden Effekt. Auf Grund ihrer desinfizierenden Eigenschaften eignet sich die Pflanze auch bei Hautleiden. Die Gerbsäuren fördern die Gewebeheilung und stillen Blutungen bei Schürf- und Schnittwunden. Sie beschleunigen den Heilungsprozeß bei Verbrennungen und Verbrühungen, Hämorrhoiden, Insektenstichen und Hautentzündungen.

- Unterziehen Sie sich keinen extremen Fastenkuren; es ist besser, etwas mollig als untergewichtig zu sein. Meiden Sie fette Lebensmittel und Fleisch, diese fördern andere gesundheitliche Probleme wie Herz-Kreislauf-Erkrankungen.
- Vermeiden Sie Kleie und übermäßige Mengen an Vollkorn, Rhabarber und Spinat, da diese Nahrungsmittel die Absorption lebenswichtiger Mineralstoffe einschränken.
- Vermeiden Sie übermäßige Mengen an Milchprodukten, denn eine Ernährung, die reich an Fleisch und Milchprodukten (und damit an Phosphor) ist, wird mit Osteoporose in Verbindung gebracht. Da sie arm ist an den Vitaminen E, B, und C sowie an den Mineralstoffen Magnesium und Zink, fördert diese Ernährung den Knochenabbau.
- Nehmen Sie Vitamin K zu sich. Untersuchungen haben ergeben, daß dieses Vitamin für die Prävention von Osteoporose von größter Bedeutung zu sein scheint. Es trägt zur Synthese einer Substanz namens Osteocalcin bei, das Calcium in die Knochen zieht.
- Vermeiden Sie Verstopfung, sie beeinträchtigt die gesunde Bakterienpopulation im Darm. Eine an Fleisch, Milchprodukten und Schnellgerichten reiche Ernährung fördert Verstopfung und die Bildung unerwünschter Darmbakterien und ist mitverantwortlich für Osteoporose.
- Verzehren Sie calciumhaltige Kräuter (siehe Seite 123) wie Petersilie, Löwenzahnblätter, Brennesseln, Seetang und Ackerschachtelhalm, die dem Essen zugefügt oder regelmäßig als Kräuterheilmittel eingenommen werden können.
- Nehmen Sie östrogenhaltige Kräuter zu sich, die den Calciumverlust im Knochen verringern. Hierzu eignen sich Ringelblume, Ginseng, Falsches Einkorn, Salbei, Hopfen, Löwenblattwurzel, Wilde Yamswurzel und Süßholz.
- Ergänzen Sie die Rezeptur mit Kräutern zur Förderung von Verdauung und Mineralstoffabsorption sowie zur Verbesserung der Funktion von Leber und Gallenblase: Ausreichende Gallensalze sind für die Calciumabsorption von großer Bedeutung. Es empfehlen sich Löwenzahnwurzel, Wurzel des Krausen Ampfer, Ringelblume, Rosmarin, Wermut und Schafgarbe.

Hormonsubstitution

Bei einer Therapie zur Hormonsubstitution werden dem Körper die Hormone Östrogen und Progesteron zugeführt, um die verringerte Ausschüttung dieser Hormone während und nach der Menopause auszugleichen. Diese Therapie wird häufig zur Behandlung von Beschwerden der Wechseljahre wie Hitzewallungen, Veränderungen in der Vagina, Osteoporose, Libidomangel und Stimmungsschwankungen durchgeführt. Wenngleich man diese Symptome dadurch wirkungsvoll beseitigen kann, trägt die Therapie nicht dazu bei, das Verständnis der Frau für den Zusammenhang zwischen den körperlichen Abläufen und ihrem Lebensstil sowie ihren Gefühlen zu fördern. Sie wird nicht in die Lage versetzt, mit den zahlreichen Belastungen dieser Lebensphase fertigzuwerden. Hormonsubstitution mag manche Probleme lösen, doch hat sie auch einige schwerwiegende Nachteile.

Eine reine Östrogentherapie verursacht eine Verdickung der Gebärmutterschleimhaut, fördert die Neigung zu Zellveränderungen und kann dadurch zu Endometriumkrebs (siehe Seite 238) führen. Die meisten Hormonbehandlungen schließen heutzutage Progesteron ein, doch sollten Sie Ihren Arzt auf die Hormonzusammensetzung ansprechen, falls Sie gerade eine solche Therapie durchführen. Die Langzeithormontherapie wird mit Brustkrebs in Verbindung gebracht. Untersuchungen haben ergeben, daß die günstigen Auswirkungen auf Osteoporose erst nach siebenjähriger Behandlungsdauer zum Tragen kommen und daß selbst Frauen, die sich mehr als zehn Jahre einer Hormonbehandlung unterzogen haben, nicht gegen Frakturen gefeit sind. Beim Absetzen der Hormone fällt die Knochendichte dramatisch ab und liegt etwa auf dem gleichen Niveau wie bei Frauen, die sich niemals einer Hormonbehandlung unterzogen haben. Die Substitution der Hormone kann Osteoporose zwar beträchtlich verringern, doch nur, wenn die Behandlung für den Rest des Lebens durchgeführt wird.

Die Hormonbehandlung hat verschiedene Nebenwirkungen, die bei etwa 20 Prozent der betroffenen Frauen auftreten. Dazu gehören Übelkeit, Reizbarkeit, Brustvergrößerung und -überempfindlichkeit, Depression sowie Krämpfe in Unterleib und Beinen. Die Therapie löst regelmäßige Blutungen aus, die der Periode ähneln. Da man in dieser Lebensphase normalerweise von solch lästigen Erscheinungen befreit ist, empfinden viele Frauen die Blutungen als unangenehm.

Es heißt, daß die Hormonbehandlung Schutz vor Herzerkrankungen biete, doch ist diese Annahme umstritten. In Form der Antibabypille eingenommen, verstärkt Östrogen die Gefahr von Herz-Kreislauf-Erkrankungen. Aus diesem Grund ist es unverständlich, warum das Hormon während der Menopause gegenteilige Auswirkungen haben sollte. Einige Studien lassen annehmen, daß eine Hormonbehandlung dieses Risiko erhöht. Östrogen kann zu einem Gallenblasenleiden führen und bestehende Gallensteinbildung noch verschlimmern.

Die Hormonbehandlung kann bestimmte medizinische Probleme noch verstärken und sollte von Frauen, die

Salbei

Salvia officinalis

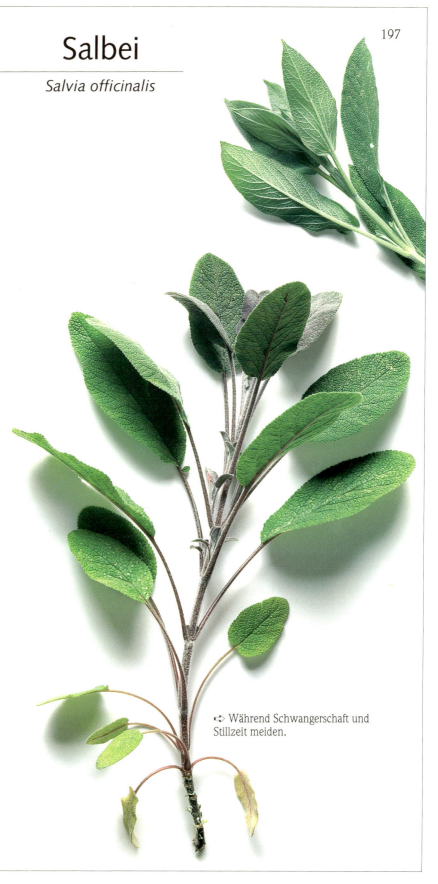

VERWENDETE TEILE: Blätter.

ENTHÄLT: Ätherisches Öl, östrogenhaltige Substanzen, Salvin und Carnosiksäure, Flavonoide, Gerbsäuren, Phenolsäuren.

WIRKUNG: Antiseptisch, adstringierend, verdauungsfördernd, östrogenhaltig, Antioxidans, Nerventonikum, krampflösend, bitteres Tonikum, antihydrotisch.

Salbei gehört zu den meistgeschätzten Kräutern der Antike. Er ist stark antiseptisch und eignet sich deshalb bei Erkältung, Fieber und Halsschmerzen. Salbei sollte bei den ersten Anzeichen einer Atemwegsinfektion verabreicht werden. Er lindert Mandelentzündung, Bronchitis, Asthma, Katarrh und Nasennebenhöhlenentzündung. Seine adstringierenden und schleimlösenden Eigenschaften helfen bei verschleimter Brust und Katarrh. Der Tee kann als Inhalationsmittel zur Desinfektion der Atemwege verwendet werden. Salbei stärkt das Immunsystem und hilft Infektionen und Autoimmunleiden zu verhindern. Salbei ist ein gutes Verdauungsmittel. Die ätherischen Öle haben eine entspannende Wirkung auf die glatte Muskulatur des Verdauungstrakts. In Kombination mit den Bitterstoffen regen sie den Appetit an und fördern die Verdauung. Salbei stimuliert die Sekretion von Verdauungsenzymen und Galle, beruhigt den Magen, lindert Koliken, Blähungen, Verdauungsschwäche, Übelkeit, Durchfall und Dickdarmentzündung, Leberleiden und Würmer. Seine antiseptischen Eigenschaften helfen bei Infektionen wie Magen-Darm-Entzündung. Salbei ist ein Tonikum für das Nervensystem und steigert Kraft sowie Vitalität. Seine tonische Wirkung auf die weiblichen Fortpflanzungsorgane empfiehlt sich bei verspäteter, kärglicher oder ausgefallener Monatsblutung, Menstruationskrämpfen und Unfruchtbarkeit. Die Pflanze hat eine östrogenartige Wirkung und hilft bei Beschwerden der Wechseljahre, vor allem bei Hitzewallungen und Nachtschweiß. Sie stimuliert den Uterus und eignet sich deshalb während der Entbindung und zum Austreiben der Plazenta. Sie verringert den Milchfluß und kann somit beim Abstillen eingesetzt werden.
Salbei ist ein wirkungsvolles Antioxidationsmittel, verzögert den Alterungsprozeß und verringert die schädlichen Wirkungen freier Radikale.

⇨ Während Schwangerschaft und Stillzeit meiden.

unter einem der folgenden Krankheitsbilder leiden, vermieden werden: Bindegewebsgeschwülste, Endometriose (verschlepptes Gebärmutterschleimhautgewebe außerhalb der Gebärmutter), Auftreten von Brustkrebs bei der Frau selbst oder in der Familie, Migräne, Bluthochdruck, Epilepsie, Leberleiden und Diabetes.

ALTERNATIVEN ZUR HORMONBEHANDLUNG

Es gibt natürliche Quellen für östrogenhaltige Substanzen, die eine gefahrlose Alternative zur Hormonbehandlung darstellen.

Folgende Nahrungsmittel enthalten östrogenartige Substanzen, die man Phytosterine nennt:

Rhabarber	Sellerie
Sojabohnen	Alfalfa
Sojaprodukte wie	Hafer
Tofu und Miso	Griechisch Heu
Anis	

Einige Kräuter enthalten ähnliche östrogenartige Substanzen. Dazu gehören:

Salbei	Ringelblume
Wilde Yamswurzel	Falsches Einkorn
Herzgespann	Wanzenkraut
Hopfen	Fenchel
Süßholz	Ginseng
Shatavari	Löwenblattwurzel

Es gibt viele Möglichkeiten, den Übergang der Hormonproduktion von den Eierstöcken auf die Nebennieren zu erleichtern und die körperlichen und gefühlsmäßigen Veränderungen in diesem Lebensabschnitt zu meistern. Siehe »Der Umgang mit Veränderungen« auf Seite 186.

Hysterektomie

Eine Hysterektomie kann das Entfernen nur der Gebärmutter, der Gebärmutter und des Gebärmutterhalses oder der Gebärmutter samt den Eierstöcken betreffen. Werden die Eierstöcke entfernt, löst dies eine verfrühte Menopause aus, da sie kein Östrogen und Progesteron mehr produzieren können. Eine Hysterektomie gehört zu den häufigsten chirurgischen Eingriffen bei Frauen und wird meist auf Grund abnormer Blutungen oder Geschwülste durchgeführt. Von dieser Operation erholt sich der Körper erst nach vielen Wochen oder gar Monaten.

Beschwerden, auf Grund derer üblicherweise eine Hysterektomie durchgeführt wird:

- Gebärmutterhalskrebs
- Gebärmutterkrebs
- Große Bindegewebsgeschwülste
- Endometriose (verschlepptes Gebärmutterschleimhautgewebe außerhalb der Gebärmutter)
- Starke oder anhaltende Blutungen
- Erkrankungen an Eierstöcken oder Eileitern, beispielsweise Zysten, Krebs
- Prolaps (Vorfall)
- Beckeninfektion, Beckenentzündung
- Selten – Komplikationen nach der Entbindung
- Riß im Uterus oder massive Blutungen

Eine Hysterektomie kann tiefgreifende Auswirkungen auf die Identität und die weiblichen Gefühle haben. Die Häufigkeit der Operationen, vor allem bei jüngeren Frauen, steigt. Vorwiegend männliche Gynäkologen mögen vielleicht der Ansicht sein, daß der Uterus nach dem fortpflanzungsfähigen Alter überflüssig sei, nur noch Probleme wie Blutungen und andere Beschwerden verursache und deshalb am besten entfernt werden solle. Wenn man Ihnen zu einer Hysterektomie rät, sollten Sie sich die Gründe und mögliche Alternativen ausführlich erklären lassen. Starke Blutungen, Endometriose, Schmerzen und kleine Geschwülste können auch ohne chirurgischen Eingriff behandelt werden. Es gibt ferner eine neue Lasertechnik, mit der man die Gebärmutterschleimhaut ablösen kann, anstatt den gesamten Uterus zu entfernen.

HYSTEREKTOMIE VERMEIDEN

Vorbeugung ist das beste Mittel, um gesundheitliche Probleme, die im fortgeschrittenen Stadium eine Hysterektomie erforderlich machen könnten, zu vermeiden. Der Schlüssel zu einem gesunden Fortpflanzungssystem liegt vor allem in einem ausgeglichenen Hormonhaushalt. Die zahlreichen Faktoren, die das hormonelle Gleichgewicht beeinflussen, sind auf Seite 86 ausführlich beschrieben. Wichtig sind gesunde Ernährung, möglichst wenig Streß und ein gesunder Lebensstil. Die Verwendung von Kräutern, der Verzehr bestimmter Lebensmittel und zusätzliche Vitamin- und Mineralstoffgaben sind Teil einer solchen Lebensführung. Auch ein ausgeglichenes Verhältnis zwischen Arbeit und Freizeit, Aktivität und Schlaf, Herausforderung und Entspannung, körperlicher Betätigung und Ruhe ist wichtig. Wenn Sie unter einem hormonellen Ungleichgewicht leiden, das gynäkologische Probleme wie starke oder ungewöhnliche Blutungen, Bindegewebsgeschwülste, Endometriose und Periodenschmerz begünstigt, sollte dies umgehend behandelt werden. Auf Seite 88 finden Sie Ratschläge zur Behandlung von Menstruationsproblemen und starken Blutungen. Kapitel 12 beschäftigt sich ab Seite 219 mit der Therapie weiterer Frauenleiden wie Eierstockzysten, Veränderung der Cervix, Prolaps, Geschwülsten und Endometriose.

Johanniskraut

Hypericum perforatum

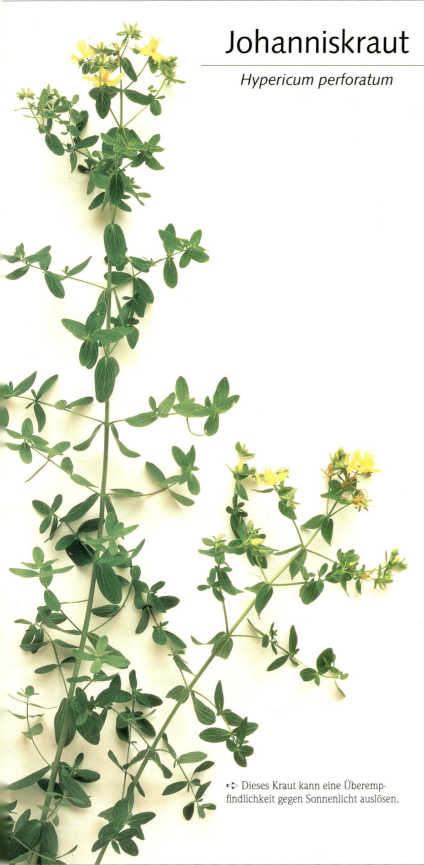

▷ Dieses Kraut kann eine Überempfindlichkeit gegen Sonnenlicht auslösen.

Verwendete Teile: Sproßteile.

Enthält: Glykoside (einschließlich des roten Pigments Hypericin), Flavonoide, Gerbsäuren, Harz, ätherisches Öl.

Wirkung: Antidepressivum, antimikrobiell, der Bildung von Geschwülsten entgegenwirkend, beruhigend, adstringierend, schleimlösend, harntreibend.

Johanniskraut wurde schon in der Antike wegen seiner Heilkraft sehr geschätzt (sein Name geht angeblich auf Johannes den Täufer zurück). Es ist ein wundervolles Heilmittel für das Nervensystem, löst Spannungen, Angst und hebt die Stimmung. Es eignet sich besonders zur Behandlung der emotionalen Probleme während der Menopause. Seine beruhigende Wirkung wird dem Hypericin zugeschrieben, das den Blutdruck senkt sowie Kapillargefäße und Gebärmutter kräftigt. Johanniskraut kann auch bei schmerzhafter, starker und unregelmäßiger Periodenblutung sowie bei PMS verabreicht werden. Auf Grund ihrer harntreibenden Wirkung verringert die Pflanze Wasseransammlung und beschleunigt die Ausscheidung von Giftstoffen über den Urin. Sie eignet sich zur Behandlung von Bettnässen bei Kindern sowie bei Gicht und Arthritis.
Johanniskraut löst Schleim in den Atemwegen und beschleunigt die Erholung nach Husten und Brustinfekten. Seine antibakteriellen und antiviralen Eigenschaften helfen bei Tuberkulose und Influenza A. Gegenwärtig wird die heilkräftige Wirkung der Pflanze bei der Behandlung von AIDS, HIV sowie in der Krebstherapie untersucht.
Die adstringierende und antimikrobielle Wirkung hilft im Verdauungstrakt bei Magen-Darm-Emtzündung, Durchfall und Ruhr. Johanniskraut soll auch Magengeschwüre und Magenschleimhautentzündung heilen.
Innerlich und äußerlich verabreicht, ist Johanniskraut ein hervorragendes Heilmittel bei Nervenschmerz und allen möglichen Traumen des Nervensystems. Es wird bei Neuralgien wie Trigeminusneuralgie und Ischias, Weichteilrheumatismus, Kreuzschmerz, Kopfschmerz, Gürtelrose und Rheuma eingesetzt. Das Kräuteröl lindert und heilt Verbrennungen, Schnittwunden, Verletzungen sowie Geschwüre und hemmt Entzündungen.

10 *Der Lebensabend*

Die meisten von uns möchten lange leben und einen angenehmen Lebensabend ohne Krankheit und Gebrechen genießen. In unserer Gesellschaft fürchten sich viele Frauen vor dem Älterwerden. Die Einstellung zum Alter hat freilich beträchtliche Auswirkungen auf unser körperliches und seelisches Wohlbefinden. In einer Gesellschaft, die Jugend und Erwerbsfähigkeit über alles stellt, fühlen sich ältere Frauen oft abgewiesen und wertlos. Der alternde Körper wird mit Verlust verbunden. Die negative Einstellung zum Alter hängt wohl auch mit der Angst vor Gebrechlichkeit und Tod zusammen. Außerdem setzen viele Menschen Alter mit Krankheit gleich, was jedoch keinesfalls zutreffen muß.

Die Einstellung unserer Gesellschaft zu älteren Frauen beruht auf unserer Kultur und nicht auf Tatsachen. Die Anthropologie zeigt, daß Frauen in »primitiveren« Gesellschaften als der unseren nach der Menopause oft einen höheren Status erlangen. Sie sind weiterhin für die jüngeren Mitglieder der Gemeinschaft verantwortlich und genießen große Autorität. Außerdem werden sie zu bestimmten Aufgaben berufen, die ihnen vorher verwehrt waren. Sie erfüllen die Rollen einer Heilerin, Hebamme, Initiatorin und heiligen Frau. In manchen asiatischen Gesellschaften legen die Frauen nach den Wechseljahren den Schleier ab; in anderen verschwinden nach der Menopause Handels- und Reisebeschränkungen für Frauen, und ältere Frauen werden im Geschäftsleben oder der Verwaltung der Gemeinschaft tätig, wo sie neue Macht gewinnen. In manchen Kulturen setzen die Frauen ihre sexuelle Rolle fort und weiten sie sogar noch aus; beim Stamm der Kung in Südafrika nehmen sich ältere Frauen angeblich junge Liebhaber und genießen eine wesentlich größere sexuelle Freiheit als ihre jüngeren Geschlechtsgenossinnen. Viele Studien zeigen, daß eine ältere Frau die ihr zukommende Autorität, Macht und Achtung durchaus erlangen kann. Trotz des Drucks unserer Kultur sind wir in der Lage, die gleiche Kraft in uns zu entdecken.

Nach dem Geheimnis seines langen Lebens befragt, antwortete der Russe Shirali Mislimor:

»Ich war in meinem Leben nie in Eile und lasse mir auch mit dem Sterben Zeit. Es gibt zwei Quellen für ein langes Leben. Eine ist eine Gabe der Natur; damit meine ich reine Luft, klares Bergwasser, die Früchte der Erde, Frieden, Ruhe und das angenehme warme Klima des Hochlands. Die zweite Quelle liegt in uns selbst: Es wird lange leben, wer das Leben genießt und keine Mißgunst hegt, dessen Herz keine Bosheit oder Wut kennt, der viel singt und wenig weint, der mit dem Lauf der Sonne aufsteht und zu Bett geht, der gerne arbeitet und sich auszuruhen versteht.«

Als Muslimor diese Weisheit von sich gab, war er nach eigenen Angaben 166 Jahre alt.

Ginkgobaum

Ginkgo biloba

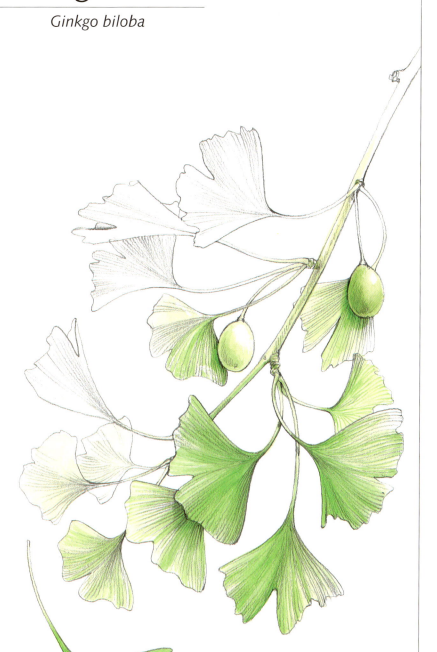

AUCH BEKANNT ALS: Fächerbaum.

VERWENDETE TEILE: Blätter, Samen.

ENTHÄLT: Blätter: Flavonglykoside (Ginkgolid, Heteroside), Quercetin, Proanthocyanidine, Laktone, Terpene, Sitosterin.
Samen: Bioflavone, Mineralstoffe, Fettsäuren.

WIRKUNG: Blätter: anregend, Nervenmittel, adstringierend, schweißtreibend. Samen: adstringierend, pilztötend, antibakteriell.

Ginkgo ist die älteste lebende Baumart – sie hat mehr als 200 Millionen Jahre überdauert – und als lebendes Fossil bekannt. Ein Baum kann bis zu 1000 Jahre alt werden. Interessanterweise gibt der Baum diese Langlebigkeit an den Menschen weiter. Die Blätter verlangsamen den Alterungsprozeß des Kreislaufs und stärken dadurch Arterien, Kapillaren, Venen und Herz. Sie verbessern die Durchblutung der Arterien ins Gehirn, lindern Schwindel, Ohrensausen, Kopfschmerz und Depression, stärken das Kurzzeitgedächtnis, fördern die Konzentrationsfähigkeit und helfen bei anderen Altersbeschwerden. Ginkgo verbessert die Nervenleitung im Gehirn und empfiehlt sich bei degenerativer Senilität. Der Ginkgo fördert die Durchblutung im gesamten Körper und eignet sich besonders bei alten Menschen, die unter kalten Händen und Füßen leiden. Er verringert die Bildung von Blutgerinnseln, wirkt als Antioxidationsmittel und bindet freie Radikale. Aus diesem Grund empfiehlt sich Ginkgo zur Behandlung von Arteriosklerose, Bluthochdruck, Angina sowie zur Prävention von Schlag- und Herzanfall. Die Pflanze verbessert Sehvermögen, Gehör, Gleichgewichtsgefühl und Stimmung, sie lindert Krampfadern, Geschwüre und Hämorrhoiden. Bei letzteren Beschwerden kann sie auch äußerlich angewendet werden.
Die Samen (Bai gou) werden in der chinesischen Medizin bei Asthma und Husten mit starker Schleimbildung verabreicht. Sie stärken Nieren und Blase und werden bei Inkontinenz und übermäßigem Harndrang eingesetzt.

Veränderungen im Leben und im Körper

Die meisten älteren Menschen sind Frauen, sie leben im Durchschnitt sechs bis zehn Jahre länger als Männer. Frauen über 65 sind die am schnellsten wachsende Bevölkerungsgruppe in der westlichen Welt. Da Frauen die Männer überleben, müssen sie die Probleme des Alters wie Verlust von Verwandten und Freunden, familiäre Verpflichtungen, Armut, chronische Krankheit, Gebrechlichkeit oder Pflegebedürftigkeit oft allein meistern. Doch die Tatsache, daß es so viele Frauen in dieser Altersgruppe gibt, bedeutet auch, daß sich Frauen in einer ähnlichen Lage Zuspruch und Hilfe bieten können. Nachdem die zeit- und energieraubenden Pflichten von Berufstätigkeit, Hausarbeit und Kinderversorgung hinter ihnen liegen, erleben ältere Frauen oft eine Welle kreativer Energie, die in neue Tätigkeiten, Interessen oder Studien investiert werden kann. Es bietet sich endlich auch die Gelegenheit, sich dem eigenen Innenleben zuzuwenden und Geist und Seele zu erforschen.

Ältere Frauen können sich jetzt ihrer eigenen Bedürfnisse bewußt werden, ihre Weiblichkeit erforschen und die ihnen innewohnende Weisheit erkennen. Wenn die Sehkraft der äußeren Augen schwindet, wächst dem inneren Auge neue Klarheit und Einsicht zu. In ihrer allmählichen Ablösung von weltlichen Besitztümern sowie ihrer eigenen Körperlichkeit können ältere Frauen ein wichtiges Gegengewicht zu unserer geschäftigen materialistischen Welt bilden und den greifbaren Gegenständen subtilere Werte gegenüberstellen.

Die Erhaltung der Gesundheit

Um das Beste aus den späteren Lebensjahren herausholen zu können, muß der Körper angemessen versorgt werden. Viele Beschwerden, die mit einem fortgeschrittenen Lebensalter in Verbindung gebracht werden, wie Herzleiden, Bluthochdruck, Diabetes, Arthritis und Krebs, werden nicht durch das Alter verursacht. Sie treten auch bei Kindern und jungen Menschen auf. Man kann sehr wohl gesund alt werden oder gesund sterben, doch dazu muß man zuerst einmal gesund sein. Die gesundheitlichen Anforderungen, die für Kinder und junge Menschen zutreffen, gelten auch für Frauen nach den Wechseljahren – gesunde Ernährung, viel frische Luft und Bewegung, genügend Ruhe und Entspannung sowie ein streßfreies Leben.

Ernährung im Alter

Das Verhältnis zwischen Ernährung, Gesundheit und dem Alterungsprozeß wurde ausführlich untersucht. Es ist eindeutig bewiesen, daß eine gesunde Ernährung das ganze Leben lang von größter Bedeutung ist. Die Ursachen für gesundheitliche Beschwerden, die in späteren Lebensjahren zu einem Verlust verschiedener Funktionen führen können, sind häufig in einem Fehlverhalten in jungen Jahren zu finden. Wenngleich es etwas spät ist, im Alter von sechzig oder siebzig Ernährung und Lebensstil gesund zu gestalten, ist es auch zu diesem Zeitpunkt noch der Mühe wert.

Studien über den Alterungsprozeß belegen, daß die aufgenommene Nahrungsmenge beträchtliche Auswirkungen auf Lebensdauer und Gesundheit hat. Menschen, die sehr alt werden, ernähren sich meist sehr gesund, nehmen aber nur kleine Mengen zu sich. Untersuchungen haben ergeben, daß Menschen, deren Gewicht 10 bis 25 Prozent unter dem Normalgewicht liegt, einen optimalen Stoffwechsel und die besten Aussichten auf Gesundheit und ein langes Leben haben. Frauen sollten täglich etwa 7560 Joules (1800 Kalorien) aufnehmen. Weitere Studien machen klar, daß ältere Menschen aus verschiedenen Gründen ihre Ernährung häufig vernachlässigen und ein Mangel an lebenswichtigen Nährstoffen zu den gesundheitlichen Beschwerden und Funktionsverlusten beiträgt, die sie wiederum an einer angemessenen Ernährung hindern.

Auch die Rolle des Sauerstoffs im Alterungsprozeß wurde kürzlich untersucht. Fette und Lipide spielen im Körper eine wichtige Rolle. Mehrfach ungesättigte Fettsäuren sind Baustoff für die Zellwände und für Gehirnstruktur, Nervensystem und Blutgefäße von größter Bedeutung. Sie schützen vor degenerativen Erkrankungen, Herz- und Arterienleiden, Hautkrankheiten, Altersschwachsinn und Krebs.

Sauerstoff kann auf die Fette im Körper eine schädliche Wirkung haben, indem er freie Radikale freisetzt – Moleküle, die Zellen und Gewebe schädigen und zerstörerische Abfallprodukte hinterlassen. Ein Angriff freier Radikale kann verschiedene pathologische Zustände auslösen wie Krebs, Arthritis, Herzleiden, Kreislaufstörungen und andere Alterserscheinungen (auch Falten). Eine Ursache für den Alterungsprozeß ist möglicherweise der von freien Radikalen angerichtete Schaden an der Fettschicht um die Mitochondrien der Zellen, die für die Energieproduktion verantwortlich sind. Glücklicherweise gibt es verschiedene Substanzen – sogenannte Antioxidantien –, die diesem zerstörerischen Alterungsprozeß Einhalt gebieten. Die wichtigsten Antioxidantien sind die Vitamine A, C und E, das Mineral Selen und die Ami-

nosäure Zystein (ihr Vorkommen finden Sie in der Nährwerttabelle auf Seite 70).
Antioxidantien binden die freien Radikale und hindern sie, die Mitochondrien zu schädigen. Es ist sinnvoll, diese Stoffe zusätzlich zuzuführen, da es selbst bei vernünftiger Ernährung zu Mangelerscheinungen kommen kann. Der Grund liegt in unzureichender Absorption, für die es verschiedene Ursachen gibt wie Magen- oder Darmgeschwüre, Salzsäuremangel im Magen, Leber- oder Gallenblasenleiden sowie Zöliakie.
Auch andere Substanzen wie Zink, Kupfer und Mangan schützen vor Schäden durch freie Radikale. Zusammen mit Vitamin E verhindern sie, daß freie Radikale in die Zellen eindringen. Selen schützt nicht nur vor freien Radikalen, sondern verbessert auch die Immunabwehr sowie die Funktion der roten Blutkörperchen und der Leber. Es hilft dem Körper, mit chemischen Giftstoffen aus der Nahrung, der Atmosphäre und aus Arzneimitteln fertigzuwerden, und beugt Krebs und Herzerkrankungen vor. In Kombination mit Magnesium reinigt die Aminosäure Zystein den Körper von Abfallstoffen und entgiftet die toxischen Rückstände von Chemikalien und Medikamenten.
Vitamin C schützt den Körper nicht nur vor Schaden durch freie Radikale, sondern auch vor Bakterien, Viren, Giftstoffen und Schlacken des Stoffwechsels. Vitamin C hält das Collagen stark und elastisch. Collagen ist eine Substanz, die die Haut zusammenhält und für die Festigkeit und Straffheit des Körpergewebes verantwortlich ist. Falten, welke Haut, Verfärbungen sowie Arteriosklerose und Herz-Kreislauf-Störungen hängen mit einer Verschlechterung des Collagens zusammen. Vitamin C hat auch eine anregende Wirkung auf die Nebennieren, die verschiedene wichtige Steroidhormone produzieren, einschließlich Östrogen nach der Menopause. Die allmählich sinkende Herstellung dieser Hormone ist angeblich teilweise für viele Altersanzeichen verantwortlich. Tägliche Vitamin-C-Dosen verjüngen die endokrinen Drüsen, einschließlich der Nebennieren. Darüber hinaus fördert Vitamin C die Darmtätigkeit, verhindert Verstopfung und senkt den Cholesterinspiegel. Es schützt vor Allergien und verbessert die Gewebeheilung.
Beta-Karotin wird vom Körper zu Retinol umgebaut. Dies ist eine biologisch aktive Form des Vitamin A, das nicht nur freie Radikale vernichtet und die Körperzellen vor Schäden durch freie Radikale schützt, sondern auch das Immunsystem stimuliert. Auf diese Weise unterstützt es den Körper im Kampf gegen Viren und Bakterien, neutralisiert Giftstoffe und eliminiert Krebszellen. Vitamin A sorgt auch für gesunde Schleimhäute in Mund, Darm, Vagina und Augen.

Der Vitamin-B-Komplex verlangsamt den Alterungsprozeß im Körper. Er unterstützt die Leber bei Entgiftung und Stoffwechsel und verbessert die Funktion des Nervensystems. Darüber hinaus fördern die Vitamine des B-Komplexes Gehirnleistung, Energie, Verdauung und emotionale Ausgeglichenheit. Niacin hält den Cholesterinspiegel auf einem niedrigen Wert und verbessert die Durchblutung. Cholin unterstützt das Gedächtnis, Pantothensäure fördert den Schlaf und die Widerstandskraft gegen Streß. Sie soll außerdem Depressionen verhindern und das Leben verlängern. Riboflavin unterstützt das Zystin sowie die Vitamine C und E bei der Zerstörung freier Radikale und stimuliert Gewebeheilung und Energiestoffwechsel.
Joghurt ist ein wertvoller Bestandteil der Ernährung und wird seit Jahrtausenden hochgeschätzt. Joghurt mit lebenden Kulturen enthält Bakterien wie den Lactobacillus bulgaricus, der viele gesundheitsfördernde Eigenschaften aufweist.
Joghurt unterstützt die Bakterienbesiedlung im Darm und verhindert die Entwicklung unerwünschter Fäulnisbakterien, die durch den übermäßigen Konsum von Fleisch und raffinierten Lebensmitteln, durch Erschöpfung oder die Einnahme von Antibiotika ausgelöst wird. Die Milchsäure in Joghurt fördert die Synthese der Vitamine des B-Komplexes sowie die Absorption von Nährstoffen – vor allem Calcium – und reguliert die Darmtätigkeit. Sie verhindert auch Darminfektionen, die zu Durchfall, Nahrungsmittelvergiftung oder Salmonellen führen können. Joghurt fördert die Bildung von Antikörpern und stärkt die Immunabwehr gegen Krankheiten und Infektionen. Er schützt vor Herzerkrankungen, da er das HDL-Cholesterin im Körper erhöht und die Gehirntätigkeit anregt. Untersuchungen haben ergeben, daß Joghurt mit lebenden Kulturen auch die Aktivität von Enzymen im Körper unterdrückt, die bestimmte Chemikalien in Krebserreger umwandeln. Auf diese Weise spielt Joghurt bei der Krebsbekämpfung eine wichtige Rolle.

VERSTOPFUNG VORBEUGEN

Eine gesunde Verdauung ist für die körperliche Gesundheit unabdingbar. Sie sichert eine angemessene Absorption der Nährstoffe aus der Nahrung sowie die wirkungsvolle Ausscheidung von Gift- und Abfallstoffen. Außerdem sorgt sie für eine ausreichende Besiedelung des Darms mit nützlichen Bakterien, die wiederum Verdauung und Ausscheidung fördern. Die Verdauungsorgane produzieren auch selbst wichtige Nährstoffe, vor allem die Vitamine des B-Komplexes.
Der wichtigste Faktor für eine gesunde Verdauung ist die Ernährung. Eine Vollwertkost mit Vollkorn, Obst,

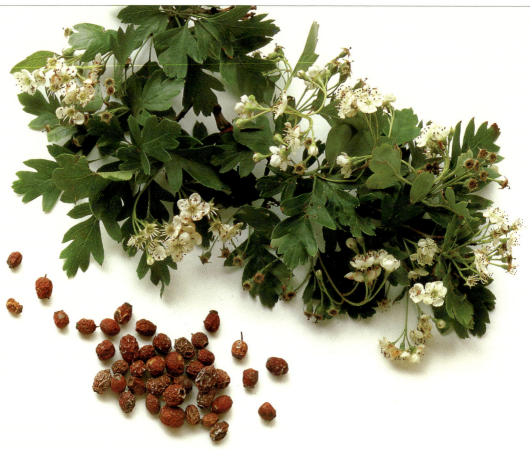

Weißdorn

Cratagus oxyacantha
Cratagus monogyna

AUCH BEKANNT ALS: Maienblüte, Hagedorn, Mehlbeere.

VERWENDETE TEILE: Beeren, Blüten, Blätter.

ENTHÄLT: Saponine, Glykoside, Flavonoide, Säuren (einschließlich Ascorbinsäure), Gerbsäure, Procyanidine, Trimethylamin.

WIRKUNG: Herztonikum, blutdrucksenkend, gefäßerweiternd, adstringierend, entspannend, krampflösend, harntreibend.

Weißdorn ist mit Sicherheit das beste Mittel für Herz und Kreislauf. Blüten, Blätter und Beeren erweitern die Gefäße, öffnen die Arterien und verbessern so die Durchblutung des gesamten Körpergewebes. Die Pflanze reguliert den Blutdruck und eignet sich bestens zur Behandlung von Bluthochdruck, vor allem wenn dieser durch verhärtete Arterien verursacht wird.

Weißdorn bekämpft Durchblutungsstörungen, falls diese durch Arterienverkalkung verursacht werden. Er fördert auch die Blutversorgung von Beinen und Gehirn und verhindert so Gedächtnisverlust und Verwirrung. Die Pflanze öffnet die Koronararterien des Herzens, verstärkt so den Blutfluß, löst Ablagerungen und eignet sich zur Behandlung von Angina pectoris. Sie fördert auch die Tätigkeit des Vagusnervs, der das Herz beeinflußt. Auf diese Weise wird ein übermäßig schneller Herzschlag verlangsamt, und Unregelmäßigkeiten werden ausgeglichen. Weißdorn ist ein ideales Heilmittel für alle Herzbeschwerden.

Die Beeren wirken adstringierend und können bei Durchfall und Ruhr Anwendung finden. Blätter, Blüten und Beeren entspannen den Verdauungstrakt, fördern den Appetit, lindern Blähungen und beschleunigen die Verdauung. Auch auf das Nervensystem haben sie eine relaxierende Wirkung, lösen Spannung und Angst, beruhigen bei Aufregung, Ruhelosigkeit sowie nervösem Herzklopfen und beseitigen Schlafstörungen. Ihre harntreibende Wirkung hilft bei Flüssigkeitsansammlung und löst Steine sowie Grieß. Auch bei der Behandlung von Schwäche oder Nachtschweiß während der Wechseljahre hat sich Weißdorn bewährt.

Ein Absud der Beeren kann bei Halsschmerzen als adstringierende Gurgellösung sowie als Spülung bei Vaginalausfluß verwendet werden.

Gemüse, Nüssen und Samen bietet ausreichend Ballaststoffe, um die Darmtätigkeit aufrechtzuerhalten. Ballaststoffmangel ist die häufigste Ursache für Verdauungsprobleme wie Verstopfung, Dickdarmentzündung, Divertikulitis und Darmkrebs sowie für andere Beschwerden, etwa Krampfadern und Hämorrhoiden.

Krebserregende Stoffe wie Toxine und Pestizidrückstände aus der Nahrung sowie Gallensäure durchlaufen den Darm. Ballaststoffe geben dem Stuhl Volumen, verringern die Konzentration der Krebserreger und beschleunigen deren Ausscheidung, so daß sie weniger Kontakt mit den empfänglichen Zellen in der Darmwand haben. Außerdem regulieren Ballaststoffe den Blutzucker.

KÖRPERLICHE BETÄTIGUNG IM ALTER

Sauerstoff ist für eine gesunde Funktion aller Körperzellen unabdingbar. Organe, Muskeln, Gehirn und Nerven können nur dann optimal funktionieren, wenn sie ausreichend mit Sauerstoff versorgt werden. Bewegungsmangel kann die Zellen zwingen, ihre lebenswichtigen Aufgaben beständig mit einer unzureichenden Sauerstoffmenge auszuführen, was Funktion und Gesundheit beträchtlich einschränken kann. Regelmäßige und kräftige körperliche Betätigung, die Herzschlag, Atmung und Schweißbildung anregt, ist daher wesentlich, um Gewebe und Organe optimal mit Sauerstoff zu versorgen. Sportarten wie Tanzen, Schwimmen, Radfahren und schnelles Gehen sind hierzu bestens geeignet. Etwas Morgengymnastik fördert die Durchblutung und macht Körper und Geist munter. Regelmäßige sportliche Betätigung ist gut für Herz und Kreislauf, senkt die Gefahr von Herzerkrankungen, Schlaganfall und Bluthochdruck, bewahrt die Knochendichte und trägt zur Entspannung bei. Aerobische Übungen stimulieren die Ausschüttung von Endorphinen (opiatähnlichen Substanzen) im Gehirn, die das Immunsystem stärken sowie Wohlbefinden und Stimmung verbessern. Sonnenlicht hat eine ähnliche Wirkung. Aus diesem Grund sollte man sich so oft wie möglich im Freien bewegen.

Sport verhindert Gewichtszunahme, ist gut für Brust und Lunge, verhindert Erkältung, Husten und andere Atemwegsbeschwerden. Sport fördert auch die Darmtätigkeit und hält die Verdauungsorgane gesund. Da körperliche Betätigung die Durchblutung anregt und damit die Haut mit wichtigen Nährstoffen versorgt, wahrt sie auch den Collagengehalt der Haut, fördert die Elastizität und verhindert die Faltenbildung. Im Winter sorgt Sport dafür, daß Sie nicht frieren.

Auch der Geist braucht Bewegung. Geistige Betätigung fördert die Versorgung der Gehirnzellen mit Blut und Nährstoffen. Sie hält das Nervensystem gesund, verhindert Gedächtnisschwund und Verwirrung. Stimulieren Sie Ihr Gehirn durch Lesen, Denken, Auswendiglernen, Diskussionen, das Lösen kniffliger Aufgaben oder durch Spiele wie Schach, die das analytische Denken fördern. All diese Aktivitäten erhalten den Geist beweglich.

EMOTIONALE UNTERSTÜTZUNG IM ALTER

Mit zunehmendem Alter ist es wichtig, den Kontakt zu Freunden und Familie zu pflegen. Das Leben bleibt dann spannend, schenkt Liebe und trägt dazu bei, das Bewußtsein für die eigene Person und die Gefühle zu bewahren. Freundschaft und Liebe sind nicht nur für Glück und Erfüllung von großer Bedeutung, sie fördern auch das körperliche Wohlergehen. Wenn älteren Menschen menschliche Gefährten fehlen, dienen oft Hund oder Katze als Ersatz. Die positive Wirkung von Haustieren ist wissenschaftlich erwiesen. Das Ausführen des Hundes sorgt für regelmäßige Bewegung, die Zuneigung zwischen Besitzer und Haustier reguliert den Blutdruck, die Gefahr von Herzerkrankungen und Schlaganfällen wird vermindert und die Entspannung gefördert.

Es ist gut, seine Zeit und Energie mit anderen zu teilen, doch bringt der menschliche Kontakt auch schmerzliche Erfahrungen mit sich. Freunde und Verwandte erkranken und sterben. Je enger die Bande, desto bitterer ist der Verlust. Der Tod des Ehegatten nach vielen gemeinsamen Jahren und die Aussicht, allein leben zu müssen, sind besonders schwer zu verkraften. Um solch schmerzliche Erfahrungen zu meistern, braucht man Freunde und Verwandte, denen man die Trauer mitteilen kann. Doch auch die körperliche Unterstützung durch gesunde Ernährung und ausreichend Ruhe ist von großer Bedeutung, um mit den Auswirkungen der emotionalen Belastung fertigzuwerden.

Nach einem Verlust ist Trauer ein wichtiger Vorgang. Jeder Mensch trauert auf seine Weise und braucht Zeit und Raum, um seine Trauer auszuleben. Nach dem anfänglichen Schock sollte man seine Gefühle ausdrücken. Versuchen Sie nicht, Ihre Emotionen durch Beruhigungsmittel und Antidepressiva zu unterdrücken. Die Trauerarbeit kann mehrere Jahre dauern. Im Laufe dieser Zeit wird es Ihnen gelingen, mit dem Tod fertigzuwerden und sich selbst auf die Reise in eine unbekannte Welt vorzubereiten.

Nahrungsmittel und Kräuter für das Wohlbefinden

Neben einer ausgewogenen, gesunden Ernährung fördern auch Kräuter die Gesundheit und können zur Behandlung vieler Altersbeschwerden eingesetzt werden. Verschiedene Kräuter werden schon seit alters her wegen ihrer stärkenden, energiespendenden und verjüngenden Eigenschaften verwendet.

Zu den verjüngenden Kräutern gehören:

Ginseng	Chili
Salbei	Thymian
Knoblauch	Shatavari
Myrrhe	Rosmarin
Ingwer	
Zimt	
Chinesische Engelwurz	

Nahrungsmittel mit ähnlichen Eigenschaften sind:

Nelke	Hafer
Petersilie	Zwiebeln
Gerste	Zitronen
Kartoffeln	Kardamom
Honig	Wasserkresse
Lauch	Möhren
Kohl	

Einige aromatische Kräuter enthalten Antioxidantien, die Schäden durch freie Radikale verhindern und den Alterungsprozeß verlangsamen.

Kräuter, die Antioxidantien enthalten:

Rosmarin	Thymian
Ingwer	Salbei
Knoblauch	

Nahrungsmittel, die Antioxidantien enthalten:

Kohl	Zitronen
Möhren	Kartoffeln mit der Schale

Einige Kräuter haben günstige Auswirkungen auf Herz und Kreislauf, fördern die Durchblutung von Körper und Gehirn, verringern die Entwicklung von Arteriosklerose und verhindern diese wie auch Bluthochdruck, Herzinfarkt und Schlaganfall.

Kräuter, die die Durchblutung fördern:

Knoblauch	Chili
Weißdorn	Löwenzahnwurzel
Ingwer	Ginkgo
Linde	

Zwiebeln, Kartoffeln, Möhren, Gerste, Hafer, Lauch und Olivenöl haben ähnliche Eigenschaften.
Andere Kräuter stärken das Nervensystem, sorgen für gefühlsmäßige Ausgeglichenheit und fördern die Entspannung. Solche Kräuter können Streß und Verkrampfungen lindern, während schwieriger Zeiten Unterstützung der inneren Stabilität bieten und einen erholsamen Schlaf sicherstellen.

Kräuter, die das Nervensystem stärken:

Rosmarin	Hafer
Ginseng	Salbei
Eisenkraut	

Entspannend wirken:

Kamille	Lindenblüte
Zitronenmelisse	Passionsblume
Helmkraut	Katzenminze
Rose	

Um Darmträgheit zu verhindern und zu behandeln und eine angemessene Ausscheidung von Giftstoffen zu sichern, kann man Kräuter zur Förderung der Darmtätigkeit einsetzen. Hierzu eignen sich Klette, Süßholz, Löwenzahnwurzel und Leinsamen.
Bei Infektionsneigung helfen Kräuter zur Anregung des Immunsystems.

Kräuter, die das Immunsystem stärken:

Thymian	Ingwer
Myrrhe	Salbei
Sonnenhut	Knoblauch
Rosmarin	
Ringelblume	

Zitronen, Kohl, Nelken, Petersilie, Möhren, Honig, Senf, Lauch, Zwiebeln und Wasserkresse haben ähnliche Eigenschaften.
Wer unter Kältegefühl und Mangeldurchblutung leidet, sollte heiße Tees aus Ingwer, Zimt, Nelken und schwarzen Pfefferkörnern trinken. Knoblauch, Zwiebeln, Lauch, Rettich, Gewürze und Pfeffer regen die Durchblutung an und halten warm. Kalte Lebensmittel und Getränke sollten vermieden werden.

Echter Ziest

Stachys betonica

VERWENDETE TEILE: Blühende Pflanze.
ENTHÄLT: Gerbsäuren (bis zu 15 Prozent), Saponine, Alkaloide (Betonicin, Stachydrin, Trigonellin).
WIRKUNG: Verdauungsfördernd, kreislaufanregend, Nerventonikum, wundheilend, adstringierend, Lebermittel.

Der Name betonica kommt von dem keltischen Wort »ben«, das Kopf bedeutet, und »tonic«, was gut bedeutet, und bezieht sich auf Beschwerden, die mit dem Kopf in Verbindung gebracht werden, vor allem hartnäckige Kopfschmerzen. Durch ihre kreislaufanregende Wirkung lindert die Pflanze Kopfschmerzen auf Grund mangelnder Durchblutung des Kopfes; durch die Stärkung der Lebertätigkeit hilft sie bei Kopfschmerz auf Grund von Leberträgheit; durch die entspannende Wirkung eignet sie sich zur Behandlung von Spannungskopfschmerz. Beim Auftreten der Beschwerden wird Ziest innerlich oder in Pulverform als Schnupftabak verabreicht. In Kombination mit Augentrostpulver befreit er den Kopf von Erkältung und Katarrh.

Ziest stärkt das Nervensystem, lindert Spannung, Angst und Depression und stillt Schmerzen, vor allem bei Neuralgien wie Ischias, und wird auch bei Arthritis, Gicht und Rheumatismus verwendet. Er unterstützt den Verdauungstrakt und die Leber und kann bei Verdauungsschwäche, nervöser Verdauungsstörung, Krämpfen und Koliken, Blähungen, Sodbrennen, Gallenbeschwerden, Leber- und Gallenblasenleiden eingesetzt werden. Die Gerbsäuren haben eine adstringierende Wirkung auf den Darm und helfen bei Durchfall. Die adstringierenden Eigenschaften haben sich auch bei der Behandlung von Erkältung und Katarrh bewährt. Als heißer Tee regt Ziest die Durchblutung an und empfiehlt sich bei Erkältung und anderen Infektionskrankheiten, vor allem solchen, die den Kopf betreffen. Trigonellin soll den Blutzucker senken; aus diesem Grund eignet sich Ziest bestens zur Behandlung von Diabetes. Die Gerbsäuren machen ihn zu einem wirkungsvollen adstringierenden Mittel, das, äußerlich angewendet, Blutungen stillt, die Heilung beschleunigt, Infektionen an Schnittwunden und Verletzungen, Geschwüren, Krampfadern und Hämorrhoiden verhindert. Die Pflanze eignet sich auch zur Behandlung von Prellungen sowie Verstauchungen und wird als Lotion für die Haut verabreicht.

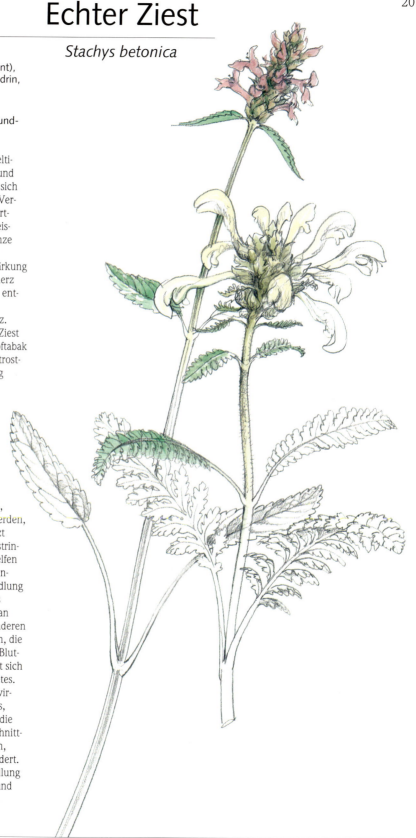

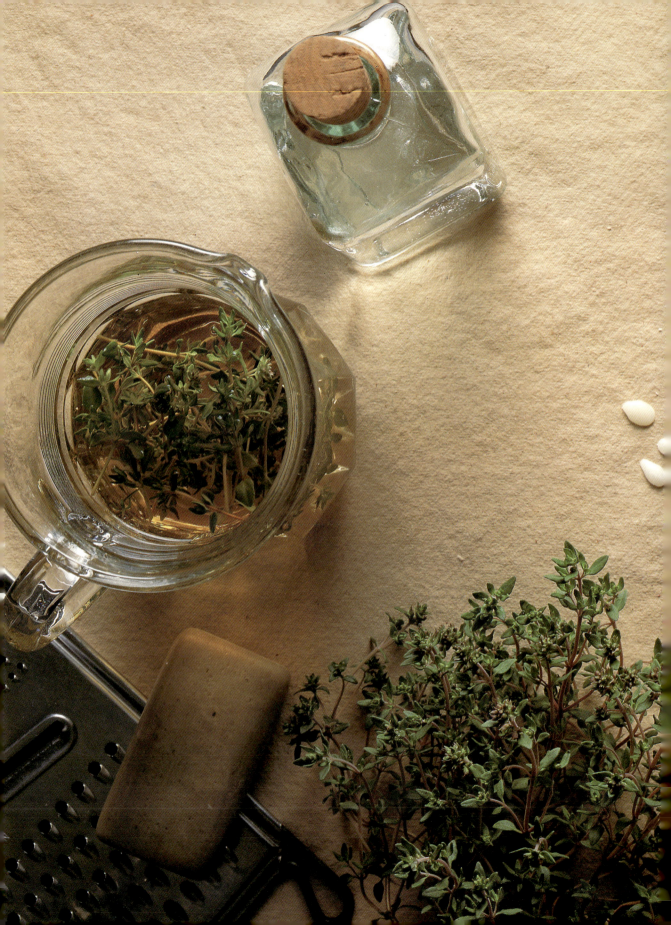

DRITTER TEIL

Probleme lösen
in der Praxis

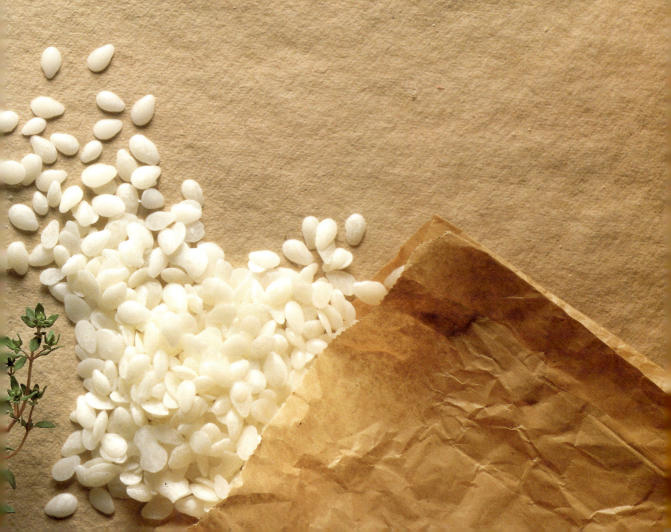

11 Erste Hilfe

Kräuter können zur Behandlung alltäglicher Beschwerden und kleinerer Unfälle verwendet werden. Jeder Haushalt sollte über eine Hausapotheke verfügen, die mit einsatzbereiten Kräutern bestückt ist. Im Frühjahr und Sommer sollten möglichst auch frische Kräuter aus dem Garten zur Verfügung stehen. Im folgenden finden Sie eine Liste der wichtigsten Kräuter für Ihren Arzneischrank.

Erste-Hilfe-Hausapotheke

Ätherische Öle
Lavendel
Rosmarin
Thymian
Teebaum

Getrocknete Kräuter
Lindenblüte
Holunderblüte
Pfefferminze
Schafgarbe
Kamille

Andere Heilmittel
Rotulmenpulver
Sonnenhuttinktur
Ringelblumentinktur
Johanniskrauttinktur und -öl
Myrrhetinktur
Destillierte Zaubernuß
Rettungsmittel: Tropfen und Creme
Homöopathische Arnika
Beinwellsalbe
Ringelblumensalbe
Ringelblume-Johanniskraut-Tinktur und -Salbe

Weiterhin
Aloe Vera
Frische Ingwerwurzel Naturreiner Honig aus der Region

Abschürfungen und leichte Schnittverletzungen

Kleinere Unfälle von Kindern, die zu Schnitt- und Schürfwunden führen, sollten nicht dramatisiert werden. Je mehr Aufhebens gemacht wird, desto schlimmer erscheint die Verletzung.

• Sofort verabreicht, wirken ein paar Tropfen Rettungsmittel unter der Zunge oder 1 Tablette homöopathische Arnika bei einem kleinen Schock Wunder.
• Reinigen Sie die Gegend mit antiseptischen Kräutern, um eine Infektion zu verhindern und die Heilung zu beschleunigen.

4 bis 5 Tropfen Tinktur von einem der folgenden Kräuter in etwas warmes Wasser geben oder als Absud oder Aufguß verabreichen:

Gelbwurz   Johanniskraut
Zaubernuß   Ringelblume
Myrrhe

Ist die betroffene Region sehr schmerzhaft, wird sie regelmäßig mit verdünnter Johanniskrauttinktur oder einem Aufguß aus Pfefferminze oder Lavendel gebadet.

Einige Tropfen der folgenden ätherischen Öle in kochendes Wasser geben; sie wirken antiseptisch, schmerzstillend und heilend:

Lavendel   Eukalyptus
Rosenpelargonie Pfefferminze
Teebaum

Diese Salben eignen sich für kleinere Schnittverletzungen und Schürfwunden:

Johanniskraut   Ringelblume
Beinwell
Rettungsmittelcreme

• Bei einem tiefen Schnitt übt man Druck auf die Stelle aus, um die Blutung zu stillen. Eine klaffende Wunde drückt man mit Zeigefinger und Daumen fest zusammen, verbindet sie mit Heftpflaster und schützt sie mit einem Verband. Anschließend schnell einen Arzt aufsuchen, da die Wunde möglicherweise genäht werden muß. Je rascher dies geschieht, desto besser ist das kosmetische Ergebnis. Eine geringfügige Schnitt- oder Schürfwunde wird nicht verbunden.

Wird eine tiefe Wunde direkt mit Honig versorgt und fest verbunden, kann man Infektionen in der Regel verhindern. Der Honig saugt die Feuchtigkeit auf, und nur wenige Bakterien können ohne Feuchtigkeit überleben.

Wer frische Petersilie zerdrückt und den Saft auf die Schnittwunde gibt, beschleunigt den Heilungsprozeß und die schnelle Schorfbildung.

Auch der Saft von zerdrückten Johanniskrautblättern kann direkt aufgetragen werden.

Die folgenden Kräuter können als Tee für Umschläge zubereitet oder kalten Cremes zugesetzt werden:

Beinwell   Kohl
Wegerichblätter   Rotulme
Rosmarin   Holunderblüte

Bisse und Stiche

Hundebisse

- Bei Schock Behandlung mit Rettungsmittel oder Arnikatabletten.
- Reinigung der Wunde unter fließendem Wasser.
- Abtupfen mit Salzwasser, antiseptischen Kräutern oder Ölen.

Antiseptischen Kräuter sind:

Thymian   Ringelblume
Johanniskraut   Lavendel
Gemeiner Wegerich

- Ein Umschlag aus Fenchelsamentee entzieht der Wunde das Gift.
- Man kann den Biß auch mit Kohl- oder Veilchenblättern belegen und mit Baumwollbinden abdecken. Beim Verbandswechsel badet man die Wunde mit einem starken Rosmarinaufguß.

⇨ Hunde-, Katzen- und vor allem Menschenbisse erfordern eine Behandlung mit Antibiotika. Bei tiefen Wunden kann eine Tetanusimpfung notwendig sein.

Insektenstiche

Zur Linderung von Schwellung und Schmerz, zur Vermeidung von Infektion und zur Beschleunigung der Heilung eignen sich die folgenden Kräuter:

Fruchtfleisch von rohen Zwiebeln oder Knoblauch
Gurkensaft
Lavendelöl
Destillierte Zaubernuß
Zerdrückte Basilikumblätter
Salbeiaufguß
Rosmarinöl: 1 Teelöffel auf 300 ml helles Bier
Teebaumöl
Eukalyptusöl
Melissenöl

Einen Bienenstachel entfernt man durch seitliches Herausdrücken mit dem Daumennagel. Dies ist besser, als ihn herauszuziehen, da sonst weiteres Gift in die Wunde gelangt. Dann gibt man Natriumbikarbonat oder Honig auf den Stich, um die Säure im Gift zu neutralisieren.

⇨ Bei Bienenstichallergie sollte man Adrenalin verabreichen. Bei schneller Schwellung, die auch Lippen, Zunge, Hals und damit die Atemwege betrifft, muß der Patient umgehend ins Krankenhaus gebracht werden.

Heilmittel bei Bienen- und Wespenstichen:

Zitronensaft oder Essig
Zerdrückte Wegerichblätter
Zerdrückter Knoblauch oder Zwiebelscheiben
Zaubernuß
Lavendelöl
Urin
Zimtöl

Bei Ameisenstichen helfen:

Knoblauch   Gurkensaft
Rohe Zwiebeln

Moskitostiche werden versorgt mit:

Lavendelöl   Zaubernuß
Apfelessig   Zwiebelscheiben
Zitronensaft   Fenchelsamentee
Zerdrücktem Basilikum

Bei Quallenstichen helfen:

Alkohol   Essig
Urin   Ammoniak
Papaya

Um zu verhindern, daß sich ein Stich infiziert, sollte man 3- bis 6mal täglich Sonnenhut innerlich verabreichen.

Auf Seite 272 finden Sie Ratschläge zur Insektenabwehr. Moskitos lassen sich durch Lavendel- und Zitronellaöl oder durch das Verbrennen aromatischer Kräuter vertreiben. Diese Methode hilft, wenn Ihnen die Insekten den Sommerabend verderben.

Geeignete aromatische Kräuter sind:

Rosmarin   Lavendel
Salbei   Pfefferminze

Ein heilendes Öl für Stiche, Wunden und Frostbeulen:

1 ½ Eßlöffel Rosmarin-, Gartenrauten-, Wundkraut- oder Basilikumpulver
200 ml Salatöl
1 Teelöffel Essig

Die Zutaten in ein Glas füllen, dieses in einen Behälter mit Sand und so an einen sonnigen Ort stellen. Das Glas täglich schütteln. Nach fünf Tagen das Öl in ein anderes Glas abseihen. Weitere Kräuter zugeben, wieder in den Sandbehälter stellen und den Vorgang noch zweimal wiederholen. Beim letzten Durchgang die Kräuter 14 Tage ziehen lassen. Wenn keine Sonne scheint, das Glas einige Tage in den warmen Ofen stellen.

Fieberbläschen

Sie werden durch das Herpes-simplex-Virus ausgelöst. Beim ersten Auftreten kann es zu Drüsenschwellung, Unwohlsein und schmerzenden Mundgeschwüren kommen. Die Beschwerden treten bei Erschöpfung häufig erneut auf und kündigen sich mit Kribbeln und Juckreiz an. Dann bilden sich kleine Blasen, vor allem um Nasenflügel und Lippen. Nach kurzer Zeit brechen sie auf, sondern Flüssigkeit ab, verkrusten und verschwinden wieder. Durch Kratzen verbreitet sich das Virus.

Das Virus lebt ständig in den Nervenenden vieler Erwachsener und Kinder. Auch Säuglinge werden mit dem Virus infiziert, der andere Entzündungen oder Infektionen wie Ekzeme noch erschweren kann. Das Herpes-Virus kann durch einen Anstieg der Hauttemperatur auf Grund von Fieber oder Sonneneinstrahlung aktiviert werden.

Die folgenden Faktoren können das Virus ebenfalls ausbrechen lassen:

- Schlechte Ernährung
- Nahrungsmittel wie Schokolade oder Erdnüsse
- Psychischer oder physischer Streß
- Reiben oder Abschürfen der Haut
- Menstruation
- Mangelnde Immunabwehr auf Grund von Erschöpfung

Bei der Behandlung von Fieberbläschen ist es wichtig, die Immunabwehr zu stärken, damit der Körper sich gegen das Virus wehren kann. Mit der Ernährung sollte die Zufuhr der virusbegünstigenden Aminosäure Arginin verringert und die des virusbekämpfenden Stoffes Lysin erhöht werden (siehe auch Herpes, Seite 227).

Arginin befindet sich in hohen Dosen in:

Gelatine	Johannisbrot
Hafer	Sojabohnen
Weizenkeimen	Schokolade
Kokosnuß	Erdnüssen
Weizenmehl	

Lysin befindet sich in hohen Dosen in:

Hühnerfleisch	Bohnen
Bierhefe	Bohnensprossen
Obst und Gemüse, außer in Birnen	

Zur Stärkung des Immunsystems sollte man viel Knoblauch essen sowie Nahrungsmittel, die reich sind an:

- Vitamin C
- Vitamin-B-Komplex
- Magnesium
- Calcium
- Bioflavonoiden

Bei Fieberbläschen sollten Sie nicht küssen und Ihre Waschlappen und Handtücher von der übrigen Familie getrennt halten.
Achten Sie auf ausreichende körperliche Betätigung, um das Lymphsystem zu stärken.

Die folgenden Kräuter stärken Lymph- und Immunsystem:

Sonnenhut	Gelbwurz
Lorbeer	Klette
Tragant	Brennessel
Wermut	Ringelblume
Myrrhe	Kermesbeere
Kletten-Labkraut	Süßholz
Löwenzahnwurzel	
Gemeiner Wegerich	

Diese Kräuter können äußerlich angewendet werden:

Melissenöl	Lavendelöl
Myrrhetinktur	Gelbwurztinktur
Ringelblumentinktur	

Frostbeulen

Frostbeulen sind auf Durchblutungsstörungen zurückzuführen, die oft durch Kälte, schlechte Ernährung, sitzende Tätigkeit und enges Schuhwerk verstärkt werden. Ausreichend Bewegung und warme Kleidung können Abhilfe schaffen.
Man kann die Füße durch eine Mischung aus Chili- und Talkum- oder Pfeilwurzpulver wärmen. Bestäuben Sie die Füße vor dem Ankleiden mit dieser Mischung.
Die Durchblutung läßt sich durch heiße Fußbäder mit einem Absud aus 30 g Ingwer und 2 Zimtstangen auf 1200 ml Wasser verbessern. Baden Sie die Füße gelegentlich in heißem Salzwasser.
Essen Sie viel Knoblauch und Ingwer, um die Durchblutung zu verbessern.

Salbe für Frostbeulen:

Einige Primelblätter zerdrücken und mit geschmolzenem Lanolin und Honig sowie ein paar Tropfen Thymianöl vermischen. Die Füße mit der warmen Salbe eincremen und große Baumwollsocken darüberziehen.
Man kann die Füße auch mit zerdrückten Schneeglöckchenzwiebeln oder

Arnika

Arnica montana

AUCH BEKANNT ALS: Bergwohlverleih, Tabakblume, Johannisblume.

VERWENDETE TEILE: Getrocknete Blüten oder Extrakt. Als homöopathische Salben oder andere Präparate erhältlich.

ENTHÄLT: Ätherisches Öl (einschließlich Terpene, Thymol, Thymolmethyläther), Palm-, Linol-, Linolen- und Myristinsäure, Harz, Arnicin (bitterer Grundstoff), Helenalin, Gerbsäure, Steroid (Arnisterin, Arnidiol), Flavone, Betain, Inulin, Phytosterin.

WIRKUNG: Schmerzstillend, schleimlösend, entzündungshemmend, Nervenmittel, lokal anregend, schweißtreibend, erweichend, diuretisch, antibakteriell, wundheilend.

Arnika ist eine wundervolle Medizin. Die Pflanze stärkt die Widerstandskraft gegen Infektionen, einschließlich Listerien und Salmonellen, und beschleunigt die Heilung nach Operationen, Zahnextraktionen und anderen Verletzungen. In homöopathischen Dosen kann Arnika bei geistigem oder körperlichem Schock, Prellungen, Verstauchungen, Schmerzen, Schwellungen und Frakturen eingesetzt werden. Sie soll auch fiebersenkend wirken, die Durchblutung anregen und innere Blutungen absorbieren.
Arnika kann äußerlich als verdünnte Tinktur oder als Creme verabreicht werden, um die Heilung von Wunden, Prellungen, Verstauchungen und Schwellungen zu beschleunigen. Sie ist ein hervorragendes Beruhigungsmittel für Kinder, die hingefallen sind, sich den Kopf angeschlagen oder gestoßen haben. Auf einer unverletzten Oberfläche angebracht, hilft Arnika bei Schmerzen, rheumatischen Gelenken und schmerzenden, geschwollenen Füßen. Im Verhältnis 1:10 mit Ringelblume verdünnt, empfiehlt sich Arnika bei Hautausschlägen und anderen Hautentzündungen.

▷ Arnika sollte innerlich nur in homöopathischen Dosen verabreicht werden. Bei der Tinktur verwendet man 1 Tropfen auf ein Glas Wasser. Innerlich angewendet, können hohe Dosen schwerwiegende Schleimhautreizungen in Magen und Darm auslösen. Wird die Tinktur unverdünnt auf verletzte Haut aufgebracht, kann es zu einer allergischen Reaktion kommen.

Schafgarbe

Achillea millefolium

Auch bekannt als: Achillesgarbe, Tausendblatt, Grundheil.

Verwendete Teile: Sproßteile.

Enthält: Ätherisches Öl, Cumarine, Laktone, Aminosäuren, Sterine, Bitterstoffe, Flavonoide, Gerbsäuren, Saponine, Salicylsäure, Zucker, Cyanidin.

Wirkung: Adstringierend, wundheilend, entzündungshemmend, antiseptisch, verdauungsfördernd, bitteres Tonikum, krampflösend, schweißtreibend, blutdrucksenkend, harntreibend.

Die Schafgarbe ist ein vielseitiges Heilmittel mit entzündungshemmenden und antiseptischen ätherischen Ölen und adstringierenden Gerbsäuren. Auch die Harze sind adstringierend und antiseptisch, während Kieselerde die Gewebeheilung fördert. Diese Eigenschaften beschleunigen die Heilung von Schnitten und Wunden, Verbrennungen und Geschwüren sowie Hautentzündungen. Im Verdauungssystem regt die Schafgarbe den Appetit an und verbessert Verdauung sowie Absorption. Ihre adstringierenden Eigenschaften lindern Durchfall und Ruhr, sie stillen Blutungen der Darmschleimhaut. Die antiseptischen und entzündungshemmenden Wirkungen helfen bei Infektionen und Entzündungen wie Magenschleimhaut- und Dünndarmentzündung; die Bitterstoffe stimulieren die Lebertätigkeit, und die krampflösenden Bestandteile bringen Linderung bei Krämpfen, Blähungen, Koliken und nervösen Verdauungsstörungen.

Heiß verabreicht, eignet sich Schafgarbe, um Fieber zu senken und zur Behandlung von Infektionen wie Erkältung, Grippe, Husten und Halsschmerzen. Sie wirkt schweißtreibend und befreit den Organismus auf diese Weise von Hitze und Giftstoffen. Als Kreislauftonikum hilft die Schafgarbe bei Krampfadern, Hämorrhoiden, Venenentzündung und Thrombose sowie bei Bluthochdruck. Die harntreibende Eigenschaft der Schafgarbe fördert die Ausscheidung von Flüssigkeit und Toxinen über den Urin. Sie empfiehlt sich auch bei entzündeter Harnblase, Blasenreizung, -steinen und -grieß. Die Schafgarbe bringt bei Gelenkschmerzen Linderung und befreit die Haut von Unreinheiten. Sie enthält Sterine, die hormonähnlich wirken und den Menstruationszyklus regulieren. Sie hilft bei starken Blutungen, Blutüberfüllung des Uterus sowie bei starker Periodenblutung. Schafgarbe stärkt auch das Nervensystem.

⇨ Während der Schwangerschaft meiden.

Zwiebelscheiben behandeln: Die eine Seite der Zwiebelscheibe mit Salz bestreuen und mit der anderen Seite auf die Frostbeulen legen, darüber eine saubere Binde anbringen.

Weitere Behandlungsmöglichkeiten für Frostbeulen:

- Rosmarinöl
- Lavendelöl
- Pfefferminzöl
- Nesselsaft
- Myrrhetinktur
- Unverdünnter Wundbalsam (wenn die Frostbeulen nicht offen sind)
- Knoblauchöl oder -saft

Frostbeulen können auch auf einen Mangel an Calcium und Kieselerde hinweisen, die in den folgenden Nahrungsmitteln enthalten sind:

- Joghurt
- Sojabohnen
- Hirse
- Zitronen
- Spinat
- Feigen
- Käse
- Mandeln
- Sesamsamen
- Hafer
- Petersilie
- Grünem Gemüse

Furunkel und Karbunkel

Ein Furunkel ist die lokale Entzündung einer Haarwurzel oder Schnittwunde, die durch eine bakterielle Infektion verursacht wird. Ein Karbunkel ist die Ansammlung von Furunkeln an einer Stelle. Furunkel sind die natürliche Art der Körpers, sich von giftigen Krankheitserregern zu befreien. Wenn Sie häufig unter Furunkeln leiden, sollten Sie Ernährung und Lebensstil überprüfen und nach Möglichkeiten suchen, um die Widerstandskraft des Körpers zu stärken. Es kann auch ein bestimmter Sepsisherd im Körper vorliegen, etwa ein Zahnabszeß oder chronisch entzündete Mandeln. Diabetes ist ebenfalls eine Ursache für wiederholt auftretende Furunkel. Achten Sie darauf, daß Ihre Ernährung reich an frischem Obst und Gemüse ist, da Vitamin C einen wesentlichen Beitrag zur Bekämpfung von Infektionen leistet. Essen Sie viel Knoblauch.

Kräuter zur Behandlung des Immunsystems:

- Sonnenhut
- Tragant

Kräuter zur Infektionsabwehr:

- Myrrhe
- Thymian
- Löwenzahnwurzel
- Klette

Es gibt zwei Behandlungsmethoden, deren äußerliche Anwendung Furunkeln und Karbunkeln Giftstoffe entzieht:
1. Honig und Lebertran zu gleichen Teilen vermischen und ein Stück Stoff damit tränken. Den Umschlag alle 5 Stunden wechseln. Honig zieht Körpersäfte, die Antikörper zur Bekämpfung der Infektion enthalten, an die betroffene Stelle.
2. Einen heißen Umschlag aus Rotulme mit einigen Tropfen Lavendel- oder Eukalyptusöl auflegen.

Heuschnupfen

Bei Heuschnupfen sollte man zwei Monate vor der Saison mit der Stärkung des Immunsystems beginnen, um die Allergieneigung zu senken, und täglich Ginseng, Tragant, Sonnenhut sowie Wabenhonig (nur wenn keine Allergie gegen Bienenstiche vorliegt) einsetzen. Beim ersten Auftreten der Symptome 1 oder 2 Tage nur Obst essen.
Das Inhalieren von Wasserdampf mit einigen Tropfen Melissen- oder Kamillenöl beruhigt die Schleimhäute und lindert die allergische Reaktion.

Die folgenden Kräuter lindern die Symptome:

- Sonnenhut
- Pfefferminze
- Kamille
- Holunderblüten
- Brennesseln
- Schafgarbe

In manchen Fällen hilft es, Weizen oder Milchprodukte vom Speiseplan zu streichen. Zusätzliche Gaben von Vitamin C, Zink, Vitamin A, Calcium sind wichtig.

Versuchen Sie es mit einer Dampfinhalation, wobei Sie 600 ml heißem Wasser 1 Teelöffel der folgenden Mischung zusetzen:

- 30 ml Wundbalsam
- 2,5 ml (25 cl) Eukalyptusöl
- 6 Tropfen Pfefferminzöl
- 5 Tropfen Lavendelöl
- 5 Tropfen Kiefernöl

Hitzeausschlag

Es ist wichtig, einen Hitzschlag erkennen zu können, wenn man mit Sonnenbrand oder Hitzeausschlag konfrontiert ist. Wird der Körper stark überhitzt, versagen die Kühlmechanismen der Haut, sie wird heiß und trocken. Die Körpertemperatur kann stark ansteigen und Schwindel, Übelkeit, Schwäche, Fieber und heftige Kopfschmerzen auslösen. Führen Sie die weiter unten genannte Schockbehandlung durch, und holen Sie ärztliche Hilfe. Inzwischen den Körper mit kühlem Wasser abkühlen, bis die Temperatur sinkt, wobei Unterkühlung auf jeden Fall vermieden werden muß. Wasser zu trinken geben und jedem Glas $1/2$ Teelöffel Salz zusetzen. Brennesseln sind ein gutes Heilmittel bei Hitzeausschlag. Die Blätter in heißem Wasser weichen lassen und wie einen Umschlag verwenden oder eine Kompresse mit der Flüssigkeit anlegen. Kalte Kompressen mit Lavendelöl sind ebenfalls hilfreich.

Kopfschmerzen

Verwenden Sie die ätherischen Öle von Lavendel, Pfefferminze oder Rosmarin zur Inhalation oder als Kompressen. Die schmerzende Stelle kann mit den ätherischen Ölen von Lavendel, Pfefferminze oder Rosmarin massiert werden.

Als Tee oder Tinktur verabreicht, lindern die folgenden Kräuter Kopfschmerzen:

- Kamille
- Echter Ziest
- Pfefferminze
- Rosmarin
- Lindenblüte
- Mutterkraut
- Hopfen
- Helmkraut
- Lavendel
- Küchenschelle
- Eisenkraut

Nasenbluten

Tritt Nasenbluten nach einem Schlag auf den Kopf auf, kann dies auf eine Fraktur hinweisen. Sofort ärztliche Hilfe holen. Gewöhnlich wird Nasenbluten durch einen Riß in den Blutgefäßen im Naseninnern verursacht, der durch starkes Schneuzen, Niesen, Schlag, Fremdkörper oder Infektion ausgelöst wird.

Die Nase direkt unter dem Knochenteil weit oberhalb der Nasenflügel 5 bis 6 Minuten fest zusammendrücken, bis sich ein Blutpfropfen gebildet hat. Anschließend nicht schneuzen oder schnüffeln, sonst ändert der Pfropfen seine Lage, und die Blutung beginnt von neuem. Eine kalte Kompresse hinten und seitlich auf den Nacken legen und den Kopf nach vorne beugen.
Bei häufigem Nasenbluten sollte der Arzt aufgesucht werden. Kann keine Ursache festgestellt werden, sollte man dem Körper zusätzlich Bioflavonoide, Vitamin C oder Rutintabletten zuführen, um die Kapillarwände zu stärken.

Die folgenden adstringierenden Kräuter stillen die Blutung. Tinktur oder Öl auf einen Wattebausch tropfen und durch die Nase einatmen:

Zauberknuß   Schafgarbe
Johanniskraut   Ringelblume
Zypresse

Ohnmacht

Das klassische Mittel bei Ohnmacht – im Sitzen den Kopf zwischen die Knie nehmen – läßt das Blut in den Kopf zurückkehren. Flaches Hinlegen erfüllt den gleichen Zweck. Nach einer Ohnmacht die betroffene Person ruhig liegen lassen und ihre Beine hochlagern, um die Gehirndurchblutung zu fördern. Sobald die Person wieder bei Bewußtsein ist, verabreicht man in kleinen Schlucken Wasser oder Ingwertee aus Ingwerwurzel. Sorgen Sie für frische Luft.
Hilfreich sind auch Tees aus Sonnenröschen- oder Heckenrosenblüten, Honig und Ingwer sowie Holunderblüten- und Rosmarintee.

Prellungen und Verstauchungen

Verstauchungen entstehen, wenn sich die Bänder an Gelenken wie Hand- und Fußgelenken überdehnen oder gar reißen.

• Das verstauchte Gelenk mit einer Bandage stützen.

• Die Stelle mit einem Eisbeutel behandeln; hier kann ein Paket mit gefrorenen Erbsen schnell helfen.
• 1/2 Stunde lang kalte Kompressen auflegen, um die Schwellung zu lindern.

Setzen Sie folgende Kräuter ein:

Destillierte Zaubernuß
Beinwell: direkte Anwendung der zerdrückten Blätter
Arnika: 2 bis 3 Tropfen Tinktur auf 300 ml Wasser
Ysop: die Blätter zerdrücken, bis Saft austritt, und auf die schmerzende Stelle legen
Ringelblume, Schafgarbe, Johanniskraut: 1 bis 2 Teelöffel Tinktur in etwas kaltes Wasser geben als Kompresse oder die frischen Blätter auflegen
Kohl: ein Blatt über der betroffenen Stelle festbinden

Auch aus gehackter Petersilie oder frischen Storchschnabelblättern kann man nützliche Umschläge auflegen. Die Kräuter werden mit einer Bandage befestigt. Gegen Verfärbung und Schmerz bedeckt man die Prellung mit der Innenseite einer Bananenschale oder mit zerdrückten Malvenblättern und befestigt sie mit einer kalten, nassen Bandage.
Wenn Sie zu blauen Flecken neigen, leiden Sie eventuell unter einem Mangel an Vitamin C und Bioflavonoiden. Lassen die Schmerzen nicht innerhalb von 24 Stunden nach, sollten Sie einen Arzt aufsuchen, es könnte ein Knochenbruch vorliegen.

Reisekrankheit

Reisekrankheit manifestiert sich in Übelkeit und Erbrechen bei fehlender Orientierung. Sie tritt auf, wenn das Gehirn widersprüchliche Botschaften erhält: Die Augen sagen, die Welt steht still, und die Ohren melden eine Bewegung. Normalerweise hilft es, auf den Horizont außerhalb des Fahrzeuges zu sehen, um über die Augen zu bestätigen, daß sich die Welt tatsächlich bewegt. Lesen Sie nicht. Sorgen Sie für frische Luft.
Ingwer ist ein hervorragendes Mittel gegen Übelkeit. Man kaut die frische Wurzel oder kandierten Ingwer, trinkt Ingwerbier oder -tee oder nimmt Ingwertinktur in etwas Wasser ein. Oder alle paar Minuten einen Tee aus Mädesüß oder Pfefferminze trinken.

Schock

Es gibt zwei Arten von Schock: psychologischer Schock, der durch schlechte Nachrichten und starken Streß ausgelöst wird, und Kreislaufschock, der von einem Trauma, etwa einem Autounfall, verursacht wird. Bei ersterem rührt man 1 oder 2 Tropfen Arnikatinktur in ein Glas Wasser, oder man verabreicht homöopathische Arnikatabletten. Auch das Rettungsmittel ist hier hilfreich. Bei dieser Art von Schock sowie bei Streß eignen sich Tees oder Tinkturen aus Zitronenmelisse, Kamille oder Helmkraut.
Der Kreislaufschock, der nach einer schweren Verletzung auftritt, erfordert dringend ärztliche Hilfe. Arnika und Rettungsmittel sind hilfreich, wenn eine innere Verletzung ausgeschlossen werden kann.

Sonnenbrand

Bei der Behandlung von Sonnenbrand ist auf die Symptome von Hitzschlag zu achten (siehe Hitzeausschlag, Seite 214), da dieser schwerwiegende Folgen haben kann.
Schmerzen auf Grund von Sonnenbrand werden durch ein kühles Bad mit einigen Tropfen Lavendelöl gelindert. Bei trockener Haut verwendet man Rettungsmittel-Creme.

Diese Heilmittel wirken ebenfalls schmerzlindernd:

Frischer Gurkensaft
Ziegenmilch mit etwas Honig
Buttermilch mit Honig
Ampferblätter, auf die betroffene Stelle gelegt

Aufgüsse der folgenden Kräuter können als kalter Tee oder zum Baden der betroffenen Stelle verwendet werden:

Brennessel   Sternmiere
Ringelblume   Pfefferminze
Kamille

Die ätherischen Öle von Bergamotte und Lavendel können einem kühlen Bad zugesetzt oder, vermischt mit einem Basisöl, auf die Haut aufgebracht werden.

Die folgenden Heilmittel lindern Wundschmerz und Brennen:

- Ringelblumentinktur, vermischt mit Olivenöl
- Johanniskrautöl oder -salbe
- Verdünnte Brennesseltinktur oder -salbe
- Aloe-Vera-Saft
- Frischer Joghurt mit lebenden Kulturen
- Lösung von Natriumbikarbonat

Man kann die Widerstandskraft der Haut gegen Sonnenbrand stärken, indem man einige Zeit vor der Sonnenbestrahlung Vitamin B einnimmt. Weitere Behandlungsmöglichkeiten bei Sonnenbrand finden Sie auf Seite 259.
Die beste vorbeugende Maßnahme gegen Sonnenbrand ist die Vermeidung der Mittagssonne. Wer sich zu dieser Zeit im Freien aufhalten muß, sollte eine Sonnencreme mit hohem Lichtschutzfaktor verwenden und Kleidung tragen.

Splitter

Splitter dürfen nicht ignoriert werden, da die Wunde septisch werden kann. Bei großen Splittern und vor allem Glassplittern ist ärztliche Hilfe notwendig. Waschen Sie die Region mit einer antiseptischen Lösung. Versuchen Sie, den Splitter mit Hilfe einer Pinzette herauszuziehen. Sterilisieren Sie eine feine Nadel in der Flamme, und verwenden Sie diese zum Entfernen des Splitters. Auch Hitze hilft beim Ziehen von Splittern.

Sie können einen heißen Umschlag herstellen aus:

- Rotulme
- Brot
- Beinwellsalbe
- Hafer

Auch Ringelblume-Johanniskraut-Salbe, die mit einem Pflaster abgedeckt wird, hilft beim Entfernen von Splittern. Hat sich die Wunde entzündet, gibt man zerdrückten Knoblauch auf ein Stück Stoff und bindet es um die Verletzung. Der direkte Hautkontakt sollte vermieden werden. Den Verband 2 Tage auf der Wunde lassen, dann täglich erneuern.
Ringelblumentinktur sowie die ätherischen Öle von Lavendel, Zitrone oder Teebaum lindern ebenfalls Infektionen.

Verbrennungen und Verbrühungen

Diese können zu Hause behandelt werden, wenn nur eine kleine Stelle betroffen und lediglich die oberste Hautschicht verbrannt ist. Stechen Sie Brandblasen auf keinen Fall auf. Bei sehr schmerzhaften oder infizierten Brandwunden muß ein Arzt aufgesucht werden.

- Die betroffene Stelle mindestens 10 Minuten oder bis der Schmerz nachläßt in kaltes Wasser tauchen.
- Alle 15 Minuten ein Heilmittel zur Verringerung der Schwellung und zur Vermeidung einer Infektion einsetzen.

Hierzu eignen sich:

- Unverdünntes Lavendelöl
- Unverdünntes Vitamin-E-Öl
- Beinwellsalbe
- Johanniskrautöl
- Frischer Aloe-Vera-Saft
- Destillierte Zaubernuß in Form einer Kompresse
- Beinwellaufguß als Kompresse
- Gehackte Ringelblumenblüten, in einen Gazestreifen gewickelt
- Zerdrücktes Fleisch einer halben rohen Kartoffel
- Steifgeschlagenes Eiweiß
- Mischung aus Eiweiß und Olivenöl, die schichtweise aufgetragen wird, wobei die einzelnen Schichten trocknen müssen
- Geriebene Beinwellwurzel, die mit Gaze befestigt wird
- Geriebene Möhren oder Lauch
- Fruchtfleisch der Melone
- Glycerin
- Schwarzer Tee
- Honig: eine in Honig getränkte Gaze auflegen und mit einer Binde befestigen
- Holunderblütentee oder -creme
- Sternmierenaufguß

Alle diese Heilmittel lindern Schmerzen und beschleunigen die Heilung. Wenden Sie die Mittel nach derselben Methode erneut an, wenn die Schmerzen wiederkehren.

- Die betroffene Stelle hoch lagern, um den Blutfluß zu mindern und die Schmerzen zu stillen.
- Sobald die Schmerzen nachlassen, locker einen sauberen, trockenen Verband anlegen. Flauschiges Material vermeiden, da es leicht an der Verbrennung festklebt. Falls dies doch geschieht, den Verband mit einem warmen Absud von Gelbwurz oder Sonnenhut tränken und vorsichtig abheben.

Wunden und tiefe Schnittverletzungen

Bei tiefen Wunden ist ärztliche Hilfe erforderlich. Sie bergen auch die Gefahr von Wundstarrkrampf. Stellen Sie fest, wie lange Ihre letzte Tetanusimpfung zurückliegt. Die Impfung muß alle zehn Jahre aufgefrischt werden.
Der Rat am Ende von Seite 210 trifft hier ebenfalls zu. Halten Sie den verletzten Körperteil etwa 5 Minuten unter kaltes Wasser. Legen Sie dann nasse Tücher oder große, mit destillierter Zaubernuß besprengte Ampferblätter auf die betroffene Stelle.

Auf oberflächliche Schnittwunden legt man frische Blätter der folgenden Pflanzen und befestigt sie mit einem Tuch. Beim Verbandswechsel, der 3mal täglich vorgenommen werden sollte, wird die Wunde gut gelüftet.

- Kohl
- Beinwell
- Salat

Zahnschmerzen

Bei Schmerzen durch ein Loch können Sie etwas Nelke auf die betroffene Stelle geben, bevor Sie Ihren Zahnarzt aufsuchen. Sonnenhut ist auch ein Anästhetikum, das als Mundwasser verabreicht und dann geschluckt wird. Ein Aufguß aus Schafgarbe, Pfefferminze oder getrocknetem Hopfen lindert die Schmerzen.

Gemeiner Wegerich

Plantago major

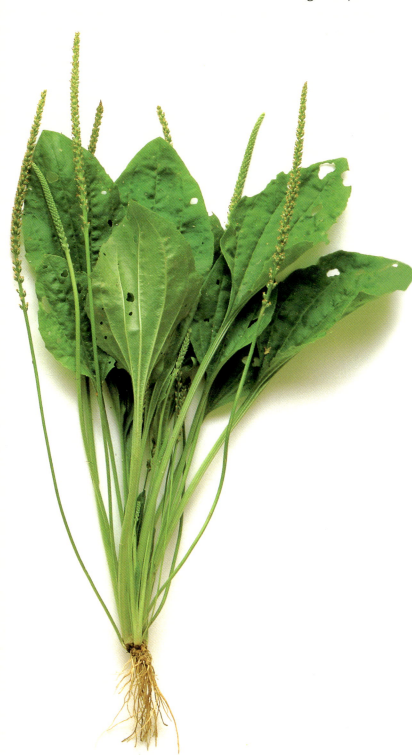

AUCH BEKANNT ALS: Breitwegerich.

AUCH: *Plantago psyllium* = Psyllium- oder Flohkraut;
Plantago lanceolata = Spitzwegerich.

VERWENDETE TEILE: Blätter, *P. psyllium*: Samen.

ENTHÄLT: Blätter: Pflanzenschleim, Glykoside, Gerbsäuren, Kieselerde. Samen: 30 Prozent Pflanzenschleim, Monoterpenalkaloide, Glykoside, fettes Öl, Fettsäuren, Gerbsäuren, Zucker.

WIRKUNG: Blätter: Beruhigend, kühlend, entgiftend, adstringierend, wundheilend, entstauend, schleimlösend, antiseptisch, harntreibend. Samen: Abführend.

Wegerich ist ein bekanntes Wundheilmittel und Gegengift. Er befreit von Hitze, Blutwallung sowie Giften und eignet sich zur Behandlung von Fieber, Infektionen und Hautleiden. Sein Pflanzenschleim hat eine beruhigende Wirkung auf Atem-, Verdauungs- und Harnwege. Er schützt die Schleimhäute vor Reizung und löst Verkrampfungen bei Asthma und Koliken. Er lindert Hustenreiz, trockenen und nervösen Husten sowie Reizhusten. Die adstringierenden Gerbsäuren helfen bei Schwellung und Entzündung, stillen Blutungen und fördern den Heilungsprozeß. Dies erklärt auch den traditionellen Einsatz der Pflanze bei Tuberkulose, Magen- und Darmblutungen, Erbrechen von Blut, Durchfall und Dickdarmentzündung, sowie bei übermäßig starker Periodenblutung.

Wegerich unterdrückt die Schleimsekretion vor allem in den Atemwegen und eignet sich somit zur Behandlung von Erkältung, Katarrh, Nasennebenhöhlenentzündung, Bronchitis und allergischen Krankheiten wie Heuschnupfen und Asthma. Hierbei kommt auch seine schleimlösende Eigenschaft zum Tragen. Wegerich hilft ebenfalls bei Verstopfungen im Mittelohr und Ohreninfektionen. Die antiseptische Wirkung des Wegerichs steigert seine Heilkraft bei Atemwegsbeschwerden wie Erkältung, Halsschmerzen, Mandelentzündung und Infektionen im Brustraum. Die Pflanze befreit von Magen- und Darminfekten sowie von Harnwegsinfektionen wie Entzündung der Harnblase, der Prostata und der Harnröhre. Sie beruhigt auch bei Schmerz und Reizung auf Grund von Koliken. Wegerich ist ein hilfreiches Mittel bei vergrößerter Prostata.

12 *Selbsthilfe bei Krankheiten*

Die natürlichen biologischen und für das weibliche Geschlecht typischen Funktionen und Rhythmen, die für Menstruation, Fruchtbarkeit, Empfängnis und Geburt verantwortlich sind, werden von Schwankungen und Störungen beeinflußt. Eine Vielzahl von Faktoren im Leben der Frau wie Streß, Überarbeitung, Mangel an Bewegung und Entspannung, schlechte Ernährung und sexuelle Probleme können den geregelten Ablauf des Systems stören. Sie führen bisweilen zu hormonellem Ungleichgewicht, beeinträchtigen die Immunabwehr, beeinflussen den Kreislauf vom und zum Fortpflanzungssystem und erhöhen Spannung und Stau. Auf diese Weise kann es zu zahlreichen gynäkologischen Leiden kommen, die das Wohlbefinden vieler Frauen beeinträchtigen.

Bei der Behandlung solcher Probleme fühlen sich Frauen oft sehr verletzlich, da es schließlich um ihre intimsten Bereiche geht. Die meisten Frauen werden lieber von anderen Frauen behandelt, die sich in der Regel besser in die Erfahrungen und möglichen Ursachen des Problems einfühlen können.

Die heutigen Frauen wissen immer mehr über ihren eigenen Körper. Sie versuchen, Krankheiten durch Selbsthilfe, gesunde Ernährung und Lebensstil zu vermeiden. Beim Auftreten von Störungen oder Erkrankungen versuchen sie, diese unter ganzheitlichen Gesichtspunkten zu sehen. Sie betrachten die Beschwerden nicht einfach als isoliertes, lokales Problem, sondern als Ausdruck einer Disharmonie auf einer breiteren Ebene.

In der gesamten Geschichte haben Frauen Pflanzen zur Hormonregulierung und zur Verbesserung der Funktion des Fortpflanzungssystems eingesetzt. Kräuter wurden auch schon immer zur Behandlung bestehender Leiden verwendet. Viele von ihnen beeinflussen das Fortpflanzungssystem, lösen Stau, verbessern die Durchblutung, lindern Hitze und Entzündung, entspannen bei Verkrampfung und Schmerz. Andere regulieren den weiblichen Hormonhaushalt. Tonika für den Uterus stärken das Gewebe im Fortpflanzungssystem und sichern dessen Gesundheit und wirkungsvolle Tätigkeit. Einige Kräuter lindern Verspannungen. Manche enthalten Steroidsaponine, die den menschlichen Hormonen ähneln und hilfreich sind, wenn die gynäkologischen Beschwerden durch Störungen im Hormonhaushalt verursacht werden. Ausgewogene Ernährung, ein gesunder Lebensstil und die therapeutische Verwendung von Kräutern lindern die Mehrzahl der üblichen Frauenleiden. Das Verständnis ihrer Ursachen kann Frauen wichtige Erkenntnisse über sich selbst und ihren Körper vermitteln.

Frauenleiden und ihre Behandlung

GUTARTIGE BRUSTLEIDEN

Viele Frauen leiden unter Brustbeschwerden wie Spannungsgefühl, ziehende Schmerzen, Knoten und anderen Problemen. Es ist beruhigend zu wissen, daß 90 Prozent all dieser Brustbeschwerden gutartig sind. Doch sollten Brustprobleme sofort untersucht werden, da sich bösartige Leiden in Symptomen äußern können, die denen gutartiger Beschwerden sehr ähnlich sind.

Gutartige Mammadysplasie

Diese Fehlentwicklung der Brustdrüsen ist auch unter dem Namen fibrozystische Brustdysplasie, Mastodynie oder zyklische Mastalgie bekannt. Sie zeichnet sich durch übermäßige Empfindlichkeit und ein knotiges Gefühl in der Brust aus. In einer oder beiden Brüsten können eine oder mehrere Schmerzstellen auftreten. Die Empfindlichkeit, die Größe der Brüste und die Größe der Knoten schwanken im Verlauf des monatlichen Zyklus. In der Woche vor der Periodenblutung sind Spannungs- und Schwellungsbeschwerden am schlimmsten. Frauen im Alter zwischen zwanzig und vierzig sind am stärksten betroffen. Mit zunehmendem Alter werden die Knoten meist deutlicher spürbar. Die Brüste mancher Frauen sind bisweilen so empfindlich, daß man sie nicht berühren kann, sie müssen nachts einen schützenden und stützenden BH tragen.

FAKTOREN, DIE EINE GUTARTIGE MAMMADYSPLASIE NOCH VERSTÄRKEN

Eine Mammadysplasie hängt mit dem Östrogenspiegel zusammen, vor allem mit einer übermäßigen Stimulation des Brustgewebes durch Östrogen und Prolaktin. Nach den Wechseljahren tritt dieses Krankheitsbild nicht mehr auf. Die Beschwerden werden durch die Methylxanthine in Kaffee, Cola, Schokolade und Tee noch verstärkt. Ein Verzicht auf diese Stoffe verringert die Größe und die Schmerzen von Brustzysten während der Woche vor der Menstruation. Vergessen Sie nicht, daß auch entkoffeinierter Kaffee noch Methylxanthine enthält. Untersuchungen haben ergeben, daß Frauen, die unter empfindlichen Brüsten und Zysten leiden, einen niedrigeren Selenspiegel im Blut haben als andere Frauen. Dies gilt auch für Frauen mit Brustkrebs.

Eine Schilddrüsenunterfunktion und der damit verbundene niedrige Jodspiegel mögen Brustbeschwerden noch verstärken. Das Schilddrüsenhormon fördert den Östrogenstoffwechsel der Leber. Aus diesem Grund geht ein niedriger Schilddrüsenhormonspiegel mit einer übermäßigen Östrogenanreicherung im Blut einher.

Übermäßiges Fett in der Nahrung ist ein weiterer Faktor. Studien haben gezeigt, daß eine Verringerung der Fettzufuhr Brustbeschwerden, den Östrogen-, Prolaktin- und Cholesterinspiegel im Blut deutlich verbessert und auch das Körpergewicht positiv beeinflußt.

Frauen mit Verdauungsproblemen und vor allem solche, die weniger als jeden zweiten Tag Stuhlgang haben, neigen eher zu gutartiger Mammadysplasie als andere. Dies ist auf die Anreicherung schädlicher Bakterien im Darm und die mangelnde Ausscheidung von Östrogen zurückzuführen. Das Problem tritt verstärkt bei Fleischessern auf.

Streß spielt bei Störungen im Hormonhaushalt eine wichtige Rolle und kann Brustbeschwerden erheblich verstärken.

SELBSTHILFE BEI GUTARTIGER MAMMADYSPLASIE

- Vermeiden Sie Tee, Kaffee, Cola und Schokolade.
- Meiden Sie Fertiggerichte (einschließlich raffinierten Lebensmitteln und Zucker) sowie übermäßigen Alkoholgenuß. Essen Sie ausreichend frisches Obst und Gemüse.
- Essen Sie wenig Fett und nicht zuviel Milchprodukte.
- Geben Sie das Rauchen auf.
- Verzehren Sie nur Fleisch aus organischer Aufzucht, um Rückstände von Wachstumshormonen zu vermeiden. Essen Sie Fisch oder Kombinationen von Gemüseproteinen, Getreiden, Nüssen, Samen, Bohnen und Hülsenfrüchten.
- Achten Sie auf täglichen Stuhlgang, behandeln Sie Verstopfung wenn nötig, (siehe Seite 121).
- Essen Sie täglich Joghurt mit lebenden Kulturen oder führen Sie Milchsäurebakterien als Ergänzung zu, um eine ausgeglichene Bakterienbesiedelung im Darm zu sichern.
- Essentielle Fettsäuren sind für den normalen Hormonhaushalt unabdingbar. Verwenden Sie reine, unraffinierte Öle (Oliven-, Sonnenblumen- und Sesamöl). Nehmen Sie zusätzlich täglich 500 mg Nachtkerzenöl oder Gamma-Linolsäure in Form der Samenölkapseln von Boretsch oder Schwarzer Johannisbeere ein.
- Ergänzende Gaben von Vitamin B_6 sind ebenfalls hilfreich, da B_6 den Stoffwechsel essentieller Fettsäuren fördert.
- Vitamin E führt bei vielen Frauen zu einer beträchtlichen Verringerung von Brustschmerzen und gutartigen Zysten. Nehmen Sie täglich zwischen 300 und 1200 Internationale Einheiten, vorzugsweise nachts.

KRÄUTERHEILMITTEL FÜR GUTARTIGE MAMMADYSPLASIE

Für eine gute Schilddrüsenfunktion, sollte man täglich Seetang einsetzen. Die tägliche Verwendung von Mönchspfeffer, Falschem Einkorn oder beidem reguliert den Östrogenspiegel. Ergänzen Sie Ihre Ernährung durch Kräuter zur Förderung der Leberfunktion und zur Ausscheidung von Giftstoffen wie Klette, Löwenzahnblätter, Krause-Ampfer-Wurzel oder Ringelblume.

Bei besonders starken Brustschmerzen hilft Wanzenkraut.

Ringelblumenblätter und Kermesbeere fördern den Lymphfluß und lösen Stau in den Brüsten.

Werden die Beschwerden durch Streß noch verstärkt, helfen Helmkraut und Eisenkraut.
Führen Sie täglich eine sanfte Brustmassage durch, um die Durchblutung zu fördern und den Lymphfluß zu stimulieren. Es eignen sich die verdünnten Öle von Lavendel, Zypresse oder Rose, einzeln oder in Kombination. Geben Sie einige Tropfen ätherisches Öl ins Badewasser.

Brustabszeß

Ein Abszeß entwickelt sich aus einer bakteriellen Infektion im Brustgewebe, die normalerweise durch einen Riß in der Brustwarze Eingang in den Körper findet. Solch ein Riß entsteht beim Stillen oder durch Reizung und Entzündung, wenn die Kleidung an der Brustwarze reibt, zum Beispiel die sogenannte »Jogger-Brustwarze«. Die Entwicklung eines Brustabszesses kann auf eine Schwäche in der Immunabwehr hinweisen.

Symptome für einen Brustabszeß:
- Schwellung, Schmerzen, Pochen in der Brust sowie Rötung
- Verhärtung und erhöhte Temperatur in der Brust
- Fieber und Unwohlsein
- Empfindliche, geschwollene Lymphknoten unter dem Arm
- Eitriger Abszeß, der allmählich an die Oberfläche kommt

SELBSTHILFE BEI BRUSTABSZESS

- Beim Stillen sollten jegliche Überempfindlichkeit oder Schwellung der Brust (siehe Seite 172) und Risse in den Brustwarzen (siehe Seite 171) sofort behandelt werden, um Mastitis und Brustabszeß zu verhindern.
- Verstopfung sollte behandelt werden (siehe Seite 121), sie kann den Vergiftungszustand des Organismus noch verschlimmern.
- Ist ein Abszeß festgestellt, sollte man Mineralstoff- und Multivitamintabletten sowie Vitamin C (täglich 5 g) einnehmen, um den Körper im Kampf gegen die Infektion zu unterstützen.
- Vermeiden Sie Zucker, Fertiggerichte, Tee, Kaffee, Alkohol und fette Nahrung.
- Nehmen Sie leichte Kost mit viel frischem Obst und Gemüse zu sich. Eine 3- bis 4tägige Diät aus braunem Reis und Gemüse ist oft hilfreich.
- Ziehen Sie die Infektion mit heißen Epsom-Salz-Kompressen heraus. Lösen Sie das Salz in Wasser, legen Sie die Kompresse nachts auf.

▷ Wenn Sie einen Brustabszeß vermuten, sollten Sie Ihren Arzt aufsuchen. Unbehandelt kann der Abszeß zu einer Blutvergiftung führen.

KRÄUTERBEHANDLUNG BEI BRUSTABSZESS

Bei den ersten Anzeichen auf einen Abszeß sollten Sie alle 2 Stunden Sonnenhut und Knoblauch zur Stärkung des Immunsystems einsetzen. Kombinieren Sie dies mit Kräutern, die die Ausscheidung von Giftstoffen, die Auflösung von Stau in der Brust sowie den Lymphfluß fördern. Hierzu eignen sich Kletten-Labkraut, Kermesbeere, Ringelblume, Löwenzahn und Klette. Wanzenkraut wirkt schmerzstillend.
Wenn sich der Abszeß ausbildet und pocht (Hinweis auf Eiter), sollte es gelingen, den Eiter an die Oberfläche zu bringen, indem man 3mal täglich 1 Stunde heiße Kräuterkompressen oder -umschläge auf die betroffene Region legt. Gemeiner Wegerich, Flachs (Leinsamen) und Rotulme ziehen den Abszeß aus dem Körper. Ein heißer Umschlag aus Brot oder gekochten Zwiebeln ist ebenfalls geeignet. Geben Sie einige Tropfen ätherische Öle auf die oben genannten Umschläge oder in das heiße Wasser für Kompressen. Rosenholz, Rosenpelargonie, Lavendel, Teebaum, Eukalyptus oder Kamille bekämpfen Infektion und Entzündung.
Man kann auch 15 Tropfen Öl mit 20 ml Basisöl verdünnen und die Brüste 2mal täglich sanft massieren.
Bei Fieber gehört man ins Bett und trinkt den ganzen Tag Lindenblüten- oder Kamillentee.

ENDOMETRIOSE

Endometriose tritt auf, wenn Gebärmutterschleimhautgewebe, das normalerweise die Innenseite des Uterus auskleidet, an andere Stellen im Becken, beispielsweise in die Eierstöcke oder Eileiter, auch in die Blase oder in den Darm verschleppt wird.
Dieses versprengte Gebärmuttergewebe reagiert ebenso wie die übrige Gebärmutterschleimhaut auf die Menstruationshormone; es wächst heran und blutet dann. Doch das Blut kann den Körper nicht auf dem normalen Wege der Menstruation verlassen und sammelt sich deshalb im Becken an. Schmerzen und Entzündungen können zur Bildung von Narbengewebe und Verwachsungen im Unterleib führen, bei denen Eierstöcke und Uterus oder Uterus und Darm miteinander verkleben. Aus diesem Grund führt Endometriose häufig zu Unfruchtbarkeit. Mit Blut gefüllte »Schokoladenzysten« entstehen an Stellen mit regelmäßig blutender Endometriose.

Symptome für Endometriose:
- Schmerzhafte Periodenblutung
- Schmerzen beim Geschlechtsverkehr
- Unfruchtbarkeit
- Zyklisch bedingte Darmstörungen
- Starke Menstruationsblutungen

DIAGNOSE BEI ENDOMETRIOSE

Endometriose wird meist durch eine Laparoskopie diagnostiziert. Hierbei setzt man in der Nähe des Nabels einen kleinen Schnitt, durch den ein beleuchtetes Instrument (Laparoskop) nach innen geführt wird, um die Unterleibsorgane zu untersuchen.

URSACHEN FÜR ENDOMETRIOSE

Es gibt verschiedene Theorien über die Faktoren, die Endometriose auslösen können.
Endometriose kann auf Hormonstörungen zurückzuführen sein, die durch übermäßige Östrogenproduktion ausgelöst werden. Die Beschwerden enden nach der Menopause und treten gehäuft bei Frauen auf, die die Fortpflanzung

hinauszögern, erst spät mit dem Geschlechtsverkehr beginnen und wenige oder keine Kinder haben.
Während der Schwangerschaft kommt es meist zu einer Remission, die auch nach der Entbindung noch eine Weile andauern kann.
Genetische Faktoren mögen ebenfalls für die Endometriose verantwortlich sein, da sie in manchen Familien gehäuft auftritt.
Das Krankheitsbild kann auch dadurch ausgelöst werden, daß Menstruationsblut und Gewebe durch Krämpfe vom Uterus über die Eileiter in die Bauchhöhle gelangen.
Die Gebärmutterschleimhaut kann durch das Lymphsystem verschleppt werden. In seltenen Fällen findet man Endometriose sogar in der Lunge.
Gelegentlich zeigen sich versprengte Schleimhautteile im Narbengewebe früherer Unterleibsoperationen, so daß chirurgische Eingriffe noch zu einer Verbreitung bestehender Endometriose führen können.
Endometriose kann sich in versprengten Überresten pränatalen Gewebes (Gewebe, das vor der Geburt ausgebildet wurde) bilden.
Streß scheint Hormonstörungen und Endometriose zu begünstigen. Besonders auffällig ist die Verbindung, wenn der Streß mit Sexualität, fehlendem Selbstvertrauen, Magersucht, Problemen mit intimen Beziehungen, gescheiterten Partnerschaften oder sexuellem Mißbrauch verbunden ist.
Möglicherweise besteht ein Zusammenhang zwischen chronischer Candidiasis und Endometriose, da viele betroffene Frauen häufig unter Scheidensoor leiden, übermäßige Dosen von Antibiotika einnehmen oder allergische Symptome aufweisen, die mit den Erregern von Candidiasis assoziiert werden.

KRÄUTERBEHANDLUNG BEI ENDOMETRIOSE

Innere Anwendung: Kräuter zur Hormonregulierung wie Mönchspfeffer, Falsches Einkorn und Frauenmantel senken die übermäßige Östrogenproduktion. Andere Kräuter zum Hormonausgleich und zur Stärkung des Fortpflanzungssystems wie Himbeerblätter und Rebhuhnbeere können ebenfalls Anwendung finden.
Bei starken Schmerzen helfen Pflanzen zum Entspannen des Beckens oder Analgetika wie Küchenschelle, Kamille, Herzgespann, Gemeiner Schneeball, Wilde Yamswurzel oder Löwenblattwurzel.
Bei Stau im Becken oder starker Blutung eignen sich adstringierende Kräuter wie Zaubernuß, Gelbwurz, Eichenrinde oder Waldlilie.
Bei Streß helfen stärkende Kräuter wie Eisenkraut, Helmkraut, Hafer und bestimmte Bach-Blüten (siehe Seite 246).
Bei übermäßiger Belastung kann die Leber die Sexualhormone nicht angemessen verarbeiten, so daß Kräuter zur Verbesserung der Leberfunktion wirkungsvolle Hilfe bieten. Es eignen sich Rosmarin, Löwenzahnwurzel oder Ringelblume.
Sabal kann die Wirkung des follikelstimulierenden Hormons (siehe Seite 86) mindern, das die Ausbildung von Gebärmutterschleimhaut fördert.
Bei Anzeichen von Candidiasis oder Soor muß eine angemessene Behandlung eingeleitet werden (siehe Seite 226).

Äußere Anwendung: Die ätherischen Öle von Rosenpelargonie, Rose, Zypresse und Muskatellersalbei lindern Streß, helfen bei Problemen mit Weiblichkeit und Sexualität, gleichen Hormonstörungen aus. Zur Massage von Unterleib oder Rücken verdünnt man die ätherischen Öle mit etwas Basisöl, etwa Mandelöl. Im Badewasser, bei Sitzbädern, Hand- und Fußbädern sowie in Zerstäubern wird das Öl unverdünnt verwendet. Die ätherischen Öle von Kamille und Lavendel haben eine sanft entspannende Wirkung.
Meditation, Entspannungstechniken sowie Beratung oder Psychotherapie können ebenfalls zur Lösung der mit Endometriose verbundenen Schwierigkeiten beitragen. Bei ungelösten Problemen der Vergangenheit sollte professioneller Rat eingeholt werden.

ERNÄHRUNG BEI ENDOMETRIOSE

Koffein, Alkohol und Fertiggerichte sollten vollkommen vermieden werden. Ergänzende Gaben der Vitamine E, B und C, Zink und Nachtkerzenöl, aber auch Selen sind hilfreich. In der zweiten Zyklushälfte lindern Calcium und Magnesium (500 mg) Krämpfe und PMS-Symptome.

BLASEN-/NIERENLEIDEN

Die Harnwege haben die lebenswichtige Aufgabe, Harn zu produzieren, auszuscheiden und den Körper auf diese Weise von Schlackenstoffen zu befreien. Das Harnsystem sorgt für gleichbleibende Bedingungen im Körperinnern, indem es Wasserhaushalt und chemische Zusammensetzung sowie den Säure-Basen-Haushalt reguliert.
Wichtig: Jeden Tag ausreichend Flüssigkeit zu sich nehmen, um die Nieren bei ihrer Reinigungsarbeit zu unterstützen, Gifte und Schlacken des Stoffwechsels auszuscheiden und Reizungen in den Harnwegen zu vermeiden.

Harnwegsinfektion

Frauen leiden häufig unter Harnwegsinfektionen, die dadurch ausgelöst werden, daß Bakterien (*Escherichia coli*) aus dem Darm die Blase befallen. Sie gelangen aus dem Analbereich in die Harnwege, vor allem wenn man sich nach dem Wasserlassen oder Stuhlgang von hinten nach vorne anstatt umgekehrt abwischt. Frauen leiden auf Grund ihres kürzeren Harnleiters wesentlich häufiger unter Harnwegsinfektionen als Männer. Vaginalinfektionen auf Grund von Soor oder Chlamydia-Bakterien können auch mit Harnwegsinfekten zusammenhängen. Infektionen gelangen bisweilen über den Harnleiter in die Blase, wo sie eine Entzündung (Zystitis) auslösen. Von der Blase zieht die Infektion häufig über den Harnleiter in die Niere und verursacht Pyelonephritis, eine gleichzeitige Entzündung des Nierenbeckens und der Nieren. Eine Harnwegsinfektion kann unauffällig mit nur wenigen Symptomen auftreten, doch meistens macht sie sich durch eine Vielzahl unangenehmer Beschwerden bemerkbar.

Symptome für Harnwegsinfekte:

○ Häufiger Harndrang
○ Möglicherweise rötlicher oder trüber Urin, der auf Blut hinweist
○ Dringendes Bedürfnis, Wasser zu lassen
○ Schmerzen, Brennen oder Stechen beim Wasserlassen

Ein Harnwegsinfekt kann durch eine Urinuntersuchung diagnostiziert werden. Bisweilen treten jedoch auch Zystitissymptome auf, ohne daß sich im Urin Bakterien nachweisen lassen. Bei manchen Frauen zeigen sich diese nur gelegentlich, bei anderen sind sie chronisch vorhanden.

URSACHEN FÜR ZYSTITISSYMPTOME

Unzureichende Flüssigkeitszufuhr verursacht eine starke Urinkonzentration, die Substanzen enthalten kann, die Harnleiter oder Blasenwand reizen. Außerdem werden Giftstoffe und Mikroorganismen nicht so häufig und wirkungsvoll wie nötig aus dem Körper ausgeschieden. Auf diese Weise kann es zu Blasenreizung und -infektion kommen.
Eine unvollständige Entleerung der Blase hinterläßt einen Restharn, der Reizstoffe und Bakterien enthält. Diese können sich vermehren und zu Entzündung sowie Infektion führen.
Chemische Reizstoffe wie Seifen, Schaumbäder, Talkumpuder, Parfüms oder Vaginaldeodorants können eine Entzündung des Harnleiters auslösen. In manchen Fällen sind auch Chlor aus Schwimmbädern und biologische Waschpulver die Ursache.
Auch Verhütungsmittel führen gelegentlich zu Problemen. Samenabtötende Cremes können eine Reizung verursachen; ein Diaphragma kann auf die Blase drücken und so zu unvollständiger Entleerung führen; die Pille kann hormonelle Veränderungen auslösen, die in einer Überempfindlichkeit von Blase oder Harnleiter resultieren.
Geschlechtsverkehr verursacht manchmal eine Irritation des Harnleiters, der genau oberhalb der Scheidenöffnung liegt. Dies kann zu Entzündungen oder Infektionen führen. (Wenn die Beschwerden auf sexuelle Aktivitäten zurückzuführen sind, spricht man auch von »Hochzeitszystitis«.) Der Harnleiter kann auch durch andere Bewegungen oder Erschütterungen (beim Motorradfahren, Reiten oder sogar Radfahren) gereizt werden.
Manche Frauen reagieren besonders empfindlich oder allergisch auf verschiedene Nahrungsmittel, die die Nervenenden der Blase irritieren. Lebensmittel und Getränke wie chlorhaltiges Wasser, Orangensaft, Alkohol, Zucker, Kaffee, Tee, Essig, Gewürze, Gluten und Milchprodukte können die Auslöser sein.
Die hormonellen Veränderungen während der Schwangerschaft, die die glatte Muskulatur in den Harnwegen entspannen, verlangsamen den Urinfluß durch die erweiterten Kanäle und die Blase. Stagnierender Urin fördert das Bakterienwachstum und begünstigt die Entwicklung von Infektionen.
Auch während der Menopause kann eine stärkere Entspannung der Muskulatur zu ähnlichen Folgen führen.
Extreme Hitze und Kälte können die Blase ebenfalls irritieren.
Soor löst gelegentlich eine Zystitis aus. Zystitis tritt manchmal zusammen mit anderen Leiden wie Diabetes, multipler Sklerose, Bindegewebsgeschwülsten, Streß, Nierensteinen, Prolaps und Endometriose auf.

SELBSTHILFE BEI ZYSTITIS UND HARNWEGSINFEKTEN

Wenn Sie zu Infektion oder Reizung von Harnleiter und Blase neigen, können die folgenden Maßnahmen hilfreich sein.

• Trocknen Sie sich nach dem Wasserlassen oder Stuhlgang immer von vorne nach hinten ab.
• Vermeiden Sie während des Geschlechtsverkehrs die Ausbreitung von Fäkalbakterien aus dem Analbereich, indem Sie die Region vor dem Verkehr reinigen. Wasserlassen nach dem Verkehr schwemmt Bakterien aus, die durch die Harnwege in den Körper gelangt sind. Aus diesem Grund sollten Sie vorher Wasser trinken.
• Verwenden Sie Vaseline oder ein anderes Gleitmittel, um ein Wundreiben während des Verkehrs zu verhindern. Produkte auf Petroleumbasis sollten nicht mit Kondomen oder einem Diaphragma verwendet werden.
• Nehmen Sie ausreichend Flüssigkeit zu sich, um Bakterien, vor allem vor und nach dem Verkehr, aus dem Organismus auszuschwemmen. Trinken Sie täglich mindestens 1,5 bis 2 Liter.
• Halten Sie den Analbereich so sauber wie möglich. Wenn Sie zu Zystitis neigen, sollten Sie die Region nach jedem Stuhlgang mit unparfümierter Seife reinigen.
• Geben Sie dem Harndrang so bald wie möglich nach.
• Vermeiden Sie die Verwendung von Vaginaldeodorants, Parfüms, Seifen oder anderen Chemikalien.
• Tragen Sie keine engen Kleider oder Unterwäsche. Vermeiden Sie synthetisches Material, da dies ein feuchtes, warmes Klima schafft, in dem Bakterien und andere Mikroorganismen gedeihen.
• Wenn Sie Pille, Diaphragma, samenabtötendes Gel oder Kondome verwenden, sollten Sie eine Zeitlang auf eine andere Verhütungsmethode umsteigen, um zu prüfen, ob dadurch die Neigung zu Zystitis sinkt. Unter Umständen brauchen Sie den Rat einer Familienplanungsstelle.
• Während der Menstruation sollten Binden anstatt Tampons verwendet werden, da sich Bakterien aus dem Analbereich über die Tamponfäden ausbreiten können. Wechseln Sie die Binden regelmäßig.
• Achten Sie auf eine gesunde Ernährung und Lebensweise. Nehmen Sie sich genügend Zeit für Ruhe und Entspannung. Streß, Überarbeitung und Müdigkeit belasten das Immunsystem und erhöhen die Infektionsneigung.
• Vermeiden Sie Zucker, Tee und Kaffee, übermäßig viel Orangensaft und Alkohol. Stellen Sie das Rauchen ein, da Nikotin das Immunsystem schwächt.
• Trinken Sie große Mengen von ungesüßtem Preisel- oder Moosbeerensaft, da dieser Giftstoffe über die Harnwege ausschwemmt. Er bekämpft auch Infektionen, indem er eine Bakterienbesiedlung der Blasenwand verhindert.

- Vaginalinfektionen sowie andere systemische Infektionen, die das Immunsystem schwächen, bedürfen umgehender Behandlung.

Selbsthilfe bei einem Zystitis-Anfall

Bei den ersten Anzeichen einer Reizung sollten Sie während der ersten 3 bis 4 Stunden alle 20 Minuten 1/4 Liter Flüssigkeit trinken. Nach dem ersten Trinken nimmt man 1/2 Glas Apfelsaft mit 1 Teelöffel Natriumbikarbonat (nicht bei Herzbeschwerden oder Bluthochdruck). Auf diese Weise wird der Harn alkalischer, und Stechen sowie Reizung klingen ab.
Während des ersten Tages wird diese Behandlung stündlich wiederholt. Am zweiten Tag wird die Therapie verringert, und nach dem dritten Tag eingestellt. Ab nun trinkt man Gerstenwasser (siehe Seite 137) oder Kräutertees aus Wegerich, Ackerschachtelhalm, Kamille, Mais, Mädesüß oder Himbeere entweder einzeln oder in Kombination. Die Tees sollten lauwarm oder kalt getrunken werden.

- Man füllt zwei Wärmflaschen und legt die eine auf den Rücken, die andere – in ein Handtuch gewickelt – zwischen die Beine.
- Nach dem Wasserlassen wäscht man sich vorsichtig mit Wasser, dem man 1 Tropfen Lavendel- oder Thymianöl zusetzt. Es eignet sich auch ein Aufguß aus einem der oben genannten Kräuter. Tupfen Sie die Gegend trocken, reiben Sie nicht.
- Heiße Kompressen aus Kamillenaufguß können auf den Unterleib gelegt werden. Ein Sitzbad in Kamillentee ist herrlich beruhigend.
- Vermeiden Sie Tee, Kaffee, Alkohol, Orangensaft und scharfe oder saure Nahrungsmittel wie Tomaten, Erdbeeren, saures Obst, Rhabarber und Spinat.
- Trinken Sie Preiselbeer- oder Moosbeerensaft, Lauch- und Zwiebelsuppe, nehmen Sie möglichst viel Knoblauch (roh!) zu sich.
- Die äußere Anwendung der verdünnten Öle von Weihrauch, Bergamotte und Fenchel haben ebenfalls eine lindernde Wirkung. Man gibt einige Tropfen ätherisches Öl ins Badewasser oder legt eine Kompresse über Blase und Lendenbereich.

Niereninfektion

Ein Harnwegsinfekt muß umgehend behandelt werden, da die Zystitis sich sonst von der Blase über den Harnleiter ins Nierenbecken ausbreiten kann. Auf diese Weise entsteht eine Pyelonephritis, ein wesentlich schlimmeres und unangenehmeres Leiden. Diese Nierenbeckenentzündung kann sich auch unabhängig von der Zystitis entwickeln und zeichnet sich durch Kreuzschmerzen, Fieber und Schüttelfrost, Lethargie, Kopfschmerzen und mögliche Schmerzen beim Wasserlassen aus. Eine unbehandelte Nierenbeckenentzündung kann vor allem bei chronischen Beschwerden zu Nierenschäden, Harnverhaltung, Bluthochdruck und sogar Nierenversagen führen. Während der Schwangerschaft kann eine Entzündung im Nierenbereich eine Frühgeburt auslösen.
Die Behandlung der Pyelonephritis ähnelt der einer Zystitis. Man trinkt während des Tages häufig einen lauwarmen oder kalten Kräuteraufguß. Fiebersenkende Kräuter verbessern das Wohlbefinden. Ein heißer Aufguß aus Lindenblüten, Kamille oder Schafgarbe sollte in großen Mengen konsumiert werden. Da Kräuter das Immunsystem stärken, sollten Knoblauch und Sonnenhut im akuten Stadium alle 2 Stunden, bei chronischen Leiden 3mal täglich verabreicht werden.

☞ Stellen Sie sicher, daß die Nierenentzündung abgeklungen ist, indem Sie den Harn ärztlich untersuchen lassen. Die Nieren sind für die Gesundheit von ausschlaggebender Bedeutung. Infektionen können unbemerkt und ohne Symptome auftreten. Bei der Behandlung eines Nierenleidens empfiehlt sich der Rat einer erfahrenen Kräuterheilkundigen.

PROLAPS

Wenn die Bänder und Muskeln, die Uterus und Vagina an ihrem Platz halten, mit zunehmendem Alter oder nach einer Geburt erschlaffen, verlagern sich Uterus und Vagina oder beide nach unten (= Vorfall). Bei einem Uterusprolaps fällt die Gebärmutter in die Vagina und drückt auf Blase oder Rektum (Mastdarm). Bei dem häufiger auftretenden Vaginalprolaps kommt es zu einer Schwächung der Scheidenwände, so daß umgebende Organe wie Blase und Rektum gegen die Vagina drücken.

Ursachen für einen Prolaps

Geburt: Unter normalen Umständen sollte eine Geburt die Bänder, die den Uterus halten, nicht schwächen. Sie sollten einfach ausweichen, wenn sich der Muttermund bei der Entbindung weitet. Erfolgt die Geburt sehr schnell, und wird das Baby ausgetrieben, bevor sich der Muttermund vollständig geöffnet hat, oder ist eine Zangengeburt notwendig, kann es zu einer Schädigung oder Schwächung der Bänder kommen. Auch bei einer Mehrlingsgeburt werden die Bänder häufig übermäßig beansprucht. Risse in den Bändern werden durch Narbengewebe ausgefüllt, das weniger stark ist als normale Bänder. Das Narbengewebe hält den Belastungen häufig bis zur Menopause stand. Dann läßt die Spannkraft der Muskulatur nach, und der Prolaps wird offenkundig.
Schon bei einer normalen Geburt kommt es zu einer Weitung der Vagina, zur Ausbildung von Schwachstellen. Ist die vordere Scheidenwand geschwächt, kann die Blase gegen die Vagina drücken (Zystozele), ist die Hinterwand betroffen, kann das Rektum vorfallen (Rektozele).

Schwerkraft: Mit zunehmendem Alter lassen Muskeln und Bänder allmählich nach, wenn die Spannkraft dieser Strukturen nicht durch ausreichende körperliche Betätigung bewahrt wird.
Die normale Schwerkraft übt auf alle Unterleibsorgane einen beständigen Druck nach unten aus, wodurch es unter Umständen zu einem Prolaps kommen kann.
Chronische Verstopfung und harter Stuhl erhöhen diesen Abwärtsdruck und schwächen Muskeln und Bänder noch weiter. Ein chronischer Husten hat die gleiche Wirkung. Auch Übergewicht erhöht die Prolapsneigung, da das

zusätzliche Gewicht die Muskulatur des Unterleibs belastet.

Symptome für einen Prolaps:

- Starkes Ziehen im Unterleib
- Schmerzen beim Geschlechtsverkehr
- Kreuzschmerzen
- Streßinkontinenz
- Schwierigkeiten beim Entleeren der Blase
- Häufiger Harndrang
- Unangenehmer Stuhlgang
- Schwierigkeiten beim Stuhlgang
- Häufige Harnwegsinfekte
- Ausfluß

Häufig haben die betroffenen Frauen auch das Gefühl, daß etwas in der Vagina nach unten schiebt. Mit dem Finger läßt sich manchmal eine leichte Ausstülpung in der Scheidenwand ertasten. Bei einem vollständigen Prolaps kann ein Teil von Uterus oder Vagina aus der Scheide austreten und sich wund anfühlen. Dieser Teil kann entzündet oder geschwürig sein und neigt zu Infektionen.

SELBSTHILFE BEI PROLAPS

- Ist der Vorfall noch nicht zu weit fortgeschritten, helfen Übungen für den Beckenboden (siehe Seite 161). Sie müssen konsequent jeden Tag durchgeführt werden. Da die Übungen erst allmählich zu einer Stärkung der Muskulatur führen, darf man sich nicht entmutigen lassen, wenn sich der Erfolg nur langsam einstellt.
- Man sollte bereits bei den ersten Anzeichen eines Vorfalls reagieren, um zu vermeiden, daß ein fortgeschrittener Prolaps einen operativen Eingriff unabwendbar macht. Dies ist besonders wichtig, wenn man noch weitere Kinder möchte, da eine Operation den Uterus schädigen kann; eine weitere Geburt könnte den Erfolg des chirurgischen Eingriffs zunichte machen.
- Um die Spannkraft der Muskeln zu stärken, sollte man sich jeden Tag 30 Sekunden in eine Schüssel mit kaltem Wasser setzen.
- Eine chronische Verstopfung sollte umgehend behandelt werden (siehe Seite 121). Wenn Sie über längere Zeit an Husten leiden, sollten Sie einen Arzt aufsuchen, um die Ursache zu ergründen und behandeln zu lassen.
- Vermeiden Sie enge Kleider, sie erhöhen das Risiko eines Vorfalls noch. Übergewicht sollte durch eine Veränderung der Ernährung und sportliche Betätigung abgebaut werden.
- Versuchen Sie, möglichst wenig zu stehen. Tägliche körperliche Betätigung ist wichtig, um die allgemeine Durchblutung zu fördern und damit die Blutversorgung von Beckenmuskeln und Bändern zu sichern.
- Wenn der Prolaps schon so weit fortgeschritten ist, daß diese Maßnahmen nicht mehr greifen, kann Ihnen Ihr Arzt ein Pessar anpassen. Dies ist häufig eine temporäre Maßnahme, bis dann eine Operation durchgeführt wird.

KRÄUTERHEILMITTEL ZUR PROLAPSBEHANDLUNG

Die innere Anwendung von Uterustonika wie Frauenmantel, Waldlilie, Falsches Einkorn, Salbei oder Himbeere kann die Spannkraft der Uterusmuskulatur verbessern. Adstringierende Kräuter wie Lorbeer oder Hirtentäschel sollten mit spezifischen Uteruskräutern kombiniert werden.
Nach der Menopause führt ein Östrogenmangel zu einer Atrophie der Beckenbänder, wodurch es zu einem Prolaps kommen kann. Östrogenhaltige Kräuter wie Salbei, Hopfen, Ringelblume, Wilde Yamswurzel und Ingwer sind hilfreich.
Wenn Vagina oder Gebärmutterhals wund sind, hat die lokale Anwendung von Sternmiere als Spülung oder Salbe eine beruhigende und heilende Wirkung. Eine tägliche Spülung mit einem Aufguß, gemischt aus Ackerschachtelhalm, Lorbeer und Salbei, verbessert den Tonus der Scheide und verhindert wunde Stellen und Infektionen.
Ferner empfehlen sich Pessare aus Glycerin und Gelatine, die adstringierende Kräuter wie Gelbwurz und Zaubernuß enthalten.
Man massiert Unterleib und Kreuz mit den verdünnten Ölen von Rosmarin und Zitrone oder gibt jeden Tag einige Tropfen ins Badewasser.

INFEKTIONEN VON SCHEIDE UND SCHAMBEREICH (VULVA)

Wie andere Körperöffnungen verfügt auch die Scheide normalerweise über ein wirkungsvolles Schutzsystem zur Abwehr von Infektionen trotz zahlreicher, möglicherweise schädlicher Mikroorganismen, die in die Region eindringen könnten.
Die Vagina (Scheide) reinigt sich selbst. Ihre Wände sondern Schleim ab und produzieren einen durchsichtigen, leicht klebrigen Ausfluß, der manchmal auch cremig ist. Das Vaginalsekret ist sauer, wobei der pH-Wert etwa bei 4 liegt. Auf diese Weise können die meisten Infektionen abgewehrt werden. Das saure Klima wird durch gutartige Bakterien, die sogenannten Döderlein-Bakterien, geschaffen. Diese leben in der Scheide und werden durch das Östrogen unterhalten. Sie wandeln das im Vaginalsekret enthaltene Glykogen in Milchsäure um und wirken schädlichen Bakterien entgegen. Einige dieser wichtigen Organismen werden durch eine Antibiotikabehandlung zerstört.
Infektionen in der Vagina führen meist zu einem ungewöhnlichen Ausfluß. Man sollte jedoch nicht vergessen, daß der normale Scheidenausfluß sich zu bestimmten Zeiten verändert, wie etwa in der Jugend, während der Schwangerschaft, beim Eisprung sowie bei sexueller Erregung. Verändert er sich zu anderen Zeiten bezüglich Menge, Farbe, Beschaffenheit oder Geruch, kann eine Infektion vorliegen.
Wenn Sie eine Vaginalinfektion vermuten, sollte Ihr Arzt einen Abstrich machen und im Labor untersuchen lassen. Wurde die Infektion sexuell übertragen, sollten Selbsthilfemaßnahmen und Kräutertherapie mit einer orthodoxen Behandlung Hand in Hand gehen, um die Infektion unter Kontrolle zu bringen. Läßt man Vaginalinfektionen unbehandelt, kann es zu schweren Folgen kommen. Sie können sich in den oberen Bereich der Fortpflanzungsorgane verlagern und eine Beckenentzündung verursachen, die zu chronischen Unterleibsschmerzen und innerer Vernarbung führt und die Fruchtbarkeit gefährdet.

Faktoren, die auf Grund eingeschränkter Immunabwehr zu einer Vaginalinfektion beitragen können:

- Schlechte Ernährung
- Ungesunder Lebensstil – nicht genügend Bewegung, frische Luft, Ruhe oder Entspannung
- Schlafstörungen, Schlafmangel
- Infektionen in anderen Körperbereichen
- Arzneimittel wie Steroide, Pille, Antibiotika
- Anämie
- Streß, Erschöpfung
- Übermäßiges Waschen mit Seife
- Verwendung von Deodorants oder Parfüms im Vaginalbereich
- Enge Jeans, enge Unterwäsche oder synthetische Stoffe im unteren Körperbereich

SELBSTHILFE BEI INFEKTIONEN VON VAGINA UND VULVA

Auch der Partner sollte sich einer Behandlung unterziehen, da sich Infektionserreger bei Männern häufig im Harnleiter und unter der Vorhaut einnisten, so daß es nach der Genesung der Frau erneut zu einer Infektion kommen kann.

• Nehmen Sie es mit der Intimhygiene möglichst genau. Trocknen Sie sich immer von vorne nach hinten und niemals umgekehrt ab, um zu verhindern, daß Bakterien vom After in die Scheide gelangen. Achten Sie vor, während und nach dem Geschlechtsverkehr auf Sauberkeit. Lassen Sie nach dem Sex Wasser, um Mikroorganismen vom Eingang der Vagina zu spülen.
• Meiden Sie Vaginalkosmetika, die chemische Reizstoffe enthalten oder das empfindliche Gleichgewicht der Bakterien oder den pH-Wert stören. Verzichten Sie auf Vaginaldeodorants, Parfümspülungen sowie Tampons, waschen Sie den Intimbereich nicht mit Seife.
• Tragen Sie Baumwollunterwäsche, und vermeiden Sie enge Slips, synthetisches Material sowie enge Jeans, die die Durchblutung einschränken und ein feuchtes Klima schaffen, das einen idealen Nährboden für Infektionen bietet. Lassen Sie viel Luft an die Region, und schlafen Sie ohne Unterwäsche.

• Essen Sie ausreichend Vollkornprodukte, Nüsse und Samen, unraffinierte, kaltgepreßte Öle sowie frisches Obst und Gemüse. Nehmen Sie möglichst viel Nahrung aus organischem Anbau zu sich. Verzichten Sie auf Fertiggerichte, gebratene Nahrungsmittel, Zucker und Koffein.
• Sorgen Sie für ausreichend Ruhe und Schlaf; bewegen Sie sich viel an der frischen Luft. Übungen für den Beckenboden (siehe Seite 161) verbessern die Durchblutung der Region. Erschöpfung und Streß tragen zur Entstehung oder Aufrechterhaltung einer Infektion bei. Hier helfen Yoga oder Meditationsübungen. Befolgen Sie die Ratschläge über den Umgang mit Streß (siehe Seite 50).
• Geben Sie ab und zu eine Tasse Essig ins Badewasser, um den pH-Wert der Vagina zu wahren. Man kann auch regelmäßig 1 Teelöffel Honig und Apfelessig mit etwas heißem Wasser einnehmen.

BEHANDLUNG VON INFEKTIONEN DER VAGINA UND VULVA MIT HILFE VON KRÄUTERN UND ERNÄHRUNG

Innere Anwendung: Bakterien und Viren sind im Körper immer gegenwärtig. Sie warten auf eine Gelegenheit, sich zu vermehren, wenn die Bedingungen dafür günstig sind oder das Immunsystem nicht stark genug ist, um sich gegen die schädlichen Organismen zu wehren. Deshalb ist es wichtig, das allgemeine Immunsystem zu stärken und Ursachen für eine geschwächte Abwehr wie Streß, toxische Faktoren oder Infektionen in anderen Körperbereichen zu bekämpfen.
Sonnenhut, Tragant oder Myrrhe können dabei helfen. Bei chronischen Infektionen erfolgt die Einnahme 3mal täglich, bei akuten Leiden alle 2 Stunden. Knoblauch wird täglich frisch oder in Kapselform verabreicht. Hilfreich sind auch Kräuter zur Reinigung und Entgiftung der Fortpflanzungsorgane. Es eignen sich Thymian, Kletten-Labkraut, Gelbwurz, Kermesbeere und Ringelblume.
Die gewählte Mischung sollte durch Kräuter ergänzt werden, mit denen die spezifische Ursache der Vaginalinfektion behandelt werden kann. Bei Streß und Erschöpfung helfen Eisenkraut und Helmkraut. Chinesische Engelwurz und Tragant stärken das Nervensystem. Bei Verstopfung und belegter Zunge sowie bei allgemeiner Stoffwechselträgheit und Erschöpfung entgiften reinigende Kräuter wie Krauser Ampfer, Klette und Löwenzahn den Organismus. Adstringierende Kräuter wie Frauenmantel, Waldlilie und Eichenrinde helfen bei starkem Ausfluß.

Vorschlag für eine hilfreiche Rezeptur:

- 2 Teile Sonnenhut
- 2 Teile Waldlilie
- 2 Teile Kletten-Labkraut
- 1 Teil Gelbwurz
- 2 Teile Thymian

Äußere Anwendung: Gelbwurz, Myrrhe, Lorbeer, Thymian, Rosmarin, Majoran, Ringelblume und Zimt können als verdünnte Tinktur, Tee, Lotion oder Spülung 2- bis 3mal täglich im Vaginalbereich angewendet werden. Man kann sie auch mit wäßriger Creme mischen, falls dies die Anwendung erleichtert. Ein Sitzbad mit einem Aufguß dieser Kräuter ist empfehlenswert.
Bei starkem Ausfluß sollten Lotion, Spülung, Creme oder Bad durch adstringierende Kräuter ergänzt werden. Es eignen sich Waldlilie, Frauenmantel, Zaubernuß und Eichenrinde.
Joghurt trägt dazu bei, die natürliche Bakterienflora des Vaginalbereiches wiederherzustellen. Großzügig aufgetragen, hat Joghurt eine beruhigende Wirkung und lindert Juckreiz sowie wunde Stellen.
Bei Wundschmerz und Juckreiz im Vulvabereich hilft eine lindernde Creme aus Kamille, Beinwell und Sternmiere.

Rezept für eine Vaginalspülung oder -lotion:

- 20 ml Ringelblumentinktur
- 20 ml Gelbwurztinktur
- 10 ml Myrrhetinktur
- 2 Tropfen ätherisches Kamillenöl
- 5 Tropfen ätherisches Majoranöl
- 5 Tropfen ätherisches Teebaumöl

1 Teelöffel mit 1 Liter Wasser verdünnen und die Lösung 2mal täglich als Spülung anwenden. Oder 1/4 bis 1/2 Teelöffel mit etwas Wasser verdünnen, einen Tampon damit tränken und diesen 2- bis 3mal täglich 1 Stunde lang einführen.

Bis die Infektion vollständig abgeklungen ist und Sie sich wieder ganz gesund fühlen, sind unterstützende Nahrungsmittel oder Ergänzungsstoffe wichtig. Hierzu eignen sich:

- Multimineral- und Multivitamintabletten
- Vitamin E (in Weizenkeimen, Sonnenblumenkernen, Eiern) zur Verbesserung der Immunabwehr
- Vitamin C (in frischem Obst und Gemüse)
- Ein Zinkpräparat oder zinkhaltige Nahrungsmittel (wie Kürbiskerne), um die Infektion zu bekämpfen und den Heilungsprozeß des geschädigten Gewebes zu beschleunigen
- Eisenhaltige Nahrungsmittel (siehe Seite 120)
- Preiselbeer- oder Moosbeerensaft (ungesüßt), um den Organismus mit Säure anzureichern
- Ausreichend Wasser oder Kräutertee, um die Giftstoffe über Urin und Stuhl aus dem Körper auszuscheiden. Tee, der die Eisenabsorption einschränkt, sollte vermieden werden, da ein Eisenmangel die Neigung zu chronischer Vaginalinfektion noch verstärkt.

Scheidensoor
Candida albicans

Wenn die normalen Abwehrmechanismen der Vagina gestört werden, können sich Hefepilze, die normalerweise in Vagina und Anus leben, ungehemmt vermehren, wodurch es zu einer Soorinfektion kommt.

Mögliche Ursachen für Scheidensoor:

- Veränderungen im Hormonhaushalt
- Antibabypille
- Steroide
- Antibiotika
- Spermizide (samenabtötende Mittel)
- Diabetes und Schwangerschaft (beide erhöhen das Glykogen im Vaginalsekret, wodurch ein idealer Nährboden für Pilze entsteht)
- Verwendung von Vaginalkosmetika, Deodorants, Spülungen, Seifen
- Sexuelle Übertragung
- Grundlegende Schwäche der Immunabwehr durch allgemeine Erschöpfung, Mangelernährung, ungesunden Lebensstil
- Andere Infektionen in der Vagina wie Chlamydia (erhöht die Anfälligkeit für wiederholt auftretende Soorinfektionen)

Symptome für Scheidensoor:

- Ein weißer, käsiger Ausfluß, der nach Hefe riecht
- Juckreiz und Wundgefühl in und um die Vagina
- Beschwerden beim Geschlechtsverkehr
- Brennen beim Wasserlassen
- Möglicherweise Ausschlag

Soor kann ein Symptom für eine im ganzen Körper verbreitete Infektion sein, die unter dem Namen chronische Candidiasis bekannt ist. Sie wird durch die übermäßige Vermehrung des Candida-Pilzes im Darm verursacht, was wiederum auf eine Störung der normalen Bakterienbesiedelung zurückzuführen ist, die das Wachstum der Mikroorganismen zügelt. Candida führt zu einer Reizung und Entzündung der Darmwand. Diese wird durchlässiger, so daß Allergene aus der Nahrung sowie Giftstoffe aus dem Darm ins Blut gelangen. Dies hat Auswirkungen auf die Immunabwehr und auf das Drüsensystem und kann Allergien gegen darmeigene Hefestoffe auslösen.

Die Neigung zu chronischer Candidiasis wird durch folgende Faktoren noch verstärkt:

- Streß
- Schilddrüsenunterfunktion
- Orale Mittel zur Empfängnisverhütung
- Schwangerschaft
- Umweltverschmutzung, Hormone und Konservierungsstoffe in der Nahrung
- Antibiotika

Mögliche Symptome für eine chronische Candidiasis:

- Scheidensoor
- Analreizung
- Schwellung und Blähungen im Unterleib
- Darmstörungen wie Durchfall oder Verstopfung, Dickdarmentzündung, Morbus Crohn, Reizdarm
- Muskel- oder Gelenkschmerzen
- Verstopfte Nase oder Nasenschleimhautentzündung
- Stimmungsschwankungen, Depression, Reizbarkeit
- Lethargie, Erschöpfung, Gedächtnis- und Konzentrationsmangel
- Zystitissymptome
- Hautleiden wie Akne
- Kopfschmerzen oder Migräne
- Heißhunger auf Süßigkeiten
- PMS
- Endometriose (siehe Seite 220)
- Libidomangel
- Nahrungsmittelallergien
- MS-Symptome
- Kälte- und Feuchtigkeitsgefühl der Haut

Die Symptome verstärken sich oft an kalten, feuchten Tagen oder in Räumen mit Schimmelbefall.

KRÄUTERBEHANDLUNG BEI CHRONISCHER CANDIDIASIS UND SOOR

Zur Verbesserung der Immunabwehr nimmt man im chronischen Stadium 3mal täglich Sonnenhut, in der akuten Phase alle 2 Stunden. Man ergänzt die Rezeptur mit pilztötenden Kräutern wie Ringelblume, Thymian, Gelbwurz, Zimt und Rosmarin.
Setzen Sie der innerlich verabreichten Mischung noch Kräuter zu, die die Ursachen der Soorinfektion bekämpfen. Hängt das Leiden mit Streß zusammen, empfehlen sich Kräuter zur Stärkung des Nervensystems wie Helmkraut, Eisenkraut und Hafer. Bei Erschöpfung helfen

Chinesische Engelwurz und Ingwer. 1mal täglich sollte man mit dem Aufguß oder der verdünnten Tinktur von Thymian, Ringelblume, Gelbwurz, Kamille oder Myrrhe spülen. Auch eine Tinktur aus Gelbwurz, Ringelblume und Thymian, gemischt mit den Ölen von Teebaum, Thymian oder beiden, kann als Lotion Einsatz finden.

So wird die Mischung hergestellt:

- 20 ml Ringelblumentinktur
- 20 ml Thymiantinktur
- 10 ml Gelbwurztinktur
- 5 Tropfen Teebaum- oder Thymianöl

Einen Tampon mit ½ Teelöffel der Mischung und etwas Wasser tränken und 1 Stunde im Körper belassen. Die Behandlung morgens und abends wiederholen, bis die Symptome abgeklungen sind.
Kamillencreme oder Sternmierensalbe hat bei Juckreiz und Irritation eine beruhigende Wirkung.
Wenn Sie das Gefühl haben, daß Ihr Organismus allgemein toxisch oder der Darm verstopft ist, helfen reinigende Heilmittel wie Krauser Ampfer, Kletten-Labkraut, Kermesbeere oder Klette.

SELBSTHILFE BEI SCHEIDENSOOR

- Verzichten Sie auf Geschlechtsverkehr, bis alle Anzeichen auf eine Infektion abgeklungen sind. Falls die Infektion übertragbar ist, sollten Sie sicherstellen, daß sich auch Ihr Partner behandelt.
- Verwenden Sie im Intimbereich keine Kosmetika, waschen Sie sich nicht mit Seife.
- Vermeiden Sie enge Kleider, die ein warmes, feuchtes Klima schaffen.
- Achten Sie auf gesunde Ernährung mit ausreichend Vollkorn, Nüssen und Samen, unraffinierten Ölen, frischem Obst und Gemüse. Verzehren Sie möglichst viele Produkte aus organischem Anbau. Verzichten Sie auf Fertiggerichte, Zucker, Alkohol, Tee, Kaffee, fette Nahrungsmittel und Zusatzstoffe.
- Sie sollten bei der Behandlung von Infektionen möglichst auf alternative Medikamente ausweichen und Antibiotika vermeiden. Setzen Sie dem Badewasser so viel Salz zu, bis das Wasser salzig schmeckt. Baden Sie die Vagina in einer Lösung aus 1 Teelöffel Natriumbikarbonat auf 600 ml warmes Wasser. Sie können hierzu ein Einlaufgerät verwenden.

☞ Während der Schwangerschaft keine Spülung durchführen!

- Setzen Sie sich in eine Schüssel mit verdünntem Essig oder Zitronensaft, um ein Ungleichgewicht im pH-Wert auszugleichen und das saure Klima wiederherzustellen: 1 Teil Essig oder Zitronensaft auf 3 Teile Wasser. Tragen Sie ungesüßten Naturjoghurt mit lebendigen Kulturen mit einem sauberen Finger oder einem Spatel auf.
- Bemühen Sie sich um Alternativen zu samenabtötenden Verhütungsmitteln, Pille und Diaphragma.
- Vermeiden Sie die Verwendung von Tampons.

HEFEFREIE ERNÄHRUNG

Bei Symptomen einer chronischen Candidiasis sollte auf hefehaltige Nahrungsmittel und Zucker (der Hefe unterhält) verzichtet werden.

Vermeiden Sie die folgenden Nahrungsmittel:

- Zucker, Melasse, Honig und Süßstoff sowie gesüßte Lebensmittel
- Käse
- Alkohol und vergorene Getränke sowie alkoholhaltige Medikamente
- Essig, Senf, eingelegtes Gemüse, Mayonnaise, Ketchup und andere Saucen, Salatcreme
- Sojasauce
- Pilze
- Trockenfrüchte
- Zitronensäurehaltige Lebensmittel
- Brot
- Vitaminpräparate mit Hefe wie Bierhefe, Vitamin-B-Komplex
- Hefeextrakte
- Malzhaltige Nahrungsmittel und Getränke

Um den Körper im Kampf gegen die Hefeinfektion zu unterstützen, sollten Sie möglichst viel Knoblauch, kaltgepreßtes Olivenöl und Joghurt mit lebenden Kulturen verzehren. Nehmen Sie hefefreie Präparate des Vitamin-B-Komplexes, Multimineralstoffe und Vitamine, pilztötende Kaprylsäure, Knoblauchperlen, Acidophilus und Nachtkerzenöl zu sich.

Herpes im Genitalbereich

Herpes Simplex II ist ein Virus, das den Genitalherpes auslöst. Er wird meist durch Geschlechtsverkehr oder Intimkontakt übertragen, wenn das Virus aktiv und die Infektion offenkundig ist. Nach einer Initialinfektion lebt das Virus latent in den Nervenenden und kann wieder aktiviert werden, wenn der Organismus durch Krankheiten wie Erkältung und Grippe, durch Erschöpfung, körperliche Belastung und emotionalen Streß angegriffen ist. Auch bestimmte Nahrungsmittel lassen das Virus aufleben. Sein Auftreten kann auch mit einer Veränderung der Hauttemperatur durch extreme Hitze oder Kälte oder mit dem Menstruationszyklus zusammenhängen. Zwischen den einzelnen Ausbrüchen können Wochen oder gar Jahre liegen.

SYMPTOME FÜR GENITALHERPES

Herpes verursacht kleine, mit Flüssigkeit gefüllte Blasen, die gerötet und sehr schmerzhaft sein können. Nachdem man ein oder zwei Tage einen kribbelnden Schmerz in den umgebenden Nerven verspürt hat, brechen die Bläschen in und um Vagina, Anus, Pobacken oder auch auf den Oberschenkeln aus. Sie halten meist einige Tage an. Während dieser Zeit ist das Virus stark ansteckend und verursacht, vor allem beim Sitzen, unangenehme Beschwerden. Dann trocknen die Bläschen aus und verschwinden allmählich vollkommen. Der erste Ausbruch ist meist der unangenehmste und wird häufig von geschwollenen Lymphdrüsen in der Leiste, Muskelschmerzen, Unwohlsein und Fieber begleitet. Blasen und Schmerzen können bis zu drei Wochen anhalten.
Es besteht eine Verbindung zwischen Genitalherpes und Gebärmutterhals-

krebs, wenngleich das eine nicht unbedingt das andere verursacht. Leiden Sie unter Genitalherpes, sollten Sie jedes Jahr einen Abstrich machen lassen. Während der Schwangerschaft ist Genitalherpes vor allem dann ein Problem, wenn das Virus bei der Entbindung aktiv ist. Kommt das Kind auf seinem Weg durch den Geburtskanal mit dem Virus in Kontakt, kann dies zu Blindheit und schweren Krankheiten führen. Wer während der Schwangerschaft unter Genitalherpes leidet, sollte nach der 36. Woche 2mal die Woche Kulturen anlegen lassen. Fallen diese negativ aus, kann eine normale Geburt erfolgen. Bei einem positiven Ergebnis ist ein Kaiserschnitt vorzuziehen. Informieren Sie sich auf jeden Fall bei dem Geburtshelfer und der Hebamme über Ihr Leiden.

Das Herpes-Virus, genannt Herpes Simplex I, verursacht auch Fieberbläschen um Mund oder Nase. Man nimmt heute an, daß die Infektion auf den Genitalbereich übertragen werden kann, wo es dann zu Genitalherpes kommt. Leiden Sie unter Fieberbläschen, sollten Sie diese in Ruhe lassen und sich immer die Hände waschen, wenn Sie das Gesicht berühren.

Genitalherpes nimmt zu; man glaubt, daß das Virus schon bei etwa 25 Prozent aller sexuell aktiven Erwachsenen zum Ausbruch gekommen ist. Eine weitaus größere Zahl von Menschen hat Antikörper entwickelt ohne Anzeichen auf eine Infektion. Dies bedeutet, daß sie der Infektion ausgesetzt gewesen sein müssen, wenngleich nur in Form von Fieberbläschen.

VERMEIDUNG VON GENITALHERPES

Verzichten Sie auf Geschlechtsverkehr, wenn Ihr Partner eine aktive Infektion hat, und vermeiden Sie Oralverkehr, wenn Sie oder Ihr Partner unter Fieberbläschen leiden. Da die Ansicht vorherrscht, daß die Infektion auch außerhalb des akuten Stadiums übertragen werden kann, sollte man beim Geschlechtsverkehr immer auf Nummer Sicher gehen.

Vermeiden Sie Streß, Übermüdung und Erschöpfung auf Grund von Überarbeitung oder ungesundem Lebensstil. Yoga, Meditation und Beratung können beim Umgang mit Streß hilfreich sein. Auch die Verwendung von Kräutern und eine gesunde Ernährung stärken das Nervensystem (siehe Seite 52).

Bewegen Sie sich viel an der frischen Luft, um die Immunabwehr zu verbessern, und achten Sie auf Ihre Gesundheit.

ERNÄHRUNG BEI GENITALHERPES

Es hat sich erwiesen, daß zwei Aminosäuren den Ausbruch der Infektion beeinflussen, wenn man sich mit dem Virus infiziert hat. Lysin kann Anfälle verhindern, während Arginin die Neigung zu Ausbrüchen erhöht. Aus diesem Grund empfiehlt sich eine Ernährung, die reich an Lysin und arm an Arginin ist.

Nahrungsmittel, die Lysin enthalten:

Kartoffeln
Hüttenkäse
Frisches Gemüse
Bohnensprossen
Sojabohnen
Eier
Fleisch
Joghurt
Milch
Garnelen
Hülsenfrüchte
Bierhefe
Geflügel
Fisch

Nahrungsmittel, die Arginin enthalten:

Schokolade
Kakao
Brauner Reis
Rosinen
Sesamsamen
Auberginen
Grüne Paprikaschoten
Mandeln
Kaffee
Cashewkerne
Kokosnuß
Haselnüsse
Paranüsse
Erdnüsse
Pekannüsse
Walnüsse
Johannisbrot
Hafermehl
Sonnenblumenkerne
Popcorn
Tomaten
Pilze
Zucker
Tee
Kichererbsen

SELBSTHILFE BEI GENITALHERPES

● Versuchen Sie festzustellen, welche Nährstoffe (oder anderen Faktoren) einen Anfall auslösen. Ernähren Sie sich gesund, vermeiden Sie Zucker, Koffein, Fette und Fertiggerichte.

● Gerbsäure im Schwarztee ist ein natürliches Anästhetikum; legen Sie einen mit heißem Wasser getränkten Teebeutel auf die schmerzende Stelle. Baden Sie die betroffene Region mit verdünntem Natriumbikarbonat, um die Beschwerden zu lindern.

● Setzen Sie die Stelle möglichst oft der frischen Luft aus, damit die Bläschen austrocknen und schneller abheilen. Man kann die Heilung beschleunigen, indem man die Bläschen vorsichtig mit Vitamin-E-Öl oder Weizenkeimöl betupft.

● Vermeiden Sie übermäßige Hitze, Sauna und Solarium.

● Während eines akuten Anfalls setzt man dem Badewasser einige Löffel Salz zu, um den Wundschmerz zu lindern.

● Die Einnahme von Lysinpräparaten (500 mg täglich, um eine Infektion zu verhindern; 500 bis 1000 mg 2- bis 3mal täglich während der aktiven Phase). Multimineral- und Vitamintabletten stärken die Immunabwehr.

● Nehmen Sie Nahrungsmittel zu sich, die reich an Zink, Vitamin A, B, C und E sind, um die Widerstandskraft gegen Infektionen zu verbessern.

KRÄUTERBEHANDLUNG VON GENITALHERPES

Innere Anwendung: Kräuter wie Tragant, Sonnenhut und Knoblauch stärken die Immunabwehr. Reinigende Heilmittel wie Klette, Löwenzahnwurzel, Brennessel und Krauser Ampfer verbes-

Tragant

Astragalus membranaceus

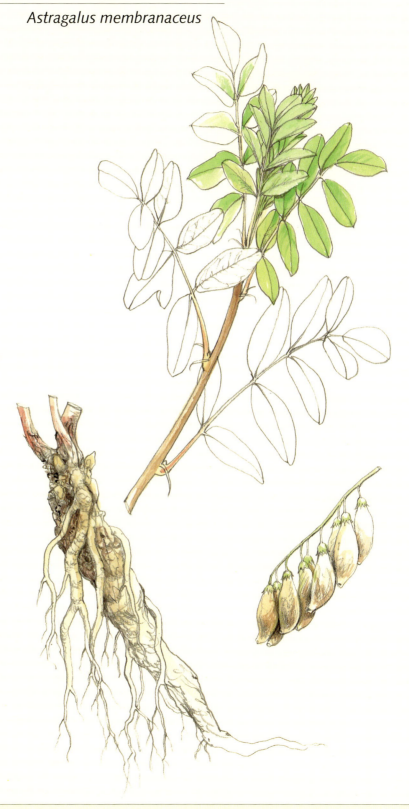

AUCH BEKANNT ALS: Astragalus, Bärenschote, Huang qi, Huang ch'i.

VERWENDETE TEILE: Wurzel.

ENTHÄLT: Linolsäure, Betain, Cholin, Glykoside, Isoamnitin, Kumatakenin.

WIRKUNG: Anregend, stärkend, harntreibend, stimuliert das Immunsystem, antimikrobisch, Herztonikum.

Tragant gehört in China zu den bekanntesten stärkenden Kräutern. Bei jüngeren Menschen wird die Pflanze dem Ingwer als Tonikum vorgezogen. Sie eignet sich besonders als Stärkungsmittel für junge, körperlich aktive Erwachsene. Astragalus verbessert die Immunabwehr. Die chinesische Medizin glaubt, daß die Pflanze das Äußere des Körpers mit Energie auflädt und die schützende Hülle, das sogenannte Wei Chi'i, stärkt. Diese Kraft fließt angeblich direkt unter der Haut und schützt den Körper vor äußeren »pathogenen« Faktoren wie Kälte, Feuchtigkeit, Wind und Hitze. Tragant gleicht den Flüssigkeitshaushalt aus und verhindert die Ansammlung von Wasser. In Verbindung mit Chinesischer Engelwurz (siehe Seite 32) wirkt die Pflanze kreislaufanregend. Sie erweitert die Blutgefäße, senkt den Blutdruck, stärkt das Herz und verbessert auf diese Weise seine Leistungsfähigkeit.

Tragant behebt Mängel in der Immunabwehr und beschleunigt die Genesung von Menschen, die sich einer Chemotherapie oder Bestrahlung unterziehen mußten. Die Pflanze verbessert die Funktion und erhöht die Produktion der weißen Blutkörperchen. Sie fördert die Tätigkeit von Nebennierenrinde und Knochenmark, die bei Krebspatienten beeinträchtigt ist. Sie stärkt die Widerstandskraft gegen Virusinfektionen und wird gegenwärtig auf ihre Wirksamkeit bei HIV und AIDS untersucht. Tragant wirkt senkend auf die »T-Suppressorzellen«, die die Immunabwehr beeinträchtigen und bei AIDS Patienten sowie älteren Menschen in vermehrtem Maße zu finden sind. Aus diesem Grund mag die Pflanze den Alterungsprozeß verlangsamen und verjüngende Eigenschaften besitzen. Sie hat auch eine antibiotische Wirkung und verringert die Giftstoffe in der Leber.

sern die Ausscheidung von Giftstoffen aus dem Organismus. Auch Kräuter zur Stimulation des Lymphsystems wie Kletten-Labkraut, Ringelblume und Kermesbeere sind geeignet.
Um die Mischung an die betroffene Stelle zu leiten, setzt man Kräuter für das Fortpflanzungssystem zu. Dazu gehören Rebhuhnbeere, Himbeere, Frauenmantel und Falsches Einkorn.

Die folgende Rezeptur kann während der Infektion und 1 bis 2 Wochen danach eingesetzt werden:

Gleiche Teile von:
Pfefferminze
Kletten-Labkraut
Frauenmantel
Sonnenhut
Klette

Ergänzt mit ½ Teil Falsches Einkorn

Äußere Anwendung: Eine Vielzahl von Kräutern eignet sich zur Behandlung der betroffenen Stelle, zur Beschleunigung der Heilung, Schmerzlinderung und Verhinderung einer weiteren Infektion. Zum Baden der betroffenen Stelle oder als Badezusatz verwendet man einen Aufguß oder eine verdünnte Tinktur folgender Pflanzen: Sonnenhut, Gelbwurz, Myrrhe, Ringelblume, Johanniskraut.
Die Bläschen werden vorsichtig mit verdünnten ätherischen Ölen betupft; die unverdünnten Öle von Melisse, Nelke, Lavendel, Teebaum, Thymian und Johanniskraut lindern Schmerzen. Eine Lotion wird aus 10 Tropfen ätherischem Öl und 1 Teelöffel (5 ml) Lavendeltinktur hergestellt, 1 Eßlöffel (15 ml) Wasser zugesetzt und die Region 3- bis 4mal täglich damit betupft.
Destillierte Zaubernuß beschleunigt das Austrocknen und Abheilen der Bläschen; sie sollten mehrmals täglich betupft werden. Sobald die Bläschen trocken sind, kann man die Heilung durch Beinwelltee, -öl oder -salbe voranbringen. Auch Vitamin-E-Öl hat sich hierbei bewährt.

Genitalwarzen

Genitalwarzen werden immer häufiger. Sie werden durch das Humanpapillomavirus (HPV) verursacht. Es gibt acht verschiedene Arten, von denen einige innen und damit unsichtbar sind.
Zwei der häufigsten Arten können mit Veränderungen am Gebärmutterhals in Verbindung gebracht werden. Es hat sich gezeigt, daß Raucherinnen eine verstärkte Neigung zu präkanzerösen Veränderungen des Gebärmutterhalses haben, wenn sie unter Genitalwarzen leiden. Dies liegt vermutlich daran, daß Rauchen das Immunsystem beeinträchtigt. Bei Frauen mit dem Warzenvirus soll auch die Pille zu Veränderungen im Gebärmutterhals beitragen.
Genitalwarzen werden durch Geschlechtsverkehr übertragen. Symptome treten zwischen drei Wochen und neun Monaten nach der Ansteckung auf. Sie zeigen sich anfangs als kleine, harte Stellen um die Öffnung der Vagina, im und um den Anus oder am Gebärmutterhals, wo sie nur selten sichtbar sind. Genitalwarzen bereiten keine Schmerzen, sie können zu kleinen, blumenkohlartigen Gebilden heranwachsen. Manche Warzen sind flach und für den Laien kaum fühl- oder sichtbar. Manchmal jucken die Warzen. Wenn sie den Harnleiter befallen, treten häufig Beschwerden beim Wasserlassen auf.

Selbsthilfe bei Genitalwarzen

• Jedes Jahr einen Abstrich machen lassen, um Veränderungen am Gebärmutterhals rechtzeitig zu entdecken.
• Auch Ihr Partner muß sich einer Behandlung unterziehen, damit es nicht zu einer erneuten Ansteckung kommt.
• Vermeiden Sie die Pille.
• Rauchen Sie nicht.
• Verwenden Sie beim Geschlechtsverkehr ein Kondom.
• Suchen Sie bei Ausfluß oder Vaginalinfektion einen Arzt auf, da diese Beschwerden die Entwicklung von Warzen begünstigen.

Kräuterbehandlung und Ernährung bei Genitalwarzen

Innere Anwendung: Es empfehlen sich Kräuter, die den Körper in seinem Kampf gegen das Warzenvirus unterstützen, sowie Pflanzen, die den Organismus entgiften. Sonnenhut, Tragant und Knoblauch stärken das Immunsystem und sollten 3mal täglich eingenommen werden. Klette, Löwenzahnwurzel, Brennessel, Wegerich und Kletten-Labkraut fördern die Reinigung des Körpers. Lebensbaum eignet sich besonders für Warzen und sollte der Rezeptur zugesetzt werden.

Ein nützliches Rezept, das 3mal täglich als Tee oder Tinktur verabreicht wird, kann aus gleichen Teilen der folgenden Kräuter hergestellt werden:

Kletten-Labkraut
Seetang
Klette
Sonnenhut
Brennessel
Pfefferminze
Löwenzahnwurzel

Äußere Anwendung: Einige Kräuter können direkt auf die Warzen aufgebracht werden. Bei sichtbaren Warzen kann man das Heilmittel mit Hilfe eines Spiegels anwenden oder die Region 2mal täglich baden.

Es empfehlen sich:

Lebensbaumtinktur
Teebaumöl
Frischer Holunderbeersaft
Gelber Saft des frischen Schöllkrauts
Weißer Saft von Löwenzahnstengeln oder unreifen Feigen
Zitronensaft
Roher Knoblauch
Innenseiten der Schoten von breiten Bohnen

Setzen Sie die Behandlung fort, bis die Warzen verschwunden sind.
Um die Immunabwehr des Körpers zu stärken und das Virus zu bekämpfen,

sollten Sie folgende Nahrungsmittel zu sich nehmen: Frisches Obst und Gemüse, um den Organismus mit Eisen und den Vitaminen C und A zu versorgen; Meeresfrüchte, Bohnen und Nüsse, um Magnesium zuzuführen; Hefeextrakte oder Bierhefe wegen ihres Vitamin-B-Gehalts; Eier, Nüsse und Samen, um den Körper mit essentiellen Fettsäuren zu versorgen. Ergänzen Sie Ihre Ernährung durch Knoblauchpillen, Vitamin C, Multimineral- und Multivitaminpräparaten sowie Lebertran.
10 Tropfen Propolistinktur in Wasser sollten 2- bis 3mal täglich eingenommen werden. Propolis ist ein antiseptisches Harz, das Bienen von den Knospenschuppen einiger Baumarten sammeln und damit ihren Bienenstock verkitten, um ihn sauber und frei von Infektionen zu halten. Bestimmte Bestandteile von Propolis wie Flavonoide unterstützen den Organismus bei der Bildung von Antikörpern und verbessern die Leistungsfähigkeit der weißen Blutkörperchen im Kampf gegen Infektionen.

☞ Wegen der ernsthaften Gefährlichkeit von Genitalwarzen sollten Kräuter und Ernährung von einer orthodoxen Behandlung begleitet werden.

Chlamydia

Chlamydia ist eine vermehrt auftretende Infektionskrankheit, die sexuell übertragen wird. Sie wird durch einen bakterienartigen Parasiten namens *Chlamydia trachomatis* verursacht, der in den Gebärmutterhalszellen lebt.
Leider ist die Infektion häufig symptomfrei, so daß sie jahrelang unentdeckt bleiben kann. Sie greift Uterus und Eileiter an und führt manchmal zu Beckenentzündung und Unfruchtbarkeit. Möglicherweise erleichtert die von Chlamydien verursachte Entzündung eine Infizierung mit dem HIV-Virus (Auslöser von AIDS).
Normalerweise ist eine Infektion mit Chlamydien symptomfrei.

Symptome für Chlamydia (falls vorhanden):

○ Ausfluß, entweder kärglich oder stark, grünlich oder gelb
○ Wundes Gefühl
○ Schmerz beim Wasserlassen – selten
○ Starker Harndrang – selten
○ Blutung nach Geschlechtsverkehr oder Abstrich – selten

Wenn die Infektion weiter nach oben gestiegen ist, löst sie bisweilen eine Entzündung der Gebärmutterschleimhaut oder Salpingitis aus (siehe Beckenentzündung). Es kann zu Unterleibsschmerzen, Beschwerden beim Geschlechtsverkehr und Zwischenblutungen kommen. Chlamydia wird meist nur in Zusammenhang mit anderen Erkrankungen diagnostiziert.
Ein mit Chlamydien infizierter Mann erkennt häufig die Symptome nicht, obwohl er eine leichte oder unspezifische Harnröhrenentzündung entwickelt hat. Aus diesem Grund kann die Infektion bei ungeschütztem Verkehr unbemerkt von einem Partner auf den anderen übertragen werden. Bei Frauen können die Chlamydien Vaginaschleimhaut, Harnwege, Mund, Augen, Mastdarm und Gebärmutterhals befallen. Frauen, die unter Geschwüren am Gebärmutterhals leiden, sind häufiger betroffen.
Die Antibabypille kann die Widerstandskraft gegen die Infektion beeinträchtigen, da die enthaltenen Hormone ein günstiges Klima für die Infektion in der Scheide und um den Gebärmutterhals schaffen.
Eine Infektion mit Chlamydien macht die Vagina anfälliger für weitere Infektionen wie Soor oder andere bakterielle Infektionen, die ebenfalls eine Beckenentzündung auslösen können (siehe Seite 232). Frauen, die ein Intrauterinpessar verwenden, sind häufiger betroffen. Es ist der Mühe wert, sich auf Chlamydia untersuchen zu lassen, vor allem wenn man sich ein Kind wünscht. Während der Entbindung kann die Infektion auf das Baby übergehen. Weitere Informationen über Infektionen von Scheide und Schambereich finden Sie auf Seite 224.

Trichomonas vaginalis

Trichomonaden sind Einzeller, die – wie Soor – immer in Scheide (Vagina), Darm, Anus, Harnleiter, Blase und Gebärmutterhals gegenwärtig sind. Unter normalen Umständen werden sie vom Abwehrsystem in Schach gehalten und verursachen keine Beschwerden. Sind die Abwehrkräfte gegen Infektionen – wie bei anderen Vaginalinfektionen ebenfalls – geschwächt, gedeihen diese Mikroorganismen.
Trichomonaden werden meist durch Geschlechtsverkehr übertragen. Doch da sie bei Raumtemperatur unter den richtigen feuchten Bedingungen mehrere Stunden lang außerhalb des Körpers überleben können, kann man sich auch über nasse Badekleidung, Unterwäsche, feuchte Handtücher, die von einer infizierten Person verwendet wurden, oder gar Toilettensitze anstecken.
Trichomonaden gedeihen in einem sauren Klima außerordentlich gut. Aus diesem Grund können die Symptome vor der Periodenblutung, wenn der pH-Wert der Vagina niedriger ist, besonders ausgeprägt sein.
Es gibt nur wenige Symptome, die für Trichomonaden typisch sind. Deshalb kommt es häufig zu Verwechslungen mit anderen Infektionen, die oft gleichzeitig mit Trichomonaden auftreten.

Symptome für Trichomonaden (falls vorhanden):

○ Grünlich-gelber, schaumiger, übelriechender Ausfluß
○ Ausfluß kann auch dick und weiß sein und mit Soor verwechselt werden
○ Juckreiz und Irritation der Vulva (Schambereich)
○ Blut im Ausfluß

Bei Verdacht auf Trichomonaden sollten Sie den Arzt aufsuchen. Für die Diagnose reicht ein Abstrich. Bei einer Infektion muß auch der Partner behandelt werden, selbst wenn dieser keine Symptome zeigt. Bleiben Trichomonaden unbehandelt, kann es zu einer Beckenentzündung und damit zu Unfruchtbarkeit kommen.

Tripper und Syphilis

Diese Infektionen werden zusammen mit Herpes, Chlamydia und Trichomonaden behandelt, da sie alle durch Geschlechtsverkehr übertragen werden. Tripper (Gonorrhö) wird durch Gonokokken verursacht, die bei Frauen leider meist keine Symptome verursachen. In manchen Fällen kommt es zwischen zwei Tagen und drei Wochen nach der Ansteckung zu einem gelbgrünen Ausfluß, Reizung der Vagina oder Zystitissymptomen, die leicht mit anderen Infektionen verwechselt werden können. Bei Männern tritt in der Anfangsphase ein Brennen beim Wasserlassen auf, aus dem Penis kann Eiter fließen. Tripper tritt oft zusammen mit Chlamydien oder Trichomonaden auf. Wenn bei der Untersuchung eine dieser Infektionen festgestellt wird, sollte man auch die andere austesten. Wird nur eine Infektion behandelt, kann das Leiden verschleiert werden und zu weiteren Problemen in den Fortpflanzungsorganen führen. Dies gilt besonders für Tripper. Bleibt Tripper unbehandelt, kann er sich auf Uterus und Eileiter ausbreiten und eine Beckenentzündung auslösen. Dies kann Verklebungen der Eileiter, Unfruchtbarkeit und die Gefahr einer Extrauterinschwangerschaft nach sich ziehen.

Tripper kann sich auf Herz, Gehirnhaut und Augen auswirken sowie Arthritis verursachen. Beim Austreiben aus dem Geburtskanal kann sich ein Baby anstecken und Augenleiden sowie andere bleibende Schäden davontragen.

Syphilis ist seltener als Tripper und noch schwerer festzustellen. Es handelt sich um eine systemische Infektionskrankheit, die durch das Bakterium *Treponema pallidum* verursacht wird und eine Inkubationszeit von zwei bis vier Wochen hat. Sie beginnt mit einer kleinen, schmerzlosen wunden Stelle, die man Schanker nennt. Diese rötet sich, wird geschwürig und enthält eine stark ansteckende Flüssigkeit. Häufig sind die Drüsen in der Leiste geschwollen und empfindlich. Der Schanker tritt meist im Genitalbereich auf, doch kann er sich auch im Mund oder an den Fingern manifestieren. Er heilt innerhalb von sechs bis zehn Wochen ab.

Wird die Syphilis nicht behandelt, tritt sie in ein Sekundär- und Tertiärstadium, breitet sich allmählich im Körper aus und betrifft vor allem Herz und Nervensystem (einschließlich Gehirn). Im Frühstadium kann die Krankheit mit hohen Dosen Antibiotika erfolgreich unter Kontrolle gebracht werden.

BECKENENTZÜNDUNG

Beckenentzündung ist ein allgemeiner Begriff zur Beschreibung von akuten oder chronischen Infektionskrankheiten, die Uterus, Eileiter, Eierstöcke und das umgebende Gewebe betreffen. Man nennt die Krankheit auch Beckeninfektion oder Salpingitis.

Das Krankheitsbild wird häufig durch Geschlechtskrankheiten wie Chlamydia (siehe Seite 231) oder andere Infektionen, die über die Vagina nach oben steigen, verursacht. Solche Infektionen bleiben oft unbemerkt und unbehandelt. Gründe für die Krankheit können bei Komplikationen nach der Entbindung, nach Operationen im Unterleib oder Beckenbereich, bei Infektionen nach Fehlgeburt oder Abtreibung sowie bei Anpassen oder Tragen eines Intrauterinpessars liegen.

Eine Beckenentzündung tritt häufiger bei jüngeren, sexuell aktiven Frauen auf sowie bei Frauen, die den Partner häufig wechseln, da dies die Infektionsgefahr erhöht. Während Eisprung, Menstruation und Entbindung, wenn der Gebärmutterhals weiter geöffnet ist, besteht eine höhere Infektionsgefahr.

Symptome einer Beckenentzündung:

○ Unregelmäßige oder starke Menstruationsblutung
○ Zwischenblutungen
○ Starker, häufig übelriechender Ausfluß
○ Grippesymptome wie Frösteln und allgemeines Unwohlsein
○ Schmerzen beim oder Blutungen nach dem Geschlechtsverkehr
○ Kreuz-, Bein- oder Unterleibsschmerzen
○ Häufiger Harndrang, Schmerzen beim Wasserlassen
○ Schwellung im Unterleib, Übelkeit oder Durchfall, Appetitmangel

Bei einer akuten Infektion kann es zu Fieber und starken Unterleibsschmerzen kommen. Chronische oder wiederkehrende Infektionen sind weniger ausgeprägt und zeichnen sich durch Rückfälle und vorübergehendes Abklingen aus. Bei den ersten Anzeichen einer solchen Infektion muß umgehend eine Behandlung eingeleitet werden, da eine Beckenentzündung zu Abszessen, Bauchfellentzündung sowie zur Ausbildung von Narbengewebe in den Fortpflanzungsorganen, vor allem in den Eileitern, führen kann. Dies kann wiederum eine Extrauterinschwangerschaft oder Unfruchtbarkeit nach sich ziehen. Leider sind die Symptome einer leichten Infektion häufig nicht ausgeprägt genug, um die Notwendigkeit einer Behandlung deutlich zu machen. In vielen Fällen werden die Beschwerden auch mit Periodenschmerz verwechselt. Aus diesem Grund bleibt die Infektion oft unbemerkt und führt zu scheinbar grundloser Unfruchtbarkeit durch Vernarbung.

SELBSTHILFE BEI BECKENENTZÜNDUNG

Alle Symptome einer Beckenentzündung müssen umgehend behandelt werden.

● Wenn Sie mit einem neuen Partner oder mit einem Mann, der noch andere Partnerinnen hat, Geschlechtsverkehr haben, sollten Sie Kondome verwenden, um eine Infektion zu vermeiden.
● Achten Sie nach Entbindung, Fehlgeburt, Abtreibung, gynäkologischer Untersuchung, Entfernen oder Anpassen eines Intrauterinpessars auf die oben erwähnten Symptome.
● Bleiben Sie im Bett, bis alle Symptome abgeklungen sind. Verzichten Sie bis zu Ihrer völligen Genesung auf Geschlechtsverkehr.
● Wurde die Infektion durch Geschlechtsverkehr übertragen, muß sich auch Ihr Partner einer Behandlung unterziehen.
● Vermeiden Sie Intrauterinpessar, Spülungen und Tampons.
● Achten Sie bei sich selbst und bei Ihrem Partner auf Intimhygiene.

Kräuterbehandlung und Ernährung bei Beckenentzündung

Nehmen Sie regelmäßig Bäder oder Sitzbäder in warmem Wasser, um die Unterleibsmuskulatur zu entspannen. Geben Sie einige Tropfen des ätherischen Öls von Lavendel, Rosenholz, Rosmarin oder Rosenpelargonie ins Wasser, um Entspannung und Widerstandskraft zu fördern. Massieren Sie Unterleib und Rücken täglich mit verdünnten ätherischen Ölen. Bei akuten Infektionen sollte Sonnenhut alle 2 Stunden innerlich verabreicht werden; bei chronischen oder wiederkehrenden Infektionen erfolgt die Gabe 4mal täglich. Man muß diese Behandlung über mehrere Wochen oder gar Monate aufrechterhalten.
Thymian, Myrrhe, Petersilie und Kermesbeere bekämpfen ebenfalls Infektionen und stärken das Immunsystem. Ergänzen Sie die Rezeptur durch Kräuter mit einer Affinität zum Fortpflanzungssystem (Löwenblattwurzel, Frauenmantel, Ringelblume, Falsches Einkorn), um die Wirkung der antiseptischen Kräuter deutlicher zu steuern.
Achten Sie auf eine Ernährung mit ausreichend frischem Obst und Gemüse, und verzichten Sie auf Zucker, Fertiggerichte und Koffein. Verringern Sie die Zufuhr von Milchprodukten. Meiden Sie Alkohol und Nikotin. Nehmen Sie Präparate mit Vitamin A, C und E sowie Zink, um das Immunsystem zu stärken und die Gewebeheilung zu fördern.
Die Genesung erfolgt meist langsam und sollte anfangs mit orthodoxer antibiotischer Behandlung einhergehen, um die Infektion in den Griff zu bekommen.

BAKTERIELLE INFEKTIONEN

Diese sind auch bekannt als unspezifische Vaginitis, bakterielle Vaginosis oder anaerobe Vaginosis. Die häufigsten Ursachen dieser Infektionen sind die Bakterien *Gardnerella vaginalis* oder *Mycoplasma hominis*.
Gardnerella wird durch Geschlechtsverkehr übertragen und ist die häufigste Geschlechtskrankheit bei Frauen. Bei Männern verursacht sie nur selten Symptome. Bei Frauen manifestiert sich die Infektion durch wäßrigen, grauen, nach Fisch riechenden Ausfluß, der sich nach dem Verkehr oder zu Beginn der Menstruation verstärkt. Es können auch noch andere Infektionen vorliegen. Aus diesem Grund kann Gardnerella nur durch einen Abstrich diagnostiziert werden und wird oft mit Soor verwechselt. Unspezifische bakterielle Infektionen verursachen häufig Symptome, die auch für Gardnerella typisch sind.

Symptome von bakteriellen Infektionen:

○ Zystitissymptome
○ Kreuzschmerzen
○ Geschwollene Lymphknoten in der Leiste
○ Ausfluß mit Eiter, der dick, weiß oder gelblich ist, bisweilen auch mit Blut vermischt
○ Häufig starker Juckreiz und Irritation im Schambereich

Alle bakteriellen Infektionen müssen umgehend behandelt werden, um eine Ausbreitung der Krankheit in die Fortpflanzungsorgane, vor allem Uterus und Eileiter, zu verhindern. In diesem Bereich können sie eine Beckenentzündung (siehe Seite 232) auslösen und zu Unfruchtbarkeit sowie Extrauterinschwangerschaft führen.

GESCHWÜLSTE UND ZYSTEN

Geschwülste (Fibromyom)

Geschwülste sind gutartige, nichtkanzeröse Wucherungen in und an den Wänden der Gebärmutter (Uterusmyom). Es kann sich eine einzelne Geschwulst entwickeln, doch sind es meist mehrere, die sich oft an einem Stiel ausbilden. Die Größe einer Geschwulst reicht von der einer kleinen Erbse bis zu der eines siebenmonatigen Fötus. Sie tritt besonders häufig bei Frauen zwischen 35 und 40 auf. Da die Bildung der Geschwülste vom Östrogenspiegel abhängt, schrumpfen sie nach der Menopause und wachsen während der Schwangerschaft häufig an. Kleine Geschwülste verursachen meist keine Symptome und werden nur bei einer Uterusuntersuchung entdeckt. Große Wucherungen können starke, lange Periodenblutungen verursachen, die die Fortpflanzung verhindern, Fehlgeburten auslösen, die Entbindung erschweren und damit einen Kaiserschnitt nötig machen.
Geschwülste treten gehäuft bei übergewichtigen Frauen auf. Dies mag auf den Östrogenspiegel zurückzuführen sein, da Östrogen im Fett gespeichert wird. Sie finden sich auch vermehrt bei Patientinnen mit Gallensteinen und bei kinderlosen Frauen.

Symptome für Geschwülste:

○ Starke, lange Periodenblutungen
○ Zwischenblutungen
○ Eisenmangel – Anämie auf Grund von Blutverlust
○ Schmerzhafte Perioden
○ Blasendruck, der zu häufigem und plötzlich auftretendem Harndrang, Inkontinenz und Zystitissymptomen führen kann
○ Vergrößerter Unterleib
○ Schmerzen beim Geschlechtsverkehr
○ Kreuzschmerzen
○ Verstopfung

Wenn sich der Stiel der Geschwulst verkrümmt, kann die Blutversorgung der Wucherungen unterbrochen werden. Es kommt zu einer »roten Degeneration« der Geschwulst, die einen harten »Stein« im Unterleib hinterläßt, oft begleitet von Unterleibsschmerzen, Erbrechen, Fieber und Unwohlsein.

Selbsthilfe bei Geschwülsten

● Halten Sie Ihr Gewicht niedrig, verringern Sie die Fettzufuhr.
● Sorgen Sie für eine gesunde Ernährung mit ausreichend Vollkorn, frischem Obst und Gemüse.

- Vermeiden Sie Koffein, Alkohol, Fertiggerichte, Zucker und Zusatzstoffe, um den weiteren Aufbau von Giftstoffen, die zur Entwicklung von Geschwülsten beitragen können, zu verhindern.
- Sorgen Sie für täglichen Stuhlgang – Verstopfung verursacht eine Anreicherung von Giftstoffen im Organismus. Ratschläge zu Verstopfung finden Sie auf Seite 121.
- Ausreichende körperliche Betätigung sichert eine gesunde Durchblutung des Beckens. Yoga kann hilfreich sein.

KRÄUTERBEHANDLUNG VON GESCHWÜLSTEN

Verwenden Sie Kräuter zum Hormonausgleich wie Mönchspfeffer oder Falsches Einkorn.
Nehmen Sie stärkende Kräuter für das Fortpflanzungssystem wie Frauenmantel und Rebhuhnbeere.
Entspannende Kräuter für den Uterus – Gemeiner Schneeball, Küchenschelle, Wilde Yamswurzel und Löwenblattwurzel – lindern Krämpfe und Schmerzen.
Durchblutungsfördernde Kräuter wie Schafgarbe, Chinesische Engelwurz, Zimt und Ingwer sorgen für eine ausreichende Versorgung des Unterleibs mit Blut und Nährstoffen und für den Abtransport von Abfallprodukten aus den Uterusbereich.
Reinigende Kräuter wie Löwenzahnwurzel und Ringelblume befreien den Organismus von Toxinen.
Bei starker Menstruationsblutung helfen Waldlilie und Rosenpelargonie, eine Anämie zu verhindern. Auf Seite 120 finden Sie Ratschläge für eine eisenhaltige Ernährung.

Eierstockzysten

Eierstockzysten sind im allgemeinen mit Flüssigkeit gefüllte Taschen, die sich in den Eierstöcken oder ihrer Nähe entwickeln. Manchmal sind sie dermoid, das heißt, sie bestehen aus einem Gewebe, das dem von Zähnen oder Haaren ähnelt. Sie sind häufig klein und symptomfrei. Sind sie aber zahlreich oder groß, spricht man von einem polyzystischen Eierstocksyndrom. Die Zysten können auf Organe wie die Blase drücken oder den normalen Hormonhaushalt beeinträchtigen. Sie können innerhalb von Wochen oder Monaten entstehen und verschwinden.

Symptome für große oder zahlreiche Eierstockzysten:

- Schwellung des Unterleibs
- Schmerzen beim Geschlechtsverkehr
- Druck auf die Blase, der zu erhöhtem Harndrang oder Zystitissymptomen führen kann

Wenn ein polyzystisches Eierstocksyndrom die Funktion des Ovars beeinträchtigt, kann es zu diesen Symptomen kommen:

- Unregelmäßige oder ausbleibende Periodenblutung (Amenorrhö) und Unfruchtbarkeit
- Verstärkte Körperbehaarung, die auf ein hormonelles Ungleichgewicht hinweist
- Schmerzen bei der Untersuchung des Eierstocks

Eine Laparoskopie ergibt meist eine klare Diagnose.

➪ Eierstockzysten können starke, akute Unterleibsschmerzen sowie Übelkeit und Fieber auslösen. Ist dies der Fall, sollten Sie sofort einen Arzt aufsuchen. Eine Zyste kann sich drehen, bluten oder reißen und einen akuten Notfall mit Gefahr einer Bauchfellentzündung verursachen.

SELBSTHILFE BEI EIERSTOCKZYSTEN

- Um den Körper von Giftstoffen zu befreien, die zur Entstehung von Eierstockzysten beitragen, sollten Sie für eine gesunde Ernährung mit viel frischem Obst und Gemüse (möglichst aus organischem Anbau), Vollkorn, Nüssen und Samen sorgen.
- Vermeiden Sie Tee und Kaffee, Fertiggerichte, Produkte aus weißem Mehl, Zucker, fette und raffinierte Nahrungsmittel.
- Trinken Sie viel klares, gefiltertes Wasser oder Kräutertees, um die Giftstoffe über den Urin auszuschwemmen.
- Üben Sie einen schweißtreibenden Sport aus, um Toxine über die Haut auszuscheiden.
- Sorgen Sie mindestens einmal täglich für Stuhlgang. Wenn Sie unter Verstopfung leiden, sollten Sie umgehend eine Behandlung einleiten (siehe Seite 121).

KRÄUTERBEHANDLUNG UND ERNÄHRUNG BEI EIERSTOCKZYSTEN

Nehmen Sie täglich Seetang zu sich, um eine normale Schilddrüsenfunktion zu sichern. Eine Schilddrüsenunterfunktion verursacht ein Übermaß an Östrogen, das mit der Entstehung von Eierstockzysten in Verbindung gebracht wird.
Kräuter zum Hormonausgleich wie Mönchspfeffer oder Falsches Einkorn stellen das Östrogengleichgewicht wieder her.
Kräuter zur Stärkung des Fortpflanzungssystems sichern eine normale Funktion. Es empfehlen sich Rebhuhnbeere, Falsches Einkorn oder Löwenblattwurzel.
Bei Schmerzen helfen Küchenschelle oder Wanzenkraut.
Löwenzahnwurzel verbessert den Östrogenstoffwechsel der Leber. Bei Harnwegssymptomen helfen Ackerschachtelhalm oder Bärentraube. Reiben Sie den Unterleib sanft mit dem verdünnten Öl von Storchschnabel, Rose, Lavendel, Muskatellersalbei, Bitterorange oder Mischungen dieser Kräuter ein, und geben Sie einige Tropfen ins Badewasser.
Jeden Tag einige Minuten ein kaltes Sitzbad fördert die Durchblutung des Beckens.
Ergänzende Gaben von Vitamin B und E stellen das hormonelle Gleichgewicht wieder her und verbessern den Östrogenstoffwechsel der Leber.

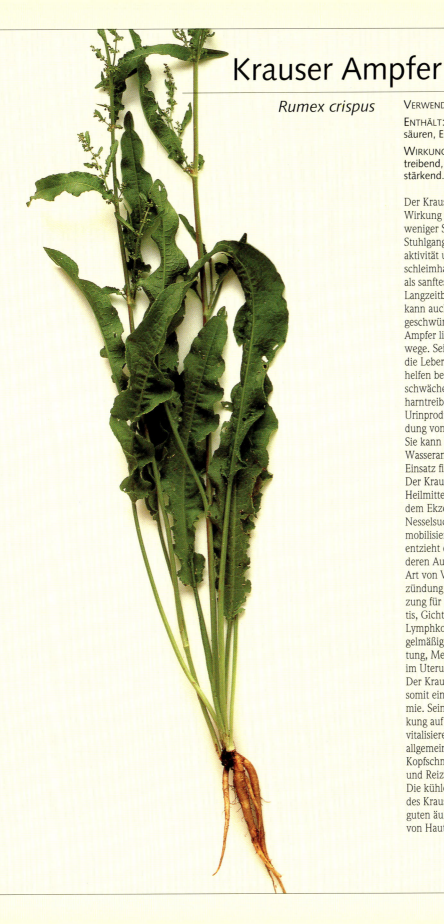

Krauser Ampfer

Rumex crispus

235

Verwendete Teile: Wurzel.

Enthält: Anthrachinone Glykoside, Gerbsäuren, Eisen.

Wirkung: Umstimmend, reinigend, galletreibend, adstringierend, harntreibend, stärkend.

Der Krause Ampfer hat eine stark reinigende Wirkung auf den Körper. Er führt innerhalb weniger Stunden nach der Einnahme zu Stuhlgang. Er verringert übermäßige Darmaktivität und lindert Reizungen der Darmschleimhaut. Auf diese Weise eignet er sich als sanftes Darmreinigungsmittel für die Langzeitbehandlung von Darmträgheit und kann auch bei Darminfektionen und Magengeschwüren Anwendung finden. Krauser Ampfer lindert ferner Reizungen der Atemwege. Seine bitteren Glykoside stimulieren die Leber, fördern die Gallensekretion und helfen bei Leberträgheit, Verdauungsschwäche sowie Blähungen. Die Wurzel hat harntreibende Eigenschaften. Sie erhöht die Urinproduktion und verbessert die Ausscheidung von Giftstoffen über das Harnsystem. Sie kann bei Gicht, entzündeter Harnblase, Wasseransammlung, Harnsteinen und -grieß Einsatz finden.

Der Krause Ampfer ist ein hervorragendes Heilmittel bei Hautproblemen wie nässendem Ekzem, Psoriasis (Schuppenflechte), Nesselsucht, Furunkeln und Abszessen. Er mobilisiert Blutstrom und Lymphtätigkeit, entzieht dem Gewebe Giftstoffe und sichert deren Ausscheidung. Die Pflanze ist bei jeder Art von Verstopfung, Überhitzung und Entzündung hilfreich. Sie ist eine ideale Ergänzung für Rezepte zur Behandlung von Arthritis, Gicht, Rheumatismus und chronischer Lymphkongestion. Sie findet auch bei unregelmäßiger Periodenblutung, starker Blutung, Menstruationsschmerz und Myomen im Uterus Anwendung.

Der Krause Ampfer enthält Eisen und ist somit ein hervorragendes Heilmittel für Anämie. Sein Eisengehalt und die tonische Wirkung auf die Leber haben ihm den Ruf einer vitalisierenden Arznei eingebracht, die bei allgemeiner Schwäche, geistiger Lethargie, Kopfschmerzen, Rekonvaleszenz, Depression und Reizbarkeit Hilfe bringt.

Die kühlenden und heilenden Eigenschaften des Krausen Ampfer machen ihn zu einem guten äußerlichen Heilmittel für alle Arten von Hautentzündungen.

Krebs, HIV und AIDS

KREBS UND PRÄKANZERÖSE VERÄNDERUNGEN

Die Krebserkrankung ist eine große Herausforderung und stark mit Emotionen befrachtet. Allein der Gedanke daran erregt Furcht, bei einer Konfrontation mit der Krankheit überkommt uns große Angst. Doch bietet ein Krebsleiden auch die Möglichkeit, uns selbst und unseren Körper besser zu verstehen, die Krankheit wird zu einem Werkzeug für einen Wandel.

Krebs zwingt dazu, die Ernährung und die Lebensführung genauer zu analysieren und unsere Beziehungen, Arbeit, die gefühlsmäßigen Einstellungen und geistigen Haltungen neu zu überdenken. Menschen, die an Krebs leiden, brauchen viel Hilfe und Unterstützung, sei es in Form von Meditation, Yoga, Beratung, Psychotherapie, Heilkunde oder sei es durch andere Behandlungsmöglichkeiten, die alle für das Selbstverständnis und den Umgang mit der Krankheit von größter Bedeutung sind. Jetzt ist es an der Zeit, sich selbst an die erste Stelle zu setzen und die Sorge um die eigene Person nicht länger hinauszuschieben. Jetzt muß es sein!

Es wird immer deutlicher, daß Krebs keine Einzelursache hat, sondern als Summe aus verschiedenen Faktoren physischer, physiologischer, genetischer, emotionaler oder umweltbedingter Art entsteht. Die Körperzellen sind einem ständigen Umbau unterworfen, sie reagieren auf die genannten Einflüsse. In bestimmten Zellen kann es zu bösartigen Veränderungen kommen, die aber, wenn wir gesund sind, von dem faszinierenden Abwehrsystem unseres Körpers abgetötet werden. Nur wenn die Abwehrkräfte ernsthaft geschwächt sind, kann es zu bösartigen Wucherungen kommen.

Untersuchungen belegen in zunehmendem Maße, daß Stoffe in der Nahrung das Immunsystem angreifen. Abgase, Tabakrauch, Fluorzusätze im Trinkwasser, Industrieschadstoffe, Asbest und Strahlung sind als kanzerogen bekannt. Doch in jedem Menschen steckt die potentielle Kraft, Krebszellen zu zerstören. Dies erklärt auch die »spontanen Remissionen«, von denen immer wieder berichtet wird. Wir müssen die Heilkraft unseres Körpers ergründen, stärken und beleben, damit das Immunsystem den Kampf gegen die Krebskrankheit ergründen kann.

Was ist Krebs?

Krebs ist ein abnormes Wachstum von Zellen. Zellen vermehren sich während unseres ganzen Lebens, um abgestorbene Zellen zu ersetzen, verletzte zu reparieren und kontrolliertes und angemessenes Körperwachstum zu ermöglichen. Veränderungen im Zellgewebe veranlassen bestimmte Zellen zu wachsen, sich zu teilen und sich unkontrolliert zu vermehren. Ihr Wachstum erfolgt wesentlich schneller als das gesunder Zellen. Schließlich entsteht eine Geschwulst, die man Tumor nennt. Ein Tumor kann entweder gutartig oder bösartig sein. Ein gutartiger Tumor ist auf ein bestimmtes Gebiet beschränkt, seine Zellen sind nicht kanzerogen. Die Zellen eines bösartigen Tumors können sich auf andere Körperteile ausbreiten.

Wächst der Tumor, befallen die Zellen das umgebende Gewebe und können über Blut- und Lymphbahn auch in andere Bereiche wandern. Dort entwickeln sich neue Wucherungen, sogenannte Metastasen. Krebs wird über eine Analyse der Tumorzellen diagnostiziert. Bei einer konventionellen Behandlung werden der Tumor und das umgebende Gewebe entfernt und anschließend durch Bestrahlung oder Chemotherapie (mit Hilfe von Medikamenten) die Krebszellen abgetötet. Eine oder alle diese Methoden können Einsatz finden. Leider zerstören Bestrahlung und Chemotherapie nicht nur Krebszellen, sondern auch die weißen Blutkörperchen und damit die wichtigsten Verbündeten des Immunsystems im Kampf gegen alle Krankheiten, einschließlich Krebs.

Brustkrebs

Brustkrebs ist bei Frauen die häufigste Krebserkrankung und betrifft vor allem die, in deren Familie diese Krankheit bereits vorgekommen ist. Doch gibt es viele andere Faktoren, die die Krebsentwicklung beeinflussen und auf die man – im Gegensatz zur genetischen Veranlagung – einwirken kann.

FAKTOREN, DIE DIE ENTWICKLUNG VON BRUSTKREBS BEEINFLUSSEN

Ein Faktor ist der hohe Verzehr von Fetten. Giftstoffe wie Arzneimittel, Pestizide und Herbizide werden im Tierfett gespeichert. Frauen, die fettes Fleisch verzehren, nehmen diese Toxine auf, die sich dann in ihrem eigenen Fettgewebe ablagern. Da Fett einen großen Teil des Brustgewebes ausmacht, wird die weibliche Brust zur Lagerstätte für Giftstoffe. Fette Nahrung stimuliert ferner die Ausschüttung von Prolaktin, einem Hypophysenhormon, das die Neigung zu Brustkrebs ebenfalls erhöht.

Untersuchungen haben ergeben, daß Übergewichtige ein höheres Brustkrebsrisiko haben als andere Frauen, da Östrogen im Körperfett gelagert wird und dieses Hormon Brustkrebs fördert.

Auch eine unzureichende Zufuhr der Vitamine A, C und E, Selen, Folsäure, Eisen, Zink und Magnesium wird mit Krebs in Verbindung gebracht.

Bestimmte Bestandteile von Nahrungsmitteln können Brustkrebs begünstigen. Dazu gehören die Nitrosamine, die in nitrithaltigen Nahrungsmitteln wie Speck, Hot Dogs, Salami und Würstchen vorkommen, sowie Saccharin und Zucker. Auch gehärtete und teilweise gehärtete Öle stehen im Verdacht, Krebs zu erregen.

Starke Trinkerinnen sind häufiger von Brustkrebs betroffen. Vegetarier zeigen eine geringere Neigung zu Brustkrebs als Fleischesser. Dies liegt möglicherweise an den Toxinen im Tierfett sowie an der Tatsache, daß Menschen, die Fleisch

verzehren, einen höheren Prolaktinspiegel haben als Vegetarier.
Bei Frauen, die vor dem 25. Lebensjahr mit der Einnahme der Pille begonnen und diese Verhütungsmethode über mehr als vier oder fünf Jahre fortgesetzt haben, liegt ein erhöhtes Brustkrebsrisiko vor. Dies gilt auch für Frauen, die über fünf bis zehn oder mehr Jahre eine Östrogensubstitutionstherapie durchgeführt haben.
Frauen, bei denen die Periode früh und die Menopause spät eingesetzt hat, und Kinderlose neigen verstärkt zu Brustkrebs. Frauen, die ihr erstes Kind nach dem 30. Lebensjahr bekommen haben, sind stärker gefährdet als Frauen, die bei der ersten Schwangerschaft noch nicht 22 Jahre alt waren.
Frauen, bei denen Krebs an anderen Körperstellen oder in einer Brust bereits aufgetreten war, haben ein höheres Risiko. Die Wahrscheinlichkeit von Brustkrebs steigt mit zunehmendem Alter und tritt am häufigsten zwischen 50 und 65 auf.
Streß ist ebenfalls ein wichtiger Faktor bei der Entstehung von Brustkrebs.

Symptome für Brustkrebs:

○ Ein Knoten oder eine Veränderung in Form oder Größe der Brust
○ Verdickung und Grübchenbildung in der Haut
○ Erweiterte Venen
○ Ein Zurückziehen der Brustwarze, falls dies nicht normal ist
○ Ausfluß aus der Brustwarze
○ Unzyklische Schmerzen, vor allem wenn sie nach der Menopause auftreten
○ Schwellung im Oberarm, in der Achselhöhle oder über der Brust

MÖGLICHKEITEN, BRUSTKREBS VORZUBEUGEN

• Untersuchen Sie Ihre Brust einmal im Monat nach der Periodenblutung, so daß Zysten, die mit der Periode kommen und gehen, keine unnötigen Sorgen verursachen. Nach der Menopause kann die Untersuchung jederzeit vorgenommen werden.
• Gehen Sie jeden Monat auf die gleiche Art und Weise vor, damit Sie Veränderungen erkennen können. Betrachten Sie die Brust zuerst im Spiegel, damit Sie Veränderungen in Form, Größe, Beschaffenheit oder Färbung feststellen können. Dann sollten Sie im Liegen alle Teile der Brust mit flachen Fingern abtasten und dabei auf Knoten, Geschwülste sowie Hautveränderungen achten.
• Rauchen Sie nicht, trinken Sie wenig Alkohol.
• Sorgen Sie für eine gesunde Ernährung mit viel frischem Obst und Gemüse – vorzugsweise aus organischem Anbau –, Vollkorn, Nüssen und Samen, Bohnen und Hülsenfrüchten, öligem Fisch und unraffinierten Pflanzenölen.
• Vermeiden Sie fette Nahrung, und essen Sie möglichst wenig Fleisch. Verzichten Sie auf Fertiggerichte und raffinierte Kohlenhydrate, vor allem Zucker. Gehen Sie bekannten krebserregenden Substanzen – Räucherfleisch, Würstchen, Erdnüssen, Zusatzstoffen, Saccharin und gehärteten Fetten – aus dem Weg.
• Nehmen Sie ausreichend Vitamin A, E, C und D (siehe Nährwerttabelle auf Seite 70) zu sich. Diese Vitamine tragen erwiesenermaßen dazu bei, anomale Zellen wieder in normale, gesunde Zellen umzuwandeln. Sie unterstützen auch das Immunsystem in seinem Kampf, anomale Zellen zu vernichten. Untersuchungen haben ergeben, daß die Beta-Karotine in Möhren, Blumenkohl, Rosenkohl, Kohl und Brokkoli das Wachstum von Krebszellen einschränken. Die Vitamine C und E schützen Magen, Darm und Blase vor der krebserregenden Wirkung bestimmter Nahrungsmittel. Die Vitamine A, C und E sowie Selen wirken der Oxidation entgegen. Sie verhindern die Beeinträchtigung der Zellen durch »freie Radikale«, die das Krebswachstum begünstigen. Sorgen Sie dafür, daß Ihre Nahrung ausreichend essentielle Fettsäuren enthält.
• Eine ballaststoffreiche Ernährung mit Vollkorn und Gemüse verhindert Verstopfung und beschleunigt die Ausscheidung karzinogener Substanzen aus dem Darm, die dadurch in verringertem Maße vom Körper absorbiert werden. Ballaststoffe fördern auch die Entfernung von Östrogen über den Darm. Damit wird verhindert, daß übermäßig Östrogen im Organismus gespeichert wird, denn dieses Hormon erhöht das Brustkrebsrisiko. Trinken Sie Mineralwasser oder gefiltertes Wasser, um die Aufnahme von Giftstoffen aus dem Leitungswasser zu vermeiden.
• Meiden Sie Antibabypille und Östrogensubstitution.
• Sorgen Sie für viel Bewegung an der frischen Luft, Ruhe, Erholung und ausreichend Schlaf. Bei Übergewicht empfiehlt sich ein »Abspecken« überflüssiger Pfunde.
• Wer unter Streß steht, sollte sich Zeit zur Erholung nehmen, um Spannungen und Ängste abzubauen. Bereitet Ihnen ein bestimmtes emotionales Problem Sorgen, oder haben Sie mit ungelösten unterdrückten Gefühlen zu kämpfen, sollten Sie versuchen, mit diesen Konflikten fertigzuwerden. Dies wird durch Entspannung, Yoga, Hypnotherapie, Beratung, Meditation oder Psychotherapie erleichtert. Oft hilft schon ein Gespräch mit einer Freundin.
• Versuchen Sie, unnötigen Druck zu vermeiden, und nehmen Sie sich jeden Tag mindestens eine Stunde Zeit für sich selbst. Machen Sie während dieser Zeit, was Ihnen Freude bereitet. Legen Sie sich gemütlich aufs Sofa, hören Sie Musik, lesen Sie ein Buch oder genießen Sie ein warmes Duftbad.
• Wissen Sie um ein gesundheitliches Problem, das Ihren Gesundheitszustand beeinträchtigt, müssen Sie eine Behandlung in Angriff nehmen. Auch wenn eine lokale Krebsgeschwulst meist als örtliche Attacke verstanden wird, ist sie doch ein Zeichen für ein allgemeines Ungleichgewicht im Organismus und für eine mangelhafte Gesundheit.

Vorstadium des Gebärmutterhalskrebses

Die Cervix ist der Hals der Gebärmutter, wo diese sich in die Vagina öffnet. Wie Haut und Mund ist dies eine Körperregion, in der präkanzeröse Veränderungen festgestellt werden können. Bei der Diagnose von Veränderungen müssen Gesundheit sowie Lebensstil überprüft und das Immunsystem unterstützt werden, um Krebs abzuwehren.

Dysplasie des Gebärmutterhalses

Abnormes Zellwachstum oder Dysplasie im Gebärmutterhals kann durch einen Pap-Abstrich festgestellt werden. Diese Untersuchung sollte im Alter zwischen 20 und 60 Jahren alle 18 bis 24 Monate, bei Risikopatientinnen jährlich durchgeführt werden. Besonders wichtig ist dies, wenn die Patientin schon früher wegen Zellveränderungen oder Genitalwarzen in Behandlung war. Die Ergebnisse hängen vom Ausmaß der Veränderungen an den Cervixzellen ab.

Zeitweilige Veränderungen an den Cervixzellen können durch Infektion oder Entzündung am Gebärmutterhals verursacht sein. Zeigt die Untersuchung präkanzeröse Veränderungen mit Infektion oder Entzündung, müssen diese Beschwerden behandelt werden, bevor ein erneuter Abstrich vorgenommen wird.

Faktoren, die Veränderungen am Gebärmutterhals begünstigen:

- Je jünger die Frau beim ersten Geschlechtsverkehr ist, desto höher ist das Risiko.
- Das Risiko nimmt mit steigender Anzahl von Sexualpartnern zu, was möglicherweise mit der zunehmenden Gefahr von durch sexuellen Kontakt übertragenen Krankheiten zusammenhängt.
- Bestimmte Viren erhöhen die Wahrscheinlichkeit, vor allem Genitalherpes und Genitalwarzen.
- Die Antibabypille kann die Immunabwehr schwächen und somit Veränderungen am Gebärmutterhals begünstigen.
- Ein Mangel an Vitamin A, C, und E, Folsäure, Selen, Zink und Beta-Karotin wird mit Veränderungen der Cervix in Verbindung gebracht.
- Eine Schilddrüsenunterfunktion kann das Risiko erhöhen.
- Rauchen, auch passives Rauchen, und Streß spielen eine Rolle.
- Wenn man bereits als Teenager schwanger wird, vergrößert sich die Gefahr. Das Risiko nimmt auch mit der Anzahl der Schwangerschaften zu.
- Frauen mit Partnern, die mit Chemikalien wie Teer, Maschinenöl, Staub, Asbest, Kohle oder Metall arbeiten, sind stärker gefährdet, wenn die Körperhygiene zu wünschen übrig läßt.

Abnorme Ergebnisse beim Pap-Abstrich

Bei einem abnormen Ergebnis des Abstrichs können Sie verschiedene Schritte unternehmen. Als erstes sollten Sie die Ernährung überprüfen. Befolgen Sie hierzu die Ratschläge auf Seite 68. Nehmen Sie Ergänzungspräparate ein: Vitamine C, B_6, A und E, Jod, Selen und Zink. Frauen, die 3 Monate täglich 10 mg Folsäure eingenommen haben, konnten mäßig starke Veränderungen an der Cervix rückgängig machen. Ein gutes Multivitamin- und Mineralstoffpräparat sollte all diese Stoffe enthalten. Geben Sie das Rauchen auf. Bewegen Sie sich viel an der frischen Luft, nehmen Sie sich ausreichend Zeit für Ruhe und Entspannung, und sorgen Sie für genügend Schlaf.
Trinken Sie nur gefiltertes Wasser oder Mineralwasser.
Die Schulmedizin führt eine lokale Behandlung durch. Darüber hinaus muß aber beachtet werden, daß Krebs – egal, wo er festgestellt wird – eine systemische Erkrankung ist, die auf eine ernsthafte Beeinträchtigung des Immunsystems hinweist.

Gebärmutterhalskrebs

Gebärmutterhalskrebs kann bei Frauen, die noch menstruieren, Zwischenblutungen und bei Frauen nach der Menopause Blutungen auslösen. Nach dem Geschlechtsverkehr treten bisweilen Blutungen auf. Auch übelriechender Ausfluß ist ein mögliches Symptom.
Das Durchschnittsalter der betroffenen Frauen liegt bei 45, doch auch jüngere Frauen erleiden bereits Gebärmutterhalskrebs.

Möglichkeiten, Gebärmutterhalskrebs vorzubeugen

- Verwenden Sie ein Kondom, um die Gebärmutter vor Genitalwarzen, Herpes, Trichomonaden und sogar Sperma zu schützen. Es ist bemerkenswert, daß Frauen, deren Partner sich einer Sterilisation unterzogen hat, ein viermal geringeres Risiko haben, Cervixkrebs zu entwickeln.
- Achten Sie darauf, daß Ihr Partner Penis und Hände vor dem Geschlechtsverkehr gründlich wäscht, vor allem wenn Sie kein Kondom benutzen und er mit einer der oben genannten Chemikalien arbeitet.
- Vermeiden Sie die Einnahme der Antibabypille.
- Bei Infektionen von Scheide und Gebärmutterhals müssen Sie sich (und Ihr Partner) sich umgehend in Behandlung begeben (siehe Seite 224). Genitalwarzen müssen entfernt werden, wenn andere Behandlungsmethoden erfolglos sind.
- Lassen Sie regelmäßig einen Abstrich machen.
- Sorgen Sie für gesunde Ernährung und Lebensweise, und nehmen Sie die empfohlenen Ergänzungspräparate, um abnorme Veränderungen im Gebärmutterhals rückgängig zu machen.

Die Beziehung zwischen Körper und Geist muß geprüft werden. Streß und ungelöste emotionale Probleme können das Immunsystem schwächen. Mehrere Studien über den Zusammenhang zwischen Gefühlen und der Entstehung von Gebärmutterhalskrebs belegen, daß die betroffenen Frauen häufig mit emotionalen Schwierigkeiten zu kämpfen hatten.

Gebärmutterkrebs

Krebs in der Gebärmutterschleimhaut (Endometrium) tritt am häufigsten bei Frauen zwischen 50 und 70 auf. Dieser Krebs wächst langsam und bleibt meist im Uterus, ohne sich – wie andere Krebsarten – auszubreiten.

Faktoren, die mit der Entstehung von Gebärmutterkrebs in Verbindung gebracht werden:

- Übergewicht und Fettsucht – sie erhöhen den Östrogenspiegel im Körper, wodurch das Wachstum mancher Arten von Gebärmutterkrebs gefördert wird.

○ Diabetes
○ Kinderlosigkeit erhöht das Risiko geringfügig.
○ Brustkrebsleiden
○ Hoher Östrogenspiegel auf Grund einer Hormonsubstitution
○ Früher Beginn von Periodenblutung und später Einsatz der Menopause erhöhen die Anzahl der Jahre, in denen Östrogen im Körper zirkuliert.
○ Polyzystische Eierstöcke
○ Bluthochdruck
○ Mangelernährung – übermäßig fette Ernährung, unzureichende Mengen an frischem Obst, Gemüse und Vollkorn, Ballaststoffen, Beta-Karotin, Selen sowie an den Vitaminen E, A und D
○ Schilddrüsenunterfunktion, die oft auf Jodmangel zurückzuführen ist, der wiederum zu einem überhöhten Östrogenspiegel beiträgt

Symptome für Gebärmutterkrebs:

○ Zwischenblutungen bei menstruierenden Frauen
○ Vaginalblutungen bei Frauen nach der Menopause
○ Starke Blutungen vor, während oder nach der Periode
○ Blutiger Vaginalausfluß

Für diese Symptome gibt es natürlich noch zahlreiche andere Ursachen. Die Diagnose wird durch die Analyse der Zellen bestätigt, die der Gebärmutterschleimhaut bei einer Gewebsprobe entnommen werden.

Eierstockkrebs

Die Eierstöcke sind kleine ovale Organe, die die Sexualhormone Progesteron und Östrogen herstellen und die Eier freigeben.

Faktoren, die mit der Entstehung von Eierstockkrebs in Verbindung gebracht werden:

○ Das Risiko von Eierstockkrebs sinkt mit steigender Zahl der Schwangerschaften.
○ Kinderlose Frauen haben das höchste Risiko.
○ Frauen über 50, die die Menopause hinter sich haben, neigen stärker zu diesem Krebs als jüngere Frauen.
○ Eine hohe Fettzufuhr sowie Fettsucht erhöhen das Risiko.
○ Mangel an Vitamin A und Beta-Karotin
○ Die Antibabypille senkt angeblich das Risiko, an Eierstockkrebs zu erkranken.
○ Hormonstörungen erhöhen das Risiko.
○ Frauen mit Brustkrebs, Darm- oder Mastdarmkrebs sind stärker gefährdet.
○ Bestrahlung

Symptome für Eierstockkrebs:

Diese Symptome zeigen sich erst im fortgeschrittenen Stadium der Krebserkrankung.
○ Schmerzen im Unterleib
○ Schwellung und Blähung im Unterleib
○ Leichte Verdauungsstörungen oder Übelkeit
○ Verstopfung oder Durchfall
○ Appetitmangel
○ Gewichtsverlust
○ Möglicherweise Kurzatmigkeit
○ Blutungen können bei menstruierenden Frauen zwischen den Periodenblutungen und nach der Menopause jederzeit auftreten.

Die Diagnose erfolgt durch Ultraschall, Computertomographie oder Laparoskopie.

Krebsbehandlung

Verständlicherweise haben Frauen besondere Angst vor Krebs, denn er entwickelt sich in ihren Geschlechts- oder Fortpflanzungsorganen und bedeutet in der Therapie der Schulmedizin, vor allem in der Chirurgie, häufig den Verlust der Körperteile, die eng mit dem Gefühl von Weiblichkeit, Anziehungskraft und sexueller Identität verbunden sind.
Auch Angst vor dem Verlust sexueller und sinnlicher Freuden sowie Scham angesichts der Krankheit selbst mögen eine Rolle spielen. Die beste Art, mit Krebs umzugehen, ist Vorbeugung, indem man das Immunsystem auf jede erdenkliche Art stärkt. Da angeblich 80 Prozent der krebserregenden Faktoren aus der Umwelt stammen, ist damit auch eine politische Komponente verbunden. Da eine Änderung der Umweltpolitik soziale, politische und wirtschaftliche Veränderungen einschließt, ist es sinnvoll, sich Umweltschützern anzuschließen, um die notwendigen Veränderungen herbeizuführen. Es wäre zu wünschen, daß unsere Kinder mit weniger Risiken leben können.
Doch in der Zwischenzeit können Sie einiges tun, um das eigene Umfeld zu verbessern.

SELBSTHILFE ZUM SCHUTZ VOR KREBS

• Geben Sie das Rauchen und den Alkohol auf.
• Verwenden Sie in Haus und Garten keine Chemikalien. Schränken Sie die Verwendung auch am Arbeitsplatz so weit wie möglich ein.
• Sorgen Sie für eine gesunde Ernährung. Meiden Sie Krebserreger wie Nitrate und Nitrit.
• Verzehren Sie möglichst viel Nahrungsmittel aus organischem Anbau. Je größer die Nachfrage nach diesen Produkten ist, desto mehr Läden werden diese zu vernünftigen Preisen in ihr Angebot aufnehmen.
• Trinken Sie reines Wasser. Leitungswasser enthält in der Regel Nitrate und Fluorid sowie andere giftige Chemikalien.
• Essen Sie wenig fette Lebensmittel. Übergewicht sollten Sie »abspecken«.
• Vermeiden Sie Röntgenstrahlen, wann immer das möglich ist, ebenso auch ultraviolettes Licht durch starke Sonneneinstrahlung oder im Solarium.
• MEIDEN Sie synthetische Hormone in Form von Antibabypille oder Östrogensubstitution.
• Behandeln Sie alle Scheideninfektionen, vor allem Viren, umgehend.
• Leiden Sie unter anderen chronischen Krankheiten oder Infektionen, Allergien oder allgemeiner Erschöpfung, sollten Sie umgehend eine Behandlung einleiten.

- Führen Sie regelmäßig aerobische Sportarten durch.
- Sorgen Sie für ausreichend Ruhe, Entspannung und Schlaf.
- Prüfen Sie Ihre Streßbelastung sowie Ihre Reaktion auf belastende Situationen.

Streß und Krebs

Die Beziehung zwischen Geist, Gefühlen und Körper wurde vor allem von der Krebsforschung schon mehrfach untersucht. Viele Krebspatientinnen können ihre Gefühle nicht ausdrücken. Ihre Emotionen stauen sich auf und manifestieren sich dann in körperlichen Symptomen. Alle Frauen werden mit negativen Gefühlen konfrontiert, und alle brauchen ein Ventil für deren Abbau. Frauen, die ihren Zorn unterdrücken, haben einen erhöhten Spiegel des Immunglobulins IgA im Blut. Dies wird mit Brustkrebs und dessen Verbreitung in andere Körperregionen in Verbindung gebracht.

Damit soll jedoch keine bestimmte Persönlichkeitsstruktur für das Krebsleiden verantwortlich gemacht werden. Es geht lediglich um die Bestimmung von Verhaltensmustern, die zur Ausbildung der Krankheit beitragen und die korrigiert werden können. Jede Methode zur Behandlung oder Prävention von präkanzerösen Entwicklungen oder Krebs sollte der Verbindung von Geist, Körper und Gefühlen sowie der Persönlichkeitsstruktur Rechnung tragen.

Sie sollten alle Möglichkeiten ausschöpfen, um sich von der Vergangenheit zu befreien, die Gegenwart zu genießen und das Beste aus Ihrer Situation zu machen.

Ernährung und Krebs

Eine gesunde Ernährung ist der sicherste Schutz gegen Krebs und die beste Art, das Immunsystem in seinem Kampf gegen Schadstoffe zu unterstützen.

Bestimmte Substanzen – sogenannte Antioxidantien – haben erwiesenermaßen krebsbekämpfende Eigenschaften und sollten regelmäßig verzehrt werden. Dazu zählen:

Vitamin A und Beta-Karotin
Vitamin C
Vitamin E
Selen
Vitamin-B-Komplex
Folsäure
Essentielle Fettsäuren

Nahrungsmittel, die diese Substanzen enthalten, finden Sie in der Nährwerttabelle auf Seite 70.

Kräuter und Krebs

Es gibt einige Kräuter, die krebsbekämpfende Eigenschaften aufweisen. Sie können zur Prävention oder Behandlung von Krebs eingesetzt werden.

Die folgenden Kräuter können zusammen mit einer orthodoxen Behandlung Einsatz finden:

Krauser Ampfer
Knoblauch
Brennessel
Myrrhe
Kletten-Labkraut
Thymian
Johanniskraut
Ackerschachtelhalm
Gemeiner Wegerich
Tragant
Sonnenhut
Klette
Kermesbeere
Benediktendistel
Ringelblume

Eine Kräuterbehandlung sollte mit einem Entschlackungsprogramm beginnen. Dieses kann jedoch nur durchgeführt werden, wenn Sie noch kräftig genug sind und Ihnen ein erfahrener Kräuterexperte zur Seite steht.
Eine wirkungsvolle Mischung zur allgemeinen Entschlackung besteht aus gleichen Teilen von Klette, Kletten-Labkraut, Krausem Ampfer, Ringelblume und Sonnenhut. Man setzt der Mischung je nach Geschmack etwas Süßholz und Pfefferminze zu und nimmt sie als Tee oder Tinktur 3mal täglich.
Manchen Kräutern werden krebsbekämpfende Eigenschaften mit einer Affinität zu bestimmten Körperteilen zugesprochen.

Für die Brust sind dies:

Kermesbeere
Ringelblume
Krauser Ampfer
Kletten-Labkraut
Löwenzahn

Für Gebärmutter und Gebärmutterhals sind dies:

Ringelblume
Gemeiner Wegerich
Rose
Myrrhe
Klette

Bei Veränderungen im Gebärmutterhals kann man diese Kräuter 2- bis 3mal täglich lokal als Spülung oder Tinktur anwenden und mittels Applikator oder Tampon einführen. Bei der Verwendung eines Applikators sollte man danach 10 Minuten liegen, um sicherzustellen, daß die Kräuter den Gebärmutterhals erreicht haben. Ein Tampon wird mit der verdünnten Tinktur getränkt: 1/2 bis 1 Teelöffel Tinktur in wenig Wasser.

Man verwendet gleiche Teile von:

Gelbwurz
Myrrhe
Ringelblume und Rosenwasser
Lebensbaum

Bei bösartigen Geschwülsten, die mit einem erhöhten Östrogenspiegel zusammenhängen wie Tumoren in Brust und Gebärmutter, ergänzt man die Rezeptur mit Kräutern zum Hormonausgleich wie Mönchspfeffer und Falsches Einkorn. Bei Kräuterrezepturen zur Prävention oder Behandlung von Krebs ist es wichtig, immer auch das Nervensystem zu stärken. Kräuter wie Echter Ziest, Helmkraut, Eisenkraut, Hafer oder Rosmarin haben diese Wirkung und sollten der Mischung zugesetzt werden.
Auch geeignete Bach-Blüten-Heilmittel können in dieser schwierigen Zeit Hilfe bringen (siehe Seite 246).
Bei Erschöpfung, Müdigkeit, Lethargie und Schwäche bringen bekannte tonisch wirkende Kräuter neue Kraft, stärken das Nervensystem und beleben das Immunsystem.

Hierzu gehören:

- Ginseng
- Ingwer
- Myrrhe
- Zimt
- Rosmarin
- Knoblauch
- Tragant
- Nelken
- Thymian

KRÄUTER ZUR LINDERUNG DER NEBENWIRKUNGEN EINER ORTHODOXEN KREBSBEHANDLUNG

Alle oben genannten Kräuter können neben einer anderen Therapie zur Prävention oder Behandlung eines Krebsleidens eingesetzt werden. Bestimmte Pflanzen und Nahrungsmittel haben sich als sehr wirkungsvoll im Kampf gegen die Nebenwirkungen einer orthodoxen Behandlung erwiesen. Sie stärken den Körper, beschleunigen die Heilung und stellen die Vitalität wieder her.
Kräuter können die Nebenwirkungen von Bestrahlung und Chemotherapie wie Übelkeit, Erbrechen, Appetitmangel, Müdigkeit, Leberstörungen und Hautleiden lindern. Sie schützen auch das Immunsystem vor Schäden während der orthodoxen Krebsbehandlung.

Bei Übelkeit und Erbrechen können die folgenden Kräuter als Tee oder Tinktur verabreicht werden:

- Zimt
- Ingwer
- Pfefferminze
- Kamille

Marihuana und Cannabis können Übelkeit und Erbrechen auf Grund von Chemotherapie wirkungsvoll verringern. In den letzten Jahren wurden einige cannabishaltige Medikamente für den Einsatz bei Krebspatienten entwickelt. Dieses Kraut wirkt angeblich besser, wenn man es ißt, als wenn man es raucht.
Um den Verdauungstrakt zu schützen und die Auswirkungen von Strahlen- und Chemotherapie zu minimieren, eignen sich Aloe-Vera-Saft oder -Kapseln, Agar Agar oder andere Alginate aus Seetang, Rotulme und Isländisch Moos.

Die Leber schützen:

- Chinesische Engelwurz
- Rosmarin
- Löwenzahnwurzel
- Krauser Ampfer
- Klette

Die folgenden Kräuter schützen das Immunsystem und stellen die Vitalität während der Strahlen- und Chemotherapie wieder her:

- Sonnenhut
- Ginseng
- Ingwer
- Knoblauch

Andere chinesische Kräuter wie Mutterwurz und Glockenwinde sind für ihre positiven Auswirkungen auf das Immunsystem bekannt. Untersuchungen belegen, daß sie zusammen mit Tragant die Drüsenfunktion schützen, die Blutbildung verbessern und die Überlebenschancen von Patienten im fortgeschrittenen Krebsstadium erhöhen. Die Anwendung dieser Kräuter bei Krebspatienten in den USA hat in 90 Prozent der Fälle eine Wiederherstellung des Immunsystems ergeben, die Heilung beschleunigt und die Lebenserwartung erhöht.
Eine andere chinesische Pflanze, der Sibirische Ginseng (*Eleutherococcus senticosus*), verbessert die Verträglichkeit von krebsbekämpfenden Heilmitteln, stärkt die Vitalität und erhöht die Lebenserwartung. Sie fördert die Immunabwehr und verbessert die Widerstandskraft gegen unerwünschte Schäden durch die herkömmliche Krebsbehandlung.
Koreanischer Ginseng (*Panax ginseng*) hilft dem Körper, mit psychischem und physischem Streß, einschließlich dem durch Strahlen- und Chemotherapie, besser fertigzuwerden. Er erhöht die Überlebensrate von Krebspatienten, fördert die Blutbildung und verringert Müdigkeit, Unwohlsein und Schwäche. Strahlentherapie kann zu Verbrennungen und Haarausfall führen. Man kann Verbrennungen vorbeugen und Schmerzen sowie Vernarbung lindern, indem man die betroffene Stelle vor und nach jeder Bestrahlung mit Weizenkeimöl oder Vitamin-E-Öl einreibt. Die Behandlung sollte auch zwischen den Bestrahlungen 2mal täglich fortgesetzt werden. Wenn Verbrennungen auftreten, beschleunigt Aloe-Vera-Gel die Heilung und lindert Schmerzen sowie Entzündungen. Am besten sollte man Aloe Vera unmittelbar von der Pflanze auftragen. Man kann sie ohne weiteres als Topfpflanze selbst ziehen.
Vitamin-E-Zusätze und Beta-Karotin-Präparate mindern die Nebenwirkungen einschließlich Haarausfall.
Strahlen- und Chemotherapie führen zu einem drastischen Abbau von verschiedenen Vitamine im Körper. Dieser Vorgang laugt den Organismus aus und erhöht die Nebenwirkungen. Betroffen sind die Vitamine A, C, E und der B-Komplex sowie Folsäure. Man kann sie vor und nach der Behandlung als Ergänzungspräparate zuführen, um den Körper vor den schädlichen Auswirkungen dieser Therapien zu schützen.
Auch Antioxidantien-Präparate sollten zugeführt werden. Sie sind von größter Bedeutung, wenn es gilt, den Körper vor Strahlenschäden zu schützen. Antioxidantien umfassen die Vitamine A, C und E sowie Selen. Einige Kräuter wie Thymian, Rosmarin, Knoblauch und Ingwer bringen ebenfalls diese antioxidativen Eigenschaften mit.

AIDS – Erworbenes Immundefektsyndrom

AIDS ist ein Syndrom, das sich durch ein geschwächtes Immunsystem auszeichnet. Dies macht den Körper für eine Vielzahl von Problemen anfällig. Gegenwärtig geht man davon aus, daß die Krankheit durch eine Infizierung mit dem HIV-Virus ausgelöst wird, der in der Körperflüssigkeit (Blut, Menstruationsblut, Samen, Urin, Vaginal- und Rektalsekrete) der infizierten Person zu finden ist. Das Virus wird meist durch Geschlechtsverkehr oder kontaminiertes Blut (gemeinsame Verwendung von Spritzen bei Drogenabhängigen) übertragen.

Hafer

Avena sativa

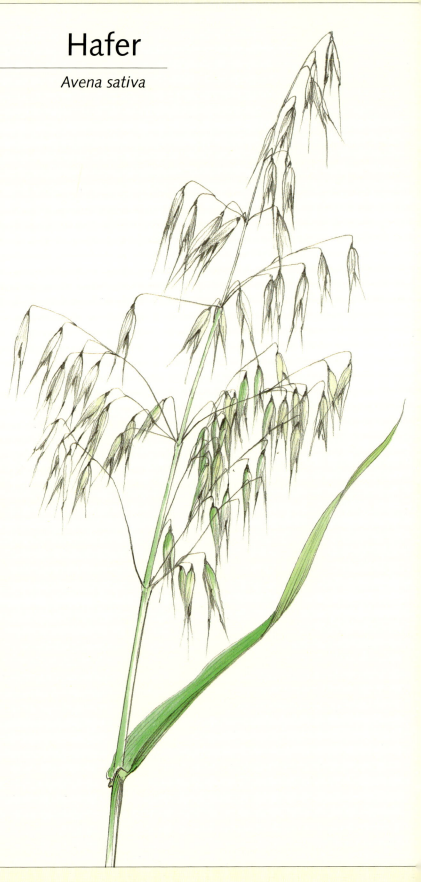

VERWENDETE TEILE: Korn.

ENTHÄLT: Stärke, Alkaloide, Saponine, Flavone, Sterine, Vitamin B, Protein, Fette, Mineralstoffe.

WIRKUNG: Nervenstärkend, Antidepressivum, blutzuckersenkend, nährstoffreich, beruhigend, wundheilend, senkt den Cholesterinspiegel.

Hafer ist ein nährstoffreiches Heilmittel, voll von Protein, Calcium, Magnesium, Silicium, Kalium, Eisen und Vitaminen. Seine Nährstoffe für den Körperbau sorgen für kräftige Knochen und Zähne und stärken das Nervensystem. Hafer wird schon seit langem als Nerventonikum bei Depression, Schwäche und nervöser Erschöpfung eingesetzt. Er hilft auch, Entzugserscheinungen nach dem Absetzen von Beruhigungsmitteln und Antidepressiva zu lindern. Die Pflanze vereint anregende und kräftigende Eigenschaften mit einer entspannenden und schlaffördernden Wirkung. Da Hafer leicht verdaulich ist, stellt er ein ideales Nahrungsmittel für chronisch Kranke, Genesende und Mütter im Kindbett dar. Die Pflanze gilt als Uterustonikum, sie hilft bei Sterilität und Impotenz, da sie die Schilddrüse stimuliert und die Produktion der Sexualhormone fördert. Hafer hat auch eine ausgleichende Wirkung auf den Östrogenspiegel.
Haferkleie senkt den Cholesterinspiegel im Blut und leistet damit einen Beitrag im Kampf gegen Herz-Kreislauf-Erkrankungen. Sie ist hilfreich bei Bluthochdruck, Fettsucht, Krampfadern und Hämorrhoiden.
Hafer wird als beruhigendes Heilmittel bei Reizungen im Verdauungstrakt sowie bei Leiden wie Divertikulitis, Reizdarm, Magenschleimhautentzündung und Verstopfung eingesetzt. Haferkleie erhöht das Stuhlvolumen und beschleunigt damit die Ausscheidung über den Darm. So wird die Darmschleimhaut schneller von Reizstoffen und Krebserregern befreit. Aus diesem Grund gilt Haferkleie als Mittel zur Prävention von Darmkrebs. Man nimmt ferner an, daß Hafer das allgemeine Krebsrisiko senkt.
Eine weitere Entdeckung ist ebenfalls sehr erfreulich: Hafer senkt den Blutzuckerspiegel und kann deshalb in der Diabetesbehandlung eingesetzt werden. Die Pflanze wirkt auch der Wassereinlagerung entgegen.

Die Ansteckung erfolgt am häufigsten durch infizierten Samen, der in Scheide oder After eindringt. Das Virus kann durch die Schleimhaut dieser Regionen absorbiert werden, vor allem wenn sich Geschwüre oder Risse in der Wand von Scheide, Gebärmutterhals oder After befinden. Die Krankheit kann auch durch Menstruationsblut übertragen werden. Eine Ansteckung durch Oralsex ist möglich, doch selten; sie kann eintreten, wenn sich Geschwüre oder offene Stellen im Mund befinden oder das Zahnfleisch blutet.

Infizierte Körpersäfte können durch Schnittverletzungen oder Schürfwunden in die Blutbahn einer anderen Person übergehen. Doch dies ist eher unwahrscheinlich, da die infizierte Flüssigkeit in eine offene Wunde eindringen muß. Das Virus kann über eine infizierte Spritze in die Blutbahn gelangen. Das Blut bei einer Transfusion, die während einer Operation oder bei einem Unfall notwendig wird, sowie die Blutgerinnungsmittel für Bluter können das Virus enthalten, wenngleich Blutkonserven jetzt in den meisten Ländern einer strengen Kontrolle unterliegen. Bei einer schwangeren Frau kann die Krankheit entweder über die Plazenta oder bei der Geburt auf das Kind übergehen. Das Virus ist auch in der Muttermilch zu finden.

Das HIV-Virus wird eher von Männern auf Frauen als umgekehrt übertragen. Nicht bei allen Menschen, die dem Virus ausgesetzt sind, kommt AIDS zum Ausbruch.

Das HIV-Virus ist ein Retrovirus, das sich durch die ungewöhnliche Eigenschaft auszeichnet, daß es bestimmte Zellen im Immunsystem – sogenannte T4-Zellen (Thymus-abhängige Lymphozyten) – angreift. Es ändert den genetischen Code der T4-Zellen und veranlaßt sie, das Virus anstelle von T4-Zellen zu produzieren. Auf diese Weise kann sich das Virus in den Körperzellen festsetzen und immer dort bleiben. Die infizierten T4-Zellen stellen zunehmend mehr Viren her, die dann andere T4-Zellen befallen, so daß sich das Virus vervielfacht.

Doch es gibt bestimmte Auslöserfaktoren für diesen Prozeß, der dann – wenn er außer Kontrolle gerät – zum Ausbruch von AIDS führt. Es ist nicht sicher, ob alle Menschen, die mit dem HIV-Virus infiziert sind, tatsächlich AIDS-Symptome entwickeln.

Folgende Faktoren erhöhen das Risiko, daß AIDS zum Ausbruch kommt:

○ Schlechte Absorption von Nahrung
○ Streß
○ Ein geschwächtes Immunsystem auf Grund von Mangelernährung, ungesunder Lebensweise, Therapie mit herkömmlichen Medikamenten wie Antibiotika und vor allem Krebsbehandlung
○ Wiederkehrende Krankheiten oder gehäuft auftretende andere Leiden
○ Vorbelastung durch Geschlechtskrankheiten wie Syphilis
○ Alkohol und Nikotin
○ Drogenmißbrauch
○ Wiederholte Konfrontation mit dem HIV-Virus
○ Schwangerschaft
○ Infektionen wie Salmonellen oder Herpes

Unmittelbar nach der Infizierung mit dem HIV-Virus müssen keine Symptome auftreten. Nach 12 Wochen werden Antikörper gegen das Virus gebildet, ein HIV-Test ist dann positiv. In einigen Fällen werden die Antikörper erst später produziert, manchmal kann das bis zu sechs Monate dauern. Die Symptome treten bisweilen erst nach Jahren auf.

SELBSTHILFE, UM AIDS VORZUBEUGEN

Die wirksamste Vorsorge besteht darin, sich so weit wie möglich vor einer Infizierung mit dem HIV-Virus zu schützen.

• Je mehr Sie über Ihren Sexualpartner wissen, desto besser. Prüfen Sie, ob er Drogen intravenös nimmt oder genommen hat, ob er Bluter ist, oder er zahlreiche andere Geschlechtspartner hatte oder hat, da dies das Infektionsrisiko erheblich erhöht. Stellen Sie auch fest, ob er homosexuelle Beziehungen hatte oder hat. Auch Verhaltensweisen, die 10 bis 15 Jahre zurückliegen, sind relevant. Je geringer die Zahl der Sexualpartner war, desto niedriger ist das Risiko. In manchen Ländern ist das Risiko einer HIV-Infektion höher als in anderen. Wenn Ihr Partner aus Afrika, der Karibik, Südamerika, den USA oder dem Fernen Osten kommt, liegt ein größeres Infektionsrisiko vor.

• Achten Sie auf mögliche Kontamination beim Zahnarzt, Ohrlochstechen, Tätowieren sowie bei Akupunktur und Elektrolyse. Stellen Sie sicher, daß Einwegnadeln verwendet werden und daß die eingesetzten Instrumente durch Bleichen oder Sterilisieren keimfrei sind. Verwenden Sie keinesfalls gebrauchte Nadeln, wenn Sie Drogen spritzen, und benutzen Sie niemals die Zahnbürste oder den Rasierapparat einer anderen Person.

• Vermeiden Sie Bluttransfusionen, wann immer das möglich ist. In Deutschland ist das Risiko heute zwar recht gering, doch sollten Sie auf Nummer Sicher gehen und nach Rücksprache mit Ihrem Arzt vor einem geplanten Eingriff Eigenblut spenden.

• Praktizieren Sie »safe sex«, das heißt, achten Sie darauf, daß die Körperflüssigkeit des Partners nicht in Ihren Organismus gelangt. Dazu gehören Samen, Blut, Urin und Kot. Denken Sie daran, daß die Schleimhaut von Gebärmutter und After Substanzen leichter absorbiert als andere Körperteile. Verwenden Sie Kondome zur Verhütung. Bei Oralsex ist es wichtig, daß keiner der beiden Partner unter Zahnfleischbluten, rissigen Lippen oder Mundgeschwüren leidet.

• Achten Sie bei Berührung mit HIV-Infizierten darauf, daß deren Körpersäfte nicht über die Haut in Ihren Körper gelangen. Decken Sie Schnitt- und Schürfwunden mit wasserfestem Pflaster ab, tragen Sie Plastikhandschuhe, falls Sie sich geschnitten oder Hautentzündungen wie ein Ekzem an den Händen haben. Ausgetretene Körperflüssigkeiten werden am besten mit Bleiche aufgewischt. Verschmutzte Wäsche muß mit einem Desinfektionsmittel sehr heiß in der Maschine gewaschen werden. Gewöhnlicher Kontakt über gemeinsam benutzte Handtücher, Geschirr und Besteck sowie Umarmungen und Berührungen bergen kein Risiko.

- Stärken Sie das Immunsystem durch gesunde Ernährung, Sport und Bewegung an der frischen Luft, ausreichend Schlaf, Ruhe und Entspannung. Behandeln Sie jegliche Infektion umgehend, meiden Sie Streß, und bemühen Sie sich um eine Lösung aller langfristigen emotionalen Probleme, die Sie belasten.

Wenn Ihr Leben hektisch ist, finden Sie Ruhe und Entspannung bei Yoga, Meditation oder anderen Therapieformen, bei denen Körper und Geist Energie auftanken.

THERAPIE, WENN SIE HIV-POSITIV SIND

Vor allem brauchen Sie Unterstützung von Familie, Freunden und Beratungsstellen. Es gibt viele verschiedene Hilfsdienste für AIDS, Sie sollten möglichst schnell mit einer dieser Stellen Kontakt aufnehmen.

Stärken Sie das Immunsystem, indem Sie die oben erwähnten Richtlinien befolgen und bestimmte Nahrungsmittel, Zusatzpräparate und Kräuter zu sich nehmen, die sich bei der Behandlung chronischer Viruserkrankungen bewährt haben (siehe Seite 225).

Essentielle Fettsäuren sind für die Funktion des Immunsystems von größter Bedeutung. Sie finden sich in fettem Fisch, unraffinierten kaltgepreßten Pflanzenölen, Bohnen und Hülsenfrüchten, Nüssen und Samen. Nehmen Sie täglich Lebertran und Nachtkerzenöl ergänzend ein. Nehmen Sie ausreichend Antioxidantien mit der Ernährung auf – Vitamin A, E und C sowie Selen. Die Vitamine des B-Komplexes, die sich in Bierhefe und Hefeextrakten befinden, sind ebenfalls hilfreich.

Wenn Sie unter einer Candida- oder Hefepilzinfektion leiden, benötigen Sie hefefreies Vitamin B. Multivitamin- und Mineralstoffpräparate bieten weitere, für das Immunsystem wichtige Substanzen wie Eisen, Calcium, Magnesium, Zink und Jod. Zusammen mit einer gesunden Ernährung schützen diese Zusatzstoffe auch vor den Nebenwirkungen einer möglicherweise verordneten medikamentösen Therapie.

Eine proteinreiche Ernährung ist für das Immunsystem wichtig. Wenn Infektionen vorliegen, ist eine leichte, entschlackende Diät vorzuziehen. Der Verzehr von Joghurt, Knoblauch und unraffiniertem Olivenöl sowie die Verringerung der Zufuhr von Fleisch und Fleischprodukten verbessern die Bakterienbesiedelung im Darm und senken die Gefahr von Darminfektionen und Durchfall.

Essen Sie viel frisches Obst und Gemüse, das am besten aus organischem Anbau stammen sollte.

Knoblauch, Zwiebeln, Lauch, Rettich und Meerrettich enthalten Stoffe, die die Leber vor Schäden durch Chemikalien und Arzneimittel schützen. Ferner sind sie reich an Selen, einem natürlichen Antioxidans.

Die tägliche Einnahme von Apfelessig und Honig, mit etwas heißem Wasser vermischt, verhindert Infektionen in Mund, Hals und Verdauungstrakt. Verdünnter Apfelessig eignet sich auch als Spülung bei Scheidensoor und anderen Scheideninfektionen. Propolis bekämpft die Infektion, indem sie das Immunsystem stimuliert, Antikörper zu bilden. Sie unterstützt die weißen Blutkörperchen bei der Zerstörung von Krankheitserregern.

Nahrungsmittel wie Kohl, Blumenkohl, Rosenkohl, Brokkoli, Blattgemüse und Zitrone helfen der Leber beim Abbau von Giftstoffen und Medikamenten.

Meiden Sie folgendes:

Zucker
Fette Lebensmittel und Fleisch
Tabak
Raffinierte Öle
Alkohol
Gebratene Nahrungsmittel
Fertiggerichte
Koffein
Raffinierte Kohlenhydrate
Antibiotika (nur wenn unbedingt notwendig)

Kräuter für das Immunsystem:

Sonnenhut
Knoblauch
Gelbwurz

Chinesische Engelwurz schützt das Immunsystem und aktiviert verschiedene Arten von weißen Blutkörperchen und antikörperbildende Zellen in der Milz.

Süßholz reguliert die Funktion der weißen Blutkörperchen und fördert die Antikörperbildung.

Panax ginseng erhöht die Anzahl der weißen Blutkörperchen, die Infektionen bekämpfen, und verbessert deren Wirkungskraft. Die Pflanze stärkt die immunologische Energie und Leistungsfähigkeit von Leber und Milz. Sie eignet sich bestens zur Behandlung von krankheitsbedingter Schwäche und Erschöpfung. Während einer akuten Infektion ist Ginseng nicht zu empfehlen, da er die Infektion tiefer in den Körper treiben kann.

Aromatische Gewürze wie Ingwer, Zimt, Nelken und Kardamom enthalten ätherische Öle mit stark antibiotischen Eigenschaften, mit deren Hilfe Infektionen abgewehrt werden können. Sie sind hervorragende Stärkungsmittel, die Erschöpfung und Schwäche lindern, die Vitalität verbessern und ein angegriffenes Nervensystem kräftigen. Man kann sie zum Kochen oder zur Massage einsetzen.

Antioxidative Substanzen in Thymian, Knoblauch, Ingwer und Rosmarin schützen die Leber vor Schäden durch unumgängliche orthodoxe Medikamente. Tragant erhöht die Vitalität, lindert schwächende Schweißausbrüche und fördert die Heilung. Die Pflanze wirkt auch virusbekämpfend. Johanniskraut wurde in jüngster Zeit auf seine virusbekämpfenden Eigenschaften, insbesondere in bezug auf das Retrovirus, untersucht. In vielen klinischen Studien wird die Wirkung von Johanniskraut bei der Behandlung von HIV- und AIDS-Patienten untersucht. Bisher sind die Ergebnisse vielversprechend. Auch Zitronenmelisse hat sich bei einigen Viren, insbesondere bei Herpes simplex, als wirkungsvoll erwiesen. Es ist durchaus möglich, daß andere Kräuter derselben Familie – Thymian, Ysop, Rosmarin – ebenfalls virusbekämpfende Eigenschaften aufweisen.

Kräuter zur Entgiftung und Entschlackung des Körpers sollten ebenfalls eingesetzt werden. Sie vermindern die Nebenwirkungen herkömmlicher Medikamente, indem sie die Leber schützen

Krebs, HIV und AIDS 245

und Abbau sowie Ausscheidung schädlicher Substanzen fördern.
Bitterstoffe tragen dazu bei, Toxine aus der Leber zu entfernen, sie schützen die Leber vor Schäden durch medikamentöse Behandlung.

Geeignete Bitterstoffe sind enthalten in:

- Rosmarin
- Gelbwurz
- Myrrhe
- Löwenzahnwurzel
- Wermut
- Krause-Ampfer-Wurzel

Chinesische Engelwurz verbessert den Abbau medikamentöser Substanzen in der Leber. Blutreinigende Kräuter wie Kletten-Labkraut, Kermesbeere, Gemeiner Wegerich und Klette können ebenfalls Einsatz finden.

Harntreibende Kräuter beschleunigen die Ausscheidung von Toxinen und Schlacken über das Harnsystem:

- Klette
- Mais
- Kletten-Labkraut
- Löwenzahnblätter

Kräuter zur Stärkung des Nervensystems sind von größter Wichtigkeit (siehe Seite 52). Ergänzen Sie Ihre Verschreibung durch Helmkraut, Eisenkraut, Ginseng, Hafer, Zimt und Rosmarin.
Bei Depression, Lethargie und Schwäche eignen sich Rosmarin, Zitronenmelisse, Johanniskraut, Selleriesamen, Boretsch, Hafer, Ingwer und Kardamom.
Bei Spannung und Schlaflosigkeit helfen Passionsblume, Hopfen, Lindenblüte und Kamille.
Nährstoffreiche Kräuter stellen Energie und Vitalität wieder her und unterstützen den Heilungsprozeß. Es empfehlen sich Petersilie, Seetang, Knoblauch, Hafer, Brennesseln, Löwenzahnblätter und Boretsch.
Bei einer HIV-Infektion kann es zu einer gestörten Aufnahme der Nährstoffe kommen und zu durchlässigen Stellen im Darm, die den Übertritt von Schlackenstoffen, Nahrung und bakteriellen Giften in die Blutbahn erlauben. Kräuter zur Verbesserung der Verdauung wie Blutwurz, Eichenrinde, Löwenzahnwurzel, Rosmarin und Kamillentee können dann helfen.
In jüngster Zeit gibt es Spekulationen darüber, ob das HIV-Virus der einzige Verursacher von AIDS ist. Einige sehen in der Krankheit eine Verwandtschaft mit Syphilis, da sich die Symptome im fortgeschrittenen Stadium ähneln und AIDS-Patienten häufig auch an Syphilis leiden. Andere Fachleute vertreten die Ansicht, daß eine ungesunde Lebensweise, eine lange Krankengeschichte, wiederholte Infektionen und Drogenkonsum für das Leiden verantwortlich sind.

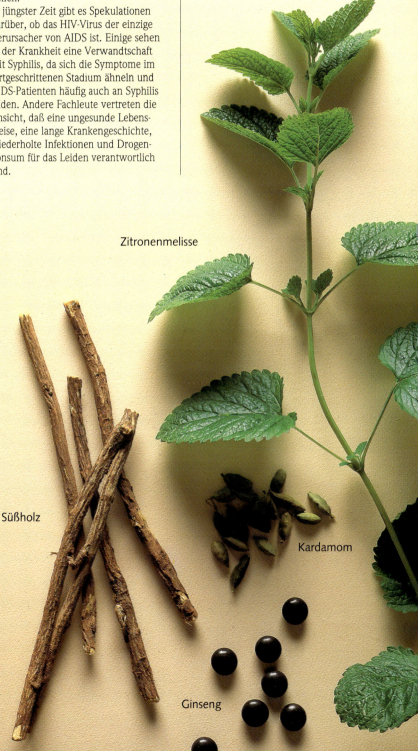

Zitronenmelisse

Süßholz

Kardamom

Ginseng

Die Bach-Blüten-Heilmittel

Die Bach-Blüten-Heilmittel werden aus den Blüten von Wildpflanzen, Büschen und Bäumen hergestellt. Sie sollen gefühlsmäßige und psychologische Störungen lösen, die oft der Grund für gesundheitliche Beschwerden sind.

Bei Angst

Sonnenröschen bei Furcht, Panik, Schrecken und Hysterie. Ein Heilmittel für Notfälle, auch wenn es keine Hoffnung mehr zu geben scheint.

Gauklerblume bei Angst vor alltäglichen Dingen wie Krankheit, Tod, Alter, Schmerzen, Dunkelheit oder Alleinsein. Auch bei Schüchternheit und Angst vor anderen Menschen. Diese Ängste bleiben im Innern verborgen oder werden anderen gegenüber nicht ausgedrückt.

Kirschpflaume bei Angst vor Überlastung und Verlust der Kontrolle über Körper, Geist und Gefühle, etwa bei ungezügelter Wut oder anderen Impulsen, die gegen die eigene Person (bis zu Selbstmordgedanken) oder andere Menschen gerichtet sind.

Espe bei vagen Ängsten vor unbekannten Gefahren, Vorahnungen, Alpträumen oder grundloser Furcht vor bevorstehendem Unheil. Der Betroffene scheut sich häufig, seine Ängste anderen Menschen mitzuteilen.

Rote Kastanie bei übermäßiger Sorge um das Wohlergehen anderer Menschen, insbesondere Familienangehöriger, während Krankheit, Reisen oder Trennung. Die Sorge betrifft selten die eigene Person.

Bei Unsicherheit

Bleiwurz bei Zweifeln an der eigenen Entscheidungsfähigkeit und dem Urteilsvermögen sowie bei dem Bedürfnis, ständig andere um Rat und Anleitung zu bitten.

Hafer für Menschen, die mit ihrem Leben unzufrieden sind und sich trotz ausgeprägten Ehrgeizes nicht für einen bestimmten Weg entscheiden können.

Enzian für Menschen, die sich leicht entmutigen lassen; bei denen kleinere Rückschläge Depression, Selbstzweifel und Niedergeschlagenheit auslösen, obwohl es ihnen sonst gutgeht.

Stechginster bei ausgeprägter Hoffnungslosigkeit, Gefühlen von Verzweiflung und Vergeblichkeit. Bei Menschen, die aufgeben und glauben, daß ihnen nicht mehr zu helfen ist. Auf eindringliche Bitten oder um anderen einen Gefallen zu tun, unterziehen sie sich verschiedenen Therapien, ohne an deren Wirksamkeit zu glauben.

Hainbuche (Weißbuche) für Menschen, die einer physischen oder psychischen Stärkung bedürfen, um die Last ihres Lebens zu tragen. Bei »Montag-Morgen-Gefühlen« sowie bei Angst, den Anforderungen des täglichen Lebens nicht gewachsen zu sein.

Einjähriger Knäuel bei mangelnder Entscheidungsfähigkeit, Unentschlossenheit und Wankelmut sowie bei Energie- und Stimmungsschwankungen. Für schweigsame Menschen, die sich anderen gegenüber nicht aussprechen.

Bei mangelndem Interesse an der Gegenwart

Klematis für Menschen, die zu Tagträumen neigen, an die Zukunft denken und nicht wirklich in der Gegenwart leben. Bei Konzentrationsmangel, Antriebsschwäche im Alltag und Verlagerung der Hoffnungen auf eine glücklichere Zukunft.

Kastanienknospen für Menschen, die aus Beobachtung und Erfahrung nicht lernen, sondern ständig die gleichen Fehler machen.

Geißblatt für Menschen, die in der Vergangenheit leben und kein Glück mehr erwarten, das dem ihrer früheren Erfahrung ähnelt. Bei Nostalgie, Heimweh und Sehnsucht nach der Vergangenheit.

Heckenrose bei Menschen, die sich mit ihrem Geschick abgefunden haben und sich nicht mehr um Freude oder Glück bemühen. Bei klagloser Apathie.

Olive bei vollkommener geistiger und körperlicher Erschöpfung auf Grund schwerer Belastung. Das tägliche Leben erscheint hart, freudlos und ermüdend.

Weiße Kastanie bei ständigen unerwünschten Gedanken und Vorstellungen, die wiederkehren, wenn das Interesse an der Gegenwart den Geist nicht auslastet. Bei geistigen Auseinandersetzungen und Abwesenheit sowie quälenden zwanghaften Gedanken und der Unfähigkeit, sich zu entspannen oder sich auf Arbeit oder Erholung zu konzentrieren.

Ackersenf bei Trauer, Kummer oder gar Verzweiflung, die den Betroffenen grundlos überfallen und Glück sowie Freude zerstören.

Bei Einsamkeit

Sumpfwasserfeder bei sehr ruhigen Menschen, die zurückhaltend wirken und lieber allein sind. Sie sind unabhängig, genügen sich selbst und verfügen häufig über große Intelligenz und großes Talent. Sie mischen sich nicht in die Angelegenheiten anderer ein und strahlen ihren Mitmenschen gegenüber Frieden und Ruhe aus.

Springkraut für Menschen, die überstürzt denken und handeln, die alles sofort tun wollen. Sie arbeiten und leben häufig gerne allein, damit sie das Tempo bestimmen können. Auf langsamere Menschen reagieren sie gereizt und ungeduldig.

Heidekraut für Menschen, die ihre Angelegenheiten mit anderen besprechen müssen und immer nach Zuhörern suchen. Sie werden sehr unglücklich, wenn sie eine Weile allein sein müssen.

Bei übermäßiger Sensibilität gegenüber Vorstellungen und Einflüssen anderer

Odermennig für fröhliche, gesellige Menschen, die ihre Sorgen hinter einer lachenden Miene verstecken und andere nicht belasten wollen. Sie gehen Streit und Konflikten aus dem Weg. In manchen Fällen flüchten sie in Alkohol oder Drogen, um sich zu stimulieren und auf diese Weise mit Schmerz oder Angst fertigzuwerden.

Flockenblume für nette Menschen, die nicht »nein« sagen können und alles tun, um andere zu erfreuen und zu entlasten. Sie setzen sich stärker für andere Menschen als für die eigenen Belange ein und werden leicht ausgenutzt.

Walnuß, um die Vergangenheit abzuschließen und sich neuen Phasen anzupassen (neue Beziehungen, Arbeit, Umgebung). Zum Ausgleich von Gefühlen in Übergangsphasen (Schulbeginn, Pubertät, Heirat, Menopause) oder auch beim Tod von Angehörigen. Das Heilmittel schützt vor äußeren Einflüssen, die den Betroffenen von seinem gewählten Weg abbringen.

Stechpalme für Menschen, die von negativen Gefühlen wie Zorn, Eifersucht, Neid und Argwohn überwältigt werden. Sie sind häufig grundlos starkem inneren Leid ausgesetzt.

Bei Niedergeschlagenheit und Verzweiflung

Ulme für gewissenhafte Menschen, die gut arbeiten, anderen helfen und eine Berufung verspüren, sich aber manchmal überlastet fühlen. Dies kann zu Depression und Niedergeschlagenheit führen.

Holzapfel zur Reinigung. Für Menschen, die sich selbst verabscheuen oder sich beschmutzt fühlen; bei Scham, mangelndem Selbstwertgefühl und zwanghafter Beschäftigung mit einer beschämenden Eigenschaft oder bei Fehlverhalten anderen gegenüber. Zur Entgiftung des Körpers sowie zur Reinigung körperlicher und seelischer Wunden; innere und äußere Anwendung.

Lärche für Menschen, die sich minderwertig fühlen. Wenngleich sie fähig und tüchtig sind, fehlt es ihnen an Selbstvertrauen. Sie rechnen damit zu versagen und bemühen sich deshalb nicht genug um Erfolg.

Edelkastanie für Menschen, die unerträglichen Kummer verspüren und glauben, die Grenzen ihrer Belastbarkeit erreicht zu haben. Es bleibt nur noch tiefste Verzweiflung.

Doldiger Milchstern bei Kummer und Unglück nach Schock, wie er bei schlechten Nachrichten, Verlust eines Angehörigen oder Unfall auftritt.

Weide für Menschen, die angesichts ihres Unglücks verbittert sind und dem Leben teilnahmslos gegenüberstehen. Sie halten das Leben für ungerecht.

Eiche für Menschen, die trotz Rückschlägen, Pech oder Krankheit nie aufgeben und voller Hoffnung ihrem Ziel zustreben.

Kiefer für Menschen, die zu Schuldgefühlen und Selbstzweifeln neigen. Selbst bei Erfolg sind sie mit ihren Bemühungen oder Ergebnissen nicht zufrieden und glauben, daß sie ihre Sache besser hätten machen können. Sie arbeiten hart und leiden an den Fehlern, die sie sich selbst zuschreiben. Zuweilen machen sie sich auch für die Fehler anderer verantwortlich.

Bei übermäßiger Sorge um das Wohlergehen anderer

Wegwarte für Menschen, die sich um die Bedürfnisse anderer Menschen, Freunde, Verwandter oder Kinder sorgen, diese ständig korrigieren und beschützen wollen. Sie sind besitzergreifend, anspruchsvoll und neigen zu Selbstmitleid.

Weinrebe für starke, fähige Menschen, die selbstbewußt und mächtig sind und glauben, immer recht zu haben. Sie können diktatorisch sowie herrisch sein und wollen über andere Menschen, selbst wenn diese krank sind, bestimmen.

Eisenkraut für Menschen mit starken Überzeugungen, festen Vorstellungen, die glauben, immer recht zu haben, und andere belehren wollen. Ihr übertriebener Enthusiasmus kann für andere belastend sein. Während einer Krankheit ermöglichen ihnen ihre starke Überzeugung heftigste Gegenwehr.

Rotbuche für Perfektionisten, die das Gute in der Welt vermehren wollen. Sie sind überkritisch und wenig tolerant. Sie übersehen bisweilen die guten Eigenschaften anderer Menschen, reagieren übertrieben auf Kleinigkeiten und haben wenig Verständnis für die Eigenheiten ihrer Mitmenschen.

Quellwasser bei Strenge und Verzicht. Diese Menschen meiden die Freuden des Lebens aus Angst, sie könnten mit ihrer Arbeit in Konflikt geraten. Sie gönnen sich nichts und glauben, anderen ein Beispiel geben zu müssen. Sie wollen stark und gesund sein und tun alles, um dieses Ziel zu erreichen.

ANLEITUNG

Man gibt 2 Tropfen des gewählten Heilmittels in eine kleine Flasche mit Wasser und etwas Branntwein, wenn man die Mischung lagern will. Man nimmt 4mal täglich oder nach Bedarf 4 Tropfen mit etwas Flüssigkeit ein.

Rettungsmittel

Dies ist ein Heilmittel für Notfälle, das bei Krisen oder traumatischen Erlebnissen beruhigt. Man gibt 4 Tropfen Rettungsmittel auf 1/4 Glas Flüssigkeit und nimmt alle paar Minuten oder nach Bedarf einige Schlückchen. Vor dem Schlucken wird die Flüssigkeit etwas im Mund behalten. Man kann auch 4 Tropfen unter die Zunge geben, mit einem Löffel Wasser einnehmen, auf die Lippen, hinter die Ohren oder auf das Handgelenk reiben.

13 Kräuter für die Schönheit

Seit Jahrtausenden stellen Frauen Kosmetika und Parfüms aus den Reichtümern ihrer Umgebung her, um damit Haut, Haare, Augen und Lippen zu pflegen und ihre natürliche Schönheit zu unterstreichen. Der Schminkkoffer der Königin Thuthu (1400 v. Chr.), den man in ihrem Grab in Theben fand, enthielt Bimsstein zum Entfernen von Hornhaut, Stifte aus Holz und Elfenbein zum Schwärzen der Augen mit Antimonpulver, ein Bronzegefäß zum Mischen von Lidschatten aus verschiedenen Farbstoffen wie Lapis-Lazuli-Pulver sowie drei Kosmetikdöschen, vermutlich für Henna, Duftöle und Cremes.

Auch die alten Griechen waren in der Verwendung von Kräutern und Ölen für die Schönheitspflege bewandert. Sie studierten den Zusammenhang zwischen Gesundheit und Schönheit. Der berühmte griechische Arzt Hippokrates entwickelte die wissenschaftliche Dermatologie und empfahl Bewegung, gesunde Ernährung, Massage sowie Bäder zur Pflege von Gesundheit und Schönheit. Die Römer färbten ihr Haar mit Myrte und Walnußschalen, schwärzten die Augen mit Antimonpulver, wuschen sich das Haar mit Myrte und Wacholderbeeren, um Haarausfall entgegenzuwirken, und röteten die Wangen mit Alkannawurzel (Färberkrautwurzel).

Die erste dokumentierte kalte Creme wurde von Galen, einem römischen Arzt des 2. Jahrhunderts, hergestellt. Sie bestand aus Ölen, Wachs und Wasser und bildet seither das Basisrezept für kalte Cremes. Damals wie heute verwenden Frauen eine Vielzahl von Kräutern, Ölen, Pudern und anderen natürlichen Bestandteilen, um die Haut weich und geschmeidig zu erhalten, den Atem zu versüßen, das Haar glänzen zu lassen, die Augen zum Leuchten zu bringen und den Körper zu parfümieren. Sie wollen Faltenbildung, Haarausfall und Ergrauen verhindern, die Haut von Flecken und Pickeln befreien und sie vor Wind und Sonne schützen.

Natürliche Bestandteile wie Honig, Öle und Fette, Kräuter und Gewürze, Samen und Mehle, Obst und Gemüse, Milch und Essig, die schon von unseren Ahnen verwendet wurden, bieten auch heute noch eine Alternative zur üblichen Schönheitspflege. Die »modernen« Präparate enthalten häufig Hormone, Chemikalien, künstliche Farb- und synthetische Duftstoffe, die Allergien auslösen können und oft an Tieren getestet werden. Man kann natürliche Produkte zur Schönheitspflege recht einfach zu Hause herstellen und auf diese Weise kontrollieren, mit welchen Stoffen die Haut in Berührung kommt. Die Präparate können in kleinen Mengen zubereitet werden; ihre Herstellung macht Spaß. Obst und Gemüse aus dem eigenen Garten oder vom Gemüsehändler sind bestens geeignet. Duftkräuter wie Rosmarin und Kamille können leicht im Topf gezogen werden, und Bestandteile wie Holunderblüten werden vom Strauch geerntet.

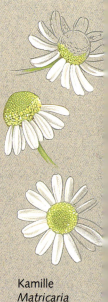

Kamille
Matricaria chamomilla

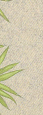

Wacholder
Juniperus communis

Schönheit und Gesundheit

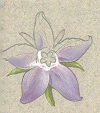

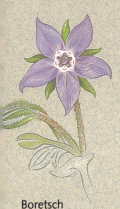

Boretsch
Borago officinalis

Die äußere Erscheinung eines Menschen ist eigentlich nur ein Abbild der Gesundheit von Körper und Seele; denn Schönheit existiert ebenso in Geist, Herz und Seele wie im körperlichen Aussehen. Unsere inneren Gedanken und Gefühle finden Ihren Ausdruck im Leuchten der Augen, den Bewegungen der Gesichtsmuskeln und in der Körperhaltung. Wenn wir zornig, besorgt, ärgerlich, ängstlich, eifersüchtig oder traurig sind, spiegeln Gesicht und Körper diese Gefühle wider; sie untergraben die Gesundheit und beeinträchtigen die Schönheit.

Wenn Sie sich innerer Spannungen und Belastungen bewußt sind, sollten Sie diese überdenken und nach einer Lösung streben. Nehmen Sie sich jeden Tag etwas Zeit, um zu entspannen, und widmen Sie sich einer erfreulichen Beschäftigung. Wenn Ihr Gesicht von Streß und Spannung gezeichnet ist, können Sie verspannte Muskeln, Fältchen und schlaffe Hautpartien mit dem ätherischen Öl von Lavendel, Rosenpelargonie, Melisse oder Ylang-Ylang massieren oder einem warmen Bad einige Tropfen dieser Kräuter zusetzen. Kräutertees aus Kamille, Lavendel, Zitronenmelisse, Helmkraut, Eisenkraut, Boretsch oder Lindenblüte lindern Spannungen, heben die Stimmung und lockern Verkrampfungen im ganzen Körper.

Gesunde Ernährung und Lebensweise sind wesentlich für die Gesundheit und schöne Haut, für leuchtende Augen und glänzendes Haar. Frische Luft, körperliche Betätigung, Ruhe und Entspannung, ausreichend Schlaf und Nährstoffe schützen vor den Folgen des Alterns und einer Ansammlung von Giftstoffen im Körper, die das Gewebe schädigen sowie Akne und Flecken verursachen. Ausreichend mehrfach ungesättigte Fettsäuren sind wichtig, sie führen nicht zu fettiger Haut. Sie finden sich in Nüssen und Samen, Vollkorn, kaltgepreßten Nuß- und Pflanzenölen, fettem Fisch, Bohnen und Hülsenfrüchten. Vitamin C ist wichtig für die Haut; es sichert den Aufbau von Collagen und Elastin, die für Spannkraft und Elastizität der Haut verantwortlich sind und der Faltenbildung entgegenwirken. Essen Sie genügend frisches Obst und Gemüse, vor allem schwarze Johannisbeeren, Wasserkresse, Petersilie, Zitrusfrüchte und Blattgemüse, die alle reich an Vitamin C sind. Vitamin A fördert die Schönheit und Geschmeidigkeit der Haut, befreit von Unreinheiten und sichert schnelle Heilung. Es ist in Wasserkresse, Möhren, Petersilie, Löwenzahnblättern und fettem Fisch enthalten. Der Vitamin-B-Komplex gleicht die Hautfunktion aus. Trockene und schuppige Haut sowie rissige Lippen weisen auf einen Vitaminmangel hin.

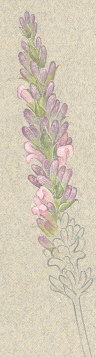

Lavendel
Lavendula officinalis

Die Haut

Die Haut kann eine Vielzahl von Funktionen bestens erfüllen. Sie schützt den Körper vor Infektionen, chemischer Belastung, extremen Temperatur- und Lichteinflüssen und vor Verletzungen. Mit Hilfe antiseptischer Substanzen verhindert sie das Eindringen schädlicher Mikroorganismen. Die Haut beherbergt nützliche Bakterien, die das Wachstum unerwünschter Mikroorganismen verhindern. Ihr Säureschutzmantel ist für die Funktion dieser Verteidigungsmechanismen unabdingbar. Aus diesem Grund ist es wichtig, den pH-Wert der Haut nicht durch übertriebenes Waschen, schwere Cremes, Parfüms, Deodorants oder ähnliche Substanzen zu beeinträchtigen.

Bei Kälte ziehen sich die Blutgefäße der Haut zusammen und halten die Wärme im Körper. Bei Hitze erweitern sich die Blutgefäße, und das Blut tritt an die Körperoberfläche. Auf diese Weise wird Wärme abgegeben und der Körper gekühlt.

Die Haut ist ein wichtiges Ausscheidungsorgan. Sie enthält einige Millionen Schweißdrüsen, über die der Erwachsene täglich etwa 600 ml Flüssigkeit ausscheidet. Bei körperlicher Betätigung oder Hitze kann der Flüssigkeitsverlust die zehnfache Menge überschreiten. Schweiß enthält Wasser, Mineralsalze, stickstoffhaltige Abfallstoffe und andere Toxine; er ähnelt in seiner Zusammensetzung dem Urin. Als Tee verabreicht, fördern schweißtreibende Kräuter wie Kamille, Schafgarbe, Lindenblüte und Katzenminze das Schwitzen, befreien den Körper von Giftstoffen und senken Fieber. Schweiß verbessert die Funktion des Säureschutzmantels, der den Körper umgibt, wehrt schädliche Bakterien ab und erhält das Gleichgewicht von Elektrolyten und Mineralsalzen im Blut. Wenn man nicht für ausreichende körperliche Betätigung sorgt und den Körper nicht regelmäßig zum Schwitzen bringt, müssen die anderen Ausscheidungsorgane – Lungen, Darm und Nieren – mehr Arbeit leisten.

Die Haut ist auch ein Sinnesorgan. Sie ist reichlich mit empfindsamen Nervenenden ausgestattet, die das Gehirn mit Informationen über die Außenwelt – Hitze oder Kälte, Wohlbehagen oder Schmerz – versorgen. Sie ist ein Kontaktpunkt zwischen Innen- und Außenwelt. Aus diesem Grund überrascht es nicht, daß nicht nur der körperliche Mißbrauch der Haut, sondern auch Gefühlsschwankungen zu Hautleiden führen können. Die Haut ist ein Spiegel unseres Innenlebens, sowohl was körperliches Befinden als auch was Gefühle betrifft.

HAUTPFLEGE

Die Oberfläche der Haut muß feucht und sauber sein, um sie vor den schädlichen Einflüssen von Wind, Sonne und Umweltverschmutzung zu schützen. Alle Präparate zur Reinigung und Straffung der Haut sowie zur Versorgung mit Feuchtigkeit und Nährstoffen sollten maßvoll benutzt werden. Die Haut ist ein lebendiges Organ, das atmet und ausscheidet. Das empfindliche Gleichgewicht aus pH-Wert, Feuchtigkeit und Immunität kann durch übertriebenes Reinigen, Straffen oder Befeuchten und damit verbundener Verstopfung der Poren gestört werden.

Die Hautpflegemittel hängen von Hauttyp, Jahreszeit, Gesundheitszustand und Umwelt ab. Man sollte nicht zu lange dasselbe Produkt verwenden, da die Haut mit der Zeit sensibel reagieren könnte. Gehen Sie bei der Hautpflege immer sanft vor. Zerren Sie nicht an der Haut, und reiben Sie nicht zu heftig. Vermeiden Sie extreme Temperaturschwankungen wie Gesichtssaunen oder morgendliche Kaltwasserbäder. Make-up sollte möglichst vermieden werden, da es die Poren verstopft, die Haut austrocknet, den Alterungsprozeß beschleunigt und die Haut stumpf und leblos wirken läßt.

Reinigen

Schmutz und Make-up sollten möglichst einmal täglich abends entfernt werden. Bei ungewöhnlich fettiger Haut kann auch eine zusätzliche Reinigung am Morgen notwendig sein. Reinigungscremes und Lotionen sind Wasser und Seife vorzuziehen, da diese die Haut häufig austrocknen und den pH-Wert schädigen, vor allem wenn die Haut trocken und empfindlich ist. Doch eignen sich unparfümierte Seifen und Regenwasser zum Waschen der meisten Hauttypen.

Verbessern der Spannkraft

Nach der Reinigung sollte man die Spannkraft der Haut durch ein Bad oder Dampfbad verbessern. Eine solche

Behandlung wirkt einer Vergrößerung der Poren entgegen, verhindert übermäßige Fettabsonderung und entfernt die Überreste von Reinigungsmitteln. Präparate zur Verbesserung der Spannkraft werden meist aus adstringierenden Früchten oder Kräutern hergestellt, die eine erfrischende und anregende Wirkung auf die Haut haben.

Versorgen mit Feuchtigkeit

Leichte Öle, Cremes oder Lotionen können regelmäßig angewendet werden, um die Haut vor Wind, Sonne, Zentralheizung und Umweltverschmutzung zu schützen. Schwere Öle und Cremes sollten vermieden werden, da sie die Hautatmung einschränken. Morgens reicht die Behandlung mit einem Feuchtigkeitspräparat. Nachts sollte die Haut Gelegenheit haben, frei zu atmen.

HAUTTYPEN

Die Bestimmung des Hauttyps ist wichtig, um die Schönheitspräparate auf die individuellen Bedürfnisse zuzuschneiden.

Normale Haut

Normale Haut ist weich, glatt, geschmeidig, glänzend und fein. Sie ist meist problemlos und erfordert nur ein Minimum an Pflege. Doch auch normale Haut wird mit zunehmendem Alter trocken und empfindlich.

Trockene Haut

Trockene Haut ist zarter als normale Haut und glänzt weniger. Sie ist dünn, schuppig und neigt zu kleinen Fältchen. Nach der Reinigung entsteht im Gesicht häufig ein Spannungsgefühl, so daß eine Behandlung mit Feuchtigkeitspräparaten wichtig ist. Trockene Haut erfordert sanfte Pflege, milde Reinigung sowie leichte Öle oder Lotionen zur Befeuchtung.
Trockene Haut wird häufig durch die übermäßige Verwendung von Seife, häufige Konfrontation mit starkem Wind sowie die austrocknende Wirkung von Klimaanlagen und Zentralheizung ohne zusätzliche Versorgung mit Feuchtigkeitspräparaten verursacht. Sie kann auch auf Streß, Müdigkeit oder ungesunde Ernährung zurückzuführen sein. Beruhigende und feuchte Kräuter wie Beinwell, Rose und Kamille machen trockene Haut glatt und geschmeidig.

Fettige Haut

Fettige Haut ist meist glänzender, fahler und grober als normale Haut und wird häufig von vergrößerten Poren mit Mitessern und Akne gekennzeichnet. Sie neigt weniger zu Faltenbildung als andere Hauttypen, bleibt länger geschmeidig und ist Wind sowie Sonne gegenüber weniger anfällig.
Fettige Haut ist auf übermäßige Talgabsonderung durch die Talgdrüsen zurückzuführen. Sie kann mit Hormonstörungen, schlechter Ernährung oder Streß zusammenhängen und muß innerlich und äußerlich behandelt werden. Vermeiden Sie fette und gebratene Speisen, Fertiggerichte und Zucker; essen Sie ausreichend frisches Obst und Gemüse. Es empfehlen sich reinigende Kräutertees aus Löwenzahn, frischem Kletten-Labkraut und Boretsch. Die Haut sollte mit Präparaten auf der Basis adstringierender Kräuter behandelt werden, um die Talgabsonderung zu verringern, die Haut zu straffen, Poren zu schließen und die Heilung zu beschleunigen. Zu diesen Kräutern gehören Ringelblume, Zaubernuß, Schafgarbe, Ackerschachtelhalm, Salbei und Holunder.
Fettige Haut erfordert gründlicheres Reinigen als andere Hauttypen, da das Hautfett Schmutz anzieht und einen Nährboden für Akne und Infektionen bildet. Übermäßig heftiges Reinigen regt die Tätigkeit der Talgdrüsen an und fördert die Talgabsonderung noch zusätzlich. Aus diesem Grund muß man bei der Reinigung immer sanft vorgehen.

Mischhaut

Einige Stellen der Gesichtshaut haben normale bis trockene Haut, während andere – vor allem im Nasen-, Mund- und Kinnbereich, wo sich mehr Talgdrüsen befinden – eher fettig sind. Dieser Hauttyp benötigt bestimmte Pflegemittel für die trockenen und normalen Partien und andere Präparate für die fettigen Bereiche. Man kann auch Kräuter verwenden, die sich für alle Hauttypen eignen, wie Kamille, Beinwell, Holunderblüte, Fenchel und Rose. Gurke ist für Mischhaut bestens geeignet.

Empfindliche Haut

Empfindliche Haut ist eher trocken, fein und neigt zu Ausschlägen und allergischen Reaktionen. Sie kann geplatzte Äderchen und rote, entzündete Stellen aufweisen. Dieser Hauttyp erfordert sanfte Pflege. Zur Reinigung und Befeuchtung verwendet man leichte Lotionen. Milde Mittel zur Hautstraffung wirken beruhigend und heilend. Es eignen sich Kamille, Huflattich, Rose, Fenchel, Beinwell, Holunderblüte und Boretsch. Gurke wirkt ebenfalls beruhigend sowie heilend und stellt den Säureschutzmantel der Haut wieder her.

Reife Haut

Mit zunehmendem Alter büßt die Haut ihre Spannkraft und die Fähigkeit, Wasser zu speichern, ein und neigt eher zum Austrocknen. Dieser Vorgang wird durch ungesunde Ernährung und Lebensweise, Streß, Umweltverschmutzung, Zentralheizung, heftige Mimik sowie Feuchtigkeitsmangel noch verstärkt. Die Ernährung sollte reich an Proteinen und den Vitaminen A, B, C und E sein, die die Bausteine für die Hautzellen liefern und damit den Grundstock für Regeneration schaffen.
Durch richtige Reinigung, Pflege und Ernährung bewahrt reife Haut ihren gesunden Glanz. Es empfehlen sich Beinwell, Eibisch, Rose, Fenchel, Holunderblüte und Kamille. Gurke sowie Vitamin E im Weizenkeimöl sind hilfreich. Die Haut sollte regelmäßig mit Apfelessig, Zitronensaft und Gurke behandelt werden. Die tägliche Einnahme von Bierhefe verhindert vorzeitiges Altern der Haut. Antioxidantien wie Vitamin C und E beugen einer frühzeitigen Hautalterung ebenfalls vor, sie sollten über die Nahrung reichlich zugeführt werden.

REZEPTE FÜR DIE HERSTELLUNG VON HAUTPFLEGEMITTELN

Wenn Sie sich für ein Rezept entschieden haben, bereiten Sie das Pflegemittel zunächst in kleinen Mengen zu und probieren es aus, denn jede Haut reagiert unterschiedlich. Größere Mengen müssen im Kühlschrank aufbewahrt werden, wo sich einige Mittel je nach der Zusammensetzung – mehrere Wochen oder Monate lang halten. Bei der Herstellung sollte immer destilliertes Wasser verwendet werden.

Müssen die Zutaten bei der Zubereitung erwärmt werden, erhitzt man die Schale oder das Glas mit der Mischung langsam im Wasserbad. Sie können frische oder getrocknete Kräuter verwenden, bei frischen Kräutern benötigt man allerdings die doppelte Menge, um die enthaltene Flüssigkeit auszugleichen. Versehen Sie das Mittel mit Namen und Datum, und notieren Sie sich jedes Rezept und Ihre Reaktion auf die Mischung.

Um einer bakteriellen Verschmutzung vorzubeugen, müssen die Hände bei der Zubereitung der Rezepturen sauber sein. Dies gilt auch für das Eintauchen der Finger in Cremes oder Lotionen.

Reinigungsmittel

Lotionen mit sauberen Fingern oder Watte auf die Haut auftragen und vorsichtig einmassieren, um Schmutz und Make-up zu entfernen. Nicht an der Haut zerren und mit sanften Aufwärtsbewegungen über das Gesicht streichen. Das Reinigungsmittel mit einem weichen Tuch oder Wasser entfernen oder mit einem lauwarmen Kräuteraufguß abwaschen.

FÜR FETTIGE HAUT

Als einfaches Reinigungsmittel eignet sich ein handwarmer Aufguß aus Holunderblüten, Schafgarbe, Salbei, Frauenmantel, Ringelblume oder Kamille. Auch Rosenwasser ist hilfreich. Gurke ist ein ideales Reinigungsmittel bei fettiger Haut, dafür etwas Gurkenpüree mit 300 ml Milch mischen. Die Mischung hält sich im Kühlschrank bis zu 3 Tage. Vor Gebrauch schütteln. Man kann auch 1/2 Gurke hobeln, 3 Minuten in 300 ml Milch kochen, abkühlen lassen, absieben und in eine Flasche abfüllen. Diese Lotion hält sich 1 Woche.

Fenchel entfernt Schmutz und Unreinheiten bei fettiger Haut. Kleie, Hafermehl und Weizenmehl können täglich zur Entfernung von überschüssigem Hautfett verwendet werden. Eine kleine Handvoll feines Hafermehl mit etwas Wasser, Milch oder Buttermilch mischen. Das Gesicht vorsichtig mit dieser Paste waschen. Diese Behandlung beugt der Entstehung von Mitessern vor.

Reinigungsmittel aus Mandelmilch

- 2 Teelöffel geriebene Mandeln
- 150 ml Rosenwasser

Die Zutaten 2 Minuten verquirlen, abseihen und in eine Flasche füllen.

Reinigungsmittel aus Buttermilch und Fenchel

- 125 ml Buttermilch
- 2 Teelöffel Fenchelsamen

Milch und Fenchelsamen 30 Minuten langsam erhitzen, abkühlen und 2 Stunden ziehen lassen, abseihen und in eine Flasche füllen. Im Kühlschrank bis zu 1 Woche haltbar.

FÜR TROCKENE UND NORMALE HAUT

Mandelöl reinigt und versorgt die Haut mit Nährstoffen. Es eignet sich bestens zum Entfernen von Schmutz und Make-up. Überschüssiges Öl entfernt man mit einem handwarmen Aufguß aus Holunderblüten oder Kamille.

Reinigungscreme mit Orangenblüten

- 25 ml Sojaöl
- 25 ml Mandelöl
- 25 g Kakaobutter
- 1 Teelöffel (15 g) Bienenwachs
- 25 ml Orangenblütenwasser
- 5 Tropfen ätherisches Neroliöl

Soja- und Mandelöl vermischen und erwärmen. Die Kakaobutter separat schmelzen, in die Öle einrühren. Das Bienenwachs schmelzen und unter die Ölmischung mengen, das Orangenblütenwasser zugeben. Die Masse eindicken und abkühlen lassen, zwischendurch das ätherische Öl einrühren. Die Creme mit einem Löffel in Behälter füllen. Neroli (Bitterorange) stimuliert die Bildung neuer Hautzellen.

Reinigungscreme aus Glycerin und Rosenwasser

- 4 Teelöffel (60 ml) Lanolin
- 50 ml Mandelöl
- 1 Teelöffel (15 ml) Glycerin
- 3 Teelöffel (45 ml) Rosenwasser
- 6 Tropfen ätherisches Rosenöl

Das Lanolin in einem Topf schmelzen; Mandelöl und Glycerin in einem anderen Topf bei gleicher Temperatur erhitzen. Beides unter langsamem Rühren vermischen. Das Rosenwasser langsam zugeben, abkühlen lassen und das Rosenöl einrühren.

FÜR TROCKENE HAUT

Aprikosenöl enthält Nährstoffe und Feuchtigkeit. Es eignet sich bestens als Reinigungsmittel. Überschüssiges Öl wird mit einem handwarmen Aufguß aus Kamille oder Holunderblüten abgewaschen. Zitronen verbessern den Säureschutzmantel der Haut.

Reinigungsmilch mit Kamillenblüten

- 125 ml Vollmilch
- 2 Teelöffel (30 ml) Kamillenblüten

Milch und Blüten 1/2 Stunde vorsichtig erhitzen, nicht kochen. Dann abkühlen lassen, abseihen, im Kühlschrank aufbewahren und innerhalb 1 Woche verbrauchen.

Reinigungsmilch mit Zitrone und Joghurt

- 1/2 kleiner Becher Naturjoghurt
- 1/2 Eßlöffel (7,5 ml) Zitronensaft
- 1 Eßlöffel (15 ml) Saflor- oder Mandelöl

Die Zutaten vermischen und innerhalb von 3 Tagen verbrauchen.

Rose

Rosa-Arten

VERWENDETE TEILE: Hagebutten, Blätter, Blüten.

ENTHÄLT: Vitamine C, B, E und K, Gerbsäuren, Pektin, Karotin, Fruchtsäuren, fettes Öl, Nicotinamid.

WIRKUNG: Entspannend, nährstoffreich, leicht abführend und harntreibend, adstringierend, kühlend, entgiftend, entstauend, Nervenmittel.

Die Heilkraft der wohlriechenden Rose findet vielfältige Anwendung. Blätter und Blüten haben ein kühlende Wirkung und können bei Fieber als Tee verabreicht werden. Sie befreien den Körper von Giftstoffen und Hitze, wenn diese Ausschlag und Entzündung verursachen. Die Rose stärkt das Immunsystem; ihre reinigende Wirkung senkt die Infektionsneigung. Ein Aufguß aus Rosenblättern lindert die Symptome von Erkältung und Grippe, hilft bei Halsschmerzen, Schnupfen und Verstopfung der Atemwege. Ein Aufguß oder Sirup der Blütenblätter oder Hagebutten unterstützt die Lungen im Kampf gegen Infektionen und wird Menschen empfohlen, die unter Brustbeschwerden leiden. Rosen bekämpfen auch Infektionen im Verdauungstrakt und stellen die normale Bakterienbesiedelung des Darms wieder her. Rosenblüten und -samen haben harntreibende Wirkung, helfen bei Wasseransammlung und beschleunigen die Ausscheidung von Schlackenstoffen über die Nieren. Rosenblätter lösen Stauungen in den weiblichen Fortpflanzungsorganen. Sie lindern Uterusbeschwerden, die Schmerzen und starke Periodenblutungen verursachen, helfen bei unregelmäßiger Blutung sowie Unfruchtbarkeit und fördern die Libido. Der Aufguß ergibt ein nützliches adstringierendes Heilmittel bei Durchfall, Dünndarmentzündung und Ruhr. Ein Tee aus Rosenblättern eignet sich als Leberarznei, fördert den Gallenfluß, stimuliert und reinigt Leber und Gallenblase und lindert Probleme wie Kopfschmerzen und Verstopfung, die durch Leberträgheit verursacht werden. Hagebutten und Blüten heben die Stimmung, stärken das Nervensystem, lindern Schlafstörungen, helfen, Depressionen zu überwinden, und vertreiben Müdigkeit sowie Reizbarkeit.

⇨ Während der Schwangerschaft meiden.

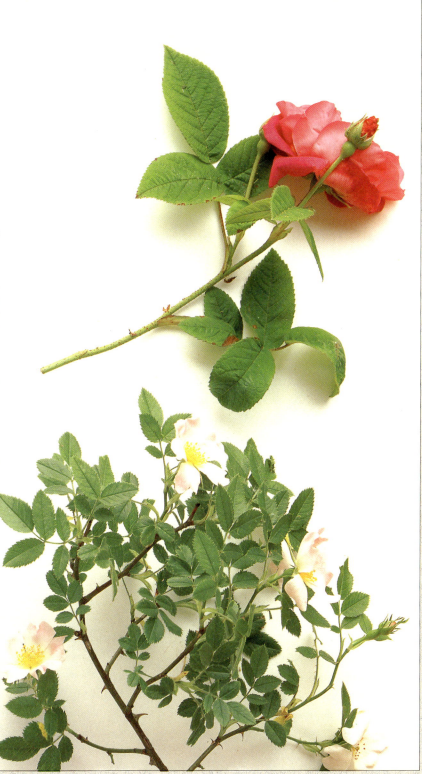

Für alle Hauttypen

Buttermilch ist ein ausgezeichnetes Reinigungsmittel und kann mit dem Saft oder Püree von Zitronen, Erdbeeren, Tomaten, Honig oder geschlagenem Eiweiß vermischt werden.

Reinigungsmittel mit Olivenöl

- 2 Teelöffel Olivenöl
- 1 Teelöffel Honig

Vermischen und auftragen; mit einem handwarmen Aufguß aus Kamille oder Holunderblüten abwaschen.

Reinigungslotion mit Salbei

- 1 Teelöffel Olivenöl
- 1 Teelöffel Honig
- 2 Tropfen Apfelessig
- 2 Teelöffel Salbeiaufguß

Öl und Honig gemeinsam erwärmen. Den warmen Salbeiaufguß und den Essig zugeben; gut umrühren.

Mittel zum Erfrischen und zur Verbesserung der Spannkraft

Rosen-, Holunderblüten- und Lavendelwasser sind wirkungsvolle Lotionen. Alle sind in der Apotheke oder bei den Herstellern natürlicher Schönheitspflegemittel erhältlich.

Gurkensaft

Eine Gurke (möglichst aus organischem Anbau) waschen und entsaften. Das Gesicht mit dem Saft einreiben und trocknen lassen.

Schachtelhalmlösung

- 1 Eßlöffel Hafermehl
- 2 Eßlöffel (30 ml) Schachtelhalmaufguß

Das Hafermehl in 200 ml Wasser 5 Minuten köcheln lassen. Abseihen und das Wasser als Schleimsuppe verwenden. 1 Teelöffel des gequollenen Hafermehls mit dem Schachtelhalmaufguß vermischen und in eine Flasche abfüllen, 2 bis 4 Tage kühl stellen. Auf Gesicht und Hals auftragen und 10 bis 15 Minuten einwirken lassen. Mit lauwarmem Wasser oder Rosenwasser abwaschen, trockentupfen.

Lotion aus Rosenwasser und Zaubernuß

- 4 Eßlöffel (60 ml) Zitronensaft
- 4 Eßlöffel (60 ml) Zaubernuß
- 4 Eßlöffel (60 ml) Rosenwasser
- 3 Tropfen ätherisches Lavendelöl

Alle Zutaten mischen und in eine Flasche abfüllen. Vor Gebrauch schütteln. Diese Lotion verbessert den Säureschutzmantel der Haut, schließt die Poren, strafft und erfrischt die Haut.

Manche Kräuter können als lauwarmer Aufguß zur Hauterfrischung verwendet werden. Dazu gehören Kamille, Schafgarbe, Salbei, Minze, Frauenmantel, Holunderblüten und Fenchel. Der Zusatz von 1 bis 2 Tropfen Benzoëtinktur pro 200 ml Aufguß erhöht die Haltbarkeit der Lotion.

Gesichtsmasken

Bei normaler oder trockener Haut, die regelmäßig gereinigt und gekräftigt wird, benötigen Sie nur ab und zu eine Gesichtsmaske zur gründlicheren Reinigung und Straffung. Bei fettiger Haut empfiehlt sich wöchentlich eine Gesichtsmaske, um die Haut zu stärken. Dies gilt besonders nach einem Dampfbad.
Nach Auswahl und Zubereitung der Rezeptur verteilt man die Mischung gleichmäßig auf die saubere Haut, wobei empfindliche Bereiche um Augen und Lippen ausgespart bleiben. Dann legt man sich hin, entspannt sich und läßt die Maske 10 Minuten antrocknen. Anschließend wäscht man die Mischung mit lauwarmem Wasser ab und setzt Stärkungs- oder Erfrischungsmittel ein, um die tonische Wirkung zu unterstützen. Kräuteraufgüsse für den entsprechenden Hauttyp können zusammen mit Bleicherde zu »Schlamm«-Packungen verarbeitet werden.

Für alle Hauttypen

Gesichtsmaske aus Eigelb und Zitrone

- ½ Zitrone
- 1 Eigelb

Die halbierte Zitrone so weit aushöhlen, daß das Eigelb Platz hat. Das intakte Eigelb über Nacht in der Zitrone lassen. Gesicht und Nacken mit dem Eigelb bestreichen, das etwas von dem Öl der Zitrone aufgenommen hat. 10 bis 15 Minuten einwirken lassen. Abwaschen. Diese Kombination reinigt, nährt und stärkt die Haut.

Gesichtsmaske mit Beinwell

- ½ Teelöffel Pfeilwurzmehl
- 4 Eßlöffel (60 ml) Aufguß aus Beinwellblättern
- 2 Teelöffel (10 ml) Aprikosenöl

Das Pfeilwurzmehl mit dem warmen Beinwellaufguß mischen und in einer Schale oder einem Glas im Wasserbad erhitzen, bis die Mischung leicht eindickt. Vom Herd nehmen, das Öl zugeben und gut schütteln; abkühlen lassen. Auf Gesicht und Nacken verteilen.

Für empfindliche Haut

Gesichtsmaske mit Kamille und Honig

- 2 Eßlöffel gemahlene Kleie
- 3 Eßlöffel (45 ml) Kamillenaufguß
- 1 Teelöffel (5 ml) flüssiger Honig

Zutaten mischen und auftragen. Nach 10 Minuten mit Kamillenaufguß abwaschen.

Gesichtsmaske mit Eibisch

- 2 Eßlöffel (30 ml) starker Absud aus Eibischwurzeln
- 2 Eßlöffel Naturjoghurt
- Feines Hafermehl

Absud und Joghurt mischen. Hafermehl einrühren, bis eine Paste entsteht. Auftragen.

Die Haut 255

FÜR FETTIGE HAUT

Gesichtsmaske mit Eiweiß und Zitrone

- 1 Eiweiß
- 1/2 Teelöffel Honig
- 1 Teelöffel Zitronensaft

Das Eiweiß steif schlagen, Honig und Zitronensaft zugeben.

Gesichtsmaske mit Bierhefe und Zaubernuß

- 120 g Bierhefe
- 1 Eßlöffel (15 ml) Zaubernuß
- 2 bis 3 Tropfen Pfefferminzöl

Zu einer Paste vermischen und auftragen.

Gesichtsmaske mit Erdbeeren

- 120 g zerdrückte frische Erdbeeren
- 2 Eßlöffel (30 ml) Milchpulver
- 1 Eßlöffel (15 ml) Zitronensaft

Vermischen und auftragen. Mit etwas Zitronensaft oder Apfelessig, in warmes Wasser gegeben, abwaschen.

FÜR TROCKENE HAUT

Gesichtsmaske mit Bierhefe und Beinwell

- 1 Teelöffel flüssiger Honig
- 1 Teelöffel Bierhefe
- 1 Teelöffel Naturjoghurt
- 3 Teelöffel (15 ml) starker Aufguß aus Beinwellblättern
- 1 Teelöffel Avocado- oder Olivenöl

Honig und Bierhefe mischen. Joghurt und Beinwell zufügen und rühren, bis eine Paste entsteht. Das Gesicht mit dem Öl abtupfen und die Paste auftragen.

Gesichtsmaske mit Eigelb und Olivenöl

- 1 Eigelb
- 1 Teelöffel Olivenöl

Zutaten vermischen und auftragen.

Gesichtsmaske mit Pfirsich und Sahne

- 1 bis 2 reife Pfirsiche
- Geschlagene Sahne

Die Pfirsiche zerdrücken und mit so viel Schlagsahne mischen, bis eine Paste entsteht.

Feuchtigkeitsspendende Pflegemittel

Einfache Feuchtigkeitsspender können aus dem Öl von Avocado, Weizenkeimen, Mandeln, Färberdistel, Aprikose, Sonnenblumen und Oliven hergestellt werden. All diese Substanzen versorgen die Haut mit Feuchtigkeit.

Das Öl sanft auf der Haut verteilen, einige Minuten einwirken lassen und überschüssiges Öl entfernen. Eigelb, Sahne, Melonensaft, Bierhefe, Buttermilch, Honig, Hafermehl, feingemahlene Mandeln und Pfirsichsaft sind ebenfalls geeignete Feuchtigkeitsspender.

FÜR TROCKENE UND NORMALE HAUT

Feuchtigkeitsspender mit Rose

- 1 Teelöffel Bienenwachs
- 1 Teelöffel Lanolin
- 1 Eßlöffel (15 ml) Mandelöl
- 1/2 Teelöffel (2,5 ml) Weizenkeimöl
- 3 Eßlöffel (45 ml) Rosenwasser
- 6 Tropfen ätherisches Rosen- oder Rosenpelargonienöl

Bienenwachs und Lanolin unter Rühren schmelzen. Die Öle erwärmen und allmählich mit der Wachsmischung ver-

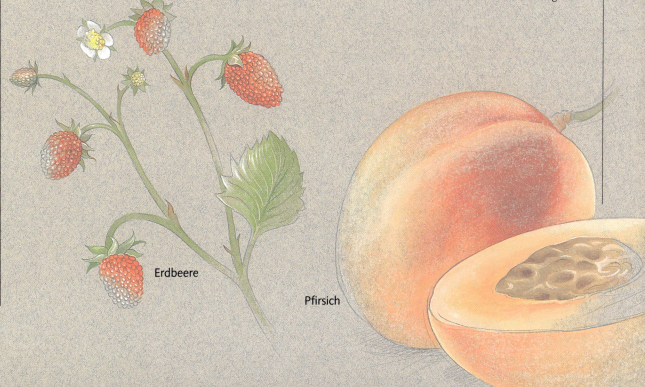

Erdbeere

Pfirsich

mengen. Langsam das warme Rosenwasser einrühren. Während die Mischung abkühlt und eindickt, das Rosenpelargonienöl einrühren. Mit einem Löffel in Gläser füllen.

Lotion aus Holunderblüten und Buttermilch

- 4 Eßlöffel (60 ml) Buttermilch
- 2 Teelöffel Holunderblütenaufguß
- 1 Teelöffel Aprikosenöl
- 2 Teelöffel Mandelöl

Zutaten in einem Glas mischen. Zuschrauben und gut schütteln.

Feuchtigkeitsspender mit Avocado

- 1 reife Avocado
- 1 Teelöffel Honig
- ½ Teelöffel Zitronensaft
- Naturjoghurt

Die entsteinte Avocado zusammen mit Honig, Zitronensaft und so viel Joghurt im Mixer verarbeitet, bis eine feste Creme ensteht. ½ Stunde kühl stellen. Auf Gesicht und Hals verteilen, einige Stunden einwirken lassen und dann abwaschen.

FÜR ALLE HAUTTYPEN

Lotion aus Buttermilch und Ringelblume

- 2 Teelöffel (10 ml) Buttermilch
- 2 Teelöffel Aprikosenöl
- ½ Teelöffel (2,5 ml) Mandelöl
- 1 Teelöffel Ringelblumenaufguß (eintauchen, bis erkaltet)

Zutaten in ein Glas geben, zuschrauben und gut schütteln.

Lotion aus Zaubernuß und Rose

- 1 Teelöffel (5 ml) Mandelöl
- 1 Teelöffel Rosenwasser
- 1 ½ Teelöffel (7,5 ml) Zaubernuß
- 1 Teelöffel Honig

Die Zutaten erwärmen und in ein Glas geben, zuschrauben und gut schütteln.

Lotion aus Holunderblüten und Gurke

- 2 Eßlöffel (30 ml) Mandelmilch
- 1 Teelöffel (5 ml) Mandelöl
- 1 Teelöffel Gurkensaft
- 1 Tropfen Benzoëtinktur

Die Zutaten in ein Glas geben, zuschrauben und gut schütteln.

FÜR FETTIGE HAUT

Feuchtigkeitsspender mit Avocado und Brennessel

- 1 Teelöffel Bienenwachs
- 2 Teelöffel emulgierendes Wachs
- 4 Teelöffel (20 ml) Avocadoöl
- 2 Eßlöffel (30 ml) starker Brennesselaufguß
- 4 Tropfen ätherisches Zedernholzöl

Die Wachse zusammenschmelzen, das Avocadoöl erwärmen und unterrühren. Aufguß zugeben. Abkühlen lassen und das ätherische Öl unterziehen.

Feuchtigkeitsspender mit Zaubernuß und Buttermilch

- 4 Eßlöffel (60 ml) Buttermilch
- 2 Teelöffel (10 ml) Zaubernuß
- 1 Teelöffel (5 ml) Aprikosenöl
- 2 Teelöffel Mandelöl

Die Zutaten in ein Glas geben, zuschrauben und gut schütteln.

Pflegemittel bei Akne und Hautunreinheiten

Man kann Hautunreinheiten beseitigen, indem man das Gesicht mit grobem Hafermehl wäscht oder eine Mischung aus Buttermilch und Hafermehl zur Reinigung verwendet. Durch die Erhaltung des Säuregleichgewichts der Haut kann Akne verringert werden. Die Haut sollte regelmäßig mit einer Lotion aus 1 Teelöffel Apfelessig und 2 Eßlöffel destilliertem Wasser gewaschen werden.

KOMPRESSEN

Watte in einen warmen Aufguß solcher Kräuter tauchen, die bei fettiger Haut empfohlen werden (siehe Seite 251). Auch Kamille, Klette oder Beinwell sind geeignet. Die getränkte Watte bis zu 15 Minuten auf das Gesicht drücken. Rizinusöl und Honig lassen Unreinheiten reifen. Die betroffenen Stellen morgens und abends mit einem der beiden Mittel betupfen. Dem warmen Honig etwas Weizenkeimöl zusetzen, um die ziehenden Eigenschaften zu verstärken, und auf dem Gesicht verteilen. Etwa 15 Minuten einwirken lassen und dabei entspannen. Mit lauwarmem Wasser abspülen. Zitronensaft mit Rosenwasser und Holunderblütenwasser zu gleichen Teilen kann ebenfalls zur Hautreinigung verwendet werden. Die antiseptischen und adstringierenden Eigenschaften verhindern Mitesser und Akne. Eiweiß und Zitronensaft beugen ebenfalls der Bildung von Mitessern vor und straffen fettige Haut. ½ Zitrone entsaften, Eiweiß steif schlagen, die beide Zutaten zusammen in einer Schale erhitzen, bis sie eindicken. Die Mischung im Kühlschrank aufbewahren.

Innerlich entgiftende Kräutertees reinigen den Körper von Schlacken und Toxinen, sie reinigen auf diese Weise die Haut. Kletten-Labkraut, Löwenzahnwurzel, die Wurzel des Krausen Ampfer, Roter Klee und Boretsch können 2- bis 3mal täglich als Tee, einzeln oder in schmackhaften Kombinationen, verwendet werden. Der Geschmack kann nach Belieben mit etwas Pfefferminze verbessert werden.

DAMPFBÄDER FÜR DAS GESICHT

Diese Behandlung reinigt fettige Haut, die zu Mitessern und Akne neigt. Sie sollte am besten 1mal in der Woche durchgeführt werden. Ist bei geplatzten Äderchen, schweren Hautleiden und bei Neigung zu Hitzewallungen nicht geeignet.

Es eignen sich folgende Kräuter, einzeln oder in Kombination verwendet:

Beinwell	Fenchel
Thymian	Rosmarin
Salbei	Lavendel
Kamille	Boretsch
Schafgarbe	Brennessel
Ringelblume	
Schwarzer Holunder	

Schwarzer Holunder

Sambucus nigra

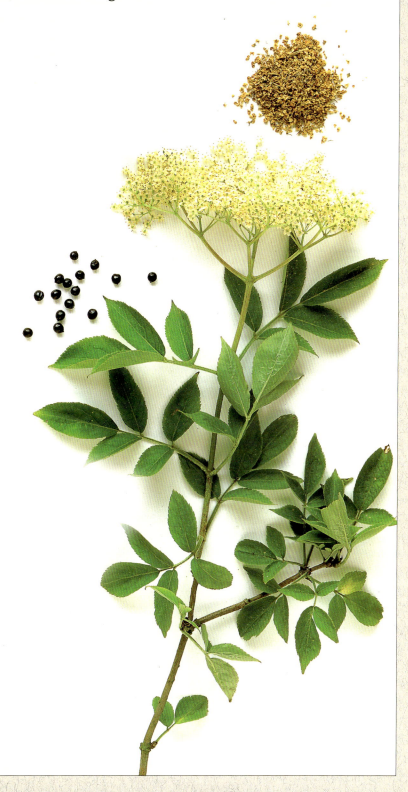

Auch bekannt als: Holler, Elderbaum, Schwitztee.

Verwendete Teile: Blüten.

Enthält: Ätherisches Öl (einschließlich Palmitin-, Linol- und Linolensäure), Triterpene, Flavonoide (einschließlich Rutin), Pektin, Schleim, Zucker.

Wirkung: Schweißtreibend, adstringierend, entstauend, krampflösend, entgiftend, harntreibend, entspannend.

Ein heißer Aufguß aus Holunderblüten ergibt ein wundervolles Heilmittel bei einsetzender Infektion der oberen Atemwege – Erkältung, Mandelentzündung, Kehlkopfentzündung und Grippe. Bei den ersten Anzeichen von Unwohlsein, Gliederschmerzen, Halsweh, Schüttelfrost, Ruhelosigkeit und Fieber regt Holunder die Verdauung an, wirkt schweißtreibend, reinigt den Organismus durch Ausscheidung der Giftstoffe über die Hautporen und bekämpft auf diese Weise Fieber und Infektion. Die Pflanze empfiehlt sich auch bei Infektionskrankheiten mit Hautausschlag wie Masern und Windpocken. Sie treibt den Ausschlag aus und beschleunigt die Heilung. Holunderblüten haben eine entstauende Wirkung; sie verringern und lösen Schleim. Ein heißer Aufguß (zusammen mit Schafgarbe und Pfefferminze) ist ein ideales Heilmittel bei Erkältung, Katarrh, Nebenhöhlenentzündung, Heuschnupfen und Bronchialleiden wie Katarrh und Asthma. Die entspannende Wirkung der Holunderblüten ist bei Asthma hilfreich und lindert Bronchospasmen (Krämpfe der Bronchialmuskeln) sowie Verschleimung.

Holunderblüten fördern die Nierentätigkeit und wirken entstauend. Sie verringern die Wasseransammlung im Körper, scheiden Toxine aus und befreien den Körper über die Harnwege von Hitze. Sie werden bei Rheumatismus, Gicht und Arthritis eingesetzt. Holunder wird schon seit langem zur Entspannung und Beruhigung der Nerven eingesetzt. Er lindert Angst und Depression. Abends verabreicht, sorgt ein heißer Aufguß für ruhigen Schlaf. Er ist besonders hilfreich, wenn Kinder auf Grund von Infektionskrankheiten unruhig und ruhelos sind.

Als Aufguß oder Salbe werden Holunderblüten bei Schnittverletzungen, Wunden, Frostbeulen, Ausschlägen, Sonnenbrand und Hautreizungen äußerlich aufgetragen.

Kräuter für die Schönheit

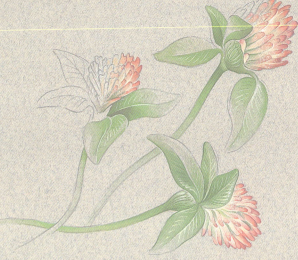

Roter Klee
Trifolium pratense

2 Handvoll frische Kräuter oder 2 Teelöffel getrocknete Kräuter in eine Schale geben. Das Haar zurückbinden, Gesicht waschen, Make-up entfernen. Die Kräuter in einer Schüssel mit heißem Wasser übergießen und sich darüberbeugen, den Kopf mit einem Handtuch bedecken, um das Entweichen des Dampfes zu verhindern. Das Gesicht 5 bis 10 Minuten dem Dampf aussetzen, dann reife Mitesser oder Pickel mit einem sauberen Taschentuch ausdrücken und mit etwas Zaubernuß- oder Ringelblumentinktur betupfen. Nach dem Dampfbad eine adstringierende Kaltwasserlotion auftragen, um die Poren zu schließen.

Pflegemittel für Falten

Im Laufe der Zeit entwickelt jeder Mensch Falten; Lachfalten sind nett und anziehend; sie geben dem Gesicht Ausdruckskraft. Durch Erhaltung der natürlichen Spannkraft der Haut (siehe Seite 254) und Zufuhr von Nährstoffen kann man vorzeitiger Faltenbildung entgegenwirken.

Avocadocreme als Nährstofflieferant für die Haut

- 2 Eier
- 1 Teelöffel (5ml) Glycerin
- 1/2 Teelöffel (2,5 ml) Zitronensaft Avocadoöl
- 1 Prise Meersalz
- 1/8 Teelöffel Apfelessig
- 2 Eßlöffel (30 ml) Rosenwasser
- 400 Internationale Einheiten Vitamin-E-Kapseln
- 3 Eigelb

Die ganzen Eier, Glycerin und Zitronensaft mischen. Tropfenweise so viel Avocadoöl zufügen, bis die Mischung eindickt. Salz und Essig zugeben. Wenn die Mischung cremig ist, Rosenwasser, Vitamin E und die verschlagenen Eigelbe untermischen. In ein Glas abfüllen und im Kühlschrank aufbewahren.
Um die zarte Haut um die Augen zu schützen und der Faltenbildung entgegenzuwirken, entfernt man Schmutz und Make-up mit Avocadoöl, wobei die Bewegungen von der Nase zu den Ohren verlaufen. Roh geriebene Kartoffeln oder Waldlilie, vermischt mit etwas Schlagsahne, bilden eine gute Gesichtsmaske gegen Falten. Brennesseln sind ein geeignetes Kräftigungsmittel: 250 g Brennesselspitzen mit 300 ml kochendem Wasser übergießen und 20 Minuten ziehen lassen, nach dem Abkühlen abseihen. 1 Teelöffel Zaubernuß oder Rosenwasser zusetzen und auf dem Gesicht verteilen. Trocknen lassen.

Nährstoffreiche Hafercreme

- 2 Eigelb
- 1 Eßlöffel Honig
- 200 ml Lanolin
- 90 g feines Hafermehl
- Saft von 1/2 Zitrone
- Einige Tropfen Benzoëtinktur

Eigelb, Honig, Lanolin und Hafermehl mischen, Zitronensaft und Benzoëtinktur unterziehen. Die Creme leicht einmassieren und 15 Minuten einwirken lassen. Mit warmem Wasser abwaschen. Benzoë erhöht die Haltbarkeit der Creme.

Präparate zum Schutz vor Sonne und Wind

Etwas Sonne und frische Luft fördern die Durchblutung der Haut und sichern die Herstellung von Vitamin D. Wird die Haut im Übermaß Sonne und Wind ausgesetzt, kann sie vorzeitig altern, da die Elemente der Haut ihre natürliche Feuchtigkeit entziehen. Tragen Sie in der Sonne immer einen Hut, der das Gesicht beschattet und verhindert, daß sich durch Blinzeln um die Augen Krähenfüße entwickeln. Geben Sie vor dem Herausgehen Mandelöl auf das Gesicht, um die Haut glatt und geschmeidig zu halten, und zum Schutz eine Schicht Aprikosen-, Oliven- oder Kokosnußöl. Buttermilch oder ein Aufguß aus Schwarzem Holunder schützt ebenfalls. Gurkensaft schützt vor Sonneneinstrahlung.

Sonnenmilch mit Gurke

- 1 kleine Gurke
- 1/2 Teelöffel Glycerin
- 1/2 Teelöffel Rosenwasser

Gurke schälen und hobeln, den Saft auspressen und mit Glycerin und Rosenwasser vermischen.

Oliven- und Kokosnußöl absorbieren ultraviolette Strahlen. Sesamöl schirmt die Sonnenstrahlen ab und eignet sich für empfindliche Haut, die zu Sonnenbrand neigt. Man vermengt gleiche Teile dieser Öle und trägt die Mischung großzügig auf. Diese Öle haben den Vorteil, beim Schwimmen nicht sofort abgewaschen zu werden.
Auch einige Tropfen ätherisches Lavendelöl schützen vor Sonnenbrand und beschleunigen die Heilung der Haut bei leichtem Sonnenbrand. Sonnenbäder sollten sich auf kurze Zeiträume beschränken. Wird die Haut übermäßig der Sonne ausgesetzt, kann dies nicht nur zu schuppiger Haut und Falten, sondern auch zu Hautkrebs führen. Außerdem entzieht starke Sonneneinstrahlung dem Körper Vitamin B. Bei Menschen, die zu Sonnenbrand neigen, hilft die zusätzliche Gabe von Vitamin-B-Präparaten und para-Aminobenzoësäure.

Präparate bei Sonnenbrand und Windschäden

Die betroffenen Stellen großzügig mit Gurkensaft behandeln, um die Haut zu kühlen und zu beruhigen. Ein Aufguß aus Lavendel, Brennesseln, Schwarzem Holunder oder Kamille in Wasser oder Milch wirkt ebenfalls lindernd und heilend. Kartoffelsaft oder roh geriebene Kartoffel, gewöhnlicher schwarzer Tee, destillierte Zaubernuß, 1 Teelöffel Apfelessig auf 30 ml Wasser oder eine Mischung aus Olivenöl und Glycerin hat eine beruhigende und kühlende Wirkung.

Lavendelöl zur Linderung von Sonnenbrand

- 6 Teelöffel (30 ml) Olivenöl
- 4 Eßlöffel (60 ml) Apfelessig
- ½ Teelöffel Jodtinktur
- 10 bis 15 Tropfen ätherisches Lavendelöl

Die Zutaten mischen und in einer Flasche mit Schraubverschluß aufbewahren. Großzügig auftragen, um die Haut zu beruhigen und die Heilung zu fördern.

AUGENPFLEGE

Eine gesunde Ernährung mit ausreichend Vitamin A, C und B hält die Augen gesund und glänzend. Die Augen spiegeln die körperliche und gefühlsmäßige Gesundheit wider. Bei Müdigkeit und Erschöpfung sind sie gerötet und stumpf. Bei Leberstörungen können sie leicht gelblich gefärbt sein.
Bei der Herstellung von Pflegemitteln für die Augen müssen alle verwendeten Geräte steril sein. Bei der Zubereitung von Augenbädern darf nur ein frischer Kräuterabsud – kein Aufguß – verwendet werden, um zu verhindern, daß diese empfindlichen Organe von Infektionen befallen werden. Die Kräuter sollten etwa 20 Minuten köcheln.

BEHANDLUNG GESCHWOLLENER AUGEN

Schwellungen unter den Augen werden durch Wasseransammlung oder Verlust der Spannkraft verursacht. Milde harntreibende Kräuter wie Kletten-Labkraut, Brennesseln, Mais, Löwenzahnblätter oder Klette entwässern den Körper. Wer Zeit hat, sollte sich hinlegen, einen Wattebausch mit destillierter Zaubernuß, Ringelblume, Holunderblüten oder Indischem Tee tränken und auf die Augen geben. 10 bis 15 Minuten entspannen.
Tees aus Kamille, Huflattich, Hirtentäschel oder Eichenrinde haben ebenfalls eine abschwellende Wirkung.

BEHANDLUNG GEREIZTER, ENTZÜNDETER UND MÜDER AUGEN

Schnelle Linderung bei gereizten, entzündeten und müden Augen bringen Gurkenscheiben, die 10 Minuten auf die Augen gelegt werden. Gurke stärkt die Augenmembran, kühlt und beruhigt bei Entzündungen. Ein Kräuteraufguß kann als Lotion um die Augen verwendet oder in einem Wattebausch auf die Augenlider gelegt werden.
Ein Absud eignet sich für Augenbäder. Doch sollte für jedes Auge ein frisches Bad verwendet werden. Kamille, Ringelblume, Schwarzer Holunder und Augentrost beruhigen gereizte Augen und lindern Entzündungen. Dank ihrer antiseptischen Eigenschaften verringern sie Rötung auf Grund von Infektionen wie Bindehaut- oder Lidrandentzündung. Auch Ackerschachtelhalm, Himbeerblätter, Fenchel und Rosmarin sind zu empfehlen.

LIPPENPFLEGE

Wie das übrige Gesicht müssen auch die Lippen vor Wind, Sonne und Umweltverschmutzung geschützt werden. Bei starken Temperaturschwankungen sowie Austrocknung durch Wind und Sonne können sie aufspringen, sich röten und entzünden, sich schälen oder rissig werden. Dies ist vor allem dann der Fall, wenn die Ernährung nicht ausreichend Vitamin B enthält. Die regelmäßige Verwendung natürlicher Pflegemittel schützt die Lippen und macht sie weich und zart.

Lippenbalsam mit Honig

- 1 Teelöffel Honig
- ½ bis 1 Teelöffel geschmolzenes Bienenwachs
- 2 Teelöffel Mandelöl

Honig und Bienenwachs zusammenschmelzen; Mandelöl beimischen. In ein Glas mit Schraubverschluß geben und kräftig schütteln.

Haarpflege

Der Zustand des Haars ist ein Spiegel des allgemeinen Wohlbefindens und der Ernährung. Wenn man müde und erschöpft, krank oder unglücklich ist, verliert das Haar seinen Glanz. Hormonelle Veränderungen, Sonne, Chlor, Wind und chemische Behandlung wirken sich auf den Zustand der Haare aus. Eine gesunde Ernährung ist für schönes Haar unabdingbar. Aus diesem Grund sollten Sie dafür sorgen, daß Sie ausreichend Vitamin A und B, Mineralstoffe wie Calcium, Eisen, Jod, Zink und Kieselerde sowie Protein und essentielle Fettsäuren zu sich nehmen.

Das verwendete Shampoo ist sehr wichtig. Die meisten im Handel erhältlichen Haarwaschmittel enthalten alkalische Substanzen, die dem Haar und der Kopfhaut natürliche Fette entziehen. Häufige Wäsche stimuliert die Kopfhaut und macht die Haare fettig. Benutzen sie eine Bürste mit Naturborsten, synthetische Borsten schädigen das Harr und spalten die Haarspitzen.

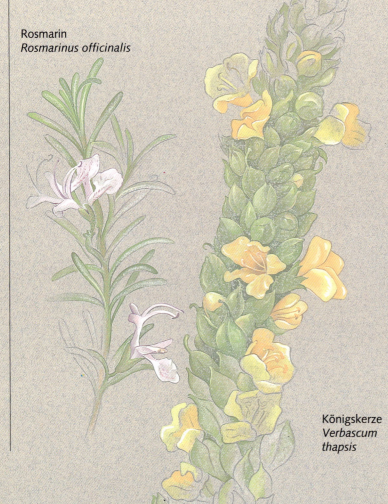

Rosmarin
Rosmarinus officinalis

Königskerze
Verbascum thapsis

Haarwäsche

Shampoo mit Olivenölseife

- 2 Dessertlöffel Kräuter
- Saft von 1/2 Zitrone
- 150 g Olivenölseife
- 1 Liter kochendes Wasser

Die Kräuter mit kochendem Wasser überbrühen und abkühlen lassen. Abseihen und den Zitronensaft zufügen. Die Seife reiben und im Aufguß auflösen. Vorsichtig zum Kochen bringen, von Zeit zu Zeit umrühren, bis das Wasser klar ist. Von der Kochstelle nehmen und schaumig schlagen. Dies ergibt ein sehr mildes Shampoo, das sich auch für Säuglinge eignet.

Shampoo mit Seifenkraut

- 30 g getrocknete Seifenkrautwurzel
- 600 ml kochendes Wasser
- 30 g getrocknete Kräuter

Das Seifenkraut mit kochendem Wasser überbrühen, zudecken und 12 Stunden ziehen lassen. Zum Kochen bringen und 15 Minuten köcheln lassen. Von der Kochstelle nehmen, die Kräuter einrühren, zudecken und abkühlen lassen. Zur Verwendung in einen Krug abseihen. Ein Shampoo aus Seifenkraut hält sich im Kühlschrank 3 bis 4 Tage.

Kräuter für Shampoos und Spülungen, für jedes Haar:

- Brennessel
- Ringelblume
- Eberraute
- Klette
- Lindenblüte
- Rosmarin
- Schafgarbe
- Ackerschachtelhalm

FÜR TROCKENES HAAR

Beinwellblätter und -wurzeln sowie Eibisch enthalten viel Schleim, der brüchiges Haar glättet und stärkt und bei empfindlicher oder gereizter Kopfhaut Beruhigung und Heilung bringt. Klette, Brennessel und Salbei helfen ebenfalls bei trockenem Haar. Vor dem Waschen aufgetragen, bringt Rosmarinöl Glanz in dunkles Haar.

Haaröl mit Rosmarin

- 2 Eßlöffel (30 ml) starker Rosmarinaufguß
- 6 Eßlöffel (90 ml) Mandelöl
- 30 Tropfen Lavendelöl

FÜR FETTIGES HAAR

Übermäßiges Haarfett wird durch eine Überfunktion der Talgdrüsen in der Kopfhaut verursacht. Achten Sie auf Ihre Ernährung, und verringern Sie die Zufuhr von fetten Nahrungsmitteln und tierischen Fetten. Auch Hormonstörungen, Schilddrüsenunterfunktion, Streß und Müdigkeit können die Ursache sein. Zusätzliche Gaben von Bierhefe und Seetang verbessern die Haare. Dem Shampoo kann ein Aufguß aus Zitronenmelisse, Schafgarbe, Ringelblume, Ackerschachtelhalm, Lavendel, Minze, Rosmarin oder Zaubernuß zugesetzt werden. Diese Aufgüsse oder Zitronensaft können auch zur Spülung benutzt werden. Man gibt 1 Teelöffel Meersalz auf je 50 g Shampoo gegen fettiges Haar.

HAARSPÜLUNGEN

Nach dem Shamponieren verwendet man bei der letzten Spülung einen Kräuteraufguß. An Tagen, an denen man das Haar nicht wäscht, kann man den Aufguß auch morgens oder abends in die Haare kämmen.

Um Glanz ins Haar zu bringen:

- Rosmarin
- Ringelblume
- Salbei
- Brennessel
- Ackerschachtelhalm
- Petersilie

Um blondes Haar zu betonen und die Leuchtkraft zu verbessern:

- Kamille
- Schafgarbe
- Ringelblume
- Blüten der Königskerze

Um graue Haare bei sonst dunklem Haar zu übertönen:

- Rosmarin
- Schwarzer Tee

Um dunkles Haar zu betonen und die Leuchtkraft zu verbessern:

- Rosmarin
- Brennessel
- Schwarzer Tee
- Salbei
- Himbeerblätter
- Holunderbeeren

BEHANDLUNG VON DÜNNEM HAAR

Stimulierung der Durchblutung und Nerventätigkeit der Kopfhaut durch regelmäßiges Bürsten und Massage. Zur regelmäßigen Massage eignet sich Olivenöl mit ätherischem Rosmarinöl (2 Tropfen ätherisches Öl auf je 1 Teelöffel Olivenöl).

Diese Kräuter können als Haarlotionen zur Massage der Kopfhaut verwendet werden:

- Brennessel
- Petersilie
- Nelken
- Ingwer
- Thymian

Achten Sie auf Ihre Ernährung, und sorgen Sie für ausreichend Bewegung, Ruhe und Entspannung. Unwohlsein kann zu Haarausfall führen. Der Vitamin-B-Komplex, insbesondere Pantothensäure, regen das Wachstum der Haare an. Ziehen Sie die Nährwerttabelle auf Seite 70 zu Rate. Allergische Reaktionen der Haut können ebenfalls die Ursache für Haarausfall sein. Hautleiden müssen behandelt werden.

BEHANDLUNG VON TROCKENEM, SPRÖDEM HAAR

Verwöhnen Sie das Haar mit Mandel-, Kokosnuß-, Oliven- oder Rizinusöl. Reiben Sie Haar und Kopfhaut gründlich mit dem Öl ein, und lassen Sie es über Nacht oder zumindest einige Stunden lang einwirken. Nach dem Auswaschen mit Shampoo wird das Haar mit etwas Zitronensaft oder Apfelessig gespült, um den natürlichen pH-Wert wiederherzustellen.

Bürsten Sie das Haar gründlich von hinten nach vorne. Auf diese Weise wird die Durchblutung der Kopfhaut angeregt und Spannung gelöst. Zusätzliche Gaben von Bierhefe und Seetang versorgen den Körper mit B-Vitaminen und Jod.

SCHUPPEN

Einige weiße Schuppen von toten Haarzellen sind normal. Erst übermäßige Schuppenbildung ist ein Problem. Schuppen hängen mit einem gestörten pH-Wert der Kopfhaut, mit fettigem Haar und Akne bei Jugendlichen zusammen. Sie sind auf Hormonstörungen, fette Ernährung, Streß und Toxine im Organismus zurückzuführen. Kräftiges tägliches Bürsten stärkt die Kopfhaut. Zum Waschen sollten nur Shampoos auf der Basis von Olivenölseife oder Kräutern verwendet werden. Die chemischen Substanzen in herkömmlichen Haarwaschmitteln reizen die Kopfhaut zusätzlich und stören den pH-Wert. Haarspray sollte vermieden werden.

Shampoos und Spülungen mit den folgenden Kräutern haben eine heilende Wirkung und beruhigen gereizte Kopfhaut:

- Rosmarin
- Thymian
- Klette
- Ackerschachtelhalm
- Beinwell
- Kletten-Labkraut
- Brennessel
- Schwarzer Holunder
- Kamille

Der letzten Spülung setzt man Apfelessig zu, um den pH-Wert von Haar und Kopfhaut wiederherzustellen. Einmal in der Woche sollte das Haar vor dem Waschen einige Stunden lang mit Rizinus-, Oliven- oder Leinsamenöl behandelt werden.

14 *Kräuter für den Haushalt*

Es ist eine besondere Freude, mit Kräutern zu leben, sie in Haus und Garten zu ziehen und ihren herrlichen Duft in Kleidung und Pflegeprodukten zu riechen. Die Vielfalt der Düfte und die zarten Farben bereichern das Heim, egal ob die Kräuter im Garten oder als Zimmerpflanzen im Haus wachsen.

Die Gegenwart von Kräutern in Haus oder Garten erinnert an die enge Beziehung des Menschen mit der Pflanzenwelt. Die Entdeckung dieser Verbindung ist wohltuend und bereichert das Leben. Unsere moderne Umwelt enthält große Mengen an chemischen Substanzen, die für viele Menschen gesundheitsschädigend sind. Manche Leute reagieren empfindlich auf die chemischen Bestandteile von Raumluftverbesserern, Hautreinigungsmitteln, Insektiziden und Haushaltsreinigern. Die natürlichen Substanzen der Pflanzen sind auf den menschlichen Organismus abgestimmt und wirken sanft und ausgleichend. Bei gleicher Wirksamkeit enthalten Kräuter nicht die aggressiven Reizstoffe mancher moderner Produkte. Sie sind auch besser biologisch abbaubar. Sie können zu Hause hergestellt und in wiederverwendbaren Behältern aufbewahrt werden. Auf diese Weise wird unnötiges Verpackungsmaterial vermieden.

Viele Kräuter, die im Haus verwendet werden, verbreiten einen herrlich aromatischen Duft. Dazu gehören die beliebten Pflanzen aus dem Küchengarten unserer Vorfahren wie Zitronenmelisse, Rosmarin und die verschiedenen Rosenarten. Die Begeisterung für die vielfältigen Blumen und Kräuter der Bauerngärten wächst beständig. Viele Menschen wollen diese hübschen Pflanzen züchten – in einem typischen Landhaus-Garten oder auf dem Balkon in einer hektischen modernen Stadt.

Eine breite Palette von Haushaltsprodukten auf Kräuterbasis kann zu Hause selbst hergestellt werden. Diese Mittel bergen keine Giftstoffe und sind kostengünstig in der Produktion. Zu ihnen gehören Potpourris, Reinigungsmittel und Polituren. Alle sind wirkungsvoll, angenehm und gefahrlos in der Anwendung. Da sie sich jedoch nicht zum Verzehr eignen, sollten sie außerhalb der Reichweite von Kindern aufbewahrt werden.

Die angenehmste Art, sich an Kräutern zu erfreuen, ist wohl, sie im eigenen Garten zu ziehen oder während eines Spaziergangs auf dem Land zu genießen. Wenn Sie das Glück haben, einen eigenen Garten zu besitzen, geht nichts über den Duft und den Anblick von Lavendel, Zitronenmelisse, Rosen, Thymian und Rosmarin an einem warmen Frühlings- oder Sommertag. Schon das Einatmen dieser Wohlgerüche hat eine heilende Wirkung auf Körper und Seele.

Ein Kräutergarten beschert reiche Ernte und übt im Frühjahr und im Sommer eine heilsame Wirkung auf den Menschen aus.

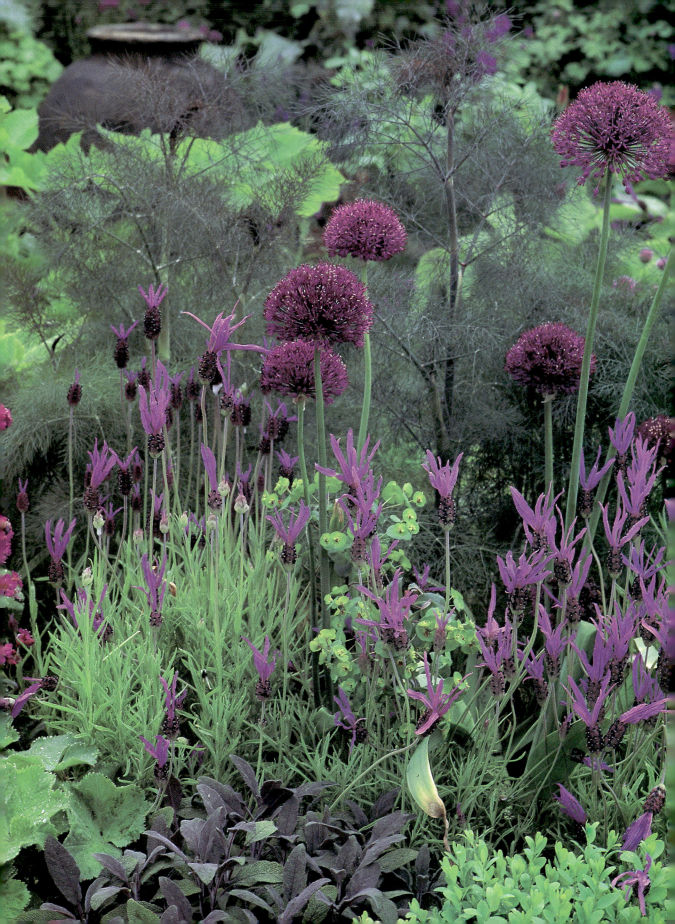

Kräuter selbst anbauen

Der Anbau von Kräutern kann sehr viel Freude bereiten. Frische Kräuter füllen die Hausapotheke von Frühling bis Herbst, andere werden getrocknet oder eingefroren, um auch während der Wintermonate ihre Heilkraft zu liefern. Bei der Anlage eines Kräutergartens ist zu bedenken, daß die meisten Pflanzen eine sonnige Südlage bevorzugen und vor Kälte, vor allem Frost und Wind aus dem Norden und dem Osten, geschützt werden müssen. Am besten eignet sich eine leicht abschüssige Stelle, damit man die Kräuter, die viel Sonne benötigen, oben anbauen kann, während Pflanzen, die weniger Sonne und feuchteren Boden brauchen, weiter unten gedeihen. Wer die Kräuter in Blumenrabatten oder im Gemüsegarten anbauen möchte, muß darauf achten, daß sie nicht von größeren Pflanzen überschattet werden.

Die meisten Kräuter wachsen in fast jedem Boden und Garten. Am besten gedeihen sie jedoch in lockerer Erde, aus der das Wasser gut abfließen kann.

Selbst in einem kleinen Garten kann der Kräuteranbau ganz unterschiedlich erfolgen. Bei wenig Platz können die Kräuter auf der Terrasse zwischen Steinplatten eingesetzt oder in allen möglichen Behältern gezogen werden, brauchen dann aber während trockener Perioden regelmäßig Wasser.

Bei ausreichend Platz, Zeit und Energie kann man dem traditionellen Muster von Kloster- oder Apothekergärten folgen. Der bekannteste formale Kräutergarten ist der Knotengarten, wie er während des Elisabethanischen Zeitalters in England beliebt war. Dafür wählt man niedrig wachsende Kräuter mit sich stark unterscheidender Blattfarbe, unterschiedlicher Wuchsart und Blütenform aus und pflanzt sie so in Reihen an, daß sich diese wie ein gedrehtes Seil ineinander verschlingen.

Ein weniger formales Beet kann einen übersichtlichen und ordentlichen Kräutergarten ergeben. Wege durch das Beet machen die Kräuter leicht zugänglich und verschönen den Eindruck. In solch einem Garten empfiehlt es sich, übermäßiges Wurzelwachstum (Estragon und Minze) einzuschränken, indem man die Pflanzen mit senkrecht in den Boden gesteckten Schieferplatten oder Ziegeln umgibt. Zwischen Gemüse und Blumen gesetzte Kräuter sind hübsch und haben eine wohltuende Wirkung auf ihre »Nachbarn«. Manche halten Insekten wie Mücken und Blattläuse ab, andere ziehen Bienen an, die wichtig sind für die Bestäubung von Erntefrüchten.

Aussaat und Vermehrung von Kräutern

Manche Kräuter wie Koriander, Basilikum, Dill, Ringelblume, Boretsch und Petersilie sind einjährig. Sie werden jedes Jahr neu ausgesät, meist zum Ende des Frühjahrs oder zu Beginn des Sommers. Man sät die Samen ziemlich eng in das Beet, dünnt die Sämlinge dann aus, läßt sie aber so eng stehen, daß die Pflanzen sich während des Wachstums stützen können.

Früher richteten sich die Menschen bei der Aussaat und beim Umsetzen von Sämlingen nach den Mondphasen. Heute achten viele Leute wieder auf diese Einflüsse. Aussaat und Umsetzen sollten besser bei zunehmendem als bei abnehmendem Mond erfolgen.

Mehrjährige Kräuter können im Sommer durch Ableger vermehrt werden, zum Beispiel Rosmarin, Lavendel, Ysop, Sal-

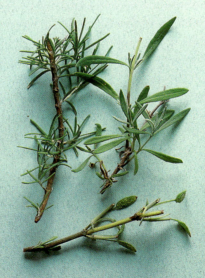

bei und Thymian. Man schneidet vom Vorjahrestrieb einen 7,5 bis 10 cm langen Ableger ab, der Schnitt erfolgt direkt unterhalb eines Auges (der Punkt, an dem Blätter ansetzen). Man kann den Ableger in hormonhaltiges Wurzelpulver tauchen und pflanzt ihn dann in einen Topf mit Kompost oder gleichen Teilen von Sand und Wachstumserde ein. Bis zur Ausbildung von Wurzeln müssen die Ableger abends mit Wasser besprüht werden. Sobald die Pflanze gewurzelt hat, kann man sie im Garten einpflanzen oder bis zum folgenden Frühjahr in einem Blumentopf ziehen. Hartholzableger können im Sommer direkt in den Boden gepflanzt werden. Sie müssen regelmäßig gut gegossen werden, bis sie Wurzeln ausgebildet haben. Außerdem brauchen sie Schutz vor übermäßiger Sonne und Wind. Man kann die Ableger auch im Spätherbst abschneiden, sie über den Winter in einem Gewächshaus halten und im Frühjahr auspflanzen. Einige Kräuter wie Minze, Zitronenmelisse, Schnittlauch, Estragon und Majoran können durch Wurzelteilung vermehrt werden. Nach dem Teilen setzt man diese Pflanzen im Frühling oder Herbst erneut ein.

Kräuter ernten aus dem eigenen Garten

Bei der Ernte sollte man möglichst gesunde und kräftige Pflanzen auswählen, die frei von Krankheiten sowie Insektenbefall sind und möglichst weit entfernt von einer befahrenen Straße oder gedüngten Feldern wachsen. Erntezeit und Sammelmethode hängen davon ab, welcher Teil der Pflanze benötigt wird. Blätter und Blüten sollten an einem trockenen Tag, nachdem der Tau abgetrocknet ist, zu Beginn der Blütezeit geerntet werden. Ein flacher Korb eignet sich am besten zum Sammeln einer größeren Anzahl Kräuter, die zur Herstellung von Arzneimitteln und zum Lagern bestimmt sind, Blätter und Blüten werden darin nicht zerdrückt. Während der Wachstumszeit können Blätter und Blüten gesammelt und direkt aus dem Garten frisch verwendet werden. Zusätzliche Mengen werden zum Trocknen und Einfrieren geerntet, um die Wintermonate zu überbrücken. Samen werden gesammelt, wenn die Blüte ihren Höhepunkt überschritten hat und die Samen sich »gesetzt« haben. Man schneidet bei der Ernte den gesamten Blütenkopf ab, bindet ihn in eine Papiertüte und hängt sie mit dem Blütenkopf nach unten in einen trockenen, gut belüfteten Raum. Sobald die Blüte vertrocknet, fallen die Samen in die Tüte.

Wurzel und Rhizom (wurzelähnliche Verdickung mancher Arten) werden normalerweise im Herbst gesammelt, wenn die Sproßteile der Pflanzen abgestorben sind, oder im Frühling, bevor diese ausschlagen und die Energien der Pflanze noch unter der Erde stecken.

Kräuter trocknen

Ziel des Trocknens ist es, der Pflanze ihre Feuchtigkeit zu entziehen, bevor sie anfängt zu verwelken. Auf diese Weise kann sie einige Monate gelagert werden, ohne zu verderben. Therapeutische Eigenschaften, Aroma und Geschmack bleiben erhalten.

Zum Trocknen eignet sich am besten ein schattiger, gut belüfteter Raum ohne Feuchtigkeit und Dampfbildung. Küche, Bad, Rumpelkammer, Garage, Waschküche oder ein feuchter Schuppen sind ungeeignet. Der Trockenraum sollte eine konstante Temperatur von 32 Grad Celsius aufweisen. Ein belüfteter Schrank ist ideal, doch eignet sich auch ein schattiges Gewächshaus, in dem die Temperatur nicht unter 22 Grad Celsius fällt. Wenn es zu kalt ist, absorbieren die Pflanzen Feuchtigkeit aus der Luft und trocknen zu langsam.

Man sollte die Kräuter möglichst bald nach der Ernte trocknen. Blätter und Blüten werden auf einem Tablett großzügig ausgebreitet und mit einem Seihtuch oder einem feinen Drahtgitter abgedeckt. Man kann die Kräuter auch in einen flachen Kasten ohne Deckel legen. Sie müssen häufig gewendet werden – ein- bis zweimal am ersten Tag und danach einmal täglich.

Manche Kräuter hängt man in kleinen Sträußchen mit dem Kopf nach unten an Haken oder Balken. Die Sträußchen werden lose mit einer Schnur zusammengebunden, damit die Luft zwischen den Stengeln zirkulieren kann. Liegen die Stiele zu dicht zusammen, werden sie leicht schimmelig oder faulen. Rosmarin, Majoran, Minze, Lavendel und Salbei können zum Trocknen aufgehängt werden.

Rinden, Wurzeln und Rhizome müssen gründlich gewaschen, abgetrocknet und gehackt werden, bevor man sie zum Trocknen ausbreitet.

Kräuter lagern

Man zerreibt Blattkräuter mit den Fingern, entfernt Stengel und Zweige und lagert sie in Holzkisten oder Kartons, Gläsern mit luftdicht schließenden Deckeln oder in Papiertüten. Wurzeln, Rhizome und Rinden sollten in kleine Stücke zerbrochen und genauso gelagert werden. Alle Kräuter müssen genau beschriftet werden.

Kräuter einfrieren

Kräuter, vor allem solche mit weichen Blättern, sind ideal zum Einfrieren.

Diese Kräuter können eingefroren werden:

- Majoran
- Beinwell
- Minze
- Basilikum
- Zitronenmelisse
- Boretsch
- Koriander
- Fenchel
- Dill
- Petersilie

Blätter oder Blüten sammeln, waschen, ganz oder gehackt in kleine Plastiktüten füllen und einfrieren.

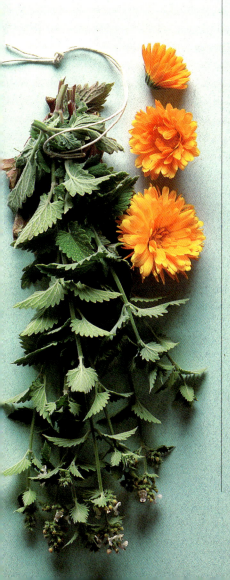

Küchenkräuter

Die häufigsten Küchenkräuter sind Basilikum, Estragon, Lorbeer, Majoran, Minze, Petersilie, Rosmarin, Salbei, Schnittlauch und Thymian. Diese zehn Kräuter reichen zum Verfeinern der meisten Speisen aus, sie können selbst gezogen werden. Um eine ausreichende Ernte zu sichern, muß Petersilie zweimal angesät werden – einmal im Frühling und noch einmal im Sommer. Das einjährige Basilikum sollte im Haus oder Gewächshaus ausgesät und in den Garten umgepflanzt werden, sobald die Frostgefahr gebannt ist. Petersilie, Schnittlauch (und auch Dill) können im Zimmer oder Gewächshaus angebaut werden, um auch im Winter einen frischen Vorrat zu sichern.

Es gibt noch viele andere, auch weniger bekannte Kräuter, deren Wohlgeschmack Ihre Speisen bereichert.

Für gekochte Speisen:

Kerbel	Liebstöckel
Aniskerbel	Zitronenmelisse
Koriander	

Kräuter für Sommergetränke, Kuchendekorationen und Marmeladen:

Engelwurz	Ringelblume
Pfefferminze	Rosenpelargonie
Boretsch	Minze
Kapuzinerkresse	

Aromatische und wohlschmeckende Kräuter für Kräutertees:

Engelwurz	Fenchelsamen
Zitronenverbene	Liebstöckel
Rosmarin	Thymian
Ysop	Kamille
Zitronenmelisse	Pfefferminze
Mädesüß	Salbei
Katzenminze	

Kräuter für Suppen:

Basilikum	Kerbel
Koriander	Liebstöckel
Petersilie	Salbei
Thymian	Knoblauch
Lorbeer	Schnittlauch
Dill	Majoran
Brennessel	
Sauerampfer	
Estragon	

Kräuter für Brot:

Basilikum	Dill
Majoran	Thymian
Knoblauch	Koriander
Fenchel	Petersilie
Anis	

Kräuter für Salate:

Liebstöckel	Sternmiere
Koriander	Petersilie
Ringelblumenblüten	
Knoblauch	
Blätter und Blüten der Kapuzinerkresse	
Sauerampfer	Löwenzahnblätter
Minze	Basilikum
Boretsch	Wiesenknopf

Kräuter für Fischgerichte:

Dill	Lorbeer
Liebstöckel	Estragon
Rosmarin	Knoblauch
Basilikum	Zitronenmelisse
Thymian	Sauerampfer
Salbei	

Kräuter für Geflügelgerichte:

Basilikum	Dill
Majoran	Rosmarin
Salbei	Thymian
Lorbeer	Liebstöckel
Petersilie	Knoblauch
Estragon	

Kräuter für Lammfleischgerichte:

Basilikum	Thymian
Majoran	Salbei
Lorbeer	Rosmarin
Minze	Estragon

Kräuter für Schweinefleischgerichte:

Basilikum	Dill
Majoran	Salbei
Thymian	Koriander
Fenchel	Rosmarin
Estragon	

Kräuter für Rindfleischgerichte:

Basilikum	Dill
Kerbel	Petersilie
Estragon	Salbei
Knoblauch	Majoran
Rosmarin	
Thymian	

Kräuter für Eiergerichte:

Basilikum	Schnittlauch
Koriander	Majoran
Rosmarin	Kerbel
Dill	Knoblauch
Petersilie	

Kräuter für Käsegerichte:

Schnittlauch	Kerbel
Koriander	Salbei
Thymian	Basilikum
Knoblauch	Dill
Minze	Estragon
Rosmarin	
Majoran	

Kräuter für Gemüsegerichte:

Petersilie	Majoran
Thymian	Koriander
Liebstöckel	Rosmarin
Aniskerbel	Thymian
Schnittlauch	Knoblauch
Basilikum	Dill
Minze	Salbei
Estragon	
Ingwer	

Kräuter für Nachspeisen:

Aniskerbel	Ingwer
Zitronenmelisse	Minze
Ringelblume	
Liebstöckel	

Dill

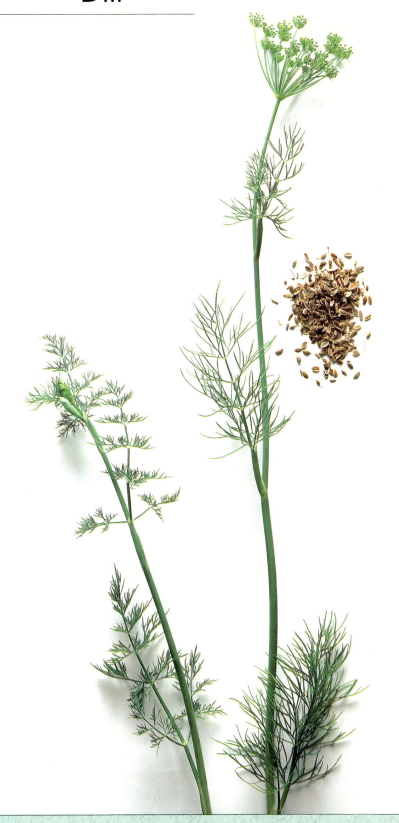

VERWENDETE TEILE: Samen.

ENTHÄLT: 4 Prozent ätherisches Öl (einschließlich D-Carvon und D-Limonen).

WIRKUNG: Entblähend, krampflösend, verdauungsfördernd, entspannend, milchtreibend.

Der Name Dill soll auf das sächsische Wort »dilla« zurückgehen, was »beruhigen« heißt. Dillwasser ist ein altes und immer noch bekanntes Heilmittel, das durch die Destillation der Samen gewonnen wird und Koliken, Blähungen sowie Bauchschmerzen bei Säuglingen lindert. Das ätherische Öl in den Samen hat eine entspannende Wirkung, lockert Muskelkrämpfe im Verdauungstrakt und fördert die Verdauung. Dill eignet sich zur Behandlung von Verdauungsstörungen, Blähungen und Koliken bei Erwachsenen ebenso wie bei Kindern und Babys. Die Pflanze lindert auch Übelkeit, Schluckauf, Verstopfung und Magenverstimmung. Gekaut vertreiben die Samen Mundgeruch.

Dill hat eine besänftigende Wirkung und wird als Einschlafhilfe bei Säuglingen und Kindern verwendet. Aus diesem Grund sind viele Mütter mit Dillwasser bestens vertraut, das auch die Milchproduktion bei stillenden Frauen fördert. In den östlichen Kulturen verabreicht man Gebärenden Dill, um die Geburt zu erleichtern. Während der Menstruation lindert Dill Periodenschmerz und löst verzögerte oder unterdrückte Blutungen aus.

Dill kann äußerlich als wärmendes Einreibemittel eingesetzt werden, um die Durchblutung der Gliedmaßen zu fördern und Muskelverspannungen sowie Gliederschmerzen zu lindern.

Kräuter im Haushalt

Neben der bekannten traditionellen Verwendung in Küche und Medizin leisten Kräuter auch im Haushalt seit langem wertvolle Dienste. Sie werden zur Erhaltung von natürlicher Schönheit, zum Erfrischen und Verbessern der Luft, zur Abwehr von Insekten in Regalen und Schränken, zur Reinigung von Küchengeräten sowie zum Verstreuen auf dem Fußboden verwendet, wo sie üble Gerüche und Infektionskrankheiten vertreiben.

Kräuter zur Reinigung

In vielen Fällen gibt der volkstümliche Name einer Pflanze einen guten Hinweis auf ihre traditionelle Verwendung. So wurde der Ackerschachtelhalm im Volksmund auch Scheuerbinse oder Zinnwurz genannt.
Die Pflanzen wurden zu Büscheln zusammengebunden und zum Reinigen von Pfannen eingesetzt, da sich die enthaltene Kieselerde bestens zum Säubern und Polieren von Töpfen und Küchengeräten eignet. Man setzt den Ackerschachtelhalm auch zum Reinigen und Polieren von Zinn und Backformen ein.

Rezept für eine Metallpolitur

Einen starken Absud aus 30 g Ackerschachtelhalm und 600 ml kochendem Wasser zubereiten, 2 bis 3 Stunden ziehen lassen, zum Kochen bringen, 15 Minuten köcheln lassen und dann abseihen. Zu reinigende Metall- und Zinnteile in eine Schüssel legen, übergießen und 5 Minuten einwirken lassen. Nach dem Trocknen mit einem weichen Tuch polieren.
In Wasser gekocht, reinigen säurehaltige Pflanzen wie Rhabarber (*Rheum palmatum*) und Sauerampfer (*Rumex acetosa*) schmutzige Pfannen und geben ihnen einen schönen Glanz. Eine starke Rhabarberlösung oder zum Verzehr gedachter Rhabarber darf nicht in einem Aluminiumtopf gekocht werden, da die Pflanze das Metall angreift, die Pfanne schädigt und das Gericht verdirbt.

Kräuter können auch zum Reinigen und Polieren von Möbeln und Böden eingesetzt werden. Wenn sich bei lackierten Möbeln weiße Flecken zeigen, reibt man die Oberfläche mit einer Mischung aus einigen Tropfen Leinsamenöl und der gleichen Menge Terpentin ein. Zum Säubern und Polieren von Möbeln und Lederpolstern löst man ausreichend Bienenwachs in Terpentin, bis eine cremige Politur entsteht. Man setzt dem Pflegemittel einige Tropfen ätherisches Lavendel-, Kiefern- oder Rosmarinöl zu, damit der Raum angenehm duftet.

Möbelwachs mit Thymian

- 120 g Bienenwachs
- 600 ml Terpentin
- 350 ml starker Thymianaufguß
- 15 g Seife auf Olivenölbasis
- Einige Tropfen ätherisches Thymianöl

Das Bienenwachs in das Terpentin reiben und einige Tage auflösen lassen. Oder Bienenwachs und Terpentin langsam in einem Wasserbad erwärmen (keinesfalls direkt auf der Herdplatte), bis das Wachs schmilzt. Terpentin darf niemals nahe einer offenen Flamme verwendet werden, da es leicht brennt. Den Aufguß in einem anderen Topf erwärmen, bis er fast kocht; die geriebene Seife zugeben und rühren, bis sie geschmolzen ist. Die Bienenwachsmischung zufügen, abkühlen lassen und dann vorsichtig rühren, bis eine cremige Konsistenz entsteht. Das Thymianöl einrühren, und in ein beschriftetes Glas abfüllen.

Seifenkraut (*Saponaria officinalis*) enthält Saponine, also Substanzen, die, mit Wasser vermischt, eine seifige Lösung ergeben. Es eignet sich als milde Basis für Waschmittel und als Seife für Kleidung. Man kann Seifenkraut auch zur Reinigung von Polstern und zur Wiederherstellung wertvoller alter Gobelins oder Brokatstoffe einsetzen, da es den ursprünglich verwendeten pflanzlichen Farben neue Leuchtkraft verleiht.

Reinigungsmittel mit Seifenkraut

- 15 g getrocknete Seifenkrautwurzel
- 3/4 l Wasser

Die Seifenkrautwurzel über Nacht in Wasser einweichen, in einem Emailtopf zum Kochen bringen und 20 Minuten köcheln lassen. Nach dem Abkühlen abseihen. Mit einem Schwamm auf Polster oder Stoffe auftragen, mit klarem Wasser nachreiben. Bei empfindlichen Stoffen einen kalten Aufguß verwenden und mit kaltem Wasser nachreiben.

Natürliche Desinfektionsmittel für die allgemeine Verwendung im Haus können ohne weiteres selbst hergestellt werden. Sie sind viel besser für die Umwelt und Ihre Hände als chemische Reinigungsmittel.

Desinfektionsmittel mit Lavendel

- 20 Tropfen ätherisches Lavendelöl (oder auch Thymian-, Eukalyptus-, Nelken-, Rosmarin-, Zitronenöl)
- 1 Teelöffel (5 ml) Isopropylalkohol
- 2 l lauwarmes Wasser

Verschiedene Kräuter eignen sich zum Händewaschen und zum Entfernen von Flecken auf der Haut. Verreiben Sie etwas Zitronensaft vorsichtig auf der Haut.
Holunderwasser bleicht die Haut. Feines Hafermehl mit wenig Wasser ist eine gute Alternative zu Seife; man reibt die Hände mit der Paste, bis sie sauber sind. Wenn man die Hände mit Kokosnußöl einfettet und dann abspült, werden sie weich und geschmeidig.

Kräuter im Haushalt 269

Kräuter für angenehme Raumluft

Früher verstreute man in den Wohnräumen Kräuter wie Lavendel, Wacholder, Rosmarin, Wermut und Rainfarn. Diese traditionellen Streukräuter sollten einen sonst unangenehm riechenden Raum mit ihrem Duft erfüllen. Sie wehrten Insekten ab, desinfizierten die Raumluft durch ihr antiseptisches Aroma und wirkten einer Infektionsgefahr entgegen. Aus antiseptischen und duftenden Kräutern wie Gewürznelken wurden früher Parfümkugeln hergestellt. Andere Kräuter wurden in der Hand gehalten, um den Hals getragen oder an den Gürtel gebunden, wenn man durch überriechende Straßen ging, um auf diese Weise eine Ansteckung zu verhindern. Einige Kräuter wurden getrocknet und in Behältern verbrannt, um Krankenhäuser oder Krankenzimmer auszuräuchern. Eukalyptus, Rosmarinblätter und Wacholderbeeren wurden auf diese Weise eingesetzt.

Auch heute noch legt man Kräuterkissen zwischen Bettwäsche und Kleidung, damit sie ihren Wohlgeruch verbreiten und Insekten vertreiben. Häufig werden auch Schalen mit bestimmten Kräutern im Haus aufgestellt. Die Sitte, bei einem Krankenbesuch frische Blumen mitzubringen, mag ihren Ursprung in der Verwendung blühender aromatischer Heilkräuter zur Abwehr von Infektionen und zur Verbesserung der Raumluft haben. Statt dessen werden heute nur noch die Sinne durch den Anblick der Blumen erfreut. Kräuter wie Lavendel, Rosmarin, Lindenblüte, Wermut und Minze wurden in die Schränke gestreut, um ihren Duft zu verbreiten, muffigen Geruch zu überlagern und Insekten sowie Motten abzuwehren.

PARFÜMKUGELN

Viele Menschen kennen mit Nelken gespickte Orangen, deren Herstellung auch heute noch den Kindern beigebracht wird. Diese und viele andere Parfümkugeln haben ihren Ursprung im mittelalterlichen Frankreich, wo sie zum Schutz gegen die Pest eingesetzt wurden. Sie bestanden aus Zitronen, Limonen, Äpfeln und Orangen und wurden oft um den Hals oder am Gürtel getragen. Bei Bedarf wurden sie vor die Nase gehalten, um unangenehme Gerüche zu übertönen. Sie sollten auch vor Unglück bewahren.

Parfümkugel mit Orangen

Am besten eignen sich spanische Orangen; doch können auch andere dünnschalige Orangen verwendet werden. Zwei schmale Bänder so um die Orange wickeln, daß vier Segmente entstehen. Die Orange einige Tage lang über dem Ofen trocknen und dann mit Nelken spicken. Zuerst dem Rand der Bänder folgen, um ein gleichmäßiges Muster zu erzielen. Wenn man Schwierigkeiten hat, die Nelken in die Orangenhaut zu stecken, kann man die Löcher mit einer Nadel vorbohren. Die ganze Oberfläche so eng mit Nelken spicken, daß sich die Köpfe fast berühren. Zimt- und Iriswurzelpulver zu gleichen Teilen mischen, die Orange darin rollen und in eine Papiertüte wickeln. Zwei Wochen an einem trockenen Ort aufbewahren. Das Papier entfernen und das Pulver abschütteln. Das Band nach Belieben durch ein sauberes, hübsches Schmuckband ersetzen, eine Schleife binden und die Kugel aufhängen. Die Parfümkugel im Schrank, Ankleidezimmer oder an einem anderen Ort, an dem man den Duft genießen möchte, aufhängen. Die Kugel ist auch ein hübsches Geschenk.

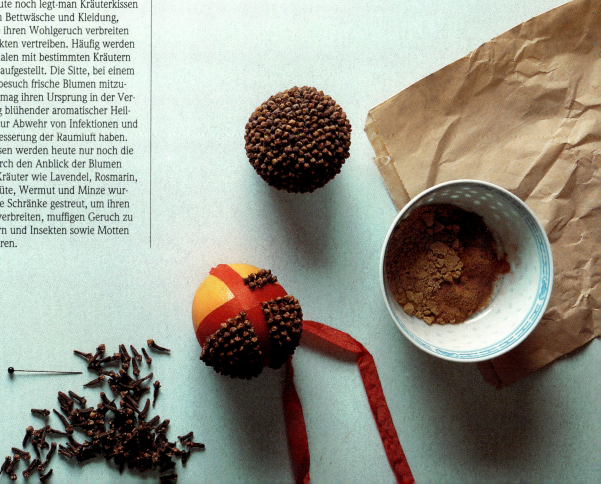

POTPOURRI

Ein Potpourri ist eine Mischung aus duftenden Blüten, Blättern und aromatischen Gewürzen zur Verbesserung der Raumluft. Früher füllte man Potpourris in große Keramikschalen und Gläser oder verwendete sie in Form von Parfümkugeln. Rosenblüten bilden häufig den Hauptbestandteil dieser Duftmischungen. Doch es eignen sich alle möglichen duftenden Blätter, Blüten und Gewürze. Hat man die Zutaten getrocknet und vermischt, werden sie fixiert, um das Aroma zu bewahren. Am gebräuchlichsten als Fixiermittel sind Salz, Iriswurzelpulver und Benzoëharz. Zur Herstellung eines gewöhnlichen Potpourris müssen die Blätter und Blüten vollkommen trocken sein und Farbe sowie Duft großenteils bewahrt haben. Gewürze, Rinden und Holzspäne haben ein stärkeres Aroma als die meisten Blätter und Blüten. Aus diesem Grund sollten sie maßvoll verwendet werden – etwa 1 Eßlöffel (15 ml) auf 1 Liter Blätter und Blüten (mit einem Meßbecher ist das am einfachsten). Ganze Gewürze müssen zerstoßen oder zerrieben werden, damit sie ihr Aroma freisetzen.

Herstellung eines Potpourris: Blätter und Blüten mischen, die fixierten Gewürze dazugeben und die Zutaten mit den Händen vermengen. Zum Fixieren 1 Eßlöffel (15 ml) Iriswurzelpulver auf 225 ml Blüten und Blätter oder 15 g Benzoëharz auf 1 bis 1,5 Liter Blüten und Blätter verwenden. Die Mischung nach Belieben mit einigen Tropfen ätherischen Öls besprengen. Am beliebtesten sind Lavendel, Rose, Sandelholz, Kiefer, Zitrone, Ylang-Ylang, Jasmin, Weihrauch, Rosenpelargonie, Zitronengras, Zedernholz, Ingwer, Bergamotte und Zypresse. Das Potpourri 6 Wochen in einem fest schließenden Glas an einem warmen, trockenen und dunklen Ort aufbewahren.

Ein »feuchtes« Potpourri hält Aroma und Farbe länger als eine trockene Duftmischung. Zu seiner Herstellung verwendet man erst teilweise getrocknete Blätter und Blüten, die noch in einem lappigen, ledrigen Zustand sind. Eine Lage Blüten oder Blätter oder beides auf den Boden eines Glases legen und eine etwa 1 cm dicke Schicht aus Iriswurzel und Meersalz einstreuen. Eine weitere Blüten- und Blätterschicht einlegen. Den Vorgang wiederholen, bis das Glas voll ist. Die Zutaten vor dem Verschließen mit einem Gewicht beschweren und zum Fixieren an einem warmen, trockenen Ort stellen. Das Glas täglich öffnen und den Inhalt durchmischen. Nach 6 bis 8 Wochen die Mischung aus dem Glas nehmen, nach Belieben Trockenblumen, Gewürze und ätherische Öle zufügen, wieder in das Glas geben, dieses verschließen und nochmals 2 Wochen stehen lassen. In einen durchsichtigen Glasbehälter mit Verschluß umfüllen und nur dann öffnen, wenn man den Duft einatmen möchte. Das Potpourri hält Jahre und kann jederzeit durch einige Tropfen ätherisches Öl aufgefrischt werden.

Folgende Zutaten können ausgewählt werden:

Blüten	*Blätter*	*Samen, Gewürze, Rinde*
Rosen	Wermut	Zimt
Nelken	Rosmarin	Koriander
Geißblatt	Salbei	Ingwer
Jasmin	Bergamotte	Muskat
Lavendel	Koriander	Fenchel
Maiglöckchen	Lorbeer	Kardamom
Levkojen	Thymian	Vanilleschoten
Goldlack	Zitronenpelargonie	Nelkenpfeffer
Gartenwicke	Majoran	Kuskusgraswurzel
Thymian	Currypflanze	Zitronenschale
Lindenblüte	Ysop	Sandelholz
Aniskerbel	Waldmeister	Geraspeltes Zedernholz
Ringelblume	Basilikum	
Muskatellersalbei	Zitronenverbene	
Boretsch	Zitronenmelisse	
Ysop		
Falscher Jasmin		

Kräuter im Haushalt 271

Traditionelles Kräuterpotpourri

- 250 g Thymian
- 125 g Rosmarin
- 50 g Lavendel
- 125 g Minze
- 25 g Zitronenmelisse
- 15 g Iriswurzelpulver

Alt-Englisches Potpourri

- 500 g Damaszenerrosenblätter
- 125 g Haushaltssalz
- 125 g grobes Salz
- 125 g brauner Zucker
- 15 g Styrax
- 15 g Benzoë
- 15 g Iriswurzelpulver
- 15 g gemahlener Zimt
- 15 g Nelken
- 25 g Zitronenverbene

Holzpotpourri

- 500 g Zedern- oder Sandelholzspäne
- 50 g zerstoßene Koriandersamen
- 50 g gemahlener Zimt
- 50 g Rosenblätter
- 50 g Lavendel

Beruhigendes Potpourri

- 450 ml Zitronenverbene
- 450 ml Rosenblüten
- 225 ml Lavendelblüten
- 225 ml Ringelblumenblüten
- 225 ml Lindenblüten
- 225 ml Kamillenblüten
- 25 g Angelikawurzel, fein gehackt oder zerrieben
- 4 Eßlöffel (60 ml) Iriswurzelpulver

Die Potpourris werden in Gläser oder offene Schalen verteilt. Man kann mit der Duftmischung auch eine Metall- oder Porzellankugel füllen und in den Schrank hängen.

LEINENSÄCKCHEN

Man füllt Stoffsäckchen mit feinen Kräutern, kleinen Blüten, Pulvermischungen oder Potpourri-Resten und legt sie in Schubladen und zwischen die Wäsche. Eine gute Mischung für Leinensäckchen ergibt sich aus den gleichen Teilen von Minze, Lavendel und Zitronenverbene oder aus je 1 Teil Rosenblättern und ganzen Nelken sowie ½ Teil zerstoßenen Nelken.

Blütensäckchen

- 50 g Damaszenerrosenblüten
- 50 g Lavendelblüten
- 50 g Blüten von Falschem Jasmin
- 25 g Iriswurzelpulver
- 2 Teelöffel (10 g) gemahlene Nelken
- 2 Teelöffel (10 g) gemahlener Zimt
- 2 Teelöffel (10 g) gemahlener Nelkenpfeffer
- 2 Teelöffel (10 g) gemahlener Koriander

Gewürzsäckchen

- 25 g gemahlene Nelken
- 25 g geriebene Muskatnuß
- 25 g gemahlener Zimt
- 25 g gemahlener Kümmel
- 170 g Iriswurzelpulver

Rosensäckchen

- 50 g Lavendelblüten
- 50 g Rosenblüten
- 50 g Iriswurzelpulver
- 5 Tropfen ätherisches Rosenöl

Die Säckchen können auch einfach mit getrockneten Lavendelblüten gefüllt werden. Sie halten Insekten und Motten aus Schubladen und Schränken fern und verleihen der Wäsche einen angenehm süßlichen Duft.

KRÄUTERKISSEN

Früher wurden die Matratzen oft mit aromatischen Kräutern gefüllt, um für ruhigen Schlaf zu sorgen und Krankheitserreger fernzuhalten. Heute kann man Kräuterkissen bequem aus aromatischen Kräutern herstellen. Kräuterkissen oder -polster sind meist kleiner als normale Bettkissen und können unter oder neben das gewöhnliche Kissen gesteckt werden.

Man füllt einen einfachen Kissenbezug aus Baumwolle mit Kräutern seiner Wahl und fertigt zum Überziehen aus leicht waschbarem Material einen zweiten Kissenbezug gleicher Größe.

Beruhigende Kräutermischungen können aus folgenden Kräutern hergestellt werden:

- Rosmarin
- Rosenblätter
- Zitronenverbene
- Kamille
- Lindenblüte
- Thymian
- Lavendel
- Zitronenmelisse
- Katzenminze
- Hopfen

Verstärken Sie den Kräuterduft mit Gewürzen, abgeriebener Zitrusschale und einigen Tropfen ätherischen Öls wie Rosenpelargonie, Lavendel, Bitterorange, Ylang-Ylang oder Melisse. Zur Fixierung gibt man einige Teelöffel Iriswurzelpulver auf die Mischung.

Kräuterschlafkissen

- 225 ml Lavendelblüten
- 225 ml Rosenblätter
- 225 ml Hopfen
- 225 ml Lindenblüten
- 225 ml Zitronenmelisse
- 2 Teelöffel Iriswurzelpulver
- 3 Tropfen Bergamottöl

Mischen Sie ausreichend Kräuter in dem angegebenen Verhältnis, um ein Kissen der gewählten Größe zu füllen.

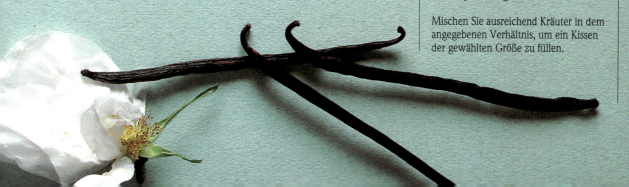

Kräuter zur Abwehr von Ungeziefer und Insekten

Ein warmes, gemütliches Zuhause zieht leider auch Insekten und andere Lebewesen an. Kräuter werden schon immer dazu verwendet, unerwünschte Insekten wie Ameisen und Motten ebenso abzuwehren wie größere Tierchen. Die üblichen Kräuterrezepturen sind modernen Insektenschutzmitteln aus vielerlei Gründen vorzuziehen. Chemische Sprays sind meist toxisch und sollten in der Küche oder an Orten, wo Kinder spielen, nicht eingesetzt werden. Zu den zahlreichen Kräutern, die Fliegen abwehren, gehören Lavendel, Minze, Lorbeer, Beifuß, Gewürznelke, Wermut, Gartenraute, Eukalyptus und Holunder. Man kann sie zum Potpourri geben, in Säckchen einnähen oder in Sträußchen von Balken oder Haken hängen lassen. Die süße, klebrige Echte Alantwurzel ist eine nützliche Alternative zu Fliegenfängern.

Lavendel, Rosmarin, Wermut, Eberraute, Waldmeister und Gewürznelke verhindern, daß Mottenbrut die Kleider auffrißt. Man füllt die Kräuter in Säckchen oder verteilt sie auf dem Boden der Schubladen und bedeckt sie mit einem Tuch. Zedernholzspäne und zerriebene Sassafraswurzeln wehren Motten ebenfalls ab.

Mottentüten

225 ml Rosmarin
225 ml geriebene Kuskusgraswurzel
225 ml Zedernspäne oder Eberraute
5 zerdrückte Lorbeerblätter

Die Kräuter vermischen und in Tüten einbinden.
Eine andere Mischung zur Mottenabwehr wird aus gleichen Teilen Lavendel, Rainfarn und Rosmarin hergestellt. Alle möglichen Insektenarten einschließlich Motten lassen sich mit süßlich riechendem Waldmeister, Kuskusgraswurzel, zerdrückten Lorbeerblättern, Rainfarn, Nelke und Schwertlilienwurzel (ein Stück Wurzel kann man in das Wäschefach legen) bekämpfen. Die getrockneten Blütenköpfe von Pyrethrum und Mutterkraut wirken auf alle Insekten wie ein Kontaktgift und sind für Kinder sowie Haustiere völlig unschädlich. Man gibt das Pulver in Säckchen oder verstreut es im Schrank.

Bei zahlreichen Ameisen, zum Beispiel in der Küche, kann man zerdrückte Katzenminze auf ihre »Straßen« streuen. Dies hält die Ameisen fern, da sie den Geruch nicht mögen. Bei Katzen sieht die Sache freilich anders aus! Ameisen hassen auch Poleiminze, Gartenraute und Rainfarn.

Im Freien kann man sich der Moskitos und Mücken erwehren, indem man die Haut mit Lavendel- oder Zitronellöl einreibt. Man verdünnt das Öl mit etwas Äthylalkohol (1 Teil Alkohol auf 2 Teile Öl). Das Waschen der Haut mit einem Aufguß aus Poleiminze und Schwarzem Holunder vertreibt ebenfalls die Insekten. Man kann auch frische Blätter von Zitronenmelisse, Poleiminze oder Basilikum auf der Haut verreiben, um Insekten fernzuhalten. Stiche werden ebenfalls mit diesen Blättern behandelt, um Juckreiz und Schwellung zu lindern. Auch Lavendelöl, Wegerich, Schafgarbe, Ysop und Rosmarin eignen sich zur Behandlung von Insektenstichen.

Um Flöhe von Haustieren und vom Haus fernzuhalten, hängt man Kräuter an Balken oder Haken und legt Kräutersäckchen oder -kissen in den Hundekorb. Es eignen sich Poleiminze, Gartenraute, Eberraute, Kamille, Eukalyptus oder Zedernspäne. Man kann auch ganz traditionell Kräuter in der Glut eines offenen Feuers verbrennen, um so die Flöhe zu vertreiben. Dafür empfehlen sich Flohkraut, Beifuß und Wermut. Das Verbrennen von Wasserdost (*Eupatorium cannabinum*) hält Wespen fern.

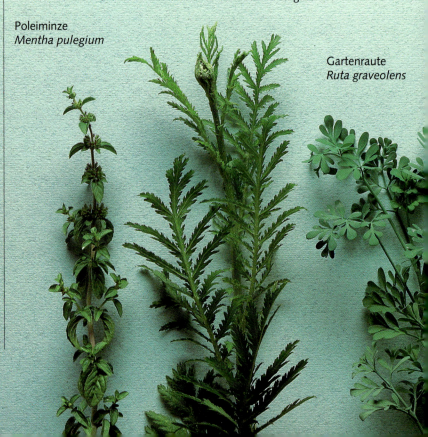

Rainfarn
Tanacetum vulgare

Poleiminze
Mentha pulegium

Gartenraute
Ruta graveolens

Im Schrank verstreute oder aufgehängte Minze oder Rainfarn hält Mäuse fern. Pfefferminzöl leistet immer wertvolle Dienste und wurde früher dazu verwendet, Ratten zu vertreiben. Einige Lorbeerblätter in Mehl und Reis sowie in Bohnen und Hülsenfrüchten verhindern den Befall mit Getreidekäfern.

Duftende Rezepturen für das Badezimmer

Duftkräuter können natürlichen Deodorants, Körperlotionen, Badezusätzen und Handcremes beigemischt werden. Natürliche Deodorants haben nicht das Ziel, die Schweißbildung zu verhindern, denn der Körper scheidet auf diese Weise Gift- und Abfallstoffe aus. Doch kann mit Hilfe von Kräutern die Entwicklung unangenehmen Geruchs verhindert werden, da sie das Wachstum von Mikroorganismen in altem Schweiß eindämmen.

Deodorantstift auf Kräuterbasis

 1 ½ Eßlöffel Bienenwachs
 ½ Eßlöffel Kakaobutter
 1 Eßlöffel Kokosnußöl
 ½ Teelöffel Thymianöl
 ½ Teelöffel Rosmarinöl
 ½ Teelöffel Lavendelöl
 ½ Teelöffel Pfefferminzöl
 3 Tropfen Rizinusöl

Das Bienenwachs in ein Glas füllen, in heißes Wasser stellen und schmelzen. Kakaobutter zugeben und ebenfalls schmelzen lassen; dann die Öle einrühren. Die Mischung in eine leere Deodorantstift-Hülle füllen, abkühlen und fest werden lassen.

Essig ist leicht antiseptisch. Mit einem Kräuteraufguß oder ätherischen Ölen vermischt, hilft er, den Säureschutzmantel der Haut zu bewahren. Zur Herstellung einer Körperlotion eignen sich Kräuter wie Pfefferminze, Kölnischwasser-Minze, Thymian, Rosmarin, Majoran, Lavendel, Salbei, Nelke oder Zimt. Man gießt Kraut oder Kräuter mit Apfelessig auf und läßt sie 7 bis 10 Tage auf einer sonnigen Fensterbank auslaugen, bevor man das Öl abschüttet. 1 Teil Aufguß mit 2 Teilen Wasser verdünnen und die Lösung in einer Sprühflasche verwenden. Der Duft kann nach Belieben noch verstärkt werden, wenn man der Essigmischung einige Tropfen ätherisches Öl zusetzt.

Aromatische Körperlotion

 25 Tropfen Lavendelöl
 25 Tropfen Rosmarinöl
 15 Tropfen Nelkenöl
 50 ml Äthylalkohol
 110 ml Rosenwasser
 2 Eßlöffel Minzeblätter

Die ätherischen Öle in Alkohol lösen. Rosenwasser und Minzeblätter hinzugeben und 1 bis 2 Wochen auslaugen lassen; in eine Flasche mit Sprühverschluß abseihen.

Kräuterbäder

Aromatische Kräuter erhöhen die entspannende und stärkende Wirkung eines warmen Bades nach einem langen Tag. Über die Körperreinigung hinaus haben manche Kräuter eine entspannende Wirkung auf die Muskeln, heben die Stimmung, vertreiben Lethargie und verbessern die Hautfunktion. Viele legendäre Schönheiten der Geschichte sollen ihre Haut durch Kräuterbäder zart und jung gehalten haben. Nach dem Geheimnis ihrer Schönheit befragt, verriet eine Französin einst das folgende Rezept.

Schönheitsbad

 Je 1 Handvoll von:
 Rosmarin
 Beinwellwurzel
 Getrockneter Lavendel
 Minze
 Thymian

Die Kräuter in einem Seihtuch mischen, mit heißem Wasser bedecken und 10 Minuten ziehen lassen. Ins Badewasser geben und täglich 15 Minuten darin entspannen.

Zur Entspannung verkrampfter Muskeln setzt man dem Badewasser einige Tropfen des ätherischen Öls von Lavendel, Rose, Ylang-Ylang, Rosenpelargonie, Melisse, Rosmarin oder Jasmin zu.

Wenn man sich abgespannt und müde fühlt, doch abends noch ausgehen will, helfen stimulierende Öle wie Nelke, Zimt, Thymian oder Ingwer. Sie fördern auch die Durchblutung und helfen somit bei Kältegefühl.

Dem Badewasser zugesetzt, macht ein starker Aufguß von beruhigenden Kräutern wie Beinwell, Eibisch, Kamille oder Holunder die Haut weich und geschmeidig. Ein Milchaufguß hat die gleiche Wirkung. Zu diesem Zweck kann man Milch- und Kräutersäckchen herstellen, die am Heißwasserhahn befestigt werden, so daß das Wasser durch sie hindurchläuft. Dafür 3 Eßlöffel Magermilchpulver zusammen mit 60 g getrockneten (oder 120 g frischen) Kräutern in ein Seihtuch binden. Es eignen sich Holunder, Kamille, Rosenblüten, Salbei und Zitronenmelisse.

Ein Essigbad macht die Haut weich, lindert Juckreiz und Muskelschmerz. 600 ml Apfelessig und 2 Handvoll frische Kräuter zum Kochen bringen. Von der Hitzequelle nehmen, über Nacht einwirken lassen, abseihen und in Flaschen füllen. Je 250 ml ins Badewasser geben.

Auch Kräuteröle eignen sich als Badezusatz. Sie machen jedoch etwas mehr Arbeit, da sie in der Wanne einen Rand zurücklassen. Zur Herstellung eines Kräuterbadeöls gießt man beliebige Kräuter mit Mandelöl auf und läßt die Mischung 2 Wochen auf einem sonnigen Fensterbrett stehen. Nach dem Abseihen (gut ausdrücken) füllt man die Flüssigkeit in Flaschen.

Johanniskrautöl empfiehlt sich als Badezusatz, da es die Nerven beruhigt und Nervenschmerzen sowie Hautreizungen lindert. Obwohl die Blüten zur Herstellung dieses Öls leuchtend gelb sind, nimmt das Öl nach 2 Wochen eine hellrote Farbe an und wird deshalb auch »Herz-Jesu-Öl« genannt.

Kräuter und Beschwerden

Die Punkte auf dieser Tabelle zeigen Ihnen, welche Kräuter sich zur Behandlung der in diesem Buch beschriebenen Beschwerden eignen. Die Beschwerden sind nach der Abfolge der Kapitel aufgelistet.

		Ackerschachtelhalm	Amerikanischer Schneeball	Arnika	Ashwagandha	Beinwell	Benediktendistel	Boretsch	Brennessel	Chili	Chinesische Engelwurz	Dill	Echter Ziest	Eichenrinde	Eisenkraut	Falsches Einkorn	Fenchel	Frauenmantel	Geißraute	Gelbwurz	Gemeiner Schneeball	Gemeiner Wegerich	Ginkgo	Ginseng	Hafer	Helmkraut	Herzgespann
Die gesunde Frau	Streß							•	•			•		•						•				•	•	•	•
Pubertät	Akne			•			•					•	•							•						•	•
Der Menstruations- zyklus	Prämenstruelles Syndrom		•								•	•	•												•	•	•
	Schmerzhafte Periodenblutung		•						•			•		•		•		•	•							•	
	Starke Blutung										•		•		•		•									•	
	Amenorrhö							•				•	•													•	•
	Menstruelle Kopfschmerzen							•		•																•	
	Zwischenblutungen														•												•
Empfängnis und Fruchtbarkeit	Unfruchtbarkeit				•						•		•		•		•						•		•	•	
	Gefahr einer Fehlgeburt		•								•				•		•										
Schwangerschaft und Geburt	Anämie							•			•													•			
	Verstopfung																•										
	Krampf	•					•											•					•				
	Übelkeit											•	•														
	Krampfadern			•							•						•				•						
	Hämorrhoiden	•		•		•					•						•										
	Schlaflosigkeit											•													•		
	Soor														•												
	Schwangerschaftsstreifen																										
	Blasen-, Nierenleiden	•					•				•						•					•		•			
	Sodbrennen													•													
	Ödeme	•									•						•				•			•			
	Bluthochdruck							•													•				•	•	
	Wehen																			•	•					•	
	Spannung und Angst										•	•								•							•
	Schmerzen bei der Entbindung																										•
	Feste Gebärmutter																										•
	Plazentaretention		•																								
Kindbett und Mutterschaft	Schmerzen nach der Entbindung														•											•	
	Dammriß		•	•																							
	Blutung nach der Entbindung		•						•					•				•									
	Uterusinfektion																			•	•						
	Nachwehen																										
	Postnatale Depression						•						•	•												•	•
	Blasenleiden																										
	Streß						•				•															•	•
Stillen und Säuglingspflege	Mangelnder Milchfluß						•	•	•		•		•	•	•		•										
	Wunde, rissige Brustwarzen															•											
	Vergrößerte Brüste															•											
	Entzündete Brüste/Brustdrüsenentzündung			•																	•	•					
	Windelausschlag			•																							
	Kopfekzem bei Säuglingen																										
	Kolik									•		•															
	Erbrechen									•		•															
	Durchfall											•								•		•					
	Verstopfung							•				•								•		•					
	Allergien											•											•				
	Schlafprobleme																										
	Zahnen																										
	Fieber						•																				

275

Tabelle »Kräuter und Beschwerden«, Fortsetzung

Die Punkte auf dieser Tabelle zeigen Ihnen, welche Kräuter sich zur Behandlung der in diesem Buch beschriebenen Beschwerden eignen. Die Beschwerden sind nach der Abfolge der Kapitel aufgelistet.

		Ackerschachtelhalm	Amerikanischer Schneeball	Arnika	Ashwagandha	Beinwell	Benediktendistel	Boretsch	Brennessel	Chili	Chinesische Engelwurz	Dill	Echter Ziest	Eichenrinde	Eisenkraut	Falsches Einkorn	Fenchel	Frauenmantel	Geißraute	Gelbwurz	Gemeiner Schneeball	Gemeiner Wegerich	Ginkgo	Ginseng	Hafer	Helmkraut	Herzgespann
Erwachsenenalter und Wechseljahre	Streß											•		•											•	•	•	
	Niedriger Östrogenspiegel										•				•										•			•
	Hitzewallungen/Nachtschweiß																											
	Depression/Stimmungsschwankungen						•	•							•										•	•	•	
	Trockene Scheide					•												•										
	Libidoverlust									•					•											•	•	
	Osteoporose	•							•						•										•			
Der Lebensabend	Schlechte Durchblutung										•													•				
	Streß																											
	Immunschwäche																											
Erste Hilfe	Abschürfungen, leichte Schnittverletzungen					•															•	•					
	Bisse und Stiche													•													
	Furunkel und Karbunkel																										
	Prellungen und Verstauchungen			•	•																						
	Verbrennungen und Verbrühungen					•															•						
	Frostbeulen								•	•																	
	Fieberbläschen								•												•	•					
	Ohnmacht/Schock			•																							•
	Heuschnupfen								•															•			
	Kopfschmerzen												•		•												•
	Hitzeausschlag								•																		
	Nasenbluten																										
	Splitter						•																				
	Sonnenbrand								•																		
	Zahnschmerzen																										
	Reisekrankheit																										
	Wunden und tiefe Schnittverletzungen					•																					
Sich selbst heilen	Gutartige Mammadysplasie																	•	•							•	
	Brustabszeß																				•						
	Endometriose										•	•			•			•	•						•	•	•
	Zystitis	•																•									
	Niereninfektion																										
	Prolaps	•											•		•			•					•				
	Infektionen von Scheide und Schambereich					•				•			•	•				•	•							•	
	Scheidensoor									•				•				•								•	•
	Genitalherpes										•		•	•	•												
	Genitalwarzen					•																•					
	Beckenentzündung													•	•												
	Bakterielle Infektionen																										
	Geschwülste									•				•				•									
	Eierstockzysten	•																•									
	Krebs	•			•																				•	•	
	Brustkrebs																										
	Gebärmutterkrebs																				•						
	Gebärmutterhalskrebs																				•	•					
	Immunschwäche																										
	Übelkeit und Erbrechen																										
	Leberschaden																										
	HIV/AIDS					•	•		•			•	•					•	•				•	•	•	

277

Glossar

Abführend: Eine starke Entleerung des Darms verursachend.
Absorption: Aufnahme von Flüssigkeiten oder gasförmigen Stoffen durch die Schleimhäute u. a. Körperzellen.
Abstrich (Pap Test): Die Untersuchung von Zellen am Gebärmutterhals; sie werden schmerzfrei mit einem Spatel entnommen.
Absud: Ein Lösung, die aus den holzigen Teilen einer Pflanze und Wasser hergestellt wird.
Adaptogen: Zur Wiederherstellung des Gleichgewichts im Körper beitragend.
Aerobische Übung: Übung, die den Herzschlag beschleunigt.
Akne vulgaris: Entzündung oder Infektion der Talgdrüsen.
Allergen: Eine Substanz, die eine allergische Reaktion auslöst.
Alterativ: Umstimmung durch Entgiftung und verbesserte Ernährung.
Amenorrhö: Ausbleibende Periodenblutung.
Aminosäure: Einer der Bausteine von Protein.
Analgetisch: Schmerzlindernd.
Anorexia: Chronische Nahrungsverweigerung.
Antazid: Eine Substanz, die die Magensäure verringert.
Antibakteriell: Das Bakterienwachstum zerstörend.
Antibiotisch: Bakterien zerstörend.
Antigen: Ein artfremder Eiweißstoff (z. B. Bakterien), der die Bildung von →Antikörpern stimuliert.
Antihistamin: Ein Stoff, der die Auswirkung von Histaminen bei einer allergischen Reaktion neutralisiert.
Antikörper: Vom Körper produziertes Protein zur Bekämpfung von →Antigenen.
Antimikrobisch: Das Wachstum von Mikrobakterien verhindernd oder einschränkend.
Antineoplastisch: Mit krebsbekämpfenden Eigenschaften ausgestattet.
Antioxidans: Substanz, die den Schaden auf Grund →freier Radikale einschränkt.
Antiseptisch: Fäulnis verhindernd.

Areole: Der dunkle Hof um die Brustwarze.
Adstringierend: Ein Zusammenziehen von Schleimhäuten oder Wunden verursachend, wodurch Sekret und Ausfluß vermindert werden.
Bänder: Fasergewebe, das Knochen und Knorpel verbindet.
Bioflavonoid: Ein Pflanzenbestandteil, der die →Absorption von Vitamin C verbessert.
Bitterstoff: Substanz, die Appetit und Verdauung fördert.
Braxton-Hicks-Wehe: Eine schmerzlose Uteruskontraktion, die ab der 20. Schwangerschaftswoche auftreten kann.
Chemotherapie: Behandlung durch Chemikalien, die sich gegen eindringende Organismen oder abnorme Zellen richten; vor allem bei Krebs.
Chiropraktiker: Ein Therapeut, der den Körper und vor allem die Wirbelsäule manipuliert.
Dammschnitt: Schnitt im →Perineum während der Geburt.
Dilatation und Ausschabung (Kürettage): Eine Operation, bei der der Gebärmutterhals erweitert und der Inhalt des Uterus ausgeschabt wird.
Diuretisch: Den Harnfluß fördernd.
Döderlein-Bakterien: Mikroorganismen, die in der Vagina leben und für ein saures Klima sorgen.
Emetisch: Erbrechen auslösend.
Emmenagogum: Menstruationsförderndes Mittel (muß während der Schwangerschaft vermieden werden).
Endometrium: Gebärmutterschleimhaut.
Endorphin: Ein Protein, das in der Hypophyse hergestellt wird und schmerzstillend wirkt.
Extrauterinschwangerschaft: Das Einnisten des Embryos außerhalb des Uterus, meist im Eileiter; führt zu starken Schmerzen und Fehlgeburt.
Fäkalien: Abfallstoffe, die über den Darm ausgeschieden werden.
Fehlgeburt: Verlust des Fötus zwischen der 12. und 28. Schwangerschaftswoche.
Fötus: Begriff für das Baby im Mutterleib, bis die Organe ausgebildet werden (vor diesem Zeitpunkt spricht man von einem Embryo).

Freie Radikale: Kurzlebige, ungebundene Moleküle, die Körperzellen schädigen.
Gelbkörper: Körper, der sich im Eierstock entwickelt, nachdem das Ei entlassen wurde; wird bei Befruchtung des Eies zur Drüse.
Gleitmittel: Mittel, das die Reibung verringert.
Hämoglobin: Das rote Pigment im Blut, das Sauerstoff transportiert.
Hämophilie: Ein Zustand, bei dem das Blut nicht richtig gerinnt.
HIV: Humanes Immundefizienzvirus, das AIDS verursacht.
Holistisch: Ganzheitlich; oft verwendet zur Beschreibung einer Therapie, die Körper, Geist und Seele des Patienten einbezieht.
Homöopath: Ein Therapeut, der Krankheiten mit winzigen Dosen von Substanzen behandelt, die diese Krankheit in einem gesunden Körper auslösen würden; dadurch wird die Widerstandskraft des Patienten gegen diese Erreger gestärkt.
Hypnotherapie: Eine Therapie, bei der der Patient in eine leichte Trance versetzt wird.
Hypoglykämie: Übermäßiges Absinken des Blutzuckerspiegels.
Hysterektomie: Die Entfernung von Uterus oder Uterus und Eierstöcken.
Infusion: Kräutertee.
Inkontinenz: Mangelnde Kontrolle über den Harnfluß.
Inkubationszeit: Zeitraum zwischen ursprünglicher Infektion durch das Eindringen von Organismen und dem Auftreten von Symptomen.
Intrauterinpessar: Eine Verhütungsmethode, bei der ein kleiner Gegenstand in den Uterus eingesetzt wird, um das Einnisten des befruchteten Eies zu verhindern.
Kaiserschnitt: Entbindung des Kindes durch Schnitt im Unterleib und Uterus.
Karzinogen: Krebserregend.
Laparoskopie: Die Untersuchung der inneren Organe durch eine kleine Röhre, die durch die Bauchwand eingeführt wird.
Laxativ: Die Darmentleerung fördernd, abführend mit milder Wirkung.
Libido: Lust oder Streben nach Vergnügen, vor allem im sexuellen Bereich.

Luteinisierendes Hormon (LH): Ein Hypophysenhormon, welches das Wachstum des →Gelbkörpers im Eierstock stimuliert.
Menarche: Die erste Menstruationsblutung und die Zeit, zu der diese auftritt.
Menopause: Die letzte Menstruationsblutung und die Zeit, zu der diese auftritt.
Nachgeburt: →Plazenta und Schleimhaut, die nach der Geburt aus dem Uterus ausgetrieben werden.
Nachwehen: Schmerzen, die nach der Entbindung auftreten und auf Uteruskontraktionen zurückzuführen sind.
Organisch: Bezieht sich auf Nahrungsmittel, die ohne Pestizide und Düngemittel nach genauen Vorschriften angebaut/hergestellt werden.
Osteopathie: Eine Therapie, bei der abnorme Strukturen im menschlichen Skelett (Knochen, Muskeln, →Bänder) durch geschickte manuelle Behandlung ausgeglichen werden.
Ovulation: Das Entlassen eines Eies aus dem Eierstock.
Oxytozin: Hypophysenhormon, das Wehen stimuliert und den Milchfluß fördert.
Perinatal: Bezieht sich auf die Zeit unmittelbar vor und nach der Entbindung.
Perineum: Das Gewebe zwischen Anus (After) und Vulva (Schambereich), auch Damm genannt.
pH-Wert: Ein Wert, der ein saures (unter pH 7) oder basisches (über pH 7) Klima angibt.
Plazenta: Das Gewebe, das den →Fötus mit dem Uterus verbindet.
Post-partum-Blutung: Blutung nach der Entbindung.
Postnatal: Bezieht sich auf die Zeit nach der Entbindung.
Prämenstruell: Bezieht sich auf die Tage vor der Menstruationsblutung.
Radiotherapie: Behandlung einer Krankheit, meist Krebs, durch Bestrahlung.
Salicylate: →Antiseptische und schmerzstillende Chemikalien.
Sitzbad: Ein Bad, bei dem nur das Becken bis zu den Hüften im Wasser sitzt.
Spurenelement: Mineralstoff, den der Körper in kleinen Mengen (Spuren) braucht.
Stoffwechsel: Die chemischen Veränderungen, die in den Körperzellen stattfinden, vor allem die Freisetzung von Energie.
Stuhl: Die über den Darm ausgeschiedenen Abfallstoffe.
Talgdrüsen: Hautdrüsen, die öligen Talg herstellen.
Tinktur: Kräuterextrakt, der in Alkohol konserviert wird.
Tonisch: Belebend, den Körper stärkend und das Wohlbefinden fördernd.
Toxin: Giftstoff.
Toxisch: Giftig.
Umschlag: Eine weiche, nasse Masse, die auf eine schmerzende Stelle oder Verletzung gelegt wird.
Vasodilator: Gefäßerweiternder Nerv, der blutdrucksenkend wirkt.
Venöses Blut: Blut in den Venen, dem der Sauerstoff entzogen wurde.
Wochenfluß: Ausfluß aus der Vagina während der ersten zwei Wochen nach der Geburt.

Die Hay-Diät oder Haysche Trennkost

Dies ist eine Ernährungsweise, die zur Jahrhundertwende von dem amerikanischen Arzt Dr. William Howard Hay entwickelt wurde. Sie geht von der Annahme aus, daß verschiedene Nahrungsmittel unterschiedliche Medien für ihre Verdauung benötigen und dem Körper aus diesem Grund nicht während einer einzigen Mahlzeit zugeführt werden sollten.
Kohlenhydrate (Stärke und Zucker) sollten nicht mit Proteinen (Eiweiß) oder sauren Nahrungsmitteln gleichzeitig miteinander verzehrt werden. Kohlenhydrathaltige Mahlzeiten sollten mindestens 4 Stunden vor proteinhaltigen Mahlzeiten oder sauren Lebensmitteln eingenommen werden. Begründung: Eiweiß stimuliert die Produktion von Magensäure. Diese stört wiederum die Verdauung der Kohlenhydrate, die ein basisches Milieu brauchen.
Die Hay-Diät findet erfolgreich Anwendung bei Übergewicht, Bluthochdruck, Verdauungsstörungen, Allergien, Candida, chronischem Katarrh und Gelenksleiden.

Hilfreiche Adressen

Ärztegesellschaft für Erfahrungsheilkunde e.V.
Postfach 102840
69018 Heidelberg

Berufsverband der Heilpraktiker e.V. NRW
Körnestraße 59
42659 Solingen

Bundesverband deutscher Ärzte für Naturheilverfahren e.V.
Hainstraße 9
96047 Bamberg

Deutscher Zentralverein homöopathischer Ärzte e.V.
Alte Steige
72213 Altensteig

Fachverband Deutscher Heilpraktiker e.V.
Maarweg 10
53123 Bonn

Freie Heilpraktiker e.V.
Kölner Straße 369
40227 Düsseldorf

Freier Verband Deutscher Heilpraktiker e.V.
Erphostraße 23
48145 Münster

Gesellschaft für Naturheilkunde Deutschland e.V.
Postfach 402027
80720 München

Gesellschaft für Phytotherapie e.V.
Siebengebirgsallee 24
50939 Köln

Natur und Medizin
Fördergemeinschaft für Erfahrungsheilkunde e. V.
Am Michaelshof 6
53177 Bonn

Niedersächsische Akademie für Homöopathie und Naturheilverfahren
Blumläger Kirchweg 1
29221 Celle

Union Deutscher Heilpraktiker e.V.
Ipfweg 5
73615 Schorndorf

Verband Deutscher Naturheilvereine Naturheilbund (Prießnitz-Bund) e.V.
Kreuzbergstraße 45
74564 Crailsheim

Verein für Förderung, Schutz und Verbreitung der Aromatherapie und Aromapflege e.V.
Panoramastraße 17
87477 Sulzberg-Moosbach

Zentralverband der Ärzte für Naturheilverfahren e.V.
Bismarckstraße 3
72250 Freudenstadt

Deutsche Gesellschaft für Ernährung e.V.
Im Vogelsgesang 40
60488 Frankfurt

Arbeitsgemeinschaft der Verbraucherverbände e.V.
Heilsbachstraße 20
53123 Bonn

Schweizerische Gesellschaft für ganzheitliche Heilkunde SGGH
Postfach 2236
CH–3001 Bern

Bach-Blüten

Institut der Bach-Blüten
Mechthild Scheffer Hp
Lippmannstr. 57
22769 Hamburg

Bach-Blüten AG
Mainaustr. 15
CH–8034 Zürich

Institut für Bach-Blüten
Forschung + Lehre
Mechthild Scheffer GmbH
Seidengasse 32/I/52
A–1070 Wien

Direktverkauf/Versand von Kräutern

Kräutergarten
Daniel Rühlemann
Am Himpberg 32
27367 Stuckenbostel

Gärtnerei:

Auf dem Berg
27367 Horstedt

Kräuter- und Gemüsehof Rohlmann
Everswinkeler Straße 24
48167 Münster

Burkhard Fürchtenicht
Lohof 28
31600 Uchte

Weiterführende Literatur

Augustin, Matthias/Schmiedel, Volker: *Praxisleitfaden Naturheilkunde.* Methodik – Diagnostik – Therapieverfahren in Synopsen. Das kompakte Nachschlagewerk für die Arzt- und Naturheilpraxis. 1994, Jungjohann.

Backhaus, Manfred: *Naturheilmittel gegen Frauenleiden.* 1991, Ehrenwirth.

Bocksch, Manfred: *Das praktische Buch der Heilpflanzen.* Kennzeichen – Heilwirkung, Anwendung – Brauchtum. 1996, BLV Verlagsgesellschaft.

Bremness, Lesley: *Das große Buch der Kräuter.* Ein praktischer Führer für den Anbau, die Pflege und Verwendung von Kräutern. 1988, Verlag Aarau.

Büning, Frances/Hambly, Paul: *Kräuterheilkunde von A–Z.* 1995, Droemer Knaur.

Cooper, Kenneth H.: *Die neuen Gesundmacher – Antioxidantien.* 1995, BLV Verlagsgesellschaft.

Dittmar, Friedrich W./Loch, Ernst G./Wiesenauer, Markus: *Naturheilverfahren in der Frauenheilkunde und Geburtshilfe.* Grenzen und Möglichkeiten. 1994, Hippokrates.

Fischer, Georg/Krug, Erich: *Heilkräuter und Arzneipflanzen.* 1984, Haug.

Haas, Hans: *Parabeln der Kräutermedizin.* Geschichte der Heilpflanzenkunde. 1989, Innovations-Verlagsgesellschaft.

Hantig, Franz: *Gesund durch Kräuter.* Akne – Bluterkrankung – Lungenasthma – Darmstörungen – Lebererkrankungen – Gicht – Rheuma – Polyarthritis – Multiple Sklerose – Schuppenflechte – Haarausfall. 1994, Ennsthaler.

Heilkräfte der Natur. Die bewährten Methoden der sanften Medizin. 1993, Das Beste.

Hess Heer, Pia/Krauchthaler, Rosemarie: *Schönheit durch Kräuter und Essenzen.* Selbstgemachte Kosmetik für Haut und Haar. 1994, Verlag Aarau.

Heyn, Birgit: *Die sanfte Kraft der indischen Naturheilkunde.* Ayurveda – die Wissenschaft vom langen Leben. 1992, Scherz Verlag.

Jürgens, Bernd: *Hausrezepte der Naturheilkunde.* 1994, Hallwag.

Karl, Joseph: *Neue Therapiekonzepte für die Praxis der Naturheilkunde.* 1994, Pflaum Verlag.

Kauth, Hans J.: *Kräutertherapie und Volksheilkunde – eine Renaissance.* 1991, Gesellschaft für Volkskunde Rheinland-Pfalz.

Knop, Daniel: *Notfallmedizin für die Naturheilpraxis.* Ein Ratgeber für die Notfallversorgung in der Naturheilpraxis. 1993, Sommer-Verlag.

Kreuter, Marie-Luise: *Kräuter & Gewürze aus dem eigenen Garten.* Naturgemäßer Anbau, Ernte, Verwendung. 1995, BLV Verlagsgesellschaft.

Krug, Erich: *Lexikon der Naturheilkunde.* 1989, Haug Verlag.

Künzle, Johann: *Das große Kräuterheilbuch.* Ratgeber für gesunde und kranke Tage. 1982, Walter Verlag.

Liebau, Karl F.: *Handbuch für die Naturheilkunde.* 1990, Pflaum Verlag.

Mabey, Richard (Hrsg.): *Das neue BLV Buch der Kräuter.* Gesundheit, Ernährung, Schönheit. 1995, BLV Verlagsgesellschaft.

Niestroj, Irmgard: *Natürliche Medizin speziell für Frauen.* Die häufigsten Krankheiten der Frau und die besten Gegenmittel. 1994, BLV Verlagsgesellschaft.

Ody, Penelope: *Naturmedizin Heilkräuter.* Der Ratgeber für die richtige Anwendung von Heilkräutern zu Hause. 1994, BLV Verlagsgesellschaft.

Portmann, Marie L.: *Heilige Hildegard – von der Heilkraft der Natur.* Rezepte und Ratschläge nach der hl. Hildegard von Bingen. 1990, Pattloch.

Potempa, Karl H. + Ulrike: *Verzeichnis von Krankheiten und Heilkräutern, die vom Volke seit Jahrhunderten verwendet werden.* 1991, Burr.

Rätsch, Christian: *Indianische Heilkräuter.* Tradition und Anwendung. Ein Pflanzenlexikon. 1994, Diederichs Gelbe Reihe.

Rosendorff, Alexander: *Neue Erkenntnisse in der Naturheilkunde.* 1994, Lorber-Verlag & Turm-Verlag.

Stockburger, Dieter: *ABC der Naturheilkunde.* 1991, Sommer-Verlag.

Storl, Wolf D.: *Von Heilkräutern und Pflanzengottheiten.* 1993, Aurum.

Strauss, Eduard: *Kräuterheilkunde.* Über die Anwendung und Wirkung erprobter Heilkräuter-Gemische. 1988, Fröhlich.

Weed, Susun S.: *Naturheilkunde für schwangere Frauen und Säuglinge.* Ein Handbuch. 1992, Orlanda Frauenverlag.

Wendelberger, Elfrune: *Heilpflanzen.* Erkennen, sammeln, anwenden. 1993, BLV Verlagsgesellschaft.

Danksagungen

Fotografen

Umschlag und alle anderen Fotografien von Philip Dowell, ausgenommen: Seite 15 Clive Boursnell, Garden Picture Library; Seiten 45, 49, 115, 153, 166 Camilla Jessel; S. 101 Francis Leroy, Science Photo Library; Seite 2 Marie Read, Bruce Coleman Ltd.; Seite 263 Ron Sutherland; Garden Picture Library (Entwurf von Nula Haycock und Matthew Bell).

Zeichnungen

Richard Bonson, Seiten 22 mit 41, Seiten 56, 82, 105, 107, 108, 109, 125, 149, 150, 155, 173, 191, 201, 207, 213, 229, 242.
Sally Launder, Seiten 55, 57, 59, 60, 63, 64, 67.
Tony Lodge, Seiten 120, 121, 122, 133, 137, 141, 145, 192, 248/9, 255, 258, 260.
Bridget Morley, Seiten 81, 87, 93, 94, 117, 134, 161, 164/5.

Die Autorin dankt Virginia Sandbach, die das Manuskript getippt und moralische Unterstützung geboten hat; Maureen Carter und Niky McIntyre, deren Hilfe das Buch erst ermöglichten; und Michael, Zaira und Zoe für deren Verständnis für ihre langen Arbeitstage.

Die Verleger danken Dr. David Hoffmann und Dr. Helen Dziemidka für die hilfreichen Kommentare zum Text, Mary Warren für den Index, Gill Smith für die Fotosuche, Juliet Bailey und Charlie Ryrie für ihre Bemühungen um geeignete Illustrationen sowie der Familie, die uns freundlicherweise Fotoaufnahmen gestattete. Ferner möchten wir uns bedanken bei Focus Foods, Halesworth, Suffolk; Hawthorn Herbs and Wild Flowers; Salley Gardens, West Bridgford, Nottingham; Maggie und Alannah Lythgoe.

Anmerkung: Das Zitat auf Seite 200 stammt aus »Everywoman's Book« Paavo Airola, Health Plus Publishers, Phoenix, Arizona, 1979.

Stichwortverzeichnis

Fettgedruckte Seitenzahlen verweisen auf Angaben in den Pflanzenprofilen.

Abendkolik 175
Abführmittel 253
Abgang 33, 112
Abhusten von Blut 139
Abrahamsstrauch 22
Abschürfungen 61, 276
– Erste Hilfe 210
Absorption 278
Abstillen 172
– Getränk 178
Abstrich 278
Absud 278
– zubereiten 18
Abszeß 35, 77, 235
Achillea millefolium 213
Achillesgarbe 213
Ackerschachtelhalm 57, 60, 65, **139**, 274, 276
Ackersenf 246
Adaptogen 278
Adrenalin 46, 50, 69, 88
Adrenalinausschüttung 68
Aerobische Übung 278
AIDS 199, 229, 231, 236, 241, 276
– vorbeugen 243
Akne 77, 177, 179, 274
– Kräuterbehandlung 83
– Pflegemittel 256
Akne vulgaris 81, 83, 278
Albumin 16, 140
Alchemilla vulgaris **110**
Alkaloide 17
Alkohol 88, 113
– Schwangerschaft 119
Allergie 35, 54, 88, 274
Allergien (Säuglinge) 180
Allicin 40
Allium sativum **40**
Aloe vera 133
Alpträume 69
Alter
– emotionale Unterstützung 205
– Ernährung im 202
– körperliche Betätigung 205
– Verstopfung vorbeugen 203
Alterativ 278
Altersbeschwerden 201
Altersschwachsinn 69
Alterungsprozeß 202, 229
Alveolen 58
Ameisenstiche 211
Amenorrhö 96, 274, 278
– Kräuterbehandlung 98
– primäre 96
– sekundäre 96
– Selbsthilfe 96
Amerikanischer Nachtschatten 179
Amerikanischer Schneeball 33, 274, 276
Aminosäure 278
Amöben 62
Analgetisch 278
Anämie 32, 39, 108, 120, 136, 139, 235, 274
 siehe auch Eisenmangelanämie
– Auslöser für Beschwerden 120
– während der Schwangerschaft 120
Anemone pulsatilla **85**
Anethum graveolens **267**
Angelica sinensis **32**
Angina 32, 201
Angina pectoris 204
Angst 38, 52, 53, 56, 61, 68, 69, 88, 105, 107, 142, 155, 182, 191, 246, 257, 274

Anomale Blutung 98
Anorexia 278
Anorexie 170
Antazid 278
Anthemis nobilis **41**
Anthrachinone 17
Antibabypille 69, 231, 239
 siehe auch Pille
Antibakteriell 278
Antibiotisch 278
Antigen 278
Antigene 66
Antihistamin 278
Antihistaminikum 41
Antikörper 60, 66, 278
Antimikrobisch 278
Antineoplastisch 278
Antioxidantien 65, 203, 240, 278
Antiseptisch 278
Apathie 69
Appetit 23, 53, 56, 91, 131, 135, 150, 170, 182, 204, 213
Appetitlosigkeit 170
Appetitmangel 17, 69, 136, 162
Arctium lappa **82**
Arctostaphylos uva-ursi **161**
Areole 278
Arginin 212, 228
Arnica montana **212**
Arnika **212**, 274, 276
Aromatherapie 16
Arrhythmien 97
Artemis 8
Artemisia abrotanum 9
Artemisia absinthium **128**
Artemisia vulgaris 9
Arterienverkalkung 191
Arteriosklerose 32, 127, 139, 201
Arthritis 39, 65, 77, 82, 127, 128, 143, 148, 150, 155, 158, 177, 179, 189, 199, 207, 235, 257
Arthritische Schmerzen 131
Arzneimittel (Schwangerschaft) 119
Ascorbinsäure 72
Asparagus racemosus **109**
Aspirin 127
Asthma 41, 27, 34, 39, 56 105, 107, 131, 143, 150, 182, 195, 197, 217, 257
Astragalus membranaceus **229**
Atemwegsinfektionen 179
Ätherische Öle 16
– Verwendung 42
– Vorbereitung auf die Geburt 145
Atmungsprobleme 58
Atmungssystem 58
Atropin 17
Aufguß zubereiten 18
Aufregung 53, 107
Augenpflege 259
Augenreizung 189
Ausatmen 58
Ausbleibende Blutungen 96
Ausfluß 155, 157, 225
Ausschabung 278
Ausschlag 158
Auto-Intoxikation 121
Avena sativa **242**
Avocadoessence 258
Ayurvedische Medizin 106

Bach-Blüten 92, 112, 113, 142, 154, 164, 183, 194, 240
Bach-Blüten-Heilmittel 246
Bakterielle Infektionen 233, 276
– Symptome 233

Bakterien in der Darmflora 54
Ballaststoffe 54
Ballaststoffmangel 121
Balsamodendron myrrha **150**
Bänder 278
Bärenfuß 110
Bärenschote 229
Bärentraube 161
Basilikumöl 42
Bauchgrimmen 36
Bauchschmerzen 41
– bei Säuglingen 267
Bauchspeicheldrüse 68
Beckenbodenmuskulatur 161
Beckenentzündung 231, 232, 276
– Ernährung bei 233
– Kräuterbehandlung 233
– Selbsthilfe 232
– Symptome 232
Beckenkrämpfe 33
Beckenmuskulatur 24, 25
Beckentonikum 144
Befruchtung 80
Beifuß 9
Beinwell **177**, 274, 276
Belastungsinkontinenz 161
Benediktendistel **170**, 274, 276
Benediktenkraut 170
Bergamottöl 42
Bergwohlverleih 212
Beruhigungsmittel 53
– für Kinder 212
Bester Freund der Frau 26
Beta-Karotin 203
Bettnässen 105
– bei Kindern 139, 199
Bewegungsmangel 83
Bienen- und Wespenstiche 211
Bienenkraut 177
Bindegewebsgeschwülste
– Selbsthilfe 233
– Symptome 233
Bindehautentzündung 34
Bioflavonoid 17, 278
Bisse 39, 276
Bitterorange 58
Bitterstoff 16, 278
Blähungen 36, 39, 41, 56, 135, 136, 143, 150, 155, 170, 179 182, 189, 195, 204, 207, 213, 267
Blase *siehe auch* Harnwege
Blasenbeschwerden 137
Blasenentzündung 41
Blasengrieß 39, 77
Blaseninfektion 39
Blasenleiden 221, 274
– Behandlung 137
– nach der Geburt 161
– vermeiden 137
Blasenreizung 125, 148, 213
Blasensteine 39, 77, 148
Blauer Hahnenfuß 26
Bleiwurz 17
Blut 60, 79, 80
Blutarmut (Schwangerschaft) 120
Blutdrucksenkend 36, 162
Blutensäckchen (Rezept) 271
Blutgerinnsel 32, 36, 135
Bluthochdruck 17, 53, 142, 191, 201, 204, 203, 223, 242, 274,
– Behandlung 142
Blutkrautwurzel 37
Blutreinigungsmittel 35
Blutstau im Uterus 78
Blutstillung 78
Blutsturz 37
Bluttonikum 32
Blutüberfüllung des Uterus 213
Blutung
– anomale 98
– nach der Entbindung 274
– starke 274

– übermäßig starke 155
– übermäßige 62
– zwischen den Perioden 98
Blutungen 39
– ausbleibende 96
– nach der Geburt 159
– nach der Geburt vermeiden 156
– starke 95
– während der Wechseljahre 28
Blutzucker 68
Blutzuckerregulierung 68
Blutzuckerspiegel 68, 242
Blutzuckerspiegelsenkend 39, 82
Borago officinalis **158**, 249
Boretsch 57, 65, 66, **158**, 249, 274, 276
Brandwunden, infizierte 216
Brautwurz 127
Braxton-Hicks-Kontraktionen 26, 97, 144
Braxton-Hicks-Wehe 278
Brechreiz 36 41
Breitwegerich 217
Brennessel **39**, 65, 274, 276
Bronchialasthma 34, 40
Bronchialleiden 155
Bronchiolen 58
Bronchitis 40, 56, 105, 135, 150, 162, 177, 182, 195, 197, 217
Bronchospasmen 257
Brust, Spannungsgefühl in der 77
Brustabszeß 220, 276
– Kräuterbehandlung 220
– Selbsthilfe 220
– Symptome 220
Brustbeschwerden 253
Brustdrüsenentzündung 41, 172, 179, 274,
Brüste
– entzündete 172, 274
– vergrößerte 274
Brustfell 58
Brustfellentzündung 177
Brustinfektion 34, 35, 158
Brustkrebs 236, 276
– Symptome 237
– vorbeugen 237
Brustleiden, gutartige 219
Brustmassage 220
Brustpflege 171
Brustschmerzen 27
Brustschwellungen 62
Brustwarzen, wunde 171, 274

Calcium 65, 69, 72
Calciumhaltige Pflanzen 123
Calendula officinalis **62**
Candida albicans 41, 132, 226
Candidiasis 35, 40, 83, 89, 136, 150, 226
 siehe auch chronische Candidiasis
Capsicum frutescens **135**
Capsicum minimum **135**
Carduus benedictus **170**
Cassia acutifolia 122
Caulophyllum thalictroides **26**
Cellulitis 91
Cervix 63
Cervixschleim 103
Ceylonzimt 155
Chamaelirium luteum **23**
Chemie der Kräuter 16
Chemikalien im Leitungswasser 180
Chemotherapie 236, 241, 278
Chili 60, 65, **135**, 274, 276
Chinesische Engelwurz **32**, 57, 66, 274, 276
Chinesischer Ginseng 30
Chinone 17
Chiropraktiker 278
Chlamydia 231
– Symptome 231
Chlamydia trachomatis 231

Stichwortverzeichnis 283

Chlamydien 232
Cholesterin 17
Cholesterinspiegel 34, 135, 219, 242
Cholesterinspiegelsenkend 40
Cholin 203
Chrom 73, 87
Chronische Candida 89
Chronische Candidiasis und Soor
– Kräuterbehandlung 226
– Symptome 226
Chronische Infektionen 51
Chrysanthemum partenium **131**
Cimicifuga racemosa **27**
Cinnamomum verum **155**
Cinnamomum zeylanicum **155**
Cnicus benedictus **170**
Commiphora molmol **150**
Commiphora myrrha **150**
Cortison 17
Cratagus monogyna **204**
Cratagus oxyacantha **204**
Cremes zubereiten 20

Damm, Heilen des 147, 156
Dammriß 274
Dammschnitt 154, 278
Dampfbäder für das Gesicht 256
Dampfinhalation bei Heuschnupfen 214
Dang gui 32
Darmblutungen 217
Darmentzündung 29, 195
Darmflora 54, 121
Darminfektionen 62
Darmkrämpfe 136
Darmreinigungsmittel 235
Darmträgheit 17, 128, 135, 179, 235
Deodorantstift auf Kräuterbasis
  (Rezept) 273
Depression 38, 52, 56, 61, 68, 69, 85, 135, 235, 253, 257, 276
– postnatale 160
– während der Menopause 22
– während der Wechseljahre 190
Depressionen 162, 182
– Kräuter gegen 53
Desinfektionsmittel (Rezept) 268
Diabetes 91, 207, 242
Diabetiker 132, 173
Dickdarmentzündung 125, 143, 162, 217
Dilatation 278
Dill **267**, 274, 276
Dillwasser 267
Dioscorea villosa **29**
Diosgenin 29
Diphterie 182
Diuretisch 278
Divertikulitis 185, 242
Döderlein-Bakterien 132, 190, 224, 278
Doldiger Milchstern 247
Dong quai 32
Dreimonatskolik 175
Drohende Fehlgeburt 111
– Kräuter 112
– Selbsthilfe 112
Drüsenfieber 35, 179
Drüsenschwellungen 179
Dünndarmentzündung 125, 127, 253
Dünne Haare 261
Durchblutung, schlechte 276
Durchblutungsstörungen 204
Durchfall 25, 36, 41, 54, 78, 109, 110, 125, 127, 135, 143, 155, 157, 170, 185, 195, 204, 207, 213, 217, 253, 274
– Säugling 178
Duschen 83
Dysmenorrhö 92
– primäre 92
– sekundäre 92
– Selbsthilfe 93
Dysplasie des Gebärmutterhalses 238

Echinacea angustifolia **35**
Echinacea pallida **35**
Echinacea purpurea **35**
Echter Thymian **136**
Echter Ziest 53, **207**, 274, 276
Edelkastanie 247
Eiche **157**, 247
Eichenrinde 274, 276
Eierstockbeschwerden 105
Eierstöcke 63, 80
– Entzündung und Schmerzen 85
Eierstockkrebs 239
– Symptome 239
Eierstocksyndrom, polyzystisches 234
Eierstockzysten 234, 276
– Ernährung bei 234
– Kräuterbehandlung 234
– Selbsthilfe 234
– Symptome 234
Eileiter 63
Eileiterentzündungen 105
Einfach ungesättigte Fettsäuren 70
Einfrieren von Kräutern 265
Einjähriger Knäuel 246
Einsamkeit 246
Einschlafhilfe bei Säuglingen 267
Eisen 69, 72, 87
Eisenabsorption, Förderung 121
Eisenhaltige Kräuter 121
Eisenhaltige Nahrungsmittel 120
Eisenkraut 52, **61**, **247**, 274, 276
Eisenmangelanämie 120
– Behandlung 120
Eisprung 80, 102
Eiweiß 70
Eklampsie 140
Ekzem 35, 41, 77, 110, 177, 179, 235
Elchsulme 125
Elderbaum 257
Eleutherococcus senticosus **241**
Emetisch 278
Emmenagogum 278
Empfängnis 100, 102
Empfängnisbereitschaft 108
Empfindliche Haut 251
Endometriose 220, 276
– Ernährung und 221
– Kräuterbehandlung 221
– Symptome 220
– Ursachen 220
Endometrium 80, 278
Endorphin 278
Energie 53
Energiereserven 51
Engelwurz, Chinesische **32**, 274, 276
Entbindung 26, 27, 146
– Entspannung eines steifen Gebärmutterhalses 147
– Entspannung und Schmerzlinderung 147
– Kontraktionen 110
– Rekonvaleszenz 25
– Schmerzen bei der 274
– Schmerzen nach der 274
– schwache, unregelmäßige Kontraktionen 146
– Übungen nach der 161
– Verhinderung von Rissen 147
– verzögerte 149
Enteritis 62, 125, 127
Entspannende Kräuter 53
Entspannung 46
Entspannungsübung 164
Enzian 246
Enzyme 16
Epilepsie 38
Epinephrin 46
Equisetum arvense **139**
Erbrechen 123, 131, 143, 155, 162, 274, 276
Erbrechen (Säugling) 176
– Behandlung 176
Erbrechen von Blut 217
Erdbeere 255

Erkältung 35, 37, 41, 82, 105, 135, 136, 143, 150, 155, 158, 182, 195, 207, 213, 217, 253, 257
Ernährung 58, 63, 65, 113, 163
– gesunde 68
– hefefreie 227
– im Alter 202
– während der Schwangerschaft 116
– zur Verbesserung der Fruchtbarkeit 104
– und Endometriose 221
– und Hormone 86
– und Krebs 240
– und Milchfluß 169
Erregung 38, 69
Erschöpfung 30, 38, 39, 52, 53, 56, 69, 85, 108, 125, 128, 150
– nach der Geburt 164
Erste-Hilfe-Hausapotheke 210
Erythropoetin 57
Escherichia coli 221
Espe 246
Essentielle Fettsäuren 69, 70, 87, 117
– Stoffwechsel der 88
Eukalyptusöl 42
Extrauterinschwangerschaft 232, 278

Fächerbaum 201
Falsches Einkorn **23**, 274, 276
Falten 185, 186
– Pflegemittel 258
Fasern 71
Fäulnisbakterien 54
Fegekraut 139
Fehlgeburt 100, 111, 278
  siehe auch drohende Fehlgeburt
– Gefahr einer 274
– Gründe 111
– Selbsthilfe nach einer 112
Fehlgeburten 23, 31, 33, 97, 121
Fenchel **189**, 274, 276
Fenchelöl 42
Fette 70, 202, 236
Fettige Haut 251
Fettiges Haar 261
Fettsäuren 70
Fettsucht 242
Feuchtigkeit für die Haut 251
Feuchtigkeitsspendende Pflegemittel 255
Fibromyom 233
Fibrozystische Brustdysplasie 219
Fieber 128, 143, 155, 217, 274
– chronisches 109
– Säuglinge 181
Fieberbläschen 143, 162, 276
– Erste Hilfe 211
Fiebersenkend 36, 56, 77, 158, 162, 173, 212
Fiebersenkende Tees 181
Fiebersenkung 82, 191
Filipendula ulmaria **127**
Flaschenfütterung 168
Flaschenkinder 183
Flavonglykoside 17
Flavonoide 17
Flockenblume 247
Flucht- oder Kampfmechanismus 50, 68
Flüssigkeitsansammlung 61, 77, 105, 127, 185, 189, 204
– während der Periode 128
Foeniculum vulgare **189**
Follikel 80
Follikelbildung 23
Follikelstimulierendes Hormon 22, 80, 86
Folsäure 72, 121
Folsäuremangel 121
Fortpflanzungssystem, weibliches 63
Fötales Alkoholsyndrom 119
Fötus 278
– Fehlbildungen 100

Frakturen 212
Frauenginseng 32
Frauenkraut 162
Frauenleiden und ihre Behandlung 219
Frauenmantel **110**, 274, 276
Frauenwurzel 26
Freie Radikale 202, 203, 237, 278
Frostbeulen 199, 211, 257, 276
– Erste Hilfe 212
Frösteln 135, 143
Fruchtbarkeit 51, 100, 102
– Kräuterheilmittel zur Verbesserung 106
– männliche 103
– Selbsthilfe zur Verbesserung 104
– Voraussetzungen 102
– weibliche 103
Frühgeburt 223
FSH 22
Funkelstern 23
Furunkel 35, 77, 158, 177, 179, 235, 276
– Erste Hilfe 214
Fußbäder zubereiten 20
Fußpilz 179

Galega officinalis **173**
Galium aparine **77**
Gallenbeschwerden 207
Gallenblasenbeschwerden 136
Gallensteine 91, 143
Gamma-Linolsäure 88
Gänsekraut 77
Gardnerella vaginalis 233
Gartenraute 272
Gartenthymian 136
Gastritis 17, 37, 41, 62, 109, 125, 127, 158
Gastroenteritis 110
Gauklerblume 246
Gebärmutter 63
  siehe auch Uterus
– entfernen 198
– feste 274
Gebärmutterhals 63
– Veränderungen am 238
Gebärmutterhalskrebs 227, 237, 238, 276
– vorbeugen 238
Gebärmutterkrebs 238, 276
– Symptome 239
Gebärmutterschleimhaut 80, 102
Gebärmutterschleimhautgewebe 220
Gebärmuttervorfall 78
Geburt 48, 114
– Behandlung der Mutter 154
– Behandlung des Babys 154
– Beschleunigung 149
– Erholung 154
– Rückbildung des Uterus 156
– Vermeidung von Blutungen nach 156
– Verzögerung der 26
– Vorbereitung 144
Geburtskräuter 79
Geburtsvorbereitung 31, 97
Gedächtnis 30
Gedächtnisschwäche 69
Gedächtnisverlust 108
Gefühle 47, 65, 79
Gefühlsbedingte Krise 53
Gefühlsschwankungen 69
Geißblatt 246
Geißraute **173**, 274, 276
Gelbkörper 22, 80, 86, 278
Gelbsucht 91
Gelbwurz **37**, 54, 274, 276
Gelenksflüssigkeit 65
Gemeiner Schneeball **31**, 65, 274, 276
Gemeiner Wegerich 57, **217**, 274, 276

284 Stichwortverzeichnis

Genitalherpes 227, 276
– Ernährung bei 228
– Kräuterbehandlung 228
– Selbsthilfe 228
– Symptome 227
– Vermeidung 228
Genitalwarzen 230, 276
– Ernährung bei 230
– Kräuterbehandlung 230
– Selbsthilfe 230
Gerbsäuren 16
Gerstenwasser 137
Gesättigte Fettsäuren 70
Geschlechtshormone 86
Geschlechtsmerkmale, sekundäre 80
Geschlechtsverkehr 102, 190
Geschwülste 233
– Kräuterbehandlung 234
Geschwüre 125, 139, 177, 182, 185, 199, 207, 213
Gesichtsmasken 254
Gesundheit 54, 249
Gesundheitspflege während der Schwangerschaft 116
Gewebeheilung 182
Gewebeschwäche 108
Gewichtszunahme während der Schwangerschaft 117
Gewürzsäckchen (Rezept) 271
Gicht 39, 61, 65, 77, 82, 127, 136, 143, 148, 150, 177, 189, 199, 207, 235, 257
Ginkgo 60, 274, 276
Ginkgo biloba **201**
Ginkgobaum **201**
Ginseng 30, 52, 66, 245, 274, 276
Glatte Muskulatur 65
Gleitmittel 278
Gliederschmerzen 267
GLS 88
Glukagon 68
Glukose 68
Glycyrrhiza glabra **34**
Glycyrrhizin 34
Glykoside 17
Goldblume 62
Goldsiegelwurzel 37
Gonokokken 232
Gonorrhö 232
Graaf-Follikel 86
Grippe 35, 37, 136, 143, 158, 162, 182, 195, 213, 253, 257
Große Klette 82
Grübchen-Ödeme 140
Grundheil 213
Grüner Ingwer 128
Gurkenkraut 158
Gürtelrose 107, 199
Gutartige Brustleiden 219
Gutartige Mammadysplasie 219
– Kräuterheilmittel 219
– Selbsthilfe 219
Gute-Laune-Kräuter 53

Haar
– dünnes 261
– fettiges 261
– glanzloses 139
– trockenes 260
– trockenes, sprödes 261
Haarballe 82
Haarpflege 260
Haarspülungen 261
Haarwaschmittel 260
Hafer 52, 65, **242**, 246, 274, 276
Hafercreme 258
Haferkleie 242
Hagebutte 121
Hagedorn 204
Hainbuche 246
Halsschmerzen 37, 41, 82, 110, 139, 158, 177, 195, 204, 213, 217, 253

Hamamelis 78
Hamamelis virginiana **78**
Hämoglobin 58, 60, 278
Hämorrhoiden 37, 39, 129, 157, 177, 207, 213, 242, 274
– Behandlung 130
– blutende 78
Handbäder zubereiten 20
Harndrang 139, 201
Harnröhrenentzündung 231
Harnstau 62
Harnsteine 189, 235
Harnsystem 57
Harnverhaltung 39, 223
Harnwege 57
Harnwegsinfekte 91, 105, 136, 137, 223
– Symptome 222
Harnwegsinfektion 221
– Selbsthilfe 222
Hausapotheke, Erste Hilfe 210
Haut 250
– empfindliche 251
– fettige 251
– normale 251
– reife 251
– Reinigungsmittel 252
– trockene 251
Hautausschläge 150, 212
Hautentzündungen 77
Hautfett 81
Hautleiden 69, 217
Hautpflege 250
Hautpflegemittel, Rezepte 252
Hautpilz 143
Hautprobleme 35, 91
Hauttypen 251
Hautunreinheiten, Pflegemittel 256
Hautveränderungen während der Pubertät 81
Hay Diät 278
Heckenrose 246
Hefefreie Ernährung 227
Heidekraut 246
Heildistel 170
Heiße Bäder 83
Helmkraut 38, 52, 65, 274, 276
Helonias dioica 23
Helonias lutea 23
Heloniaswurzel 23
Hepatitis 62, 91
Herpes 109
– im Genitalbereich 227
Herpes Simplex I 228
Herpes Simplex II 227
Herpes-Virus 212
Herz-Kreislauf-Erkrankungen 60
Herzbeschwerden 53, 204
Herzgespann **97**, 274, 276
Herzgold 97
Herzklopfen 38, 53, 68, 97, 158, 182, 191, 204
Herzkraut 162
Herzmuskulatur 65
Heuschnupfen 34, 39, 40, 41, 131, 217, 257, 276
– Erste Hilfe 214
Heuschnupfenpräparate (Schwangerschaft) 119
Hiatushernie 127
Himbeere **25**, 274, 276
Hirnanhangdrüse 80, 86
Hitzeausschlag 276
– Erste Hilfe 214
Hitzewallungen 107, 131, 188, 197, 276
HIV 199, 229, 276, 236, 278
HIV-Positiv, Therapie 244
HIV-Virus 231, 241
Hoden, Überhitzen der 103
Hodenatrophie 105
Holler 257

Hollistisch 278
Holzapfel 247
Holzpotpourri (Rezept) 271
Homöopath 278
Hopfen **185**, 275, 277
Hormon 80
Hormonabfall 160
Hormonbehandlung 196
– Alternativen 198
Hormonbildung 88
Hormone 50
Hormone und Ernährung 86
Hormonelles Gleichgewicht 84
Hormongleichgewicht 22
– und Ernährung 88
Hormonhaushalt 51, 63, 79, 81, 84, 88
– Störung des 88
Hormonproduktion 22, 186
Hormonspiegel 88
Hormonstörungen 84, 103, 109
– Gründe, die zu unregelmäßigen Perioden beitragen 98
Hormonsubstitution 186
– vermeiden 196
Hormonzyklus 81
HPV 230
Huang ch'i 229
Huang qi 229
Hühnerkolk 136
Humanpapilomavirus (HPV) 230
Humulus lupulus 185
Hundebisse 211
Husten 37, 41, 56, 82, 135, 136, 158, 162, 177, 182, 213
Hustenreiz 217
Hydrastis canadensis 37
Hygroskopisch 17
Hyperaktivität 69
Hypericum perforatum **199**
Hypnotherapie 278
Hypoglykämie 68, 88, 278
Hypophyse 80, 86
Hypophysenvorderlappen 86
Hypothalamus 80, 86, 187
Hysterektomie 194, 198, 278
– vermeiden 196, 198
Hysterie 38, 53

Immunabwehr 36, 229
Immunschwäche 276
Immunsystem 17, 35, 60, 66, 197, 236, 241, 244, 253
Impotenz 104, 105, 108
– bei Männern 23
Indianermais 148
Indianerulme 125
Infektionen 217
– bakterielle 233
Infektionen von Scheide (Vagina) und Schambereich (Vulva) 224, 276
– Behandlung 225
– Selbsthilfe 225
Influenza A 199
Infusion 278
Ingwer **36**, 54, 58, 60, 65, 275, 277
Ingweröl 42
Inhalation 16
Inkontinenz 105, 139, 201, 278
Inkubationszeit 278
Insekten, Kräuter zur Abwehr 272
Insektenstiche 61, 110, 211
Insulin 68
Insulinausschüttung 91
Insulinproduktion 40
Intrauterinpessar 278
Ischias 107, 143, 199, 207

Japanischer Ginseng 30
Jasminöl 42
Jod 73, 87
Jodspiegel 219

Joghurt 54, 203
Johannisblume 212
Johanniskraut **199**, 275, 277
Jugendspendende Pflanzen 106
Juniperus communis 248

Kaffee 88
Kaiserschnitt 154, 278
Kalium 69, 73, 87
Kalte Hände und Füße 201
Kältegefühl 150
Kamille **41**, 55, 57, 58, 248, 275, 277
Kamillenöl 42
Kapseln zubereiten 19
Karbunkel 276
– Erste Hilfe 214
Kardamon 245
Karotin 71
Karzinogen 278
Kassienschote 122
Kastanienknospen 246
Katarrh 37, 56, 78, 105, 128, 135, 143, 150, 155, 157, 158, 162, 179, 195, 197, 217, 257
Katzenausscheidungen 113
Katzenkraut 195
Katzenminze 55, **195**, 275, 277
Kegelblume 35
Kehlkopfentzündung 37, 177, 179, 182, 257
Kermesbeere 65, **179**, 275, 277
Keuchhusten 27, 40, 56
Keuschlamm 22
Keuschstrauch 22
Kiefer 247
Kiefernöl 42
Kind schreit 183
Kinder, ruhelos 191
Kirschpflaume 246
Klebendes Labkraut 77
Klebkraut 77
Kleine Sonnenblume 35
Klematis 246
Klette 54, 65, **82**, 275, 277
Kletten-Labkraut 57, **77**, 275, 277
Klettenkraut 77
Knoblauch **40**, 54, 58, 65, 66, 275, 277
Knochen 65
Knochenbruch 177
Knochenbrüchigkeit 65
Knochengerüst 65
Knochenmark 65
Kobalt 73
Koffein 17, 88, 103, 113
– Schwangerschaft 118
Koffeinhaltige Getränke 69
Kohlendioxid 58
Kohlenhydrate 69, 71
Kohlenmonoxid 58
Kolik 162, 274
– Säugling 175
Koliken 29, 41, 53, 107, 136, 143, 150, 155, 170, 182, 189, 195, 213, 217, 267
– Säugling, Behandlung 176
Kolikwurzel 29
Kolitis 78, 125, 162, 185
Kolostrum 168
Kompressen 16
– zubereiten 20
Königskerze 260
Kontraktionen während der Entbindung 110
– schwache, unregelmäßige 149
– übermäßig starke, schmerzhafte 149
Konzentration 201
Konzentrationsfähigkeit 201
Konzentrationsschwäche 54
Köperliche Betätigung 51
Kopfekzem (Säugling) 175, 274

Stichwortverzeichnis 285

Kopfschmerzen 27, 34, 38, 41, 53, 56, 61, 69, 91, 107, 127, 131, 143, 162, 170, 179, 191, 199, 207, 235, 253, 276
– Auslöser 99
– Erste Hilfe 214
– Kräuterbehandlung 99
– menstruelle 274
– Selbsthilfe 99
– während der Menstruation 98
Koreanischer Ginseng 30, 241
Korianderöl 42
Körpergewicht 88
Körperliche Betätigung im Alter 205
Körperlotion, aromatische (Rezept) 273
Körpersysteme 54
Kosmetika 248
Krampf 274
Krampfaderngeschwüre 41, 78
Krampfadern 37, 77, 78, 126, 157, 177, 207, 213, 242, 274
– Behandlung 126,
– verhindern 129
Krämpfe 41, 52, 53, 69, 107, 139, 150, 155, 182, 213
– Behandlung 123
– im Verdauungstrakt 189
– vermeiden 123
– während der Schwangerschaft 123
Krampfrinde 31
Krankheitserreger, Mechanismen des Körpers gegen 66
Krauser Ampfer 54, 65, **235**, 275, 277
Kräuterbäder 273
– zubereiten 20
Kräutereiswürfel 146
Kräutergarten 262
Kräuterheilkunde 14
– Philosophie der 10
Kräuterkissen 269, 271
Kräutermischungen, beruhigende 271
Kräuterpotpourri (Rezept) 271
Kräuterschlafkissen (Rezept) 271
Krebs 236, 276
– Selbsthilfe zum Schutz vor 239
– und Ernährung 240
– und Kräuter 240
– und Streß 240
Krebsbehandlung 239
– orthodoxe, Kräuter zur Linderung der Nebenwirkungen 241
Krebstherapie 199
Kreislaufsystem 60
Kreuzschmerzen 134, 199
Kropfbildung 39
Krupp 195
Küchengarten 262
Küchenkräuter 266
– Vorbereitung auf die Geburt 145
Küchenschelle **85**, 275, 277
Kuhblume 91
Kuhmilch 168
Kuhschelle 85
Kukuruz 148
Kummerblume 41
Kupfer 69, 73
Kürettage 278
Kurkuma 37
Kurzzeitgedächtnis 201

Lakritzenwurzel 34
Laktose 168
Langzeithormontherapie 196
Laparoskopie 278
Lärche 247
Lavendel 55, 58, 65, **182**, 249, 275, 277
Lavendelöl 42
Lavendula officinalis **182**, 249
Laxativ 278

Lebensdauer 202
Lebensfreude 52
Lebensstil 51
Leber 68
– Kräuter für die 53
Leberleiden 91, 128
Leberschaden 276
Lebertägheit 91, 170
Leinensäckchen 271
Leonurus cardiaca **97**
Lethargie 52, 54, 56, 69, 135, 136, 143, 170, 179, 235
LH 22, 279
Libido 278
– Kräuter zur Steigerung 193
– Verlust der 192
Libidomangel 30, 105
Libidoverlust 276
Linde 191
Lindenblüte 60, 65, 275, 277
Linimente zubereiten 20
Lipide 202
Lippenpflege 259
Löwenblattwurzel **26**, 275, 277
Löwenfuß 110
Löwenschwanz 97
Löwenzahn 54, 57, **91**, 275, 277
Lungen 58
Lungenentzündung 182
Luteinisierendes Hormon 22, 80, 86, 279
Lymphatisches System 67
Lymphe 66
Lymphknoten 66, 179
Lymphkongestion 235
Lymphozyten 66
Lymphstau 62, 77, 179
Lymphstörungen 77
Lysin 212, 228

Mädesüß 57, 65, **127**, 275, 277
Magen-Darm-Entzündung 136
Magenblutungen 217
Magengeschwür 179, 185
Magengeschwüre 34, 37, 41, 62, 109, 125, 127, 235
Magenschleimhautentzündung 177, 179, 242
Magenschmerzen 54
Magenverstimmung 267
Magnesium 69, 73, 87
Mahlzeiten, regelmäßige 51
Maienblüte **204**
Mais 57, **148**, 275, 277
Majoranöl 42
Makrophagen 66
Mammadysplasie, gutartige 219, 276
Mandelentzündung 35, 82, 179, 197, 217, 257
Mangan 73
Mangelernährung 54
Mangelnder Milchfluß 169
Masern 62, 77, 127, 158, 195, 257
Massage 16, 134
– während der Entbindung 149
Mastitis 27, 172
Mastodynie 219
Matricaria chamomilla **41**, 248
Meditation 46
Mehlbeere 204
Mehrfach ungesättigte Fettsäuren 70
Mehrlingsgeburt 223
Melissa officinalis **162**
Melissenöl 42
Menarche 76, 79, 80, 279
Menopause 110, 186, 279
    siehe auch Wechseljahre
– Depression während der 22
– Symptome 187
Menstruation 8, 48, 80, 79, 80
    siehe auch Periode
– Kopfschmerzen und Migräne 98

Menstruationsbeschwerden 27
Menstruationsblut 79
Menstruationsblutung
– übermäßige 79
– verzögerte 128, 131
Menstruationsflüssigkeit 80
Menstruationskrämpfe 26, 29, 32, 38, 62, 197
Menstruationsprobleme 22
Menstruationsschmerz 143, 235
Menstruationszyklus 63, 84, 86
– Störungen im 88
Menstruierende Frauen 79
Mentha piperita **143**
Mentha pulegium 272
Metallpolitur (Rezept) 268
Metastasen 236
Methylxanthine 219
Midlife-Krise 186
Migräne 41, 53, 56, 61, 107, 131, 162, 182
– Auslöser 99
– während der Menstruation 98
Milchfluß 61, 105, 109, 154, 158, 160, 170
– Kräuter zur Verstärkung 168
– mangelnder 169, 274
Milchproduktion während der Stillzeit anregen 168
Milchstau in der Brust 172
Milchstern, Doldiger 247
Milchwurz 177
Mineralstoffe 68, 72
Mischhaut 251
Missouri-Schlangenwurzel 35
Mitchella repens 24
Mitesser 81
Möbelwachs (Rezept) 268
Monatszyklus 79
Mönchspfeffer **22**, 275, 277
Mond 8
Monozyten 66
Morbus Crohn 143, 185
Morphin 17
Moskitostiche 78, 211
Mottentüten (Rezept) 272
Müdigkeit 53, 91, 150
Multiple Sklerose 108
Mumps 179
Mundfäule 28, 174
Mundgeruch 267
Mundgeschwüre 37, 61, 110, 139, 157
Mundschwamm 174
Muskatellersalbei 58, 145
Muskatellersalbeiöl 42
Muskelkater 78
Muskelkontraktionen des Dickdarms 17
Muskelkrämpfe 29
– im Verdauungstrakt 267
Muskelrheumatismus 65
Muskelschmerzen 27, 107, 155
Muskelschwund 139
Muskelverspannung 69, 267
Muskelzucken 38
Muskulatur 65
Mutterband 63
Mutterkraut 65, **131**, 275, 277
Muttermilch 168, 175, 183
Mutterschaft, Kräuter für die frühe 163
Mutterwurz 97
Mycoplasma hominis 233
Myom 276
Myome im Uterus 235
Myrrhe 66, **150**, 275, 277
Myrrhenöl 42

Nabelschnur, Reinigung 174
Nachgeburt 151, 279
Nachtkerzenöl 65

Nachtschweiß 69, 188, 197, 204, 276
Nachwehen 26, 31, 33, 274, 279
Nägel, brüchige 139
Nährstoffe 68, 70
Nährstoffreiche Kräuter 163
Nahrungsmittel 16
– die Antioxidantien enthalten 206
– die Arginin enthalten 228
– die Lysin enthalten 228
– eisenhaltige 125
– für das Wohlbefinden 206
– mit Calcium und Kieselerde 214
– mit verjüngenden Eigenschaften 206
– östrogenhaltige Substanzen in 198
Nahrungsmittelallergie 51, 83
Nahrungsmittelüberempfindlichkeit 88
Nährwerttabelle 70
Nasenbluten 39, 155, 157, 276
– Erste Hilfe 214
Nasennebenhöhlenentzündung 105, 131, 195, 197, 217
Nasturtium officinale 120
Natrium 65, 72, 87
Natürliche Geburt 114
Nebenhöhlenentzündung 37, 40, 157
Nebennieren 50
Nelkenöl 43
Nepeta cataria **195**
Neroli 43
Nervenkräuter 52
Nervenschmerz 199
Nerventonikum 242
Nervosität 69, 182
Nesselausschlag 39
Nesselsucht 35, 235
Neuralgie 85, 107, 127, 143
Neuralgien 27, 155
Neurasthenie 38
Neurotransmitter 68
Niacin 69, 71, 203
Niedergeschlagenheit 247
Nierenbeckenentzündung 223
Nierenbeschwerden 137
Niereninfektion 223, 276
Nierenleiden 221, 274
– Behandlung 137
– vermeiden 137
Nierensteine 127
Nierentonika 57
Nierenversagen 223
Nikotin 17
Noradrenalin 46, 50
Norepinephrin 46
Normale Haut 251

Ödeme 140, 274
– Behandlung 140
Odermennig 247
Ohnmacht 276
– Erste Hilfe 215
Ohreninfektionen 179, 217
Ohrensausen 27, 131, 162
Ohrenschmerzen 189
Öle zubereiten 20
Olive 246
Olivenöl 54
Ölsäure 133
Optimismus 53
Oreganoöl 43
Organisch 279
Orientalischer Ginseng 30
Osteopathie 205
Osteoporose 65, 139, 194, 276
– Faktoren, die auf die Gefahr hinweisen 194
– vorbeugen 194
Osterblume 85
Östrogen 17, 80, 86, 219

Östrogenhaltige Kräuter zur
    Regulierung des Hormonhaushalts
    188
Östrogenhaltige Substanzen
– in Kräutern 198
– in Nahrungsmitteln 198
Östrogenmangel 190
Östrogenproduktion 186
Östrogenspiegel 242, 276
Östrogensubstitution 239
Östrogentherapie 196
Ovarien 63
Ovulation 80, 102, 279
Ovulatiohemmer 89
Oxytozin 171, 279

Panax ginseng 30, 241, 244
Panikanfälle 69
Pankreas 68
Pantothensäure 71
Pap-Abstrich 238
Pap-Test 278
Parfümkugeln 269
Parfüms 248
Parkinson-Krankheit 107
Passiflora incarnata **107**
Passionsblume 65, **107**, 275, 277
Pelargonium graveolens 145
Perinatal 279
Perineum 279
Periode 79
    siehe auch Menstruation
– unregelmäßige 98
Periodenblutung 110
– unregelmäßige 98
– schmerzhafte 31, 92, 274
Periodenschmerz 85, 110, 131, 195,
    267
– streßbedingter 53
Periodenschmerzen 191
Pest 173
Pestizide 180
Pfefferminze **143**, 275, 277
Pfefferminzöl 43
Pfeifatmung 56
Pferdeschwanz 139
Pfirsich 255
Pflanzenschleim 17
pH-Wert 279
pH-Wert der Haut 250
Phosphor 65, 73
Phytolacca americana **179**
Phytolacca decandra **179**
Pille 89, 113, 237
    siehe auch Antibabypille
Plantago major **217**
Plazenta 279
Plazentaretention 274
Pleura 58
Pleura pulmonalis 58
PMS 22, 69, 89
    siehe auch Prämenstruelles Syndrom
– Auslöser 89
– Kräuterbehandlung 90
– Selbsthilfe 89
– Symptome 89, 131
Poleiminze 272
Polyzystisches Eierstocksyndrom,
    Symptome 234
Post-partum-Blutung 28, 279
Postnatal 279
Postnatale Depression 69, 160,
    274
Potpourris 270
Prachtscharte 23
Präeklampsie 140
– Ursachen 141
Präkanzeröse Veränderungen 236
Prämenstruell 279
Prämenstruelles Syndrom 22, 69, 89,
    274
    siehe auch PMS

Prellungen 78, 110, 139, 177, 182,
    212, 276
– Erste Hilfe 215
Primäre Amenorrhö 96
– Gründe 96
Primäre Dysmenorrhö 92
– Gründe 92
Progesteron 17, 86, 160
Prolaktin 86, 171, 219, 236
Prolaps 223, 276
– Selbsthilfe 224
– Symptome 224
– Ursachen 223
Prolapsbehandlung 157
– Kräuterheilmittel 224
Prostaglandine 87
Prostata, Vergrößerung der 139
Prostataleiden 91
Prostatavergrößerung 105
Prostatitis 148
Protein 70, 116
Prüfungsstreß 52
Psoriasis 77, 177, 179, 235
Pubertät 76
– Hautveränderungen 81
Pyelonephritis 221, 223

Quallenstiche 211
Quellwasser 247
Quercus robur 157

Radiotherapie 279
Rainfarn 272
Rauchen 69, 88, 103, 230
– in der Schwangerschaft 119
Raumluft, Kräuter für 269
Rebhuhnbeere **24**, 275, 277
Reife Haut 251
Reinigen der Haut 250
Reinigungsmittel
– Haushalt (Rezept) 268
– Haut 252
Reisekrankheit 43, 276
– Erste Hilfe 215
Reizbarkeit 54, 69, 88, 91, 170, 179,
    235
Reizdarm 136, 158, 185, 242
Reizhusten 34, 107, 125, 162, 217
Rekonvaleszenz 56, 61, 108, 109,
    125, 128, 158, 235
– nach der Entbindung 25
Rektozele 223
REM-Schlaf 181
Renin 57
Retrovirus 243
Rettungsmittel (Bach-Blüten) 247
Rheuma 39, 199
Rheumatische Arthritis 29
Rheumatismus 82, 108, 127, 136,
    150, 158, 179, 207, 235, 257
Rheumatismuswurzel 29
Rhinitis 40
Ringelblume **62**, 275, 277
Ringelrose 62
Rosa spp. 121
Rosa-Arten 253
Rose 253, 275, 277
Rosenöl 43
Rosenpelargonie 145
Rosenpelargonienöl 43
Rosensäckchen (Rezept) 271
Rosmarin 54, 55, **56**, 58, 260, 275,
    277
Rosmarinöl 43
Rosmarinus officinalis **56**, 260
Roßklettenwurz 82
Rotbuche 247
Rote Kastanie 246
Roter Klee 258
Rotrüster 125
Rotulme **125**, 275, 277
Rubus idaeus 25

Rückbildung des Uterus nach der
    Geburt 156
Ruhe während der Schwangerschaft
    118
Ruhelosigkeit 204
Ruhepause 51
Ruhr 62, 78, 109, 135, 162, 204,
    213, 253
Rumex crispus 235
Ruta graveolens 272

Süßulme 125
Sabal 57, **105**, 275, 277
Sägepalme 105
Salbe für Frostbeulen 212
Salbei 53, 58, **197**, 275, 277
Salben zubereiten 20
Salicylate 279
Salpingitis 231, 232
Salvia officinalis **197**
Salvia sclarea 145
Salz (Schwangerschaft) 116
Sambucus nigra 257
Samenerguß, vorzeitiger 104
Samenproduktion 109
Samenqualität 108
Sandelholzöl 43
Saponaria officinalis 17, 268
Saponine 17
Sauerstoff 58, 202
– im Alterungsprozeß 202
Säure-Basen-Haushalt 132
Säure-Basen-Verhältnis 57
Schafgarbe 60, **213**, 275, 277
Schanker 232
Scheide, trockene 276
Scheideninfektion 157, 224
Scheidenmilieu 103, 104
Scheidensekret 80, 102
Scheidensoor 132, 226, 276
– Selbsthilfe 227
– Symptome 226
– Ursachen 226
Scheinwehen 24, 26, 31, 33, 97
Schilddrüsenhormone 87
Schilddrüsenunterfunktion 89, 103,
    219, 234
Schlaf 51
Schlafbedarf des Babys 180
Schlaffördernd 191
Schlafförderung 56
Schlaflosigkeit 38, 56, 68, 69, 85,
    108, 130, 136, 143, 182, 274
– Behandlung 130
Schlafmittel 110
Schlafstörungen 53, 54, 204, 253
– Säuglinge 180, 195
Schlangenbiß 35
Schlangenkraut 27
Schleimhautentzündungen 191
Schleimlösend 36
Schluckauf 143, 189, 267
Schmerzen 212
– nach der Geburt 159
Schmerzhafte Periodenblutung 92
– Kräuterbehandlung 94
Schmerzmittel 27, 34, 41
Schmerzstillende Kräuter nach der
    Geburt 154
Schmerztabletten (Schwangerschaft)
    119
Schmierblutung zwischen den
    Perioden 98
Schneeball, Amerikanischer **33**, 274,
    276
Schneeball, Gemeiner **31**, 274, 276
Schnitte 77, 213
Schnittverletzungen 139, 182, 185,
    257
– Erste Hilfe 216
– leichte 276

– leichte, Erste Hilfe 210
– tiefe 276
Schnittwunden 110, 125, 157, 199
Schnupfen 253
Schock 212, 276
– Erste Hilfe 215
Schönheit 249
Schönheitsbad (Rezept) 273
Schreien des Babys 183
Schuppen (Haarpflege) 261
Schuppenflechte 235
    siehe auch Psoriasis
Schutzsysteme des Körpers 66
Schwäche 52, 53, 68
Schwangerschaft 48, 69, 102, 114
– Angst 142
– Blasenbeschwerden 137
– Blutarmut 120
– Bluthochdruck 142
– Ernährung 116
– Gesundheitspflege 116
– Gewichtszunahme 117
– Hämorrhoiden 129
– Krampfadern 126
– Krämpfe 121
– Kreuzschmerzen 134
– Nierenbeschwerden 137
– Ödeme 140
– Ruhe 118
– Schlaflosigkeit 130
– Sodbrennen 138
– Soor 132
– Spannung 142
– sportliche Betätigung 118
– Übelkeit 123
– Verstopfung 121
– Vorbereitung 113
Schwangerschaftsstreifen 133, 274
Schwangerschaftstoxikose 140
Schwarze Schlangenwurzel 27
Schwarzer Holunder **257**, 275, 277
Schwarzer-Pfeffer-Öl 43
Schweiß 57
Schweißausbrüche 188
Schweißbildung 155, 191
Schweißdrüsen 81
Schweißproduktion 57, 158
Schweißtreibend 36, 56, 162, 173,
    191
Schwellung von Knöcheln und
    Waden 140
Schwellungen 41, 78, 177, 212
Schwerkraftödeme 140
Schwindel 131, 162
Schwitztee 257
Scutellaria laterifolia 38
Sehnenscheidenentzündung 177
Seifenkraut 17, 268
Seitenblütiges Helmkraut 38
Sekundäre Amenorrhö 96
Sekundäre Dysmenorrhö 92
Selbstbehandlung mit Kräutern 52
Selbstheilungskräfte 51, 54
Selen 73
Selleriesamen 65
Sensibilität 247
Serenoa serrulata **105**
Sexualhormone 86
Sexualschwäche 109
Sexuelle Schwäche 108
Sexuelles Verlangen 192, 253
Shatavari **109**, 275, 277
Sibirischer Ginseng 241
Silberkerze 27
Sirup zubereiten 18
Sitau 110
Sitzbad 279
Skelettmuskulatur 65
Sodbrennen 34, 125, 127, 138, 143,
    189, 207, 274
– Behandlung 138
Sonnenblume, Kleine 35

Stichwortverzeichnis

Sonnenbrand 77, 257, 276
- Erste Hilfe 215
- Hautpflege 259
Sonnenhut 35, 65, 66, 275, 277
Sonnenröschen 246
Sonnenschutz (Haut) 258
Soor 37, 40, 41, 62, 132, 174, 226, 274
- Behandlung 132
Spannkraft der Haut 250
- Verbesserung 254
Spannung 41, 52, 53, 56, 88, 105, 142, 191, 274
Spannungsgefühl in der Brust 77
Spannungskopfschmerz 85, 182, 207
Spermamenge, geringe 103
Spermaproduktion 103
Spermien 102
Spierstaude 127
Spina bifida 121
Splitter 276
- Erste Hilfe 216
Springkraut 246
Spurenelement 279
Squawbeere 24
Stabwurz 9
Stachys betonica 207
Stärke 71
Stechginster 246
Stechpalme 247
Steroide 89
Steroidsaponine 17
Stiche 39, 276
- Erste Hilfe 211
Stillen 166, 180
- Vorteile 168
Stillprobleme, Behandlung 169
Stillzeit 48, 69
Stimmungshebende Kräuter 90
Stimmungsschwankungen 68, 276
- während der Wechseljahre 190
Stimmungsverbesserung 136
Stoffwechsel 51, 279
- der essentiellen Fettsäuren 88
Streß 30, 46, 51, 52, 53, 66, 68, 69, 83, 88, 103, 107, 108, 155, 219, 274, 276
- im Leben der Frau 47
- in der Menopause 187
- nach der Geburt 164
- und Krebs 240
Streßabbau 46
Streßauslöser 47
Streßbekämpfung 58
Streßreaktion 46
Studentenblume 62
Stuhl 279
Stuhlgang 54
Sumpfwasserfeder 246
Süßholz 34, 54, 65, 66, 245, 275, 277
Süßulme 125
Symphytum officinale 177
Symptome 54
Syphilis 232

T4-Zellen 243
Tabakblume 212
Tabletten zubereiten 19
Talgdrüsen 279
Tanacetum parthenium 131
Tanacetum vulgare 272
Taraxacum officinale 91
Taubechsel 110
Tausendblatt 213
Tee 88
Teebaumöl 43
Teufelsbißwurzel 23
Thorax 58
Thrombose 213
Thymian 54, 58, 275, 277
Thymianöl 43
Thyminan, Echter 136

Thymus vulgaris 136
Thymus-abhängige Lymphozyten 243
Thyroxin 87
Tian men dong 109
Tilia europaea 191
Tinktur 279
- zubereiten 18
Tollwut 38
Tong kuei 32
Tonisch 279
Tonische Kräuter 53
Totgeburt 100
Toxin 279
Toxoplasmose 113
Tragant 66, 229, 275, 277
Traumen des Nervensystems 199
Treponema pallidum 232
Trichomonaden 231, 232
- Symptome 231
Trichomonas vaginalis 231
Trichonomaden 28, 37
Trifolium pratense 258
Trigeminusneuralgie 199
Trillium erectum 28
Trinken 57
Trinkerinnen 236
Tripper 232
Triterpen-Saponine 17
Trockene Haut 251
Trockenes Haar 260
Trockenes, sprödes Haar 261
Tuberkulose 139, 199, 217
Tumor 236
Tumoren 62
Türkischer Weizen 148
Typhus 182

Übelkeit 36, 41, 123, 131, 135, 143, 155, 162, 179, 182, 267, 274, 276
- Behandlung 124
Überarbeitung 108
Übergewicht 103
Übersäuerung 125
Übungen nach der Entbindung 161
Ulme 247
Ulmus fulva 125
Umschlag 279
Umschläge zubereiten 20
Unfruchtbarkeit 100, 102, 109, 197, 231, 232, 253, 274
- bei Frauen 23
Ungeziefer, Kräuter zur Abwehr 272
Unregelmäßige Periode 98
Unsicherheit 246
Untergewicht 103
Unterzucker 88
Ureteritis 127, 148
Urin 57
Urtica dioica 39
Urtica urens 39
Uterus 63
  siehe auch Gebärmutter
- adstringierende, antiseptische Stärkungsmittel 159
Uterusinfektion 274
Uterusinfektionen 155
- nach der Geburt 159
Uteruskoliken 33, 85
Uteruskontraktionen 25, 97
- bei der Entbindung 128
- verringern 159
Uteruskrämpfe 33, 41
Uterusmuskulatur 24
Uterusmyom 233
Uterusprolaps 223
Uterusreizung 31
- mit Krämpfen 26
Uterusschmerzen 31
Uterusschwäche 23
Uterustonikum 242
Uterusvorfall 161

Vagina, Trockenheit und Reizung 190
Vaginalausfluß 204
Vaginalinfektion 37, 224
Vaginalprolaps 223
Vaginalspülung 225
Vasodilator 279
Venenentzündung 78, 177, 213
Veraticum luteum 23
Verbascum thapsis 260
Verbena officinalis 61
Verbrennungen 77, 78, 125, 157, 177, 199, 213, 276
- Erste Hilfe 216
Verbrühungen 78, 125, 276
- Erste Hilfe 216
Verdauung 23, 24, 53, 55, 56
Verdauungsfördernd 25
Verdauungsprobleme 53
Verdauungssäfte 16, 54, 91, 135, 150
Verdauungsschwäche 155, 170, 182, 189
Verdauungsstörungen 69, 77, 125, 213
- streßbedingt 162
Verdauungssystem 54
Verjüngungsmittel 30, 56, 108
Verkrampfungen im Uterus 25
Verletzungen 110, 125
Verlust der Libido 192
Versagensängste 160
Verspannung 53
Verstauchungen 78, 177, 212, 276
- Erste Hilfe 215
Verstopfung 7, 41, 54, 121, 135, 143, 179, 189, 195, 242, 253, 274
- Säugling 178
- im Mittelohr 217
- vermeiden 122
- vorbeugen (im Alter) 203
- Behandlung 122
Verzweiflung 247
Viburnum opulus 31
Viburnum prunifolium 33
Virginischer Zauberstrauch 78
Virginisches Helmkraut 38
Virusinfekt 35
Virusinfektionen 150
Vitalität 36, 53, 54, 56, 105
Vitamin-B-Komplex 86, 203
Vitamin-E-Öl 192
Vitamine 68, 69, 71, 72
Vitex agnus-castus 22
Vormilch 168
Vulva 224

Wacholder 248
Wacholderöl 43
Waldlilie 28, 275, 277
Walnuß 247
Wanzenkraut 27, 275, 277
Warzenvirus 230
Wasseransammlung 82, 91, 199, 235, 253
Wassereinlagerung 242
Wasserkresse 120
Wechseljahre 32, 48, 53, 80, 109, 170, 185, 186
  siehe auch Menopause
- Blutungen während der 28
- Depression 187
- Selbsthilfe 187
- Stimmungsschwankungen 190
Wegerich, Gemeiner 217
Wegwarte 247
Wehen 97, 131, 274
- starke, schmerzhafte 146
Weichteilrheumatismus 199
Weide 247
Weihrauch 58
Weihrauchöl 43
Weinrebe 247

Weißbuche 246
Weißdorn 60, 204, 275, 277
Weiße Blutkörperchen 66, 229
Weiße Kastanie 157
Wermut 128, 275, 277
Wiegenkraut 128
Wiesenanemone 85
Wiesenkönigin 127
Wilde Yamswurzel 29, 65, 66, 275, 277
Windblume 85
Windelausschlag 174, 274
- Behandlung 174
Windpocken 62, 77, 127, 158, 195, 257
Windschäden (Hautpflege) 259
Windschutz (Haut) 258
Winterkirsche 108
Withania omnifera 108
Wochenfluß 279
Wohlergehen 54
Wunden 61, 77, 78, 139, 182, 185, 211, 213, 257, 276
- Erste Hilfe 216
Wundheilmittel 217
Wundliegen 78
Wundschad 177
Würmer 40, 62
Würmlekraut 128
Wurzelrinde 33

Yamswurzel, Wilde 29
Ylang-Ylang-Öl 43
Ysopöl 43

Zahnen 181, 274
Zahnfleischbluten 61, 78, 110, 139, 157
Zahnfleischinfektionen 37
Zahnschmerzen 135, 155, 189, 276
- Erste Hilfe 216
Zangengeburt 154
Zauberhasel 78
Zaubernuß 78, 275, 277
Zauberstrauch, Virginischer 78
Zea mays 148
Zerrungen 177
Zeugung 102
Ziest, Echter, 53, 207, 274, 276
Zigarettenrauch 180
Zimt 57, 58, 65, 155, 275, 277
Zimtöl 43
Zingiber officinale 36
Zink 73, 87
Zinkmangel 69
Zinnkraut 139
Zitronella 43
Zitronenmelisse 55, 58, 162, 245, 275, 277
Zitronenöl 43
Zittern 38, 68
Zucker 68, 71, 88
Zuckungen 107
Zwischenblutungen 274
Zyklische Mastalgie 219
Zyklus 86
Zyklusstörungen 88
Zypressenöl 43
Zysten 62, 233
Zystitis 77, 82, 125, 127, 136, 148, 221
- Anfall, Selbsthilfe 223
- Selbsthilfe 222
- Symptome 222, 232
Zystozele 223

Heilen mit den Kräften der Natur

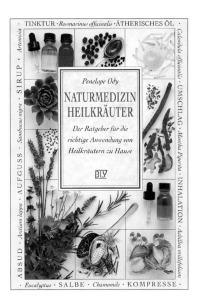

Penelope Ody
Naturmedizin Heilkräuter
Der Ratgeber für die richtige Anwendung von Heilkräutern zu Hause
Rund 300 Heilkräuter, 120 davon im ausführlichen Porträt – mit Farbfotos, therapeutischen Eigenschaften, verwendeten Pflanzenteilen und deren Anwendung; über 250 wirksame Hausmittel zur Behandlung allgemeiner Beschwerden.

Richard Mabey / Michael McIntyre / Pamela Michael / Gail Duff / John Stevens
Das neue BLV Buch der Kräuter
Gesundheit, Ernährung, Schönheit
Hervorragend ausgestattetes Nachschlagewerk und praktischer Ratgeber: über 200 Kräuterporträts; Tips und Rezepturen für Gesundheit, Ernährung und Schönheit; Anleitungen für den biologischen Kräuteranbau; Kräuter trocknen und aufbewahren.

Dr. med. Irmgard Niestroj
Immun durch positives Denken
Ein Ratgeber für Kopf und Körper
Gesundheit, die im Kopf beginnt: der Einfluß von Psyche und Nervensystem auf die körpereigenen Abwehrkräfte und die Möglichkeiten, das Immunsystem durch die Kraft der Gedanken positiv zu programmieren.

Dr. med. Irmgard Niestroj
Natürliche Medizin speziell für Frauen
Gesund in allen Lebensphasen
Die häufigsten Krankheiten der Frau und die besten Gegenmittel
Sanfte Behandlungsmöglichkeiten bei Frauenkrankheiten mit Mitteln und Methoden der Naturheilkunde: Ursachen, Entstehung, Symptome, Verlauf, Therapie und Vorbeugung von Erkrankungen.

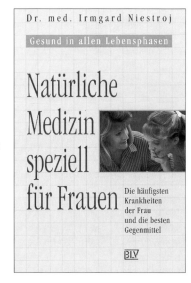

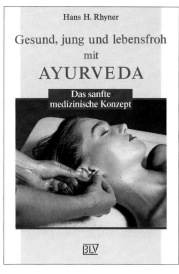

Dr. med. Karl J. Pflugbeil / Hans H. Rhyner
Gesund, jung und lebensfroh mit Ayurveda
Das sanfte medizinische Konzept
Einblick in die Grundlagen von Ayurveda, der Jahrtausende alten indischen Medizinwissenschaft: praktische Anleitungen für einfache, ganzheitliche Behandlungstechniken, Präventivmaßnahmen, Ernährung.

Manfred Bocksch
Das praktische Buch der Heilpflanzen
Kennzeichen, Heilwirkung, Anwendung, Brauchtum
Rund 200 Heilpflanzen im Porträt mit Informationen zu Heilanwendung, Verwendung in der Küche, Volksglauben und Brauchtum, Hinweisen zum Sammeln, Trocknen und Aufbewahren, zur Zubereitung von Arzneien und zur Behandlung von Beschwerden.

Im BLV Verlag finden Sie Bücher zu folgenden Themen: Garten und Zimmerpflanzen • Natur • Heimtiere • Jagd • Angeln • Pferde und Reiten • Sport und Fitneß • Tauchen • Reise • Wandern, Bergsteigen, Alpinismus • Essen und Trinken • Gesundheit, Wohlbefinden, Medizin

 Wenn Sie ausführliche Informationen wünschen, schreiben Sie bitte an:
**BLV Verlagsgesellschaft mbH • Postfach 40 03 20 • 80703 München
Telefon 089 / 127 05-0 • Telefax 089 / 127 05-543**

J96
48.-